Roth, Müller, Folkers
Stereochemie und Arzneistoffe

ROTH · MÜLLER · FOLKERS

Stereochemie & Arzneistoffe

Grundlagen - Betrachtungen - Auswirkungen

Prof. Dr. Hermann J. Roth
Eberhard-Karls-Universität Tübingen

Prof. Dr. Christa E. Müller
Bayerische Julius-Maximilians-Universität, Würzburg

Prof. Dr. Gerd Folkers
Eidgenössische Technische Hochschule, Zürich

mit 364 Abbildungen, davon 40 in Farbe und 27 Tabellen

WVG
Wissenschaftliche Verlagsgesellschaft mbH Stuttgart 1998

Anschriften der Verfasser:

Prof. Dr. Hermann J. Roth
Pharmazeutisches Institut der Eberhard-Karls-Universität Tübingen
Auf der Morgenstelle 8
D-72076 Tübingen

Prof. Dr. Christa E. Müller
Bayerische Julius-Maximilians-Universität
Institut für Pharmazie und Lebensmittelchemie
Am Hubland
D-97074 Würzburg

Prof. Dr. Gerd Folkers
ETH Zürich
Departement Pharmazie
Winterthurerstr. 190
CH-8057 Zürich

Die Deutsche Bibliothek – CIP-Einheitsaufnahme

Roth, Hermann J.:
Stereochemie und Arzneistoffe : Grundlagen – Betrachtungen – Auswirkungen ; mit 27 Tabellen / Hermann J. Roth ; Christa E. Müller ; Gerd Folkers. – Stuttgart : Wiss. Verl.-Ges., 1998
ISBN 3-8047-1485-4

Birkenwaldstraße 44, 70191 Stuttgart
Printed in Germany
Satz: Dörr + Schiller, Stuttgart
Druck: W. Kohlhammer, Stuttgart
Umschlaggestaltung: Atelier Schäfer, Esslingen, unter Verwendung einer Graphik von Prof. Dr. H. J. Roth, Karlsruhe

Vorwort

Alle Lebensprozesse, vom Atmen, Bewegen, Riechen, Schmecken, Sehen, Verdauen bis hin zum Denken und Fühlen, beruhen auf biochemischen Reaktionen; dasselbe gilt für die Wirkungen von Arzneistoffen. Arzneistoffe sind die molekularen Träger der biologischen und pharmakologischen Wirkung. Biochemische Reaktionen und pharmakologische Effekte kann man in der Regel mit Messungen verfolgen. Häufig sind auch die molekularen Mechanismen bekannt, die man lange Jahre nur zweidimensional betrachtet hat. Da aber Moleküle dreidimensionale Gebilde darstellen – das gilt für die sog. Moleküle des Lebens ebenso wie für Arzneistoffe –, sind befriedigende Erkenntnisse des biologischen Geschehens oder der Arzneistoffwirkung nur durch die stereochemische Betrachtung zu gewinnen.

Das griechische Wort *stereo* hat zwei Bedeutungen:
1. starr, steif, fest; 2. körperlich, räumlich.
Die erste hat Pate gestanden für die Begriffe **Sterine, Sterole, Steroide**, die erstmals als **feste** Rückstände im unverseifbaren Anteil von Ölen gefunden wurden. Die zweite Bedeutung ist in den Begriff Stereochemie eingebunden. **Stereochemie** ist ein Teilgebiet der Chemie, das sich mit dem räumlichen Aufbau der Moleküle (**statische Stereochemie**) und dem räumlichen Ablauf chemischer Reaktionen (**dynamische Stereochemie**) befaßt. Das vorliegende Lehrbuch zur Stereochemie der Arzneistoffe behandelt den räumlichen Aufbau der Arzneistoffe und den räumlichen Ablauf der Pharmakodynamik und Pharmakokinetik. Stereoselektive Synthesen hingegen sind nur kurz abgehandelt; es wird lediglich auf die prinzipiellen Methoden zur Darstellung enantiomerenreiner Arzneistoffe eingegangen. Zur Stereochemie von Reaktionsabläufen sei auf mehrere kürzlich erschienene Monographien verwiesen (s. Literatur Kap. 7). Das interessanteste und biologisch wohl auch wichtigste stereochemische Phänomen ist die Chiralität. Ihr wird in allen Abschnitten und Kapiteln der gebührende Platz eingeräumt.

Die Bedeutung der Stereochemie für die Kenntnis der Arzneistoffe ist statistisch dokumentierbar. In der Neuauflage des Lehrbuchs von H. J. Roth und H. Fenner **„Arzneistoffe"** sind insgesamt 1265 aktuelle Arzneistoffe abgehandelt. Davon weisen 727 Chiralität auf, während weniger als die Hälfte (538) nicht chiral sind, aber z. T. *cis/trans*-Isomere darstellen. Von den 727 chiralen Arzneistoffen sind 452 Naturstoffe oder partialsynthetische Naturstoff-Derivate, die in der Regel als reine Enantiomere vorliegen. Die 275 totalsynthetischen chiralen Arzneistoffe (38%) werden auch heute noch zum überwiegenden Teil als Racemate in den Handel gebracht, obwohl schon lange bekannt ist, daß sich Enantiomere in ihren biologischen Effekten qualitativ und quantitativ unterscheiden.

Im Zuge der Reform des Pharmaziestudiums im Jahre 1989 wurde der großen Bedeutung der Stereochemie für die Struktur und Wirkung von Arzneistoffen durch die Einführung eines speziellen Seminars zu diesem Themengebiet Rechnung getragen. Das vorliegende Buch ist inhaltlich so gestaltet, daß es den Lehrstoff zur Vorbereitung sowohl auf den 1. als auch auf den 2. und 3. Abschnitt des Pharmazeutischen Staatsexamens abdeckt, ohne jedoch Gefahr zu laufen, einen Gegenstandskatalog aufzuarbeiten. Die Stereochemie der Arzneistoffe stellt zwar einen wesentlichen Abschnitt des Buches dar, ist aber eingebettet in einen größeren und weitergehenden Zusammenhang, der das Buch für einen breiten Leserkreis lesenswert macht, wozu in erster Linie Pharmazeuten, Chemiker, Biologen und Mediziner zählen.

Dieses Buch unterscheidet sich von anderen Lehrbüchern zum Thema Stereochemie dadurch, daß die Grundlagen der Stereochemie, wann immer möglich, an Strukturen interessanter und aktueller Arzneistoffe erklärt werden. Darüber hinaus versuchen wir, dem Leser den anspruchsvollen Stoff möglichst lebensnah zu vermitteln. Das Buch soll den Einstieg in das faszinierende Gebiet der Dreidimensionalität biologisch aktiver Moleküle erleichtern.

Ihren Interessensgebieten entsprechend wurden die einzelnen Kapitel schwerpunktmäßig von folgenden Autor(in)en bearbeitet: Entstehung der homochiralen Welt – ein Gedankenexperiment (Kap. 3.4), Methoden der Strukturbestimmung (Kap. 8.2), Stereochemie der Proteine und ihrer Bausteine (Kap. 11) und Stereochemische Aspekte des Arzneistoffschicksals (Kap. 12) von G. Folkers, die übrigen Kapitel von C. E. Müller und H. J. Roth.

Für die kritische Durchsicht des Manuskripts, Anregungen und Verbesserungsvorschläge haben wir zu danken Herrn Prof. Dr. H. Pischel (Leipzig), den Herrn Dr. Jo Hipp, Bernd Knoblauch und Dr. Uli Geis (Würzburg) sowie Frau Dr. Ingrid Müller (Tübingen), die auch das Lesen der Korrekturen übernahmen. Besonderer Dank gilt darüber hinaus den Mitarbeiterinnen und Mitarbeitern, die ihre Zeit und Energie für die computergraphischen Formeln, Graphiken und Bilder geopfert haben. Es sind dies Frau Dr. R. Sarantaus-Zimmermann (Tübingen), Frau Dr. Petra Kern sowie die Herrn Oliver Kuonen, Frank Alber und Dr. Didier Rognan (Zürich). Dem Verlag, insbesondere Frau Dr. I. Hanke, bescheinigen wir eine erfreuliche Zusammenarbeit.

Herbst 1997

H. J. Roth, Tübingen
C. E. Müller, Würzburg
G. Folkers, Zürich

Inhaltsverzeichnis

1 Stereoisomerie

Form is a diagram of forces.

D'ARCY THOMPSON

Verbindungen mit gleicher Summenformel, aber unterschiedlicher Struktur, z. B. mit unterschiedlicher Anordnung der Atome im Raum, werden als **Isomere** bezeichnet (Tab. 1-1). Sie unterscheiden sich mindestens in einer physikalischen Eigenschaft.

Man unterscheidet zwischen **Konstitutionsisomeren** und **Stereoisomeren**.

Tab. 1-1: Einteilung von Isomeren (Moleküle gleicher Summenformel und unterschiedlicher Struktur).

Isomere (Strukturisomere)
A Konstitutionsisomere, z. B.: ■ Funktionelle Isomere ■ Positions-(Stellungs-)Isomere ■ Tautomere ■ Valenzisomere **B Stereoisomere, z. B.:** ■ Konfigurationsisomere – Enantiomere – Diastereomere *E/Z*-Isomere ■ Konformationsisomere

Konstitutionsisomerie

Beispiele für Konstitutionsisomere sind in Abb. 1-2 dargestellt. Bei **funktionellen Isomeren** sind die Atome eines Moleküls unterschiedlich verknüpft, so daß verschiedene funktionelle Gruppen resultieren (z. B. Ether-Alkohol). Diese Isomerie wird auch als **Metamerie** bezeichnet.

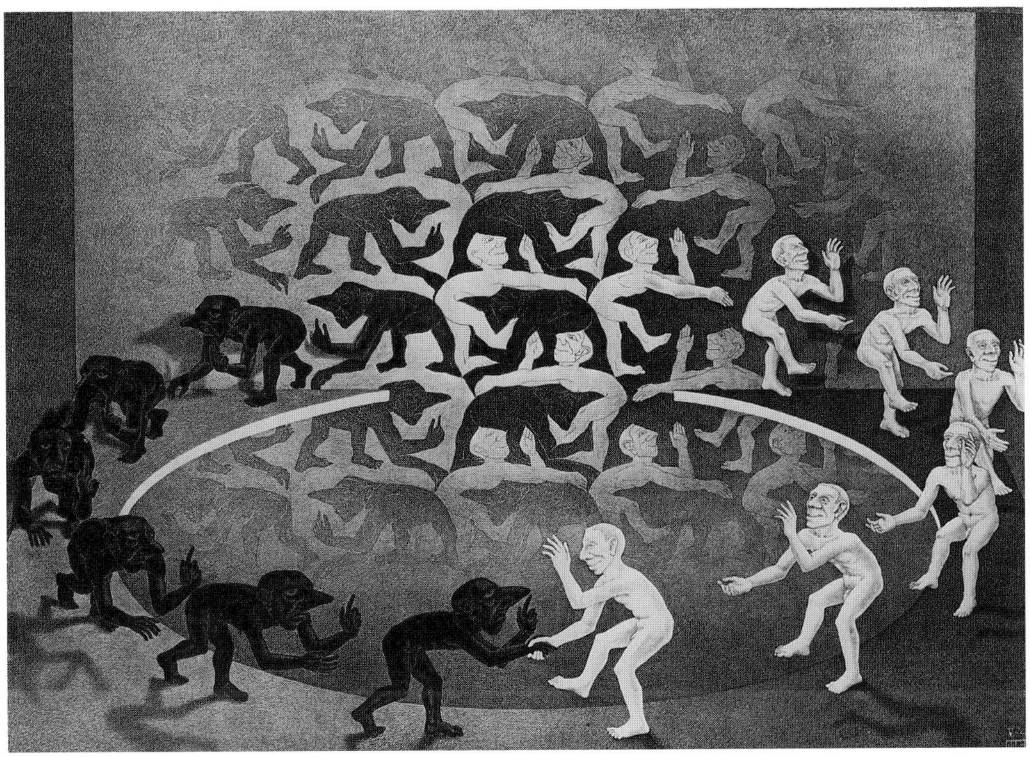

Abb. 1-1: Von der zweidimensionalen zur plastischen dreidimensionalen Betrachtungsweise (Lithographie „Begegnung"; © 1996 M. C. Escher/Cordon Art, Holland).

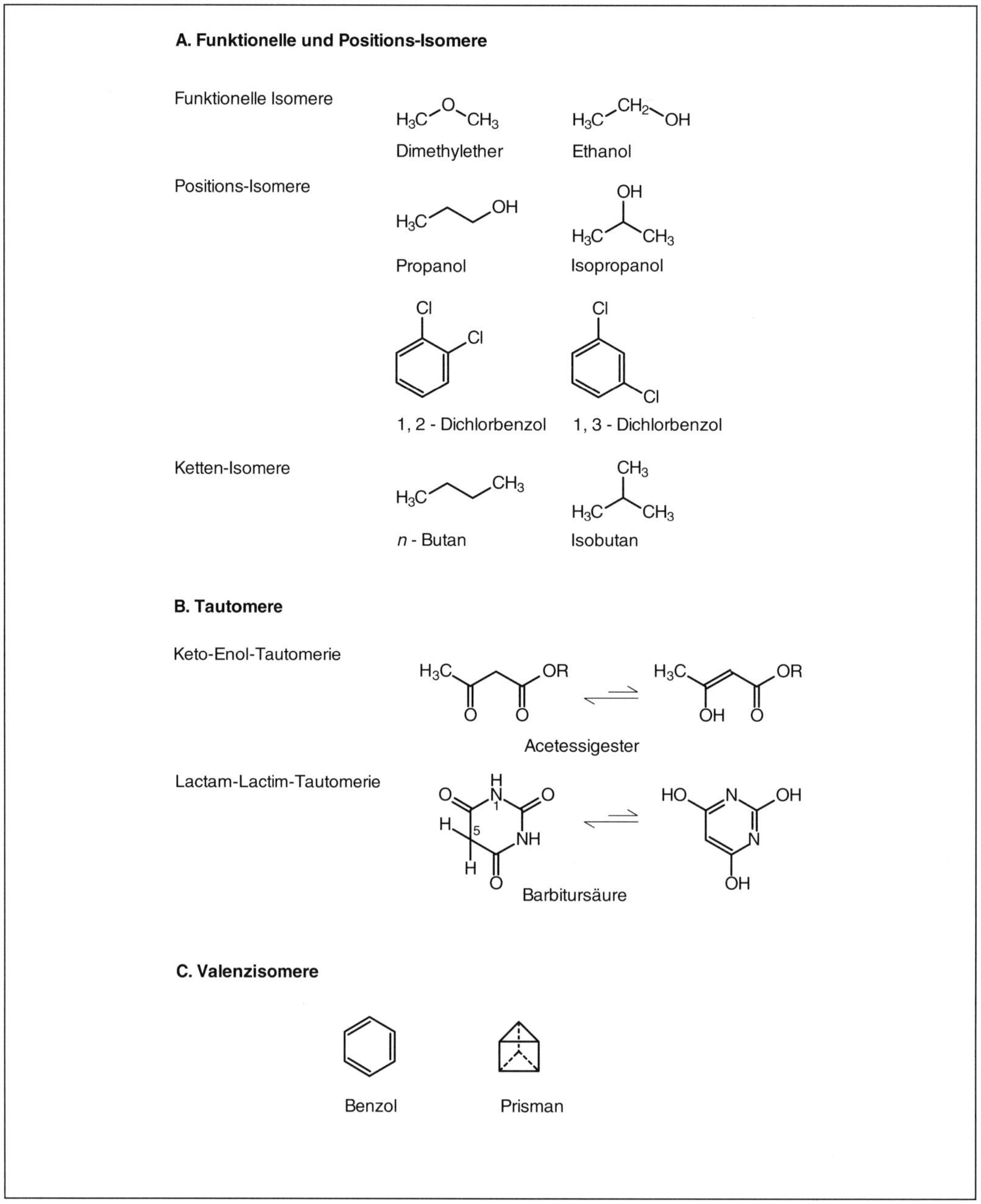

Abb. 1-2: Konstitutionsisomere.

Positionsisomere (**Stellungsisomere**) zeigen dasselbe Grundgerüst, ein oder mehrere Substituenten sind jedoch in unterschiedlichen Positionen zu finden (z. B. 1,2-Dichlorbenzol/1,3-Dichlorbenzol). Ebenfalls zu den Positionsisomeren zählen die Kettenisomere (z. B. n-Butan/Isobutan). Man spricht in diesem Fall auch von **Skelett- oder Gerüst-Isomerie**.

Eine weitere Isomerie-Möglichkeit ist die **Tautomerie**. Man könnte sie als „Protonenisomerie" bezeichnen, da die Isomere durch die Verschiebung eines oder mehrerer Protonen gebildet werden. Beispiele hierfür sind:

- Keto-Enol-Tautomerie und
- Lactam-Lactim-Tautomerie.

Häufig liegt in Lösung ein Gleichgewicht zwischen Tautomeren vor, die man z. B. spektroskopisch unterscheiden und quantifizieren kann. Das Gleichgewicht ist u. a. vom verwendeten Lösungsmittel abhängig. Im kristallinen Zustand wird oft ein bevorzugtes Tautomer gefunden. Die Barbitursäure beispielsweise zeigt in Kristallen die Trioxostruktur und nicht die tautomere Trihydroxystruktur. Tautomere weisen unterschiedliche Reaktivität auf.

Schließlich sei noch die **Valenzisomerie** aufgeführt. Es handelt sich hierbei um Isomere, deren Atome durch unterschiedliche chemische Bindungen verknüpft sind, wie am Beispiel des Benzols (π-Bindungen) und des Prismans (ausschließlich σ-Bindungen) demonstriert wird (Abb. 1-2).

Stereoisomerie

Im Gegensatz zu den Konstitutionsisomeren sind Stereoisomere Verbindungen, die sich durch die räumliche (also dreidimensionale) Anordnung der Atome eines Moleküls unterscheiden. Stereoisomere können nach verschiedenen Kriterien weiter unterteilt werden.

1. Kriterium: Stabilität – Konfigurations- und Konformationsisomere. Bei Raumtemperatur stabile Stereoisomere werden als **Konfigurationsisomere** (Abb. 1-3) bezeichnet, während **Konformationsisomere** (Abb. 1-4) bei Raumtemperatur instabil und somit nicht trennbar bzw. isolierbar sind. Konformationsisomere gehen durch Drehung von Einfachbindungen, unter geringem Energieaufwand, ineinander über, während die Umwandlung von Konfigurationsisomeren in der Regel den Bruch und das Neuknüpfen einer Bindung und damit einen hohen Energieaufwand erfordert. Die Übergänge zwischen Konfigurations- und Konformationsisomeren sind jedoch fließend. Beispiele für Grenzfälle sind die Atropisomere (Kap. 4.1.5), bei denen die Drehung um eine Einfachbindung durch sterische Hinderung eingeschränkt ist. Sie sind bei Raumtemperatur stabil und trennbar. Nach der hier verwendeten Definition mit dem Kriterium „Stabilität bei Raumtemperatur" wären sie zu den Konfigurationsisomeren zu zählen, obwohl die Umwandlung der Isomere ineinander formal „nur" eine Drehung um eine Einfachbindung erfordert.

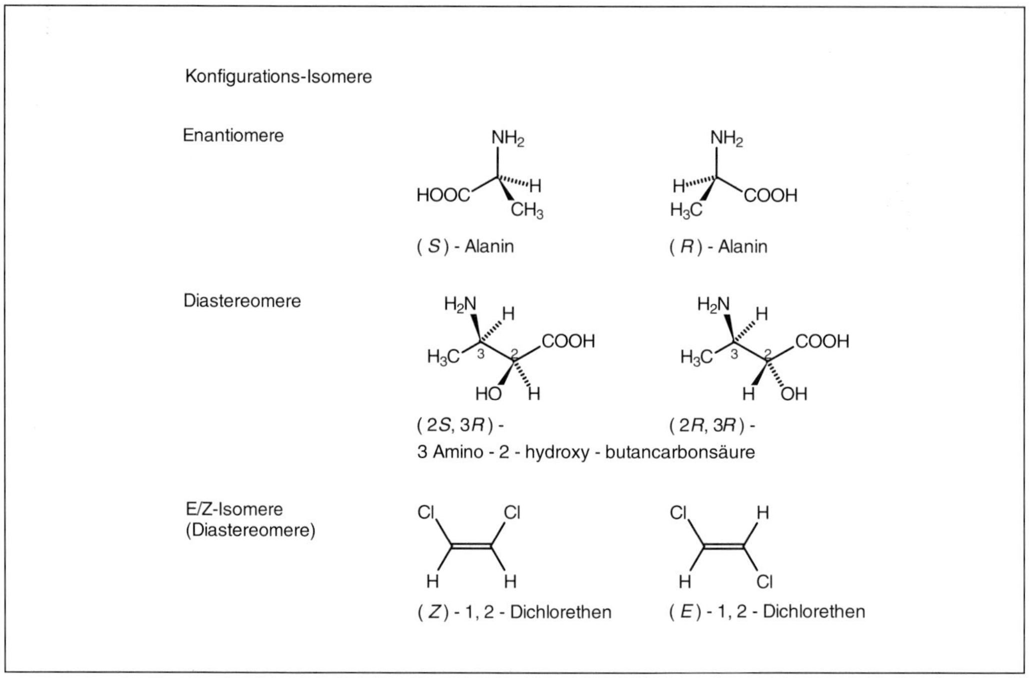

Abb. 1-3: Konfigurationsisomere.

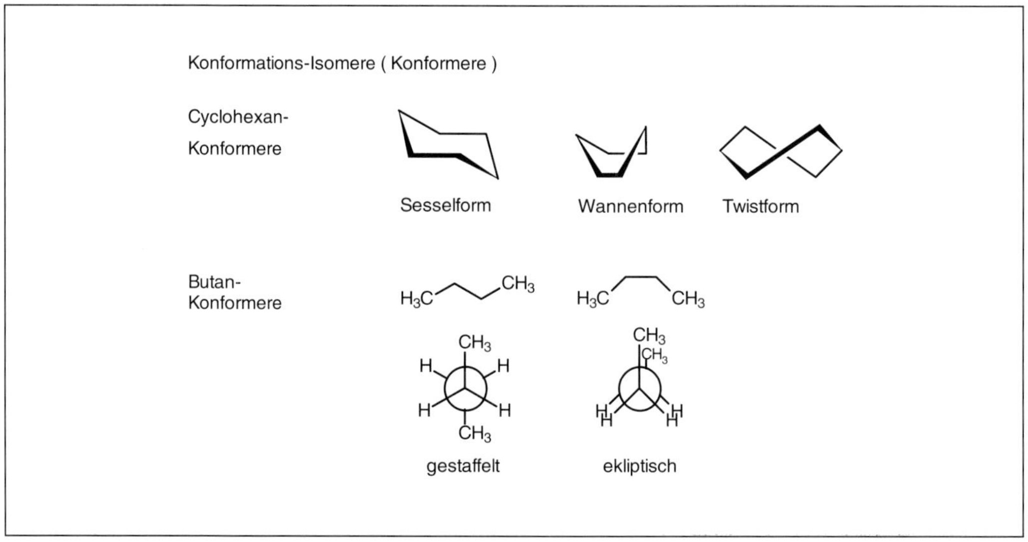

Abb. 1-4: Konformationsisomere.

2. Kriterium: Chiralität. Stereoisomere können Chiralität und damit optische Aktivität aufweisen (z. B. Enantiomere, Kap. 4) oder sie können achiral und somit nicht optisch aktiv sein (z. B. *E*/*Z*-Isomere, Kap. 5).

3. Kriterium: Enantiomerie – Diastereomerie. Stereoisomere, die sich wie Bild und Spiegelbild zueinander verhalten, aber nicht zur Deckung zu bringen sind, heißen **Enantiomere**. Sie zeigen gleiche physikalische Eigenschaften, mit einer Ausnahme: Die beiden Isomere drehen linear polarisiertes

Licht um einen bestimmten (identischen) Betrag, aber in umgekehrte Richtung. Alle Stereoisomere, die nicht Enantiomere sind, werden als **Diastereomere** bezeichnet.

Mesomerie

Ergänzend sei an dieser Stelle noch der Begriff **Mesomerie** erläutert, der mit „Isomerie" nichts gemein hat. Mesomerie (von griech. *mesos* = mittlerer und *meros* = Teil) beschreibt - wörtlich übersetzt - den mittleren Zustand eines Teilchens. Mesomere Grenzstrukturen beschreiben die Delokalisierung von π-Elektronen in einer Verbindung. Die Theorie der Mesomerie wurde von L. Pauling entwickelt.

2 Historische Betrachtungen

L'univers est dissymmétrique

L. Pasteur

Im späten 17. Jahrhundert beobachtet der Physiker Huygens, daß Licht, wenn man es durch kristallines Calciumcarbonat leitet, polarisiert wird, d. h. daß es nur noch in einer Ebene schwingt (**linear polarisiertes Licht**).

Im Jahre 1812 entdeckt der Physiker Biot die **optische Aktivität** von Quarzkristallen, also ihre Fähigkeit, die Polarisationsebene von Licht zu drehen (s. Kap. 4.1.3 und 8.1). Die optische Aktivität ist beim Quarz an die Kristallstruktur gebunden. Man findet enantiomorphe Kristalle, d. h. chirale Kristalle mit spiegelbildlicher Struktur (Abb. 2-1). Die Molekülstruktur von Quarz (Siliciumdioxid) ist nicht chiral.

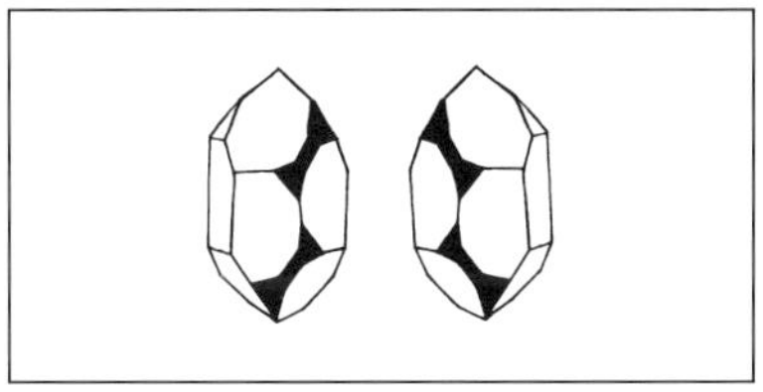

Abb. 2-1: Enantiomorphe Quarzkristalle.

1815 beobachtet Biot optische Aktivität auch bei Flüssigkeiten, z. B. bei Zitronenöl, Campher- und Zucker-Lösungen. Bei diesen Verbindungen ist die optische Aktivität im Gegensatz zum Quarz keine Eigenschaft der Kristallstruktur, sondern eine Eigenschaft der Molekülstruktur. Später zeigt Biot, daß die natürlich vorkommende Weinsäure rechtsdrehend, die Traubensäure hingegen optisch inaktiv ist.

1828 wird das nach seinem Erfinder benannte Nicolsche Prisma und damit eine einfache Darstellungsmöglichkeit für linear polarisiertes Licht entwickelt.

Zwanzig Jahre später, 1848, untersucht Pasteur Kristalle von Salzen der natürlichen (+)-Weinsäure und der optisch inaktiven Traubensäure ((±)-Weinsäure). Pasteur kristallisiert Weinsäure und Traubensäure als Natriumammonium-Salze und betrachtet die erhaltenen Kristalle unter dem Mikroskop. Er beobachtet hemiedrische Kristalle (kubische Kristalle mit vier kleinen Facetten), die weder ein Symmetriezentrum noch eine Symmetrieebene aufweisen (Abb. 2-2). Die Traubensäure kristallisiert in zwei spiegelbildlichen Kristallformen, die sich nicht zur Deckung bringen lassen und die von Hand getrennt werden können. Beide Formen sind optisch aktiv und drehen die Polarisationsebene des Lichts um denselben Betrag, aber in entgegengesetzter Richtung. Die Mischung gleicher Anteile beider Formen ergibt eine optisch inaktive Lösung.

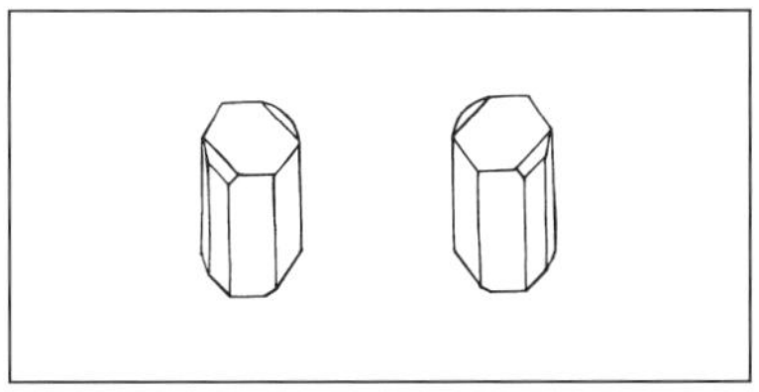

Abb. 2-2: Hemiedrische Kristalle des (–)-Tartrats (links) und des (+)-Tartrats (rechts).

Pasteur hatte bei seinen Untersuchungen zweifaches Glück. Zum einen lassen sich nur wenige Enantiomere auf diese Weise trennen; Natriumammoniumtartrat ist eine solche Ausnahme. Zum anderen war Pasteurs Labor in Paris gerade richtig temperiert, denn das Experiment gelingt nur in einem engen Temperaturbereich von ca. 20 bis 25 °C.

1858 erkennt Kékulé die Vierbindigkeit des Kohlenstoffs. Dies ist eine wichtige Voraussetzung zur Untersuchung der molekularen Eigenschaften, die zur optischen Aktivität führen.

1874 postulieren van't Hoff und Le Bel eine tetraedrische Anordnung der vier Substituenten am Kohlenstoffatom. Die molekulare Asymmetrie wird als Grundlage der optischen Aktivität erkannt. Van't Hoff beobachtet, daß ein Kohlenstoffatom mit vier verschiedenen Substituenten („**asymmetrisches C-Atom**") zwei Isomere ergibt, wovon das eine ein Spiegelbild des anderen ist. Le Bel betrachtet die Gesamtsymmetrie eines Moleküls, wobei das asymmetrische C-Atom nur einen Sonderfall darstellt.

Überlegungen zur Aufklärung der räumlichen Anordnung der vier Substituenten an einem Kohlenstoffatom

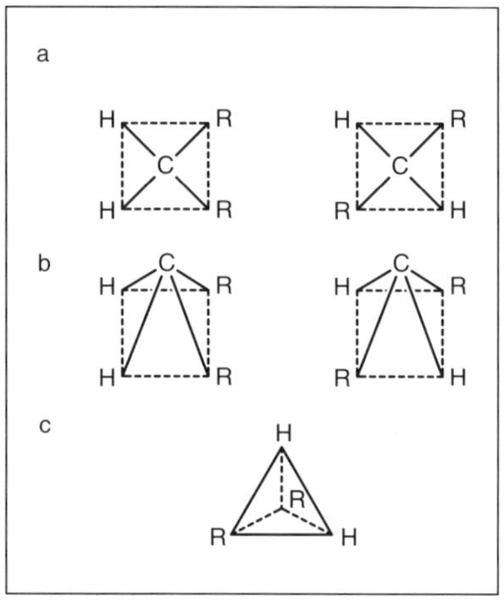

Abb. 2-3: Isomeriemöglichkeiten eines disubstituierten Methan-Derivates bei
a) planarer,
b) pyramidaler,
c) tetraedrischer Anordnung der Substituenten.

Beim Austausch eines H-Atoms im **Methan** durch eine funktionelle Gruppe erhält man nur eine Verbindung und kein Isomerengemisch. Daraus wird geschlossen, daß die vier Wasserstoffatome des Methans äquivalent sind. Folgende Möglichkeiten zur Anordnung der H-Atome im Methan sind denkbar (Abb. 2-3):

- quadratisch planar,
- pyramidal,
- tetraedrisch.

Aus der Ermittlung der Isomeren-Anzahl bei di-, tri- und tetrasubstituierten Methanderivaten kann eindeutig die richtige räumliche Struktur abgeleitet werden.

Betrachten wir hierzu beispielsweise CH_2R_2, so ergibt sich folgender Sachverhalt: Beim planaren Molekül sind zwei Isomere denkbar, beim pyramidalen ebenfalls. Da bei disubstituierten Methanderivaten jedoch keine Isomere auftreten, muß es sich um eine tetraedrische Anordnung handeln, bei der nur eine räumliche Struktur möglich ist.

Emil Fischer gelingt es 1891, die **relative Konfiguration** der Zucker aufzuklären. Er entwickelt ein System zur Zuordnung der Konfiguration, wobei er den (+)-Glycerinaldehyd als Bezugssubstanz verwendet und diesem willkürlich die D-Konfiguration (s. Kap. 4.1.4.2), dem enantiomeren (−)-Glycerinaldehyd die L-Konfiguration zuordnet. Zu diesem Zeitpunkt war nicht bekannt, ob dem (+)-Glycerinaldehyd tatsächlich die von Fischer zugeordnete D-Konfiguration zukam; die willkürliche Zuordnung hätte falsch sein können. Man spricht hier von „relativer Konfiguration", weil sie auf den (+)-Glycerinaldehyd bezogen wird, von dem die wahre (die absolute) Konfiguration zu diesem Zeitpunkt nicht bekannt war.

Im Jahre 1951 schließlich bestimmt Bijvoet erstmals die **absolute Konfiguration** einer optisch aktiven Verbindung durch Röntgenstrukturanalyse; es handelt sich um das Natrium-Rubidium-Salz der (+)-Weinsäure. Die willkürliche Zuordnung des (+)-Glycerinaldehyds zur D-Reihe durch Fischer und die darauf basierende Zuordnung der natürlichen (–)-Weinsäure als D-konfiguriert konnte damit experimentell bestätigt werden.

Die von Fischer für Zuckerderivate entwickelte D,L-Nomenklatur stieß bei der Anwendung auf andere chirale Verbindungen bald an ihre Grenzen. Sie war für viele, vor allem für komplex aufgebaute Moleküle, ungeeignet. Cahn, Ingold und Prelog entwickelten in den sechziger Jahren ein System zur eindeutigen Bezeichnung der Konfiguration, das auf alle chiralen Verbindungen angewendet werden kann (s. Kap. 4.1.4.2), die sogenannte CIP-Nomenklatur. Diese ist heute allgemein gebräuchlich. Nur bei den Zuckern (Kap. 9) und teilweise auch bei den Aminosäuren wird die Fischer-Nomenklatur noch bevorzugt.

Weinsäure – die berühmteste Verbindung in der Stereochemie

L(+)-Weinsäure, die als „natürliche" Weinsäure in vielen Pflanzen und deren Früchten vorkommt, wurde als Nebenprodukt der Weingärung bekannt. In der Medizin erlangte sie Bedeutung als Laxans und in der Farbenindustrie als Säure und Reduktionsmittel.

D(–)-Weinsäure, die man als „unnatürliche" Weinsäure bezeichnet, ist ebenfalls nativ, aber in der Natur sehr selten anzutreffen.

Traubensäure = *Acidum racemicum* (von lat. *racema* = Traube), auch als (±)-Weinsäure, racemische Weinsäure oder Paraweinsäure bezeichnet, kommt in der Natur nicht vor, entsteht aber in geringer Menge bei der Weinherstellung. Da Traubensäure die erste optisch inaktive Verbindung war, die in optische Isomere (Enantiomere) getrennt wurde, nennt man eine äquimolare Mischung zweier Enantiomere **Racemat**.

Die achirale ***meso*-Weinsäure** kommt in der Natur nicht vor (Abb. 2-4).

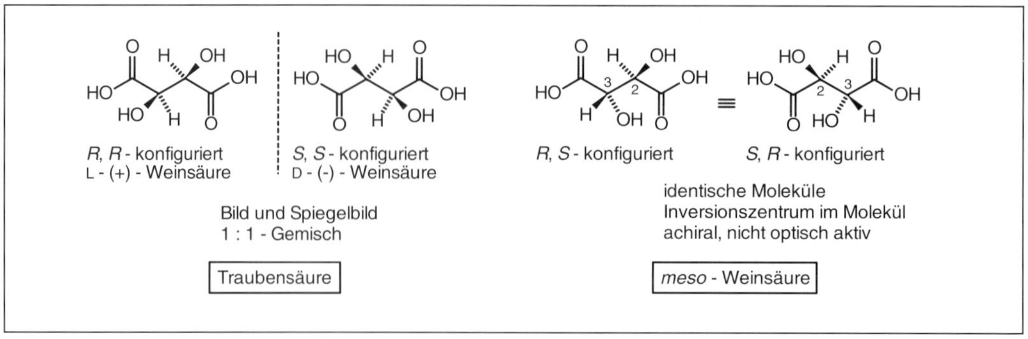

Abb. 2-4: Die Weinsäuren.

Literatur

Caesar, W. Zur Erinnerung Friedrich August Kekulé († 1896). Deutsche Apotheker Zeitung 136, 2373–2376, 1996.

Cahn, R. S., Ingold, C., Prelog, V. Spezifikation der molekularen Chiralität. Angew. Chemie 78, 413–447, 1966.

Grossman, R. B. Van't Hoff, Le Bel and the development of stereochemistry: a reassessment. J. Chem. Education 66, 30–33, 1989.

Kauffman, G. B., Myers, R. D. The resolution of racemic acid. J. Chem. Education 52, 777–781, 1975.

Drayer, D. E. The early history of stereochemistry: From the discovery of molecular asymmetry and the first resolution of a racemate by Pasteur to the asymmetrical chiral carbon of van't Hoff and Le Bel. In: Wainer, I. W. (Hrsg.). Drug Stereochemistry. Marcel Dekker Verlag, New York, 2. Aufl. 1993, S. 1–24.

Eiden, F. Ariadnefäden: Von Sokrates zur asymmetrischen Synthese. Pharm. Zeitung 139, 1307–1317, 1994.

Eliel, E. Stereochemie der Kohlenstoffverbindungen; Verlag Chemie. Weinheim, 1965.

Lichtenthaler, F. W. Hundert Jahre Schlüssel-Schloß-Prinzip: Was führte Emil Fischer zu dieser Analogie? Angew. Chem. 106, 2456–2467, 1994.

Rein, D. Die wunderbare Händigkeit der Moleküle. Vom Ursprung des Lebens aus der Asymmetrie der Natur. Birkhäuser Verlag, Basel, 1993.

Roth, K., Hoeft-Schleeh, S. Pasteur und die Weinsäure. Chemie unserer Zt. 29, 338–344, 1995.

Weyer, H. Hundert Jahre Stereochemie – Ein Rückblick auf die wichtigsten Entwicklungsphasen. Angew. Chemie 86, 604–611, 1974.

3 Die Entstehung der homochiralen Welt

... vielleicht ist die Milch auf der anderen Seite des Spiegels giftig für Kätzlein.

L. Carroll: Alice zu ihrer Katze in „Alice im Spiegelland"

3.1 Homochiralität in der Natur

Die Biochemie aller irdischen Organismen basiert auf chiralen Molekülen. Die Biochemie ist **homochiral** (von griech. *homo* = gleich), d.h. bei chiralen Molekülen findet man in der Natur meist nur **ein** Stereoisomer. Die Moleküle sind dadurch aufeinander abgestimmt.

Beispiele für Homochiralität

Proteine. Natürliche Proteine sind fast ausschließlich aus L-Aminosäuren aufgebaut. Ausnahmen dienen in der Natur ganz besonderen Zwecken:

- *Antibiotika:* Einige Bakterien produzieren Peptide, die neben L- auch D-Aminosäuren enthalten. Diese können von den Wirtsenzymen, die auf L-Aminosäuren spezialisiert sind, nicht abgebaut werden und zeigen dadurch erhöhte Stabilität. Zahlreiche Peptid-Antibiotika enthalten D-Aminosäuren. Als Beispiele seien die Antibiotika Bacitracin, Tyrothricin (ein Gemisch aus Tyrocidinen und Gramicidinen) und die Polymyxine genannt.
- *Spinnengifte:* Giftige Peptide, z.B. aus Giftspinnen, können D-Aminosäuren enthalten, die die Wirksamkeit und enzymatische Stabilität des Gifts erhöhen. Die Spinnen synthetisieren das entsprechende Peptid zunächst ausschließlich aus L-Aminosäuren. Danach wird mit Hilfe einer Isomerase, die im Spinnengift enthalten ist, die Konfiguration einer oder mehrerer Aminosäuren invertiert.

Bei der Entwicklung von Peptid-Arzneistoffen macht man sich den Trick, D-Aminosäuren einzubauen, ebenfalls zunutze. Peptid-Arzneistoffe sind i.a. sehr instabil, da sie durch die ubiquitär vorkommenden Peptidasen/Amidasen schnell abgebaut werden. Durch den Einbau von D-Aminosäuren kann eine Erhöhung der Stabilität dieser Verbindungen erreicht wer-

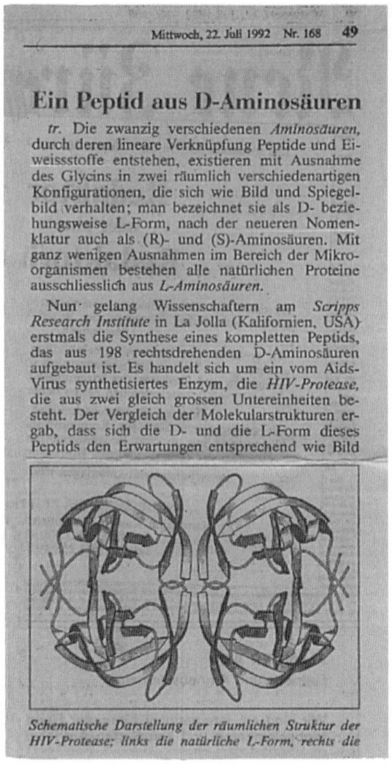

Mittwoch, 22. Juli 1992 Nr. 168 49

Ein Peptid aus D-Aminosäuren

tr. Die zwanzig verschiedenen *Aminosäuren*, durch deren lineare Verknüpfung Peptide und Eiweissstoffe entstehen, existieren mit Ausnahme des Glycins in zwei räumlich verschiedenartigen Konfigurationen, die sich wie Bild und Spiegelbild verhalten; man bezeichnet sie als D- beziehungsweise L-Form, nach der neueren Nomenklatur auch als (R)- und (S)-Aminosäuren. Mit ganz wenigen Ausnahmen im Bereich der Mikroorganismen bestehen alle natürlichen Proteine ausschliesslich aus *L-Aminosäuren*.

Nun gelang Wissenschaftern am *Scripps Research Institute* in La Jolla (Kalifornien, USA) erstmals die Synthese eines kompletten Peptids, das aus 198 rechtsdrehenden D-Aminosäuren aufgebaut ist. Es handelt sich um ein vom Aids-Virus synthetisiertes Enzym, die *HIV-Protease*, die aus zwei gleich grossen Untereinheiten besteht. Der Vergleich der Molekularstrukturen ergab, dass sich die D- und die L-Form dieses Peptids den Erwartungen entsprechend wie Bild

Schematische Darstellung der räumlichen Struktur der HIV-Protease; links die natürliche L-Form, rechts die

Abb. 3-1: Die Synthese und Strukturaufklärung der spiegelbildlichen D-HIV-Protease hat paradigmatische Bedeutung. Entsprechend war das Echo auf diese Leistung: Die Abbildung zeigt einen Abriß aus der Neuen Züricher Zeitung, in dem die Bild- und Spiegelbildstruktur der D-HIV-Protease dargestellt ist und über die Bedeutung berichtet wird.

den. Beispiele hierfür sind die Analoga des Gonadorelins, einem Releasing Hormon des Hypothalamus. Das Peptid wird zur Therapie hormonabhängiger Tumoren eingesetzt. In analogen therapeutisch verwendeten Peptiden (z. B. im Buserelin) ist eine Aminosäure des Gonadorelins durch eine unnatürliche D-Aminosäure ersetzt. Diese Verbindungen zeigen höhere Stabilität und gleichzeitig wesentlich höhere biologische Aktivität.

Vor kurzem ist es gelungen, das erste Protein zu synthetisieren, das ausschließlich aus D-Aminosäuren aufgebaut ist (Abb. 3-1). Es handelt sich um das Enantiomer der HIV-Protease. Das D-enantiomere Enzym zeigt katalytische Aktivität, spaltet aber spezifisch nur D-konfigurierte Substrate, während das natürliche Enzym nur L-konfigurierte Substrate umsetzt. Solche künstlichen Enzyme aus der D-chiralen Welt zeigen hohe Stabilität, da sie selbst nicht von natürlichen Enzymen angegriffen und abgebaut werden; man könnte sogar versuchen, sie peroral zu verabreichen.

Nucleinsäuren. Die Nucleinsäuren, DNA und RNA, enthalten ausschließlich D-Zucker und bilden bevorzugt rechtshändige Spiralen (P-Helices).

Würden sowohl D- als auch L-Aminosäuren in Proteinen, z. B. Enzymen, vorkommen, so könnten sie keine α-Helix ausbilden, eine Struktur, die für die Funktion vieler Enzyme und Rezeptoren wichtig ist. Ohne Homochiralität wäre die katalytische Aktivität der Enzyme sowie die Stabilität der Nucleinsäuren nur gering. L-Proteine binden besonders gut an D-Nucleinsäuren.

Rechtshänder. Bei den Menschen überwiegen die Rechtshänder (95%), Linkshänder haben oft Probleme, da die Welt fast ausschließlich für Rechtshänder eingerichtet ist. Chirale Werkzeuge wie Scheren, Dosenöffner und Korkenzieher sind für Rechtshänder konstruiert.

Schrauben. Schrauben zeigen in der Regel Rechtsgewinde; diese Konvention ist ökonomisch, man benötigt dann auch nur eine Sorte von Muttern. Außerdem bevorzugen Rechtshänder eine Bewegung von links nach rechts.

Das Vorkommen bzw. die Verwendung beider Enantiomere in der Natur würde zu Duplizität führen und damit zu Ineffizienz und Verwirrung. Eine biologische Reaktion mit hoher Umsetzungsrate setzt eine homochirale Biochemie voraus, wie auch eine effiziente Technik auf rechtshändigen, homochiralen Schrauben aufgebaut ist.

3.2 Theorien zum Ursprung der Homochiralität in der Natur

Wie homochirales Leben auf der Erde entstehen konnte, ist bis heute ungeklärt. Die Frage, was zuerst da war, die Homochiralität („abiotische Theorie") oder das Leben („biotische Theorie") ist ebenfalls unbeantwortet und wird kontrovers diskutiert.

Die biotische Theorie

Die biotische Theorie zur Entstehung der Homochiralität geht davon aus, daß das Leben sich zunächst auf einer racemischen Grundlage von Chemikalien entwickelt hat, im Laufe der Evolution aber aus einem uns unbekannten Grund L-Aminosäuren und D-Zucker ausgewählt worden sind.

Die abiotische Theorie

Diese zur Zeit favorisierte Theorie besagt, daß schon bei der Entstehung des Lebens Asymmetrie vorhanden war und bereits die Bausteine des Lebens Homochiralität zeigten.

Man erklärt sich die Entstehung der Homochiralität entweder durch **Zufallsmechanismen** oder durch **deterministische Mechanismen**.

Zufallsmechanismen
Statistische Schwankungen bei physikalischen Prozessen bewirken einen Überschuß an einem Enantiomer. Das Überwiegen des einen Enantiomers katalysiert wiederum die bevorzugte Entstehung desselben Enantiomers.

Deterministische Mechanismen
Physikalische Kräfte bewirken die bevorzugte Bildung eines Enantiomeren.

Als Ursache wird hier vor allem die Paritätsverletzung („Asymmetrie"; s. Kap. 3.4.3) bei der schwachen Wechselwirkung diskutiert. Elementarteilchen werden durch folgende Wechselwirkungen zusammengehalten:

- Schwerkraft,
- elektromagnetische Kraft (Haupttriebfeder für chemische Reaktionen),
- starke Kernkraft (Zusammenhalt der Atomkerne),
- schwache Kernkraft (Kraft zwischen Elektronen, Protonen und Neutronen).

Bei der schwachen Kernkraft kommt es zu einer Paritätsverletzung: z. B. entstehen beim β-Zerfall ca. 30% mehr links- als rechtshändige Positronen. Antineutrinos weisen einen rechtshändigen, Neutrinos einen linkshändigen Spin auf. Man findet also einen Überschuß an rechtshändigen Positronen und linkshändigen Neutrinos. Diese Paritätsverletzung oder Asymmetrie der Elementarteilchen sollte sich auch auf Atome und Moleküle auswirken. Tatsächlich sind L-Aminosäuren und Peptide nach Berechnungen etwas stabiler als die D-Enantiomere, und D-Zucker sind geringfügig stabiler als L-Zucker; allerdings ist die Energiedifferenz, die aus der Paritätsverletzung bei der schwachen Kernkraft resultiert, extrem klein.

3.3 Anekdoten zur Bedeutung der Homochiralität

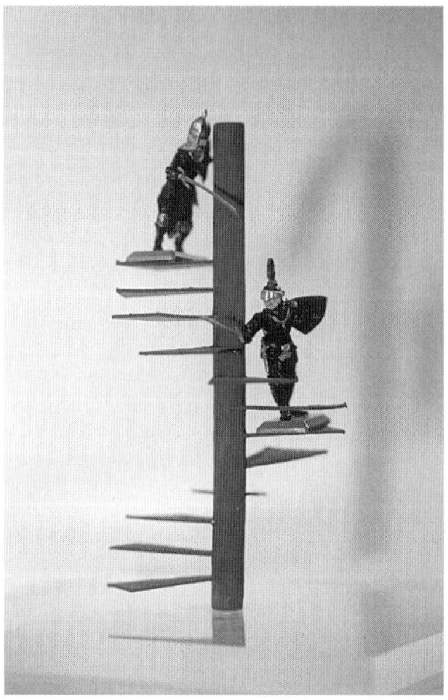

Welche Bedeutung die Homochiralität für das (Über-)Leben hat, sollen die folgenden beiden Anekdoten illustrieren.

Die Wendeltreppe

Im Mittelalter war es üblich, Türme mit rechtsgewendelter (rechtsgängiger, rechtshändiger) Treppe zu bauen. Diese Wendelung war zu Verteidigungszwecken außerordentlich wichtig, denn ein Rechtshänder, der den Turm von oben kommend verteidigt, kann nur auf einer so konfigurierten Treppe frei mit seinem Schwert ausholen, während der rechtshändige Angreifer, auf derselben Treppe von unten kommend, in seiner Beweglichkeit mit dem Schwert eingeschränkt ist (Farbabb. 3-1, S. 289). Eines Tages soll ein Baumeister einen Turm mit einer linksgewendelten Treppe gebaut haben. Vielleicht war er Linkshänder. Als Strafe für dieses gefährliche Vergehen mußte er sich von dieser „falschen" chiralen Treppe herunterstürzen, was ihn das Leben kostete.

Napoleon und der Rechtsverkehr

Wie allgemein bekannt ist, herrscht in England und einigen ehemaligen britischen Kolonien Linksverkehr, während auf dem europäischen Kontinent Rechtsverkehr auf den Straßen vorgeschrieben ist. Einer Anekdote zufolge soll der Linksverkehr die ursprüngliche, natürliche Ordnung sein. Kutscher, die links fahren, können mit der rechten Hand ihre Peitschen schwingen, ohne die Fußgänger auf dem Gehsteig zu beeinträchtigen. Die Kriegsordnung sah in früheren Zeiten vor, daß Angriffe immer von links stattzufinden hätten. Napoleon, der nichtkonformistisch war und mit neuen Methoden der Kriegführung experimentierte, beschloß eines Tages, diese Regel umzustoßen und einen Angriff von der rechten Seite her auszuführen. Mit dieser neuen Taktik überraschte er seinen Gegner vollkommen und konnte einen überragenden Sieg feiern. Der Anekdote zufolge soll Napoleon an diesem Tag beschlossen haben, auf dem Kontinent den Rechtsverkehr einzuführen, der sich durchgesetzt und bis zum heutigen Tage erhalten hat.

3.4 Die Entstehung der homochiralen Welt – ein Gedankenexperiment

Man kann sich rückwärtsblickend aus unserem heutigen Wissen heraus fragen: „Wäre eine nicht-homochirale Welt sinnvoll?"

Hinreichende Bedingung für das Auftreten von Chiralität ist Asymmetrie. Der Mensch verbindet mit dem Begriff „Asymmetrie" unmittelbar eine auffällig ungeordnete Geometrie. Asymmetrische Anordnungen in der äußeren Gestalt, z. B. in der Architektur, in der Dekoration, bei Fahrzeugen, sind sehr selten und oft nur ein sehr artifizielles Element „dekonstruktivistischer" Absicht.

3.4.1 Asymmetrie, Chiralität und Information

Will man einen asymmetrischen Gegenstand beschreiben, gelingt dies erst nach intensiver geistiger Auseinandersetzung mit dem Objekt. Da Symmetrien fehlen, muß man es aus verschiedenen Blickwinkeln betrachten, um einen Gesamteindruck zu bekommen. Die Beschreibung eines asymmetrischen Objektes ist daher sehr viel aufwendiger als die eines symmetrischen Objektes. Ein Würfel kann in seinen geometrischen Eigenschaften sehr viel leichter beschrieben werden als ein Schlüssel. Er enthält weniger Information und ist daher leichter zu kodieren. Ein Objekt, das wenig Information enthält, kann aber auch nur wenig Information übertragen. Ein würfelförmiges Objekt ist keine Seltenheit, und wollte man ein bestimmtes unter vielen in einem KIM-Spiel (nur durch Betasten der Oberfläche) erkennen, würde man scheitern. Aus einer Reihe von Schlüsseln läßt sich aber leicht ein bestimmter durch Abtasten seines Bartes identifizieren (Farbabb. 3-2, S. 290). Asymmetrie (und Komplexität) bestimmen den Informationsnutzen eines Objektes.

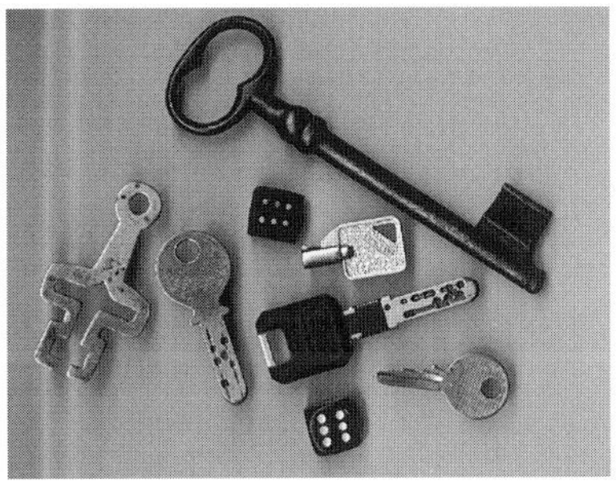

Innerhalb der Evolution ist aber Information die wichtigste Komponente, da ungeheuer viel Detailinformation zu tradieren ist:

Die nicht zufällige Verteilung von Atomen und Molekülen in lebenden

Systemen, das heißt, die komplexe Organisation von Materie und Energie, die jenes Phänomen ermöglicht, das wir Leben nennen, ist ihrerseits ein Ergebnis der umfangreichen gespeicherten Informationen, die diese Systeme enthalten.

Die Masse des Universums reicht aber nicht aus, um alle entstandene Information dauernd explizit existieren zu lassen. Information mußte deshalb gespeichert und bei Bedarf exakt reproduziert werden, schnell, unkompliziert und unverwechselbar zur Verfügung stehen: ein Akt des Lernens und Anwendens. Während der Evolution war es also sinnvoll, ein Objekt reproduzierbar erzeugen zu können, das seinen Informationsgehalt durch Asymmetrie maximierte. Asymmetrische Objekte tragen unter verschiedenen Blickwinkeln verschiedene Informationen. Die erfährt man schnell beim Versuch, ein asymmetrisches Objekt verbal zu beschreiben. Ist die Abtastrichtung jedoch festgelegt (wie bei einem Schlüssel), erfolgt die Erkennung und Zuordnung unmittelbar. Wären hingegen mehrere Abtastrichtungen möglich, müßten zusätzliche Entscheidungskriterien eingeführt werden, die bestimmen, welche Information erkannt werden soll. Das kostet Zeit, ist also ineffizient. Leben ist zeitkritisch, denn es erfordert Reaktionsgeschwindigkeiten, die nicht unterschritten werden dürfen. Informationsvermittlung über chemische Reaktionen ist die Minimalbedingung, die entsprechende Werkzeuge erfordert.

3.4.2 Symmetriebrechung und Information

Gerade im molekularen Bereich existieren sehr komplexe, hochsymmetrische Strukturen. Diese sind aber sehr häufig durch Kombination von asymmetrischen Strukturen entstanden, sei es in Spiegelsymmetrie, wie viele Alkaloide, oder in Rotationssymmetrie, wie cyclische und käfigartige Naturstoffe. Bei fast allen ist die Information in einem asymmetrischen Teilstück enthalten. Die anderen Teile sind redundant. Oder aber das Molekül spaltet und vervielfacht seine Information. Kopplung zum symmetrischen Objekt macht die Information wieder unlesbar.

Caglioti (1990) definiert diesen Zusammenhang wie folgt: „Symmetrie ist Invarianz als Folge einer Transformation, ist die Unmöglichkeit, die von einer Transformation hervorgerufene Veränderung zu erkennen bzw. die für eine Struktur charakteristische Größe zu messen oder wahrzunehmen. So definiert ist die Symmetrie der Entropie oder der Ungewissheit verwandter als der Ordnung oder der Korrelation. Eine Symmetriebrechung zieht die Einführung von Korrelationen, d. h. von Ordnung zwischen Struktureinheiten nach sich, die ursprünglich untereinander in einem unbestimmten Verhältnis standen. Die Symmetrie setzt Nicht-Identifizierbarkeit von Transformationen voraus; die Symmetriebrechung impliziert das Wahrnehmen von Information."

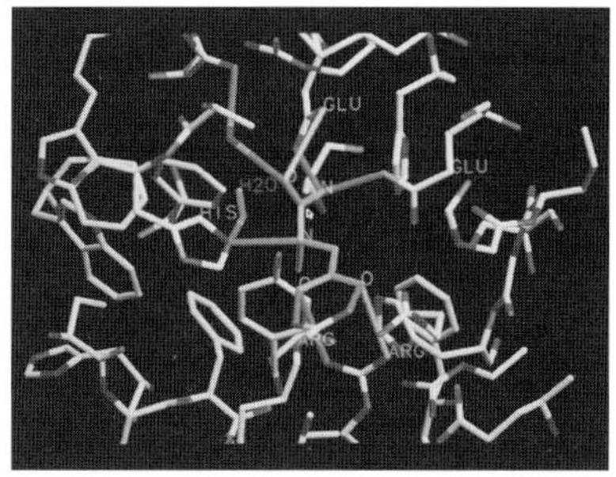

Die Bausteine des Lebens sollten aus diesen Überlegungen heraus effizient sein, also hohen Informationsgehalt haben und deswegen asymmetrisch sein (Farbabb. 3-3; S. 290). Die Bausteine assoziieren zu höheren Strukturen, die wiederum Erkennungs- und Signalverarbeitungsaufgaben haben, und teilen diesen höher organisierten Strukturen ihre Asymmetrie mit (Farbabb. 3-3; S. 290). So entstehen aus chiralen Aminosäuren asymmetrische Proteine, die schnell, reproduzierbar und hochselektiv Hormone erkennen und auf ihre Botschaft reagieren. Verknüpft mit chiralen Zuckern bilden sich Glykoproteine für komplexeste Mustererkennung im Immunsystem.

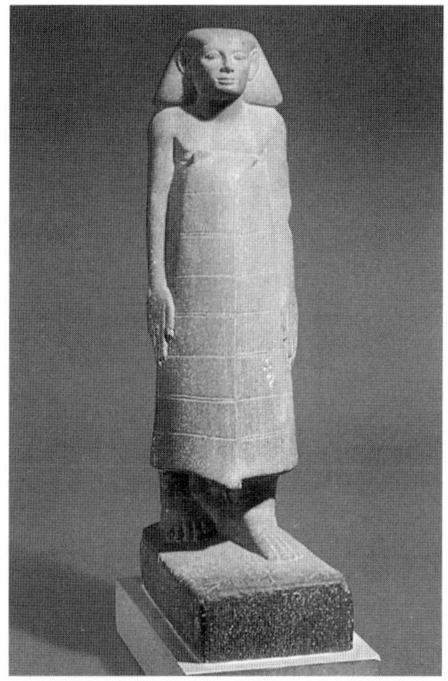

Selbst auf komplexester Organisationsebene, der des *Homo sapiens*, dient Asymmetrie der Erkennung, Symmetrie trägt das Stigma des Künstlichen. „Ist tote Materie symmetrisch und alles Lebende asymmetrisch?" ließe sich provozierend fragen. Diese Beobachtung gilt fast konsequent für den unmittelbaren Erfahrungsraum des Menschen. Selbst die Paarigkeit der Lebewesen ist nicht eigentlich symmetrisch. Jeder weiß aus eigener Erfahrung, daß er nicht mit seinem Spiegelbild zur Deckung zu bringen wäre. Jeder Porträtist lernt als Handwerk den grob symmetrischen Aufbau des Gesichtes auszunutzen, verleiht ihm aber Individualität durch die existierenden Asymmetrien. Völlig symmetrische Gesichter werden als roboterhaft, künstlich oder nichtssagend empfunden. Hinzu kommt ein sehr wichtiges Element der Erkennung: die Bewegung. Lebende Objekte mit formaler Symmetrie, wie Menschen, sind nie symmetrisch in Ruhe. Es zeichnet sie im Gegenteil als „natürliche" Individuen aus, eine hohe dynamische Asymmetrie zu haben. Die Bildhauer idealer Statuen der Klassik haben sich diese Tatsache zunutze gemacht, um Menschen in hoher Schönheit zu modellieren (Farbabb. 3-4; S. 291).

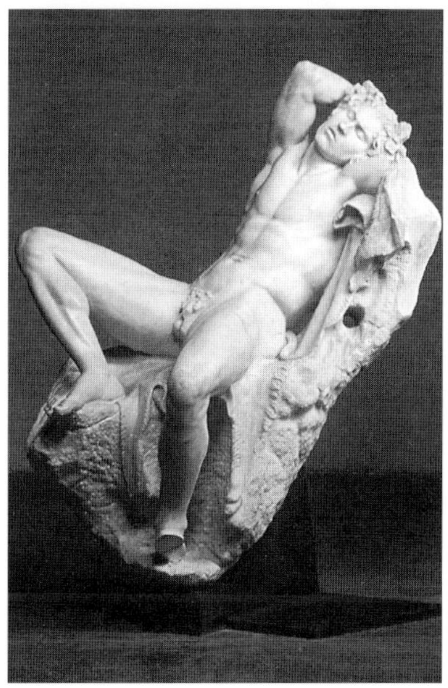

3.4.3 Die Paritätsverletzung

Unsere dreidimensionale Erfahrungswelt gestattet uns die Annahme, daß alle Gesetze, die unser Leben tangieren oder bestimmen, spiegelsymmetrische Vorgänge beschreiben. Die Erfahrung des spiegelsymmetrischen Verhaltens physikalischer Phänomene wurde zum Prinzip erhoben und „Erhaltung der Parität" genannt. Von großer Bedeutung ist das Paritätserhaltungsgesetz in der Quantenmechanik. Sind die Gesetze der Physik spiegelungsinvariant, sollte unter gleichen Bedingungen zu jeder in der Natur vorkommenden Erscheinung auch ihr Spiegelbild möglich sein. Chirale Moleküle existieren tatsächlich als Bild und Spiegelbild. Heute haben wir die Synthese-Möglichkeiten, Spiegelbilder beliebiger asymmetrischer Moleküle herzustellen.

Aus welchem Grund führte eine natürliche Selektion zu (S)-Aminosäuren als homochiralen Proteinbausteinen?
Im Bereich der Elementarteilchen wird das Paritätsgesetz verletzt. Yang und Lee postulierten 1956, daß der β-Zerfall bestimmter radioaktiver Kerne unter Verletzung der Parität (s. Kap. 3.2) vor sich gehe. Anders waren bestimmte Experimente von Zerfallsprozessen nicht zu erklären. Das entscheidende Experiment führte die chinesische Physikerin C. S. Wu an der Columbia Universität mit β-aktivem Co-60 durch. In einem Richtungsmagnetfeld emittierte die Probe Elektronen nur in der einen Richtung, statt auch in der entgegengesetzten, wie es die Spiegelungsinvarianz fordert. Auf der Ebene der schwachen Wechselwirkung gilt damit die Paritätserhaltung nicht. Entscheidend bei der Vorstellung der Konsequenzen ist die Existenz eines Drehsinns, eines Spins für die emittierten Elektronen. Sie werden als linksgängige Schraube emittiert. Das Ergebnis des Versuchs zeigt also, daß für die Natur ein „Linkssinn" oder ein „Rechtssinn" inhärent ist.

Der Zusammenbruch der Paritätserhaltung auf dem Niveau der schwachen Wechselwirkung liefert eine mögliche Erklärung für die homochiralen Welten der Biopolymeren. Ein Atom kann nun nicht mehr als völlig kugelsymmetrisch angesehen werden. Spiegelbildliche Moleküle sind damit energetisch unterscheidbar, weil sie bezüglich der schwachen Wechselwirkung zu „Diastereomeren" werden. Berechnungen zeigen, daß der Energieunterschied so klein ist, daß nur eines von 10^{18} Molekülen energetisch bevorzugt ist. Es weist eine höhere Stabilität auf und wird evolutionär selektioniert. Wenn auch der Energieunterschied sehr klein bzw. die resultierende Zahl der Moleküle sehr groß für eine Unterscheidbarkeit scheint, muß man die Zeit und die Zahl der Moleküle betrachten, die die Evolution zur Verfügung hatte. Sie übersteigt 10^{18} um viele Größenordnungen.

Literatur

Bonner, W.A. Origins of chiral homogeneity in nature. In: Eliel, E., Wilen, S.H. (Hrsg.). Topics in stereochemistry. John Wiley & Sons, New York 1988, S. 1–96.
Caglioti, G. Symmetriebrechung und Wahrnehmung. Beispiele aus der Erfahrungswelt. Vieweg Verlag, Braunschweig 1990, S. 56–67.
Cohen, J. Getting all turned around over the origins of life on earth. Science 267, 1265–1266, 1995.
Hegstrom, R.A., Kondepudi, D.K. Händigkeit im Universum. Spektrum Wissenschaft 56–67, 1990.
Jung, G. Proteine aus der D-chiralen Welt. Angew. Chem. 104, 1484–1486, 1992.
Kreil, G. Conversion of L- to D-amino acids: a posttranslational reaction. Science 266, 996–997, 1994.
Mason, S. The origin of chirality in nature. Trends Pharmacol. Sci. 20–23, 1986.
Rein, D. Die wunderbare Händigkeit der Moleküle. Vom Ursprung des Lebens aus der Asymmetrie der Natur. Birkhäuser Verlag, Basel 1993.
Simonyi, K. Kulturgeschichte der Physik. Urania Verlag, Leipzig 1990.
Stonier, T. Information und die innere Struktur des Universums. Springer Verlag, Berlin, Heidelberg, New York 1991, S. 8ff.
Tranter, G.E. Paritätsverletzung: Ursache der biomolekularen Chiralität. Nachr. Chem. Tech. Lab. 34, 866–873, 1986.

4 Stereochemie der Arzneistoffe I: Chirale Verbindungen

Die Welt ist chiral und klinal,
erfreue dich der Symmetrie, wo immer du sie findest.

V. PRELOG

Alle Eigenschaften von Arzneistoff-Molekülen, die physikalischen, die chemischen, die chemisch-physikalischen, die biopharmazeutischen, die pharmakokinetischen und auch die pharmakodynamischen, sind durch die dreidimensionale Anordnung ihrer Atome geprägt.

Die Stereochemie der Arzneistoffe behandelt deren dreidimensionale Struktur. Sie befaßt sich mit den statischen Eigenschaften und den dynamischen Reaktionsabläufen von Wirkstoffmolekülen unter Berücksichtigung ihrer räumlichen Struktur.

Den höchsten Stellenwert bei der dreidimensionalen Betrachtung von Arzneistoffen besitzt die Chiralität. Doch existieren daneben auch andere räumliche Aspekte, wie überbrückte Ringsysteme, käfigartige Verbindungen, *cis/trans*-Isomerie etc.

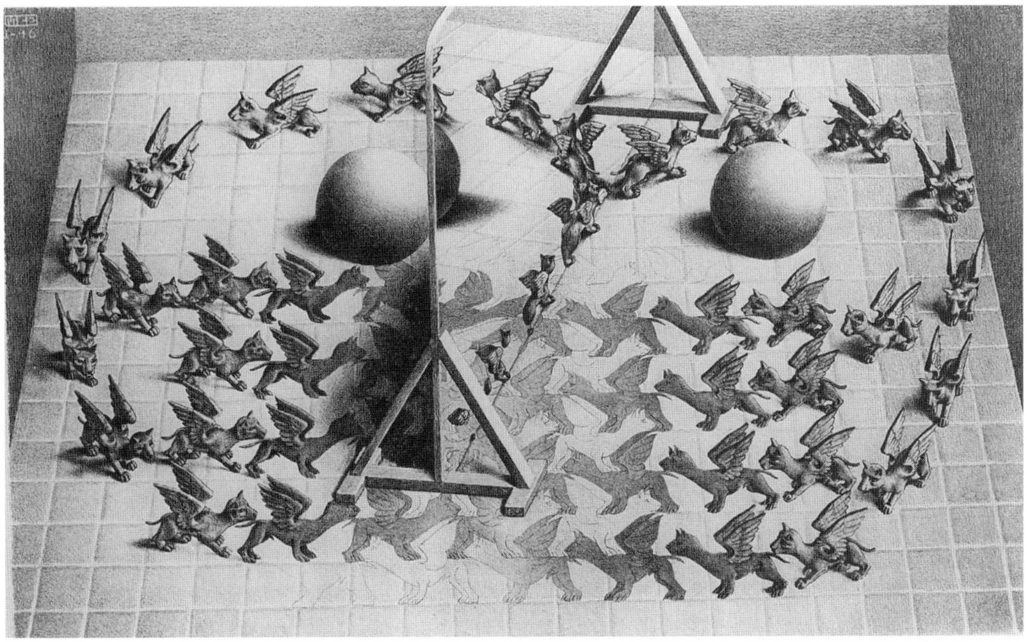

Abb. 4-1: Lithographie „Magic Mirror" (© 1996 M. C. Escher/Cordon Art, Holland).

4.1 Chiralität

4.1.1 Definition

Der vom griech. *cheir* = Hand abgeleitete, von Lord Kelvin 1884 geprägte und 1904 publizierte Begriff, den man mit „Händigkeit" übersetzen kann, kennzeichnet die Eigenschaft eines Moleküls, oder allgemeiner formuliert, eines Objektes, sich von seinem Spiegelbild zu unterscheiden. Chiral ist ein Molekül, das mit seinem Spiegelbild durch Umorientierung (Drehung, Parallelverschiebung) nicht zur Deckung gebracht werden kann. Ein chirales Molekül verhält sich zu seinem Spiegelbild wie die rechte Hand zur linken Hand. Spiegelsymmetrische Moleküle mit einer Symmetrieebene, einem Symmetriezentrum oder einer Drehspiegelachse sind dagegen achiral.

Aufgrund der Dreidimensionalität der Moleküle unterscheidet man

- **Zentrale** Chiralität (Zentrochiralität) bei Molekülen mit einem Chiralitätszentrum (s. Kap. 4.1.4).
- **Axiale** Chiralität bei Molekülen mit einer Chiralitätsachse (s. Kap. 4.1.5). Hierzu gehört u. a. die Helicität bei Molekülen mit Schraubenwindungen.
- **Planare** Chiralität bei Molekülen mit einer Chiralitätsebene (s. Kap. 4.1.6).

Chiralität wird also nicht nur durch ein asymmetrisch substituiertes C- oder Hetero-Atom erreicht. Vielmehr sind alle Moleküle chiral, die keine Spiegelsymmetrie aufweisen. Bei den Arzneistoffen ist die zentrale Chiralität von größter Bedeutung, während die anderen Chiralitätsphänomene nur selten zu beobachten sind.

Die beiden, durch Drehen im Raum nicht zur Deckung zu bringenden spiegelbildlichen Moleküle bezeichnet man als Enantiomere (von griech. *enantio* = entgegengesetzt).

4.1.2 Zusammenhänge zwischen Symmetrie, Asymmetrie, Chiralität und optischer Aktivität

Die Voraussetzung für die Existenz von Enantiomeren und das Auftreten von optischer Aktivität besteht in der Chiralität.

Alle optisch aktiven Moleküle sind **chiral**, viele darüber hinaus asymmetrisch. Chirale Moleküle können im Gegensatz zu asymmetrischen Molekülen eine n-zählige Symmetrieachse aufweisen.

Asymmetrie ist eine **hinreichende,** aber **nicht notwendige Bedingung** für die Existenz von Enantiomeren und damit für das Auftreten von optischer Aktivität (s. S. 54, 56, 57).

Symmetrie und **Asymmetrie** sind geometrische Eigenschaften von Molekülen.

Symmetrieelemente und Symmetrieoperationen

Symmetrie ist eine allgemeine Eigenschaft von konkreten und abstrakten Objekten.

Ein Gegenstand ist symmetrisch, wenn man ihn durch räumliche Umorientierung in einen äquivalenten, d. h. von der Ausgangslage nicht unterscheidbaren Zustand überführen kann.

Als **Symmetrieoperation** bezeichnet man die Art der Umorientierung und als **Symmetrieelement** den zugehörigen Operator. Beide Begriffe sind wegen ihrer gegenseitigen Abhängigkeit im Kontext zu betrachten (s. Tab. 4.1). Da Moleküle räumliche Gebilde darstellen, können Symmetrieoperationen und Symmetrieelemente ohne Einschränkung auf sie angewandt werden.

Symmetrieoperation	Schönflies-Symbol	Symmetrieelement
Spiegelung (Reflexion, Flächenspiegelung)	σ (oder **s**)	Spiegelebene, Symmetrieebene (s. S. 37)
Drehung (Rotation)	$\mathbf{C}_n$ (n = 1, 2, 3 ...)	Drehachse, Symmetrieachse (s. S. 37)
Umkehrung (Inversion, Punktspiegelung)	**i**	Inversionszentrum, Symmetriezentrum (s. S. 37)
Drehspiegelung (Drehung + Drehspiegelung)	$\mathbf{S}_n$ (n = 1, 2, 3 ...)	Drehspiegelachse (s. S. 38)

Tab. 4-1: Symmetrieelemente und Symmetrieoperationen.

Asymmetrische Moleküle besitzen keinerlei Symmetrieelemente, außer der Identität (Symbol: I).

Darüber hinaus sind weitere kombinierte Symmetrieoperationen durchführbar (z. B. Drehung und Inversion: Drehinversionsachse).

Grundsätzlich unterscheidet man zwei Gruppen von Molekülen:

- Strukturen mit Spiegelebene (σ-Ebene) oder Drehspiegelachse sind **achiral** (und nicht asymmetrisch).
- Strukturen ohne Spiegelsymmetrie sind **chiral**. Wenn zusätzlich keine C_n-Achse ($n > 1$) vorhanden ist, so gehören sie der Punktgruppe C_1 an und sind **asymmetrisch**.

Punktgruppen

Der vollständige Satz der Symmetrieoperationen, die in einem Molekül durchgeführt werden können, nennt man Punktgruppe. Die Punktgruppen werden durch Schönflies-Symbole gekennzeichnet, die sich auf die Symmetrieelemente beziehen und deren Indices die Anzahl der möglichen Symmetrieoperationen bis zum Erreichen des Ausgangszustands angeben (s. Tab. 4-2).

C_n	(von **c**yclisch) Gruppe mit einer n-zähligen Symmetrieachse
S_n	(von **S**piegelung) Gruppe mit einer n-zähligen Drehspiegelachse
D_n	(von **D**ieder) Diedrische Symmetrie, Gruppe mit einer n-zähligen Hauptachse und n zweizähligen Nebenachsen
T	(von **T**etraeder) Tetraedrische Symmetrie, Gruppe mit vier dreizähligen und sechs zweizähligen Achsen (in Würfelform)
O	(von **O**ktaeder) Oktaedrische Symmetrie, Gruppe mit drei vierzähligen und sechs zweizähligen Achsen (in Würfelform)
K	Sphärische Symmetrie, Gruppe mit allen Symmetrieelementen
d	diagonale Symmetrieebene
h	horizontale Symmetrieebene
v	vertikale Symmetrieebene
n	ganze Zahlen zwischen Null und unendlich

Tab. 4-2: Schönflies-Symbole und ihre Bedeutungen.

Verschiedene Moleküle (bzw. Objekte), die den **gleichen Satz von Symmetrieelementen** besitzen, sind **symmetrieverwandt**, auch wenn sie sich chemisch (bzw. in ihrer Gestalt) unterscheiden. Sie gehören derselben Punktgruppe (Symmetrie-Punktgruppe) an.

„Dissymmetrisch" und „asymmetrisch"

Moleküle, die weder Symmetrieebenen, Symmetriezentren noch Drehspiegelachsen, jedoch Symmetrieachsen (C_n) besitzen, sind **dissymmetrisch**. Wenn dagegen auch die Symmetrieachse fehlt, sind die Moleküle **asymmetrisch**. Der Begriff „dissymmetrisch" ist inzwischen weitgehend durch den oft synonym verwendeten Begriff „chiral" verdrängt worden.

Dissymmetrische Moleküle brauchen nicht asymmetrisch zu sein, um Chiralität aufzuweisen, doch sind alle asymmetrischen Moleküle dissymmetrisch (s. Tab. 4-3).

Symmetrieelement	molekulare Gestalt	Chiralität	optische Aktivität
DSA + SA	symmetrisch	achiral	-
DSA	symmetrisch	achiral	-
SA	„dissymmetrisch"	chiral	+
-	asymmetrisch	chiral	+

Tab. 4-3: Zusammenhänge zwischen molekularer Symmetrie, Chiralität und optischer Aktivität. DSA = Drehspiegelachse, SA = Symmetrieachse.

Symmetrieachse (C_n)

Kann ein Molekül durch axiale Drehung um einen bestimmten Winkel mit seiner ursprünglichen Orientierung zur Deckung gebracht werden, so existiert eine Symmetrieachse (C_n). Die Zähligkeit der Achse wird mit n angegeben und bedeutet $360°/\alpha$, wobei α der Drehwinkel ist. Zum Beispiel: $C_1 = 360°/360°$, d. h. erst nach Drehung um 360° ist das Molekül wieder mit der Ausgangslage deckungsgleich. C_1 ist die Identität; jedes Molekül ist nach Drehung um 360° mit dem ursprünglichen Molekül deckungsgleich. Falls ein Molekül als einziges Symmetrieelement die Identität aufweist, so ist die Verbindung asymmetrisch (und chiral) und gehört zur Punktgruppe C_1.

$C_2 = 360°/180°$, d. h. nach Drehung um eine 180°-Achse erhält man eine Verbindung, die mit der Ausgangsverbindung deckungsgleich ist. Sofern eine C_1-Achse (die ohnehin jedes Molekül aufweist) und eine C_2-Achse die einzigen Symmetrieelemente in einem Molekül sind (Punktgruppe C_2), so ist die Verbindung zwar nicht asymmetrisch (denn sie besitzt ja neben der Identität noch eine C_2-Symmetrieachse), aber sie ist chiral (Bild und Spiegelbild sind nicht zur Deckung zu bringen).

Symmetrieebene (σ)

Sie teilt ein Molekül so in zwei Hälften, daß jede Hälfte das Spiegelbild der anderen darstellt.

Symmetriezentrum (Inversionszentrum) (i)

Kann jedes Atom eines Moleküls durch Spiegelung am Molekülzentrum mit einem korrespondierenden Atom zur Deckung gebracht werden, dann besitzt das Molekül ein Symmetriezentrum.

Drehspiegelachse

Die Symmetrieoperation besteht aus den beiden Operationen Drehung und Spiegelung, wobei die Reihenfolge beliebig ist.

- Eine Spiegelebene entspricht einer einzähligen Drehspiegelachse.
- Ein Symmetriezentrum entspricht einer zweizähligen Drehspiegelachse.

4.1.3 Optische Aktivität

Verbindungen, welche die Ebene polarisierten Lichts um einen bestimmten, für das jeweilige Molekül charakteristischen Betrag drehen, bezeichnet man als **optisch aktiv**. Voraussetzung für ihre optische Aktivität ist die Chiralität.

Enantiomere unterscheiden sich nicht in ihren physikalischen Eigenschaften wie Siedepunkt, Schmelzpunkt, Dichte, Löslichkeit, spektralem Verhalten (nicht-chiroptische Verfahren wie UV, IR, NMR), sofern sie sich in achiraler Umgebung befinden, jedoch in ihrer optischen Aktivität. Unter identischen Meßbedingungen drehen sie die Ebene des linear polarisierten Lichtes um den gleichen Betrag, jedoch in entgegengesetzter Richtung. Sie werden daher als **„optische Antipoden"** bezeichnet. Das nach links drehende Enantiomer wird als (–)-Enantiomer oder als linksdrehend bezeichnet. Entsprechend gebraucht man die Bezeichnungen (+)-Enantiomer oder rechtsdrehend. Eine Mischung, die aus gleichen Mengen der beiden Enantiomeren besteht, nennt man **Racemat**. Ein Racemat zeigt keine optische Aktivität, da die beiden entgegengesetzten Drehwerte sich aufheben. Enantiomere reagieren verschiedenartig und verschieden schnell mit anderen chiralen Agenzien. Dadurch ist einerseits die Auftrennung von Racematen möglich, zum anderen läßt sich das meist unterschiedliche biologische, pharmakologische oder sensorische Verhalten von Enantiomeren erklären. Von fundamentaler Bedeutung sind die Wechselwirkungen zwischen einem chiralen Wirkstoff und einem stereoselektiven Rezeptor.

4.1.4 Zentrale Chiralität

4.1.4.1 Asymmetriezentren

Bei chiralen organischen Verbindungen besteht in den meisten Fällen das Asymmetriezentrum aus einem asymmetrisch substituierten C-Atom. Es kann durch ein regelmäßiges, mit vier verschiedenen, achiralen Liganden besetztes Tetraeder dargestellt werden (Abb. 4-2).

Chirale Moleküle können statt eines asymmetrisch substituierten C-Atoms auch asymmetrisch substituierte Hetero-Atome enthalten (Abb. 4-3). So existieren beispielsweise chirale Tetraalkylammonium-Salze mit vier verschiedenen Alkyl-Resten, Amin-N-Oxide mit drei verschiedenen Alkyl-Resten, Phosphor-Verbindungen mit vier verschiedenen Substituenten oder Sulfoxide mit zwei verschiedenen Alkyl-Resten und einem freien Elektronenpaar als viertem Liganden. Darüber hinaus sind chirale anorganische und metallorganische Komplexe bekannt.

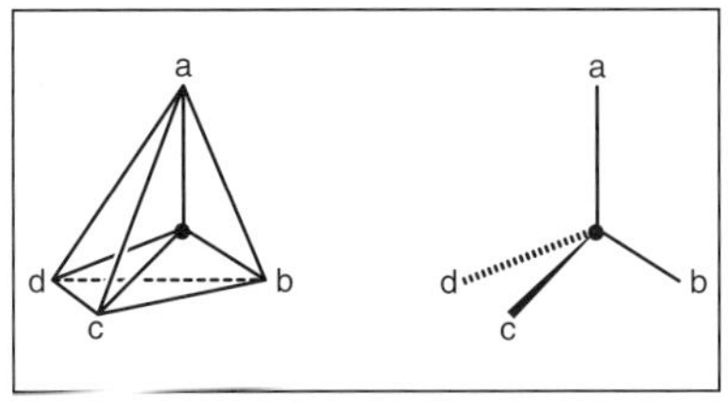

Abb. 4-2: C-Atom als Tetraeder und als Valenzdarstellung.

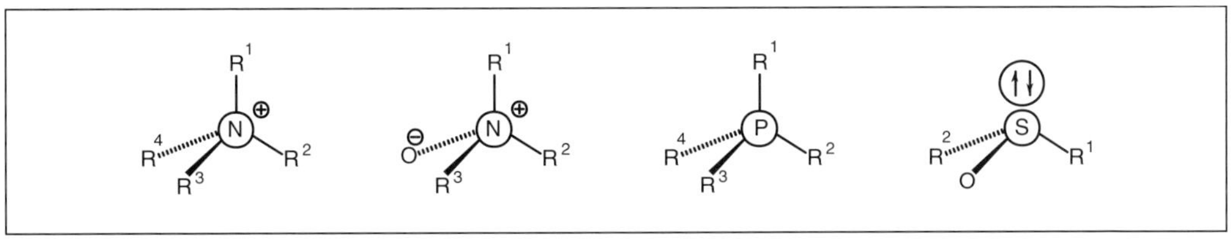

Abb. 4-3: Heteroatome als Chiralitätszentren.

4.1.4.2 Konfigurationsbezeichnungen

Zur Kennzeichnung der absoluten Konfiguration am asymmetrisch substituierten C-Atom existieren zwei Konventionen:

- Die traditionelle Fischer-Konvention,
- die rationale **C**ahn-**I**ngold-**P**relog-Konvention (**CIP**).

Letztere ist auch für die Bezeichnung der Konfiguration an Hetero-Atomen anwendbar.

Fischer-Konvention

Die Konfigurationszuordnung der Enantiomeren zu den Symbolen D (*dextro* = rechts) und L (*levo* = links) wurde von Emil Fischer für die Kennzeichnung der Stereochemie von Zuckern eingeführt und bezieht sich auf das Chiralitätszentrum des Glycerinaldehyds.

Grundlage ist die Fischer-Projektion, das heißt die Projektion des dreidi-

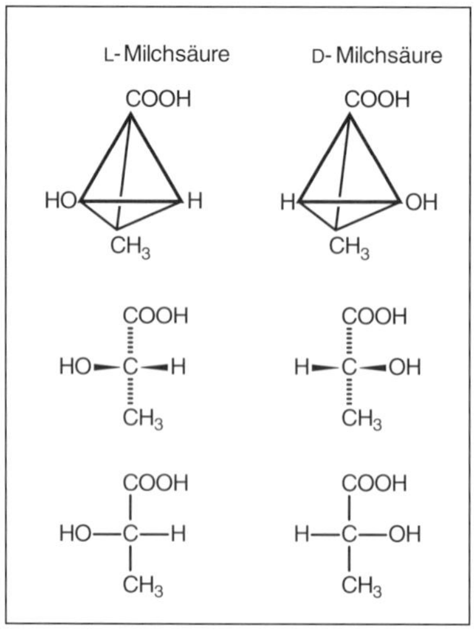

Abb. 4-4: Konfigurationen der Milchsäure.

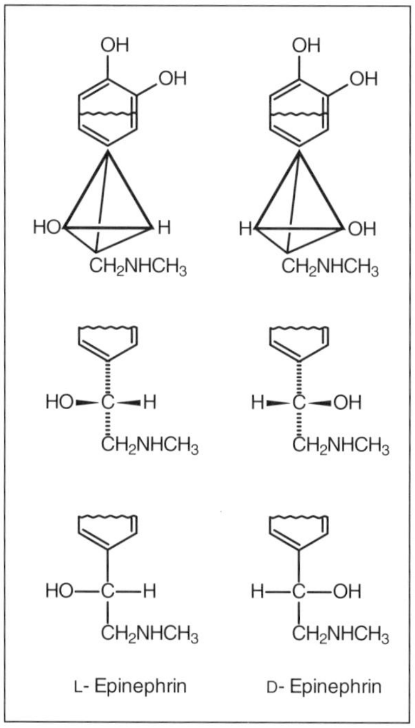

Abb. 4-5: Konfigurationen des Epinephrins.

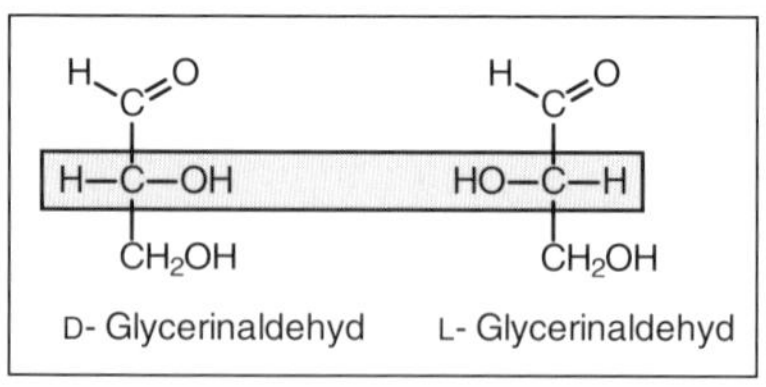

Abb. 4-6: Konfigurationen des Glycerinaldehyds.

mensionalen Kohlenstoff-Tetraeders in die zweidimensionale Ebene. Sie ist stereochemisch eindeutig, wenn man dabei folgende Punkte beachtet:

- Die längste Kohlenstoffkette wird vertikal angeordnet,
- das C-Atom Nr. 1 oder das höher oxidierte Ende der Kette stehen nach oben,
- die horizontal angeordneten Gruppen symbolisieren die nach vorne, d. h. dem Betrachter zugewandten Liganden. Das hat zur Folge, daß die Enden der senkrecht stehenden Kette nach hinten zeigen.

Die Zusammenhänge werden leichter verständlich, wenn man von der Außenansicht eines entsprechend substituierten Tetraeders ausgeht, davon die Keilstrich-Projektion ableitet und in dieser dann die Keilstriche durch einfache Valenzstriche ersetzt, wie es nachfolgend am Beispiel der Milchsäure (Abb. 4-4) und des Epinephrins (Adrenalins) (Abb. 4-5) ausgeführt ist.

Zeigt die funktionelle Gruppe, in diesem Fall die OH-Gruppe, in der Fischer-Projektion nach links, so liegt die L-Form vor; zeigt sie nach rechts, so handelt es sich um die D-Form. Drehen der Fischer-Projektion in der Papierebene um 180° ist erlaubt (nachdem man die Zuordnung D oder L bereits vorgenommen hat). Drehen um 90° oder Herausnahme aus der Papierebene verändert die absolute Konfiguration und ist daher verboten. Dagegen kann die Fischer-Projektion ohne Folgen in der Papierebene verschoben werden.

Es muß beachtet werden, daß die Symbole D und L die absolute Konfiguration sowie die konfigurative Beziehung zum D- und L-Glycerinaldehyd angeben, jedoch nicht die Drehrichtung der Ebene des polarisierten Lichtes durch das vermessene Enantiomer. Diese physikalische Eigenschaft wird durch (+) für rechtsdrehend und (–) für linksdrehend gekennzeichnet. Die früher hierfür benutzten Symbole d (= *dextro*) und l (= *levo*) führen zur Verunsicherung und sollten deshalb heute nicht mehr gebraucht werden.

Die Verwendung des Glycerinaldehyds als Bezugssystem basiert auf einem Experiment Emil Fischers, bei dem die Aldohexose (+)-Glucose zur Aldotriose (+)-Glycerinaldehyd abgebaut wurde. Er schrieb dem rechtsdrehenden Glycerinaldehyd (Abb. 4-6) willkürlich die Konfiguration zu, bei der die OH-Gruppe am einzig verbliebenen Asymmetriezentrum nach rechts weist, was sich später durch Röntgenstrukturanalyse (anomale Röntgenbeugung, s. Kap. 2. und Kap. 8.2.1) als richtig erwiesen hat.

Bei der konfigurativen Zuordnung von α-Aminosäuren erwies sich das Bezugssystem D-Glycerinaldehyd als unzweckmäßig. Man bezieht sich deshalb heute auf das Serin. Die Bezeichnung L(–)-Serin steht noch in Übereinstimmung mit den in der Kohlenhydrat-Nomenklatur üblichen Regeln. Bei der eindeutigen Bezeichnung des Threonins entsteht ein Konflikt. Bezogen auf Glycerinaldehyd gehört diese Aminosäure der D-Reihe an, verglichen mit Serin der L-Reihe. Aus dem Dilemma führt die Verwendung des Indexes S für die auf Serin und des Indexes G für die auf Glycerinaldehyd bezogene Reihe (Abb. 4-7).

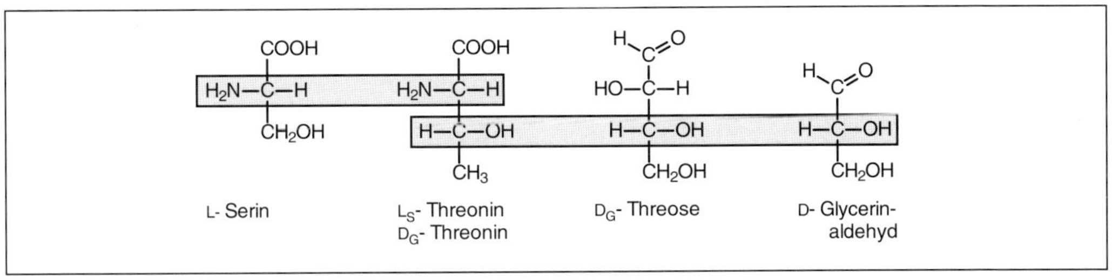

Abb. 4-7: Konfigurationen des Threonins im Vergleich.

Bei der Fischer-Projektion wird also eine dreidimensionale Struktur zweidimensional dargestellt, wobei der Betrachter aufgrund der Fischer-Projektions-Regeln auf die dreidimensionale Struktur zurückschließen kann. Das Prinzip wird durch Abbildung 4-8 illustriert.

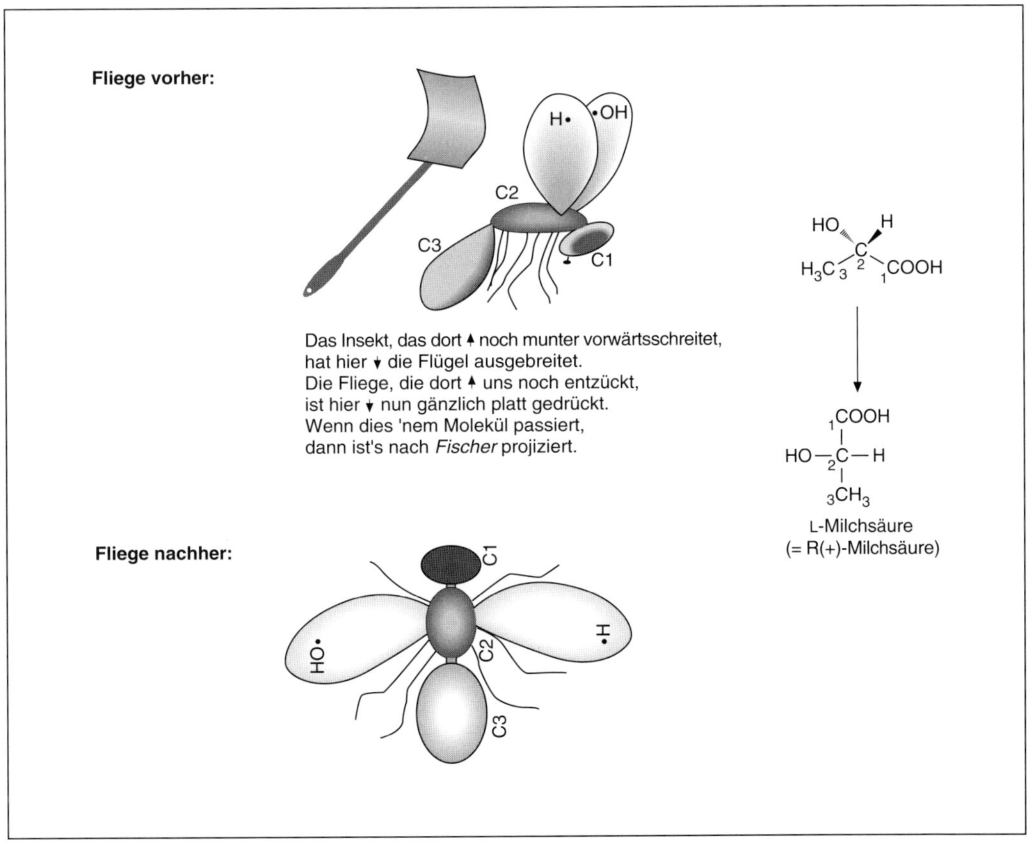

Abb. 4-8: Die Fischer-Projektion der Stubenfliege (Musa domestica) im Vergleich zur Fischer-Projektion der Milchsäure (nach einem Entwurf von Prof. Dr. Armin Wolff, FH Albstadt-Sigmaringen).

Cahn-Ingold-Prelog-Konvention (CIP)

Die 1951 von R. S. Cahn, C. Ingold und V. Prelog eingeführte CIP-Nomenklatur verwendet anstelle von D und L die Symbole *R* (von lat. *rectus* = rechts) und *S* (von lat. *sinister* = links). Das System, das allgemeiner und auch bei komplizierten Molekülen mit mehreren bis vielen Asymmetriezentren anwendbar ist, beruht auf der Zuordnung der vier unterschiedlichen Liganden am „asymmetrischen C-Atom" (Chiralitätszentrum) nach Prioritäts- bzw. Sequenzregeln. Das CIP-System ist auch auf nicht asymmetrische chirale Verbindungen (Punktgruppen C_n [$n > 1$]) anwendbar.

Bei Aminosäuren und Zuckern wird weiterhin bevorzugt die Fischer-Nomenklatur verwendet, die bei diesen Verbindungen meist praktikabler ist.

Bei der Anwendung des CIP-Systems wird folgendermaßen vorgegangen:

- Zunächst werden die direkt an das Chiralitätszentrum gebundenen Atome betrachtet. Die Priorität hat jeweils das Atom mit der höheren Ordnungszahl. Bei Isotopen sinkt die Priorität mit abnehmender Atommasse. Ein freies Elektronenpaar (z. B. als Ligand bei starren Systemen) hat die niedrigste Priorität, dann folgt nach oben das H-Atom.
  Prioritätsfolge (Beispiele): I > Br > Cl > F > O > N > C > D > H.
- Sind zwei oder mehr Liganden identisch, d. h. ist auf der ersten Stufe noch keine Entscheidung über die Priorität möglich, so vergleicht man die nächsten und nachfolgenden Atome. Die Priorität sinkt mit abnehmender Anzahl und abnehmender Ordnungszahl der benachbarten Atome.
  Doppel- und Dreifach-Bindungen werden gedanklich in zwei bzw. drei Einfachbindungen aufgespalten und mit ihren Phantomatomen verdoppelt oder verdreifacht. Eine Aldehydgruppe hat zum Beispiel eine höhere Priorität als die um zwei H-Atome reichere Alkanolgruppe. –CHO im Vergleich mit $-CH_2OH$ zählt als H + O + O.
  Prioritätenfolge (Beispiele): $OH > NH_2 > C_2H_5 > CH_3 > H$
  oder $COOH > CHO > CH_2OH > CH_3$
  oder $C{=}O > C{\equiv}N > C{=}C$ (s. Abb. 4-9).
- Bei zwei gleichen Substituenten, die selbst chiral sind und sich nur durch entgegengesetzte Konfiguration unterscheiden, hat (*R*) Priorität vor (*S*).
  Das C-Atom, das diese beiden Substituenten mit einem dritten, nicht identischen, trägt, ist dann pseudochiral und wird mit (*r*) oder (*s*) charakterisiert (s. Kap. 4.2).
- Zur Festlegung der Konfiguration wird das Molekül so betrachtet, daß der rangniedrigste Substituent am Asymmetriezentrum vom Betrachter

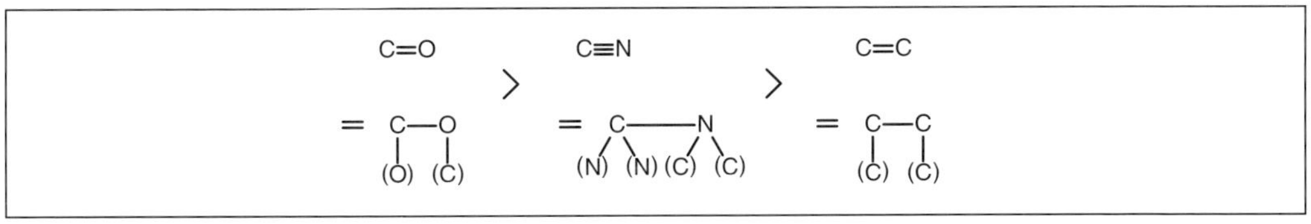

Abb. 4-9: Doppel- und Dreifach-Bindungen werden gedanklich in zwei bzw. drei Einfachbindungen aufgespalten und mit ihren Phantomatomen verdoppelt oder verdreifacht.

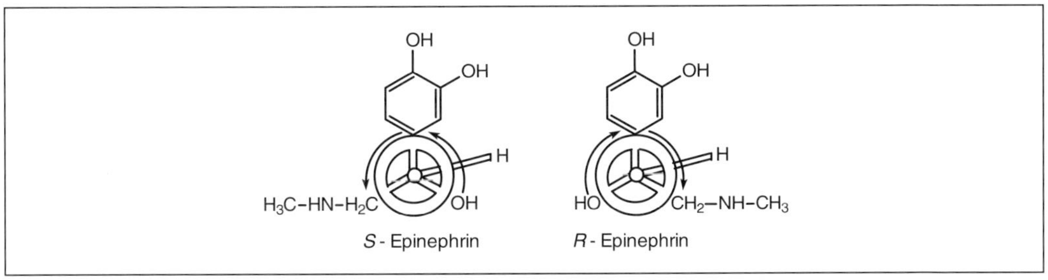

Abb. 4-10: Illustration der CIP-Regeln am Beispiel des Epinephrins.

wegweist, bzw. hinter der Zeichenebene steht. Sinkt die Priorität der drei ranghöchsten Substituenten im Uhrzeigersinn, bzw. beschreibt die absteigende Rangfolge eine Rechtskurve, so liegt *R*-Konfiguration vor. Sinkt die Priorität entgegen dem Uhrzeigersinn, bzw. beschreibt die absteigende Rangfolge eine Linkskurve, so gehört die betrachtete chirale Verbindung zur *S*-Reihe.

Sehr anschaulich für das Erkennen einer gegebenen Konfiguration ist die Vorstellung eines dreispeichigen[1] Lenkrades (Abb. 4-10), auf das man so blickt, daß die Lenksäule - an deren Ende der rangniedrigste Substituent sitzt - vom Betrachter wegweist.

Noch leichter anwendbar zur Bestimmung der *R*- oder *S*-Konfiguration ist die **„Rechte-Hand-Regel".** Sie basiert auf der CIP-Prioritäts-Regel, benutzt die „absolut-endgültigen Chiralitätsmodelle", die Hände, und ist wegen ihrer Einfachheit auf die unterschiedlichsten chiralen Strukturen anwendbar.

Anwendung der Rechte-Hand-Regel:

- Zuordnung der CIP-Prioritäten **a, b, c, d** für die Substituenten an einem tetraedrischen C-Atom (oder Hetero-Atom).
- Die rechte Hand wird so gehalten, daß der Daumen die **C-d**-Bindungsachse darstellt und in Richtung des Substituenten **d** deutet.
- Die Finger werden in Richtung der absteigenden Priorität der drei Substituentenpaare **a-b, b-c, c-a** gekrümmt, wobei der kürzeste Weg zu verfolgen ist.

1 Leider haben die Designer der modernen Autoindustrie das ästhetisch ansprechende dreispeichige Lenkrad bis auf wenige Ausnahmen auf einen zweispeichigen Block reduziert.

- Ist dies nicht möglich, so wird die linke Hand zum Konfigurationsvergleich benutzt.
- Gelingt es, die Finger der **rechten** Hand in Richtung der absteigenden Priorität zu krümmen, so liegt *R*-Konfiguration vor. Wird dazu die **linke** Hand benötigt, so ist das Chiralitätszentrum *S*-konfiguriert.

Für die Anwendung der Regel ist es gleichgültig, ob die zu betrachtende Formel eine Fischer-Projektion darstellt (Abb. 4-11, Ia) oder perspektivisch gezeichnet ist, wobei der Substituent **d** in der Papierebene liegen (Abb. 4-11, Ib) oder nach hinten zeigen (Abb. 4-11, Ic) oder aus der Ebene nach vorne herausragen kann (Abb. 4-11, Id).

Die beschriebene Regel kann auch ohne Schwierigkeiten auf cyclische Verbindungen, kondensierte und überbrückte Ringe oder Verbindungen mit asymmetrisch substituierten Heteroatomen angewandt werden.

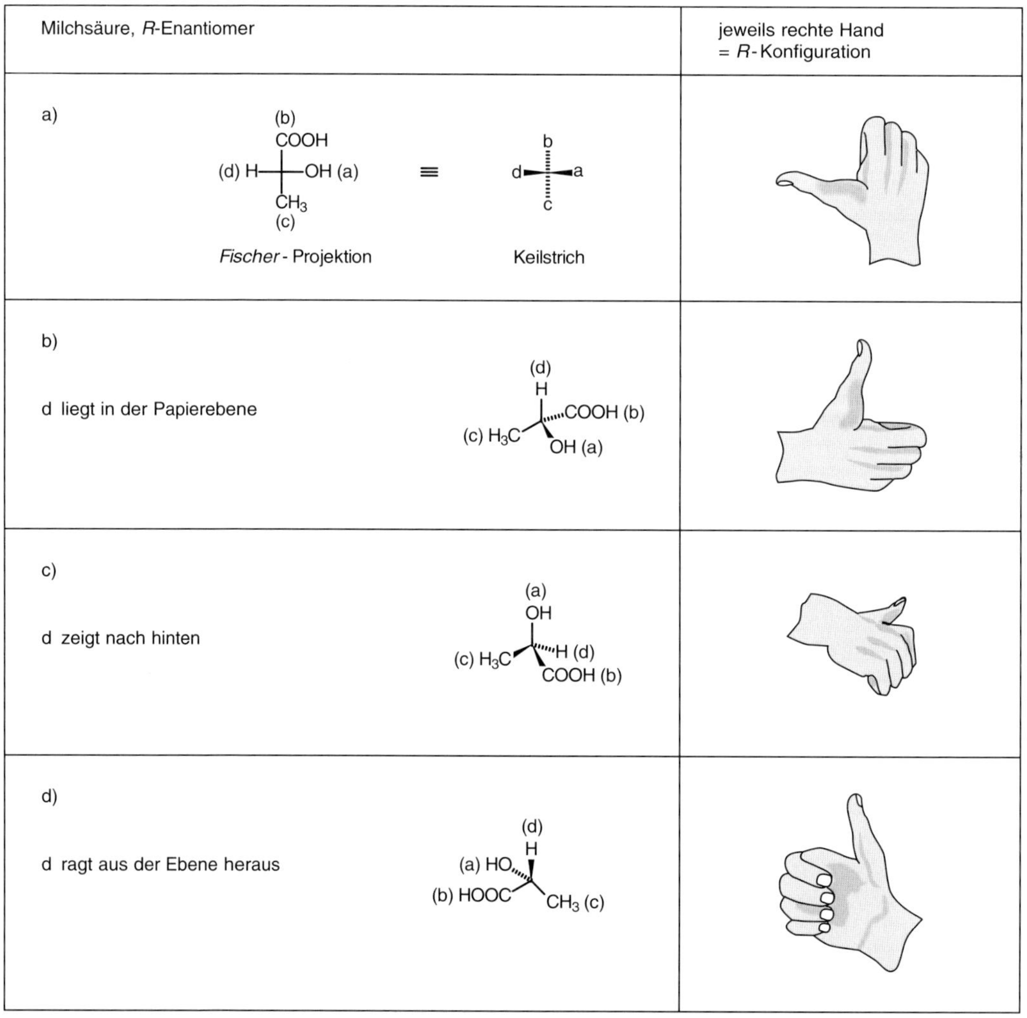

Abb. 4-11, I: Anwendung der „Rechte-Hand-Regel" auf die in verschiedener Weise formulierte Milchsäure.

Prostaglandin E_1 = PGE_1 (8*R*, 11*R*, 12*R*, 15*S*-Form)	
a) 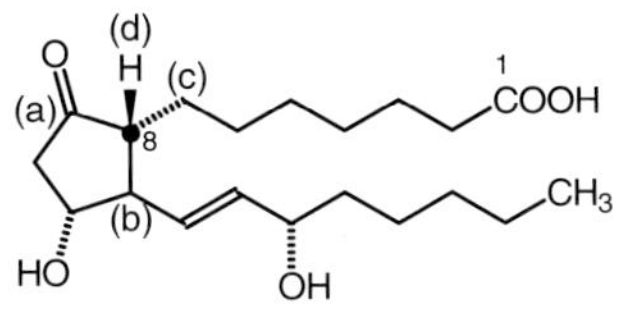	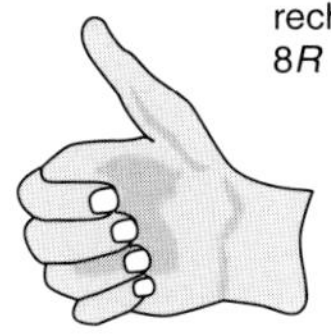 rechte Hand 8*R*
b) 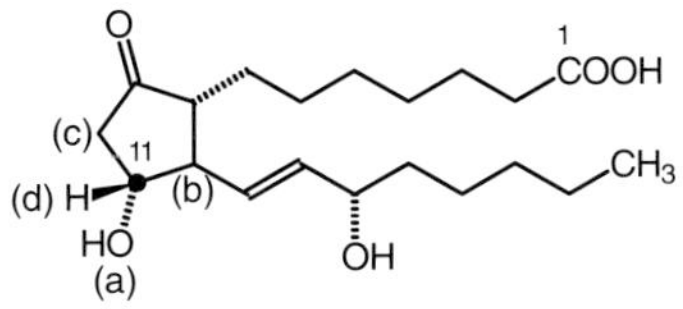	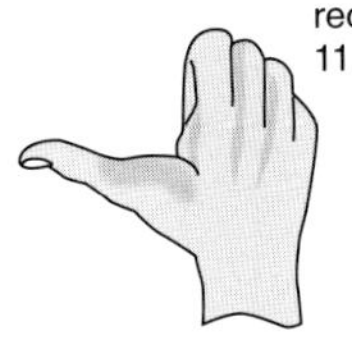 rechte Hand 11*R*
c) 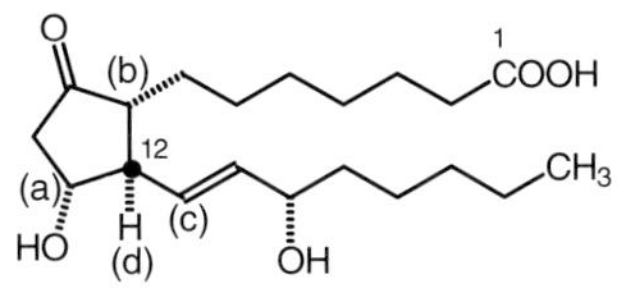	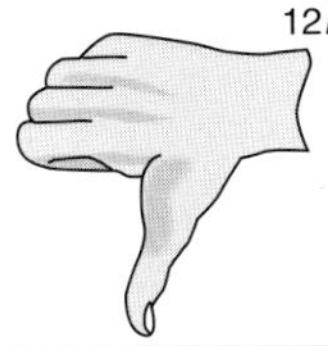 rechte Hand 12*R*
d) 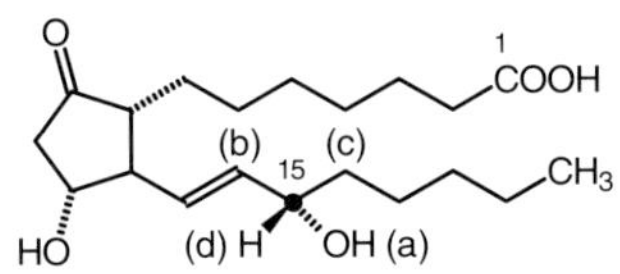	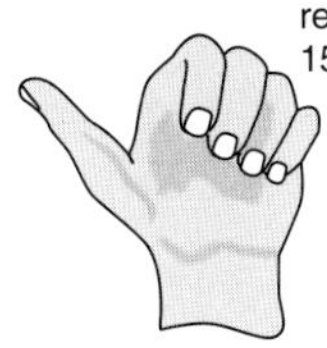 rechte Hand 15*S*

Abb. 4-11, II: Konfigurationsbestimmung am Cyclopentanring von PGE_1 mit Hilfe der „Rechte-Hand-Regel".

Physostigmin (3a*S*, 8a*R*)	
a) 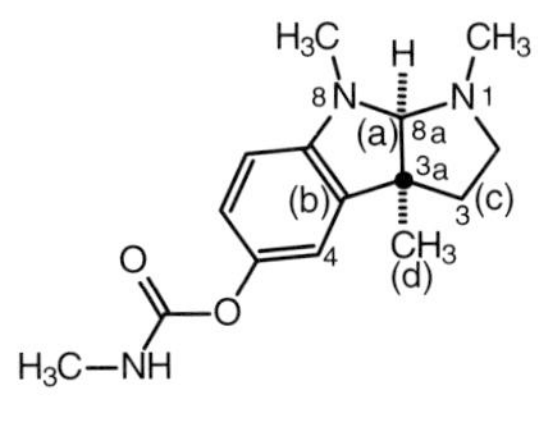	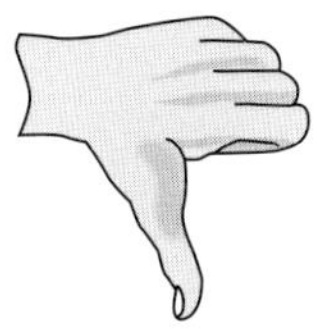 linke Hand 3a*S*
b) 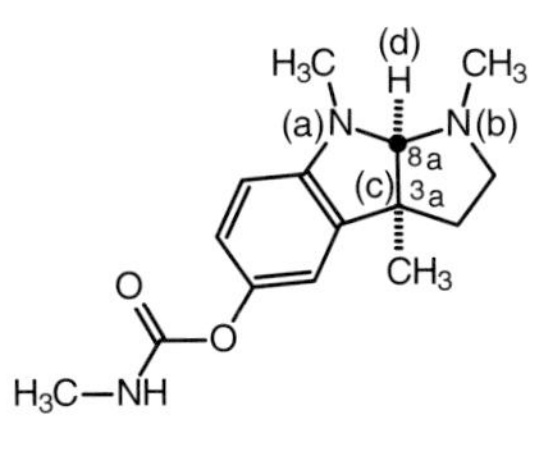	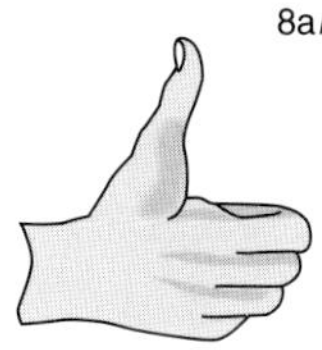 rechte Hand 8a*R*

Abb. 4-11, III: Konfigurationsbestimmung des Physostigmins mit Hilfe der „Rechte-Hand-Regel".

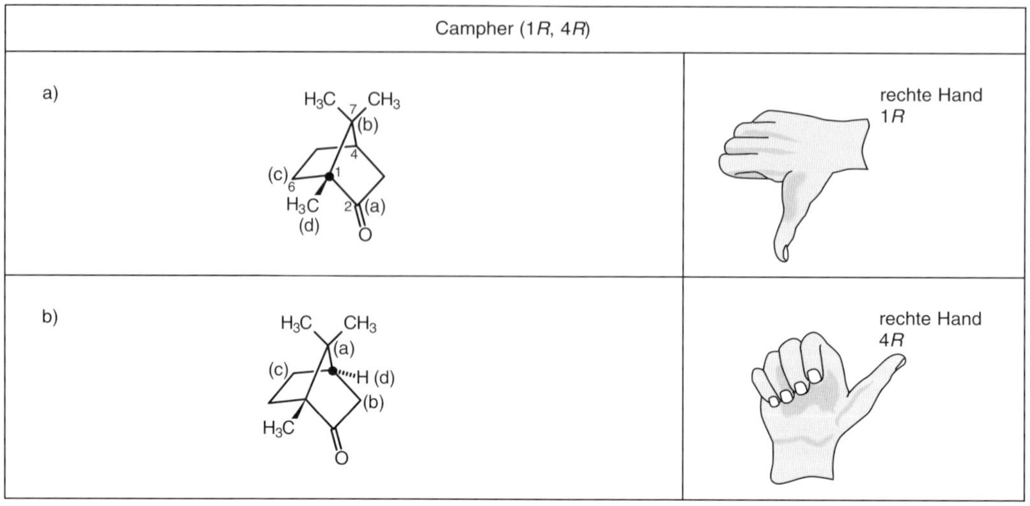

Abb. 4-11, IV: Konfigurationsbestimmung des natürlichen Camphers mit Hilfe der „Rechte-Hand-Regel“.

Abbildung 4-11, II zeigt die Anwendung der Regel auf das Prostaglandin PGE_1 (cyclische Verbindung), Abbildung 4-11, III auf das Alkaloid Physostigmin (kondensierte Ringe) und Abbildung 4-11, IV auf den natürlichen Campher (überbrückte Ringe).

Damit sind die Anwendungsmöglichkeiten der „Rechte-Hand-Regel“ noch nicht erschöpft. Sie ist auch dann zur Konfigurationsbestimmung geeignet, wenn anstelle der zentralen Chiralität axiale Chiralität vorliegt (Kap. 4.1.5).

Übertragung der D,L- in die R,S-Zuordnung

Will man die D,L-Zuordnung nach Fischer in die *R,S*-Bezeichnung der CIP-Konvention übertragen, so formuliert man die in die Ebene gezeichnete Fischer-Projektion in eine Keilstrich-Projektion um, die zugleich einen vereinfachten Tetraeder darstellt. Dieser wird dann so gedreht, daß der Substituent mit der niedrigsten Priorität am Ende der Lenksäule, d. h. hinter der Zeichenebene steht. Die Betrachtung der ranghöheren Substituenten in Richtung fallender Priorität ergibt dann die *R*- oder *S*-Zuordnung. In Abbildung 4-12 ist dies am Beispiel des Alanins durchexerziert.

Das Resultat lautet also, daß L-Alanin der *S*-Form nach CIP und D-Alanin der *R*-Form nach CIP entspricht. Das gilt zwar für die Aminosäure Alanin und weitere α-Aminosäuren, läßt sich jedoch nicht verallgemeinern. Für eine andere Aminosäure, das Cystein, ergibt sich wegen der höheren Priorität des Schwefels am β-C-Atom gegenüber den beiden Sauerstoffatomen der Carbonsäurefunktion eine umgekehrte Zuordnung (Abb. 4-13).

Fazit: Die Übertragung von der D,L-Reihe in die *R,S*-Reihe muß für jede chirale Verbindung gesondert erfolgen.

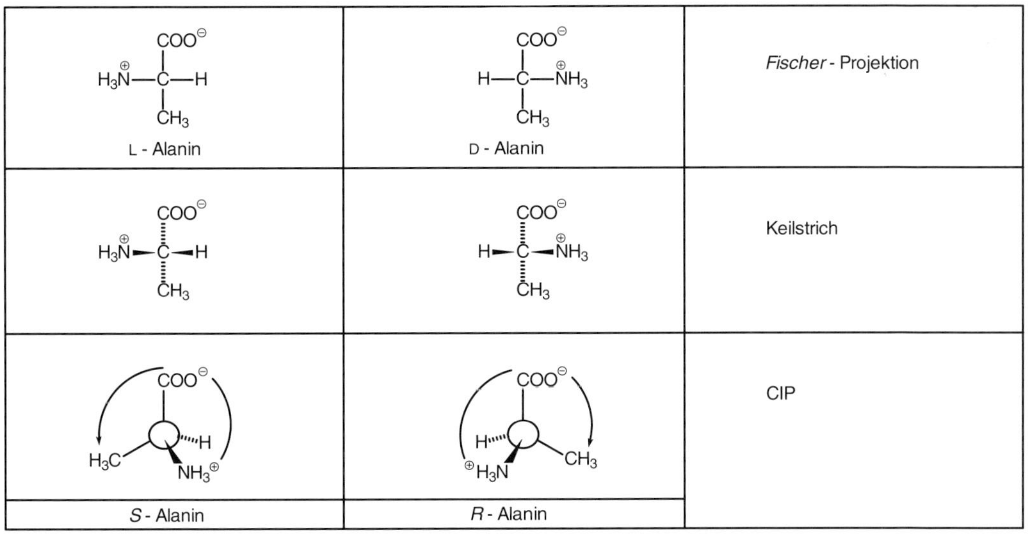

Abb. 4-12: Konfigurationen des Alanins.

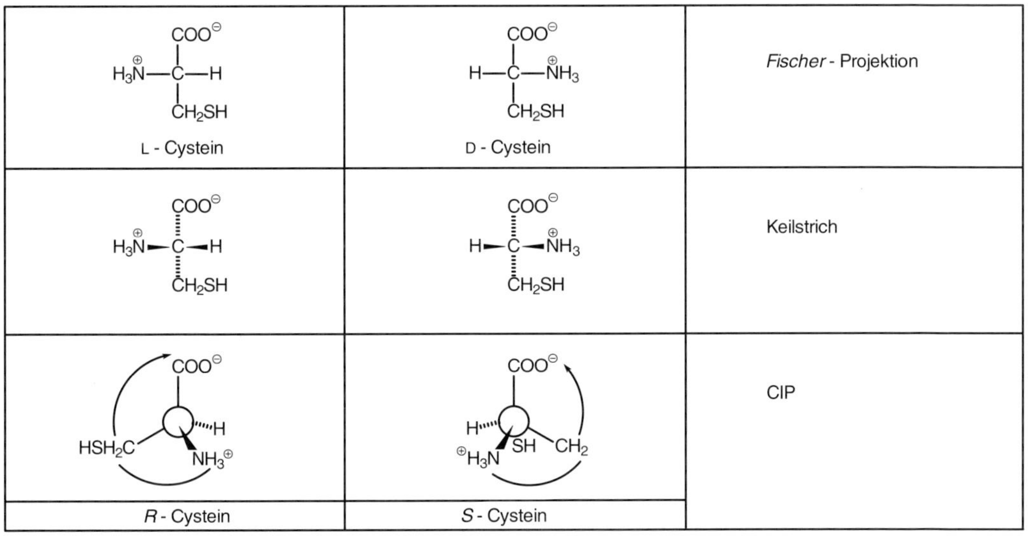

Abb. 4-13: Konfigurationen des Cysteins.

Methode des doppelten Vertauschens

Ein weiteres Verfahren zum Ablesen der *R*,*S*-Konfiguration nach Cahn, Ingold und Prelog (CIP) aus der Fischer-Projektion ist das sogenannte „doppelte Vertauschen". In Abbildung 4-14 wird die Vorgehensweise am Beispiel des L-Alanins (entspricht *S*-Alanin) gezeigt. Zunächst wird der Substituent mit der niedrigsten Priorität (hier ein H-Atom) nach unten geschrieben. Das bedeutet nach der Fischer-Konvention, daß er vom Betrachter weg zeigt. Dadurch erfolgt eine Drehung des Moleküls um 90°

(Abb. 4-14). Da dies nach der Fischer-Konvention verboten ist, müssen die Substituenten rechts und links zusätzlich vertauscht werden, um wieder die „richtige" Konfiguration zu erhalten. Danach bestimmt man die Prioritäten der Substituenten nach den CIP-Sequenzregeln (a > b > c > d) und zieht einen Kreis von a → b → c. Wird der Kreis im Uhrzeigersinn gezogen, so handelt es sich um die *R*-Konfiguration, im umgekehrten Fall um die *S*-Konfiguration.

4.1.4.3 Stereospecific Numbering System (*sn*-Nomenklatur)

Glycerol und **Glycerol-Derivate,** die an der mittelständigen OH-Gruppe (Position 2) substituiert oder nicht substituiert sind, stellen prochirale Moleküle dar (s. Kap. 4.5). Wird die OH-Gruppe in der relativen Position 1 oder der relativen Position 3 verändert, d. h. substituiert, oder durch eine Hetero-Funktion (z. B. -NH_2, -NHR, -SH, -SR) ersetzt, so wird die Position 2 chiral. Dies ist z. B. bei den natürlichen Glycerophospholipiden der Fall. Die üblicherweise verwendete Lipidnomenklatur basiert auf den speziell dafür aufgestellten Regeln der IUPAC-IUB-Kommission, dem *stereospecific numbering system* (Abk. *sn*) nach Hirschmann. Das Glycerol-Derivat wird in der Fischer-Projektion betrachtet. Man ordnet das Molekül so an, daß die freie oder substituierte Hydroxylgruppe in Position 2 nach links weist und der geminale Wasserstoff nach rechts. Das darüberstehende C-Atom wird als C(1), das darunterstehende als C(3) bezeichnet (Abb. 4-15a). Die Verwendung dieser stereospezifischen Nomenklatur wird durch das Präfix *sn* vor dem Verbindungsnamen angezeigt: Abbildung 4-15b demonstriert das *sn*-System am Beispiel des Glycerolphosphats.

Die natürlichen Phospholipide (Phosphatidsäure-Derivate) sind Glycerol-Derivate, die in Position 1-*sn* meist mit gesättigten, in Position 2 meist mit ungesättigten Carbonsäuren und in Position 3-*sn* mit Phosphorsäure verestert sind.

Die **Surfactants**, die derzeit im Handel sind und zur Behandlung des *Infant Respiratory Distress Syndroms* (IRDS) erfolgreich eingesetzt werden, bestehen im wesentlichen aus Phospholipiden und Proteinen. Sie werden durch Lavage (Auswaschen) von Schweine- oder Rinderlunge erhalten oder stellen Lösungen synthetischer Phospholipide dar. **Colfoscerolpalmitat** ist z. B. 1,2-Dipalmitoyl-*sn*-glycero-3-phosphocholin (Abb. 4-16).

Ein prochirales Glycerol-Derivat ist beispielsweise das Virustatikum **Ganciclovir**, das durch Phosphorylierung in Position 1 chiral wird (Abb. 4-17).

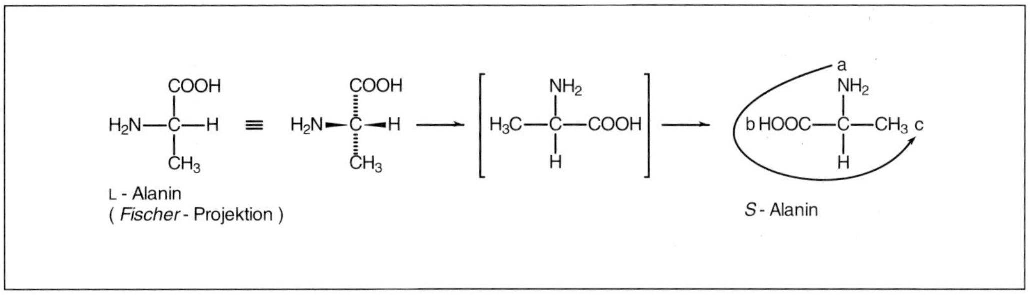

Abb. 4-14: Fischer- und CIP-Konfiguration.

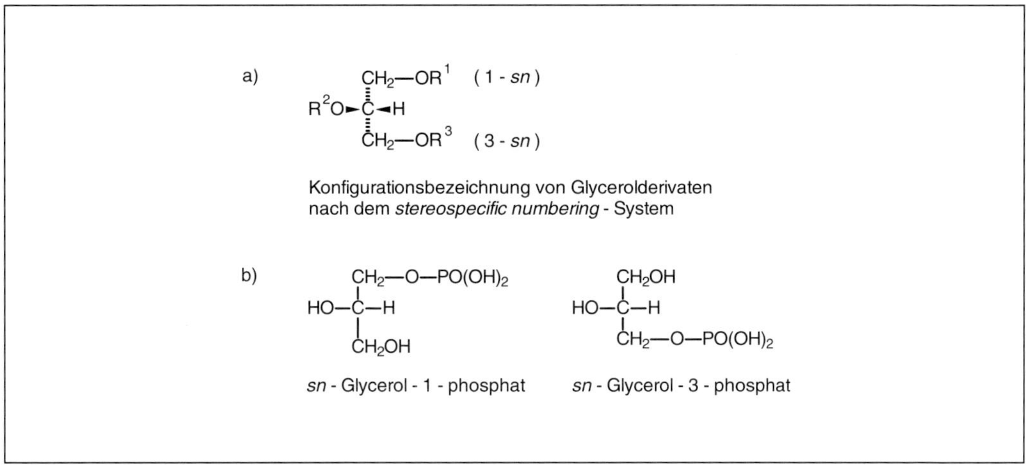

Abb. 4-15: Konfigurationsbezeichnung von Glycerol-Derivaten nach der *sn*-Nomenklatur.

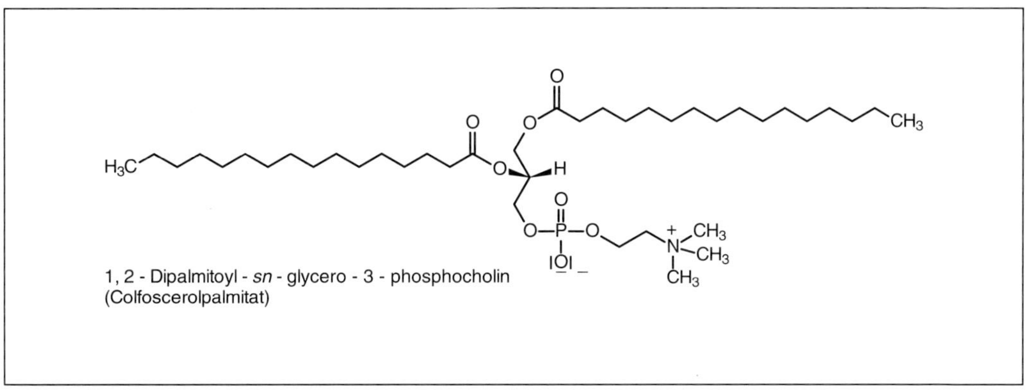

Abb. 4-16: Colfoscerolpalmitat.

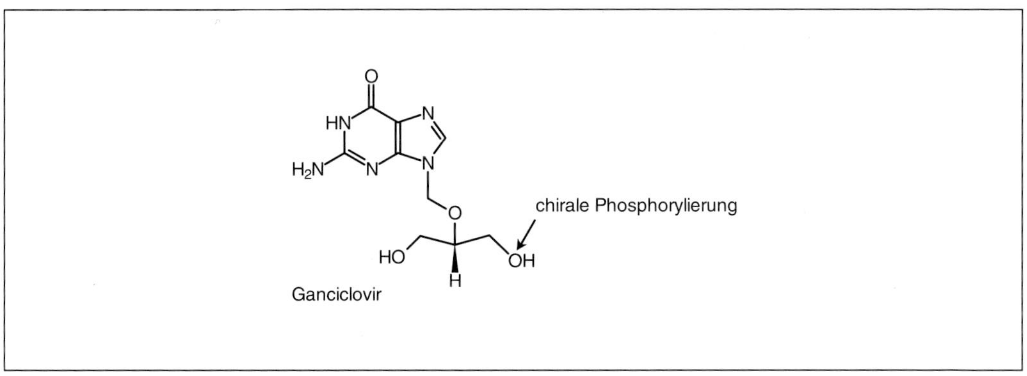

Abb. 4-17: Chirale Phosphorylierung von Ganciclovir.

4.1.4.4 Verbindungen mit zwei und mehreren Asymmetriezentren

Verbindungen mit zwei verschiedenen Asymmetriezentren

Verbindungen mit zwei Asymmetriezentren wie z. B. **2-Methylamino-1-phenyl-1-propanol** können in vier stereoisomeren Formen vorliegen (Abb. 4-18).

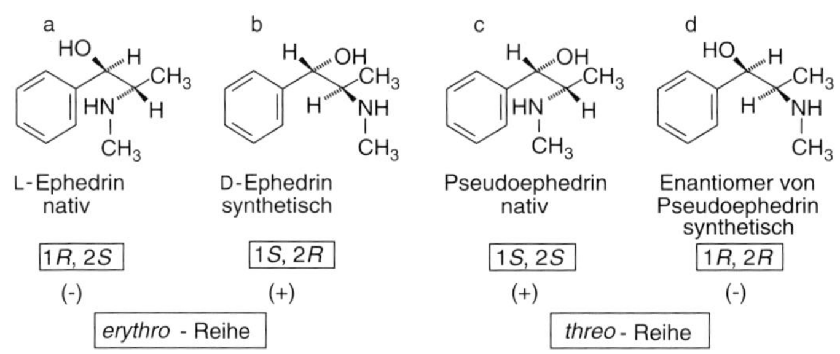

Abb. 4-18: Stereochemische Zuordnung von Ephedrin und Pseudoephedrin.
a : b = enantiomer, c : d = enantiomer,
a : c = diastereomer, a : d = diastereomer,
b : c = diastereomer, b : d = diastereomer

Die klassische Zuordnung zur D- oder L-Reihe bezog sich auf das C-Atom 1, das mit dem chiralen C-Atom des Glycerinaldehyds verglichen wurde. Die Zuordnung zur *erythro*- oder *threo*-Reihe, die man bei Verbindungen mit zwei benachbarten Chiralitätszentren treffen kann, ist auf die Konfiguration der Zucker Erythrose und Threose bezogen. **L-Ephedrin** (a) und **D-Ephedrin** (b) sind ein Enantiomerenpaar (*erythro*-DL-Paar), ebenso Pseudoephedrin (c) und sein synthetisches Enantiomer (d) (*threo*-DL-Paar). Jedes Paar weist eine Bild-Spiegelbild-Beziehung auf. Die konfigurative Beziehung zwischen a und c oder a und d ist diastereomer, ebenso die zwischen b und c bzw. b und d.

Chirale Diastereomere zeigen an mindestens einem Chiralitätszentrum die gleiche und an mindestens einem anderen Chiralitätszentrum die umgekehrte Konfiguration. Diastereomere sind unterschiedliche Verbindungen mit unterschiedlichen physikalischen Eigenschaften. Die äquimolare Mischung zweier Diastereomere ist demnach kein Racemat.

Anzahl der möglichen Stereoisomere:
Moleküle mit n verschiedenen Asymmetriezentren, wie asymmetrisch substituierte C- oder Heteroatome, können maximal 2^n Stereoisomere und $2^n/2$ Enantiomerenpaare bilden.

Verbindungen mit zwei konstitutionell spiegelbildlichen Asymmetriezentren

Wenn Verbindungen zwei identisch verbundene, gleichartig substituierte Asymmetriezentren aufweisen, existieren drei unterschiedliche Stereoisomere, nämlich die zwei Enantiomere (*R*,*R*) und (*S*,*S*) sowie die **Mesoform** (*R*,*S*). Aufgrund der molekularen Symmetrie sind die *R*,*S*-Form und die *S*,*R*-Form identisch und stellen somit keine Enantiomere dar. Als Racemat bezeichnet man die äquimolare Mischung der *R*,*R*-Form mit der *S*,*S*-Form.

Das prominenteste Beispiel ist die **Weinsäure**, die in drei stereoisomeren Formen existiert (Abb. 4-19 und 2-4).

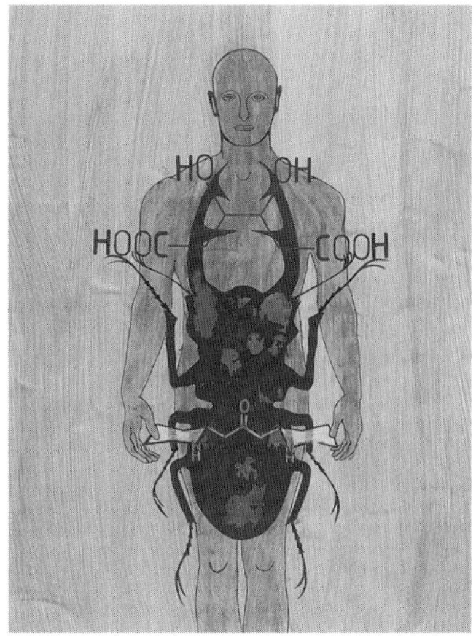

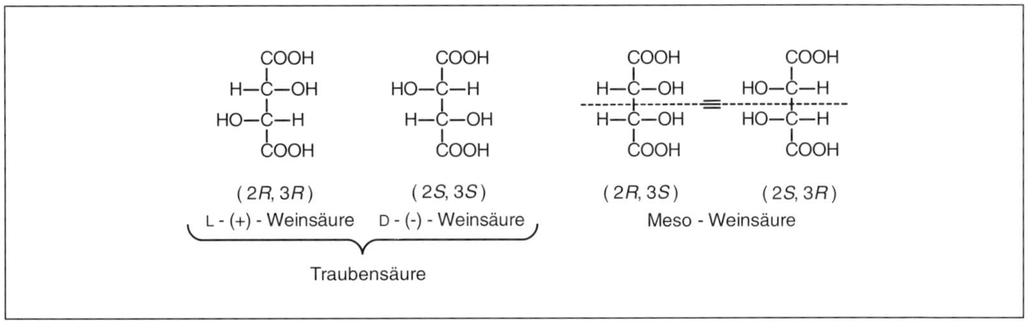

Abb. 4-19: D-Weinsäure, L-Weinsäure, Traubensäure und Meso-Weinsäure im Vergleich.

Mesoformen (Meso-Formen, Meso-Verbindungen) sind Verbindungen, deren Moleküle mit ihren Spiegelbildern zur Deckung gebracht werden können. Sie sind achiral und daher optisch inaktiv. Allgemein kann man eine *meso*-Verbindung als achirales Mitglied einer Gruppe von Diastereomeren bezeichnen, die mindestens ein chirales Mitglied aufweist (s. Weinsäure).

Mesoformen sind bei einer Reihe von weiteren Naturstoffen anzutreffen, im übertragenen Sinne auch bei bilateral symmetrischen Lebewesen. In der Architektur findet man ebenfalls Mesoformen. Das gemeinsame Merkmal besteht in spiegelbildlich angeordneten Chiralitätszentren (Helices, Schrauben), wozu man auch die Augen, Nasenflügel und Ohren des Menschen oder die Hörner von Paarzehern oder die Scheren von Krebsen und Käfern zählen kann (s. Farbabb. 4-1, S. 292–293).

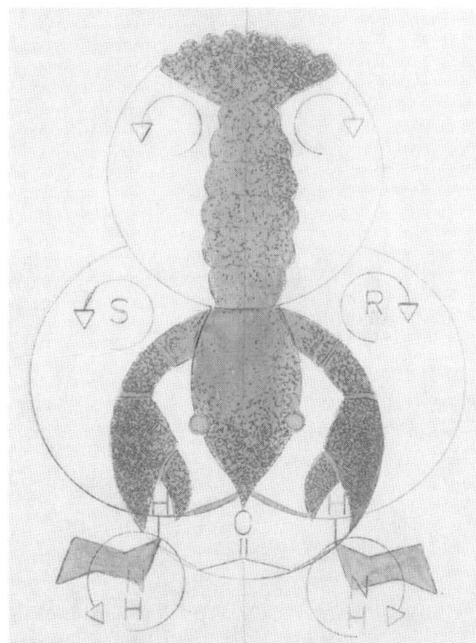

4.1.4.5 Heteroatome als Chiralitätszentren

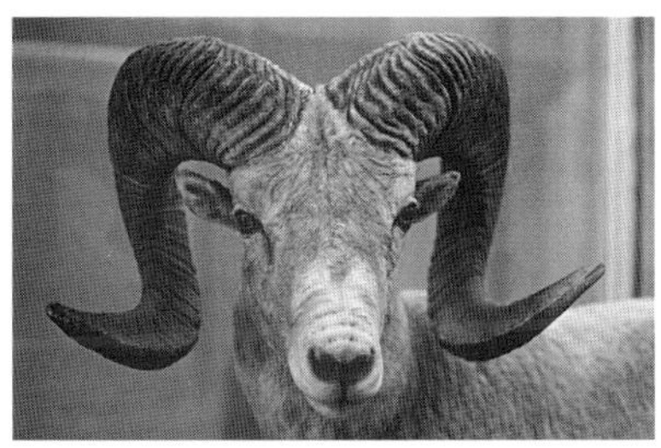

Neben Verbindungen mit asymmetrisch substituiertem Kohlenstoff können auch Verbindungen mit anderen vierbindigen asymmetrisch substituierten Atomen, wie z. B. Silicium, Schwefel, Germanium, Zinn, Stickstoff oder Phosphor, sowie tetraedrisch koordinierte Übergangsmetalle Chiralität aufweisen.

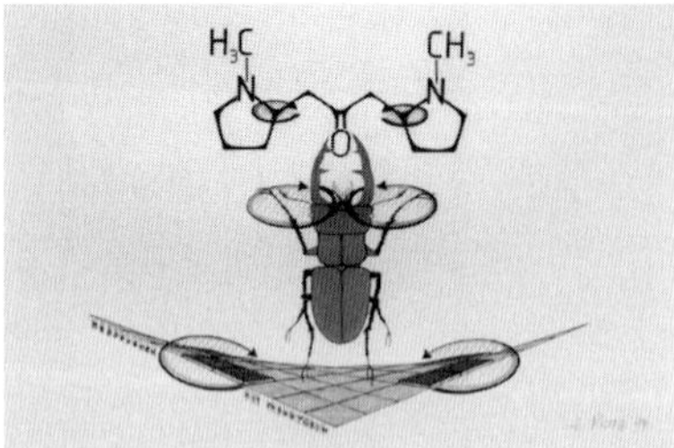

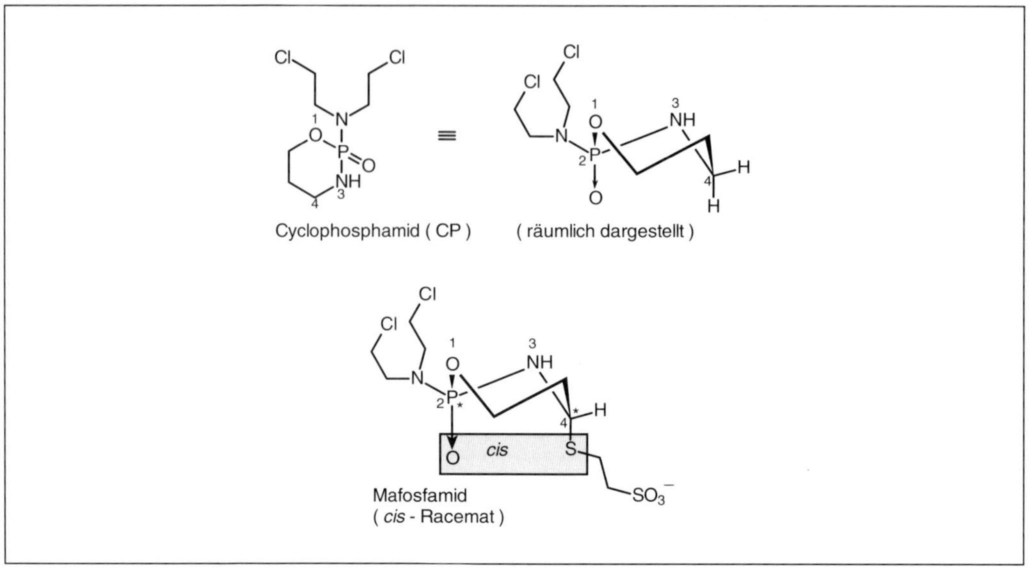

Abb. 4-20: Arzneistoffe mit asymmetrisch substituiertem Phosphoratom.

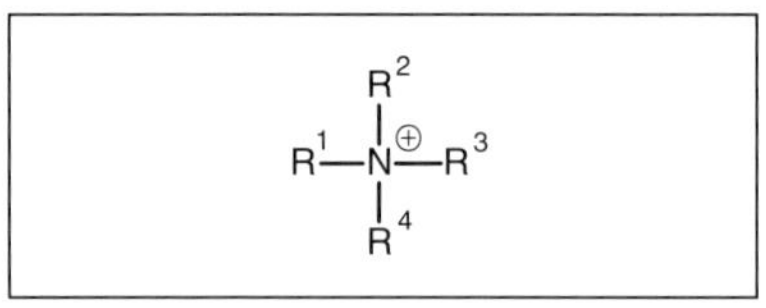

Abb. 4-21: Quartäre Stickstoff-Verbindungen sind chiral, wenn R^1 bis R^4 unterschiedliche Struktur aufweisen.

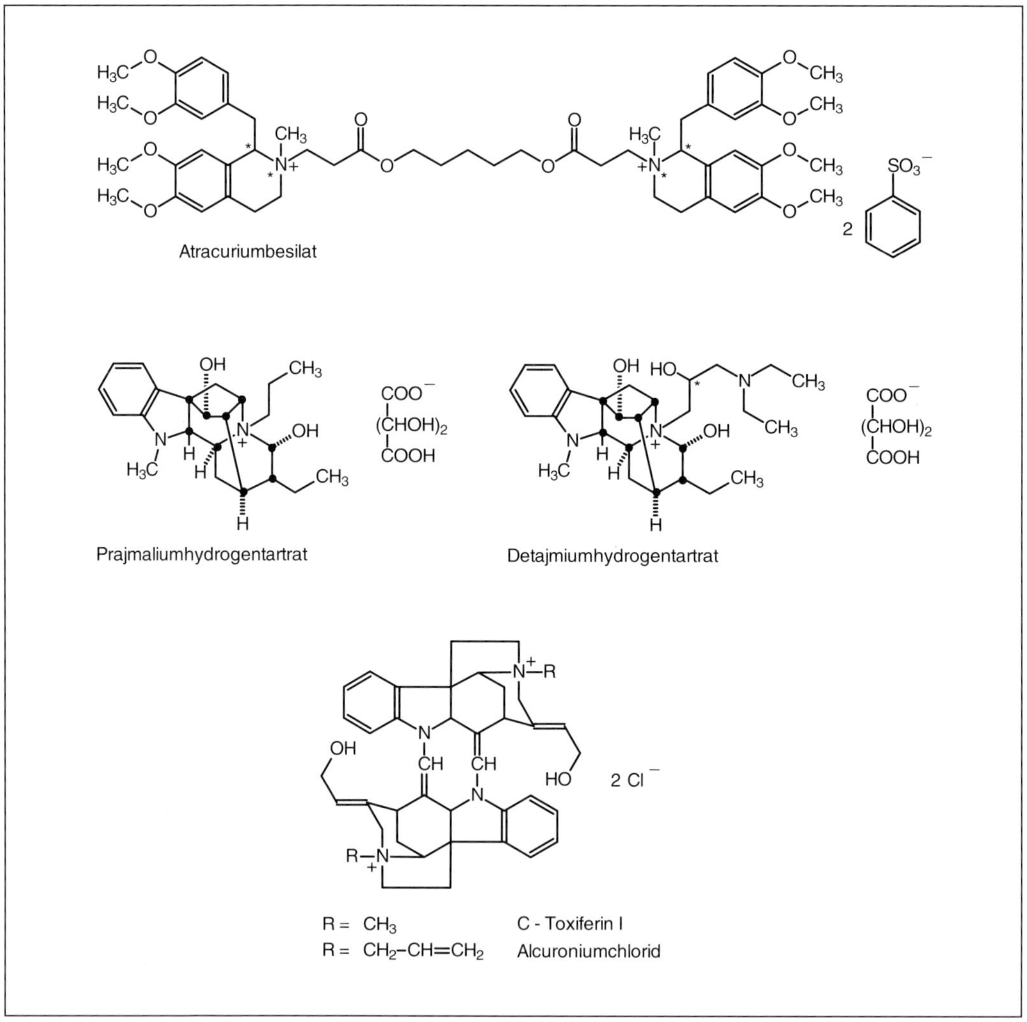

Abb. 4-22: Alkaloide mit asymmetrisch substituierten, quartären N-Atomen.

Chirale Phosphorverbindungen

Beispiele für Chiralität aufgrund eines asymmetrisch substituierten Heteroatoms sind der Arzneistoff Cyclophosphamid und verwandte Verbindungen (Abb. 4-20). Das Zytostatikum und Immunsuppressivum weist ein Phosphoratom mit vier verschiedenen Substituenten auf. Therapeutisch wird das Racemat verwendet, obwohl die beiden Enantiomere unterschiedliche biologische Aktivitäten zeigen und auch unterschiedlich metabolisiert werden.

Chirale Stickstoffverbindungen

Quartäre Ammoniumverbindungen mit vier verschiedenen Liganden sind chiral und können in Enantiomere aufgetrennt werden (Abb. 4-21).

Auch hier lassen sich, wenn auch etwas mühsamer als bei anderen Chiralitätsphänomenen, Beispiele unter den Arzneistoffen finden. Es sei zunächst an das stabilisierende Muskelrelaxans **Atracurium**besilat erinnert, das ein bisquartäres Tetrahydroisochinolin-Derivat darstellt (Abb. 4-22).

Zwei weitere N-quartäre Arzneistoffe sind die Rauwolfia-Alkaloid-Derivate **Prajmalium**hydrogentartrat und **Detajmium**hydrogentartrat (Abb. 4-22), die als Antiarrhythmika eingesetzt werden. Sie sind durch die Besonderheit gekennzeichnet, daß der Stickstoff in Position 4 auch ohne den quarternisierenden Alkylrest aufgrund der Fixierung in ein starres Ringsystem bereits chiral ist (s. u.).

Analoges trifft auf **C-Toxiferin I** und **Alcuronium**bromid zu (Abb. 4-22), die als stabilisierende Muskelrelaxanzien dienen. Es handelt sich, nebenbei bemerkt, um zwei achsensymmetrische, man könnte auch sagen „spielkartensymmetrische" Verbindungen (Punktgruppe C_2). Weitere Besonderheiten unter den arzneilich gebrauchten quartären Ammoniumverbindungen trifft man bei partialsynthetischen Tropan-Alkaloiden, wie **N-Butylscopolaminium**bromid, **Ipratropium**bromid und **Oxitropium**bromid an (Abb. 4-44). In diesem Fall ist der quartäre Stickstoff pseudochiral (s. Kap. 4.2).

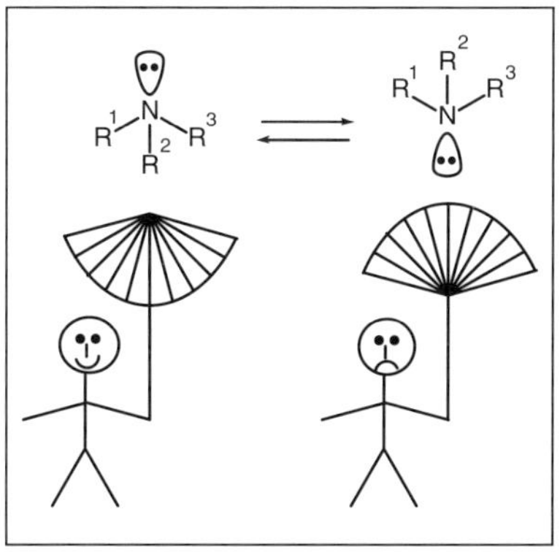

Abb. 4-23: Pyramidale Inversion bei dreibindigen Stickstoffatomen mit lebensnahem Vergleich (Schirm-Effekt).

Amine mit drei verschiedenen Substituenten sind asymmetrisch aufgebaut. Theoretisch treten zwei Enantiomere auf. Das nichtbindende Elektronenpaar kann als vierter Ligand betrachtet werden. In der Praxis sind die Enantiomere jedoch aufgrund einer schnellen (pyramidalen) Inversion, die über einen planaren Übergangszustand verläuft, nicht isolierbar. Dieses Phänomen wird auch als „Schirmeffekt" bezeichnet (Abb. 4-23).

Wenn ein Stickstoffatom Teil eines Ringsystems ist, so steigt die Inversionsbarriere. Sie ist besonders hoch in Aziridin-Derivaten. Bei Stickstoffverbindungen, in denen der Stickstoff als Brückenkopfatom in ein starres

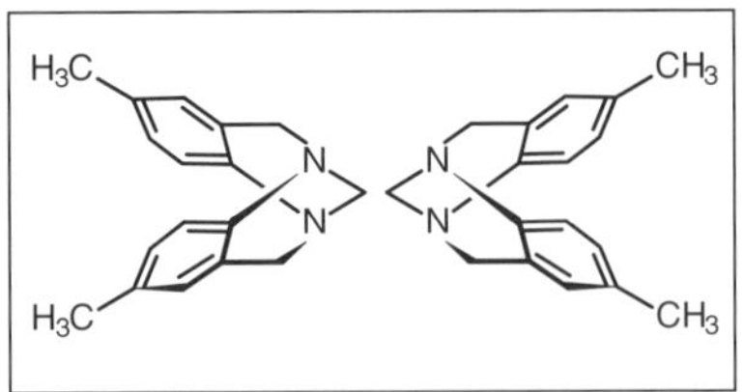

Abb. 4-24: Enantiomere der Trögerschen Base.

Ringsystem eingebunden ist, kann eine Inversion nur durch Bruch einer Bindung zustande kommen. Das bekannteste Beispiel hierfür ist die **Trögersche Base** (Abb. 4-24). In diesem Fall ist es gelungen, beide Enantiomere zu isolieren.

Was für die beiden N-Atome der Trögerschen Base zutrifft, gilt auch für den Stickstoff im Chinuclidinring, wenn dieser unterschiedlich substituiert ist. Demnach besitzen die China-Alkaloide wie **Chinin** oder **Chinidin** und Rauwolfia-Alkaloide wie **Ajmalin** je ein Asymmetriezentrum am Chinuclidin-Stickstoff (Abb. 4-25).

Auch das Antiarrhythmikum **L-Spartein**, das Hauptalkaloid von *Sarothamnus scoparius*, das ein überbrücktes Ringsystem aus zwei Chinolizidin-Molekülen darstellt, ist ein Beispiel für Chiralität am tertiären Stickstoff.

Phosphor, Arsen und Antimon zeigen eine langsamere Inversion als der Stickstoff.

Chirale Schwefelverbindungen

Schwefelverbindungen wie Sulfoxide, Sulfinsäureester, Sulfoniumsalze und Sulfine können in Abhängigkeit vom Substitutionsmuster ebenfalls chiral sein. Eine Inversion der dreifach substituierten Schwefelverbindungen in Analogie zu den dreibindigen Stickstoffverbindungen ist nicht zu beobachten. Sie sind als konfigurativ stabil zu betrachten.

Naturstoffe mit asymmetrisch substituiertem Schwefel sind **Alliin** und **Allicin**. Das Alliin ist genuiner Bestandteil des Knoblauchs (*Allium sativum*). Es besitzt außerdem als Cystein-Derivat ein asymmetrisch substituiertes C-Atom. Der Schwefel ist *S*-konfiguriert, der Cystein-Rest zeigt *R*-Konfiguration. Durch Einwirkung des Enzyms Alliin-Lyase wird es zum Allicin umgebaut, das einen essentiellen Faktor des Knoblauchgeruchs darstellt. Allicin enthält als Monoxid des Diallyldisulfids nebeneinander ein chirales und ein achirales Schwefelatom (Abb. 4-26).

Zu den Arzneistoffen, die Chiralität am Schwefelatom aufweisen, zählen die Ulcus-Therapeutika **Omeprazol** und **Lansoprazol**, das nicht-steroidale Antirheumatikum **Sulindac** und das Urikosurikum **Sulfinpyrazon** (Abb. 4-27); allerdings werden alle als Racemate angewandt.

4.1.5 Axiale Chiralität

Das asymmetrisch substituierte C- oder Heteroatom ist nicht die einzige oder alleinige Ursache für Chiralität. Chirale Verbindungen können anstelle eines Asymmetriezentrums eine Chiralitätsachse enthalten. Axiale

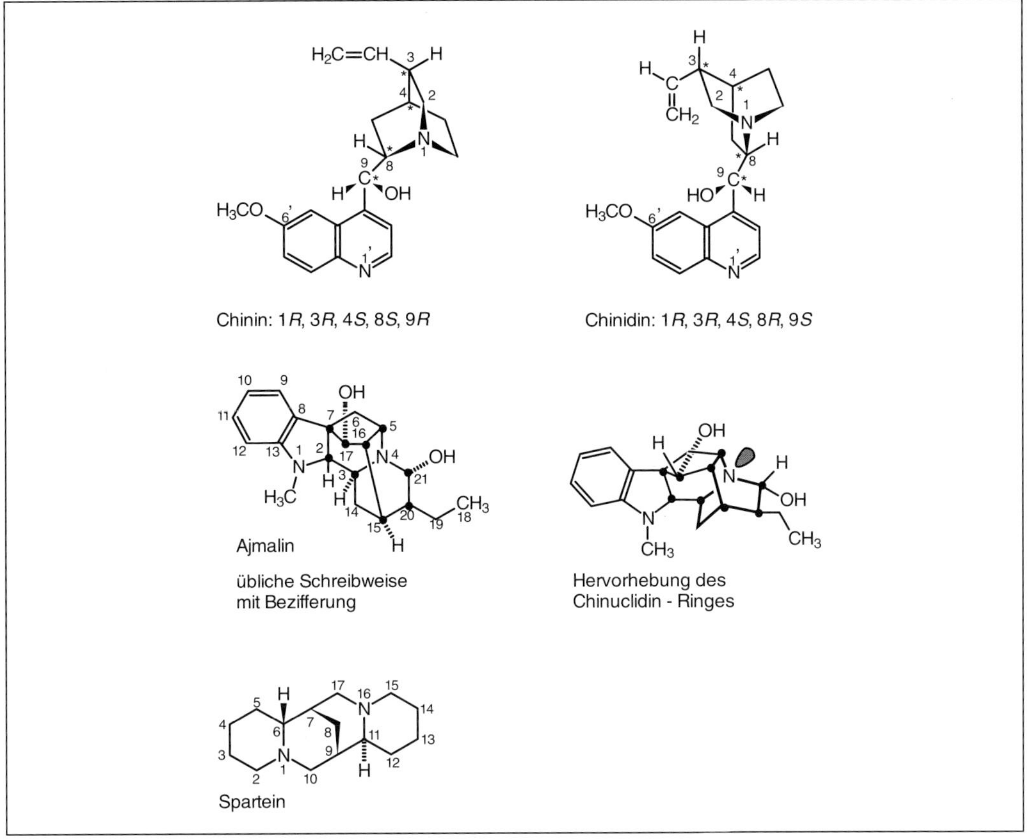

Abb. 4-25: Alkaloide mit asymmetrisch substituierten, tertiären N-Atomen.

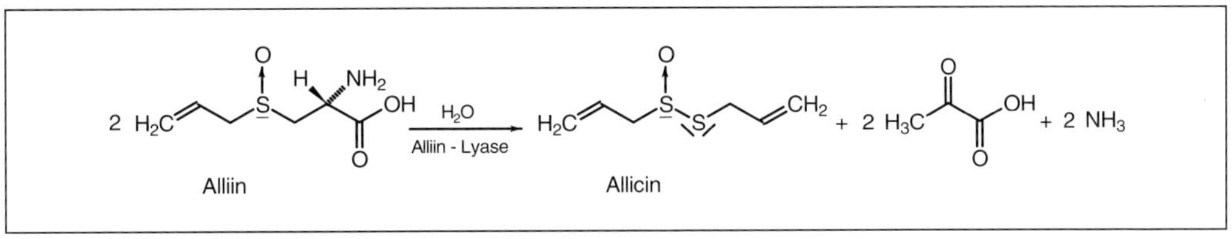

Abb.4-26: Knoblauch-Inhaltsstoffe mit Chiralität am Schwefelatom.

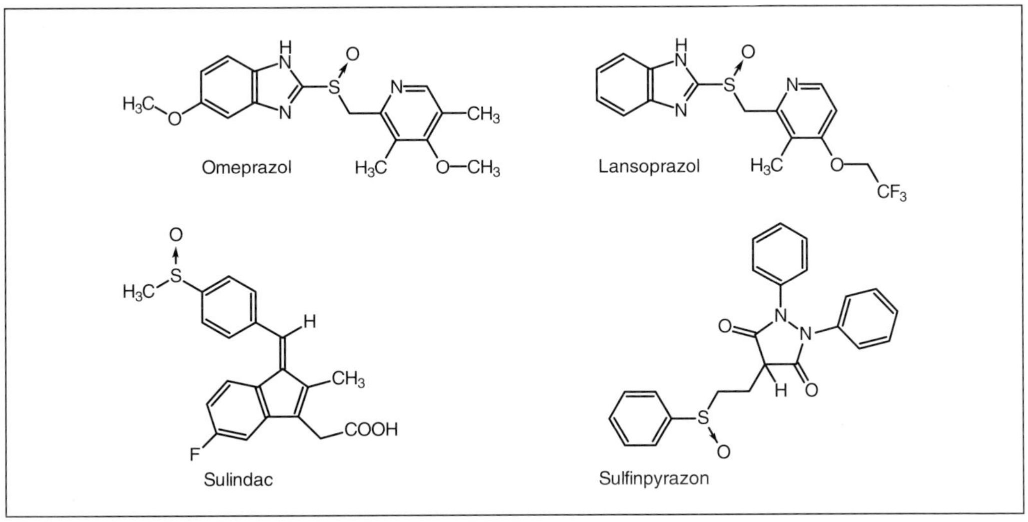

Abb. 4-27: Arzneistoffe mit chiralem Schwefelatom.

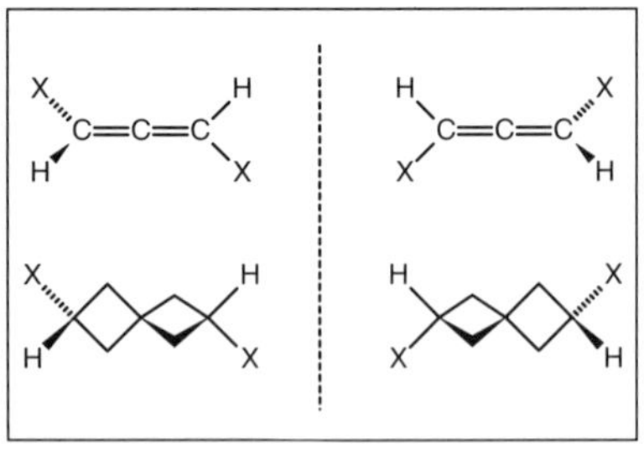

Abb. 4-28: Chirale Allene und chirale Spirane.

Chiralität weisen geeignet substituierte Allene, Spirane und Biphenyl-Derivate auf.

Chiral sind Allene und Spirane mit jeweils zwei ungleichen Liganden am Achsenende, z. B. H und X (Abb. 4-28).

Die Substituenten H und X an beiden Molekülenden liegen paarweise in zueinander senkrecht stehenden Ebenen. Dadurch werden zwei spiegelbildliche Enantiomere gebildet, die nicht zur Deckung zu bringen sind.

Verlängert man das Cumulen-System oder vergrößert man das Spiran zum Bi-, Tri-, Tetra-Spiran usw., dann tritt abwechselnd *E/Z*-Isomerie (ebenso wie bei der Verkürzung zu einem Olefin bzw. einem Cyclobutanring) und Enantiomerie auf, weil dann die Substituenten H und X abwechselnd in der gleichen und in aufeinander senkrecht stehenden Ebenen liegen (Abb. 4-29).

Bei der Chiralität von Biphenylen spricht man nach einem Vorschlag von R. Kuhn von **Atropisomerie.**

Biaryl-Derivate sind dann axial chiral, wenn sie sperrige *ortho*-(o,o'-) Substituenten tragen, die eine Rotation der zwei Ringe um die sie verbindende Achse sterisch so stark behindern, daß sie verdrillt bis orthogonal erscheinen (Abb. 4-30).

Beispiele zur Atropisomerie

Ein atropisomerer Wirkstoff ist das aromatische Triterpen **Gossypol**, das nativ als gelbes Pigment der Baumwollsamen in der (+)-Form und als Racemat vorkommt.

Zur unterschiedlichen Wirkung der (+)- und (−)-Form siehe Kapitel 12.

Das Hypnotikum **Methaqualon** läßt sich in zwei Enantiomere trennen (Abb. 4-31).

Bei drei nichtsteroidalen Antirheumatika (NSAID) liegen theoretisch ebenfalls Atropisomere vor, die sich bei Raumtemperatur aber noch nicht trennen lassen. In Abbildung 4-32 sind **Diflunisal**, **Meclofenaminsäure** und **Diclofenac** mit ihren Computer-berechneten Energiebarrieren dargestellt.

4.1.6 Planare Chiralität

Der Vollständigkeit halber sei auch die planare Chiralität erwähnt, die man beispielsweise bei substituierten ***para-*** und ***meso*-Cyclophanen**, bei

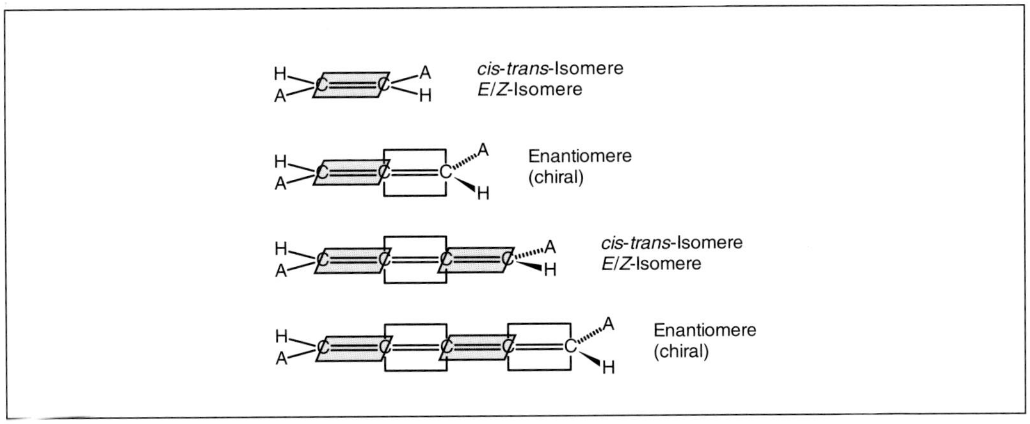

Abb. 4-29: *Cis/trans*-Isomerie und Chiralität bei Cumulenen.

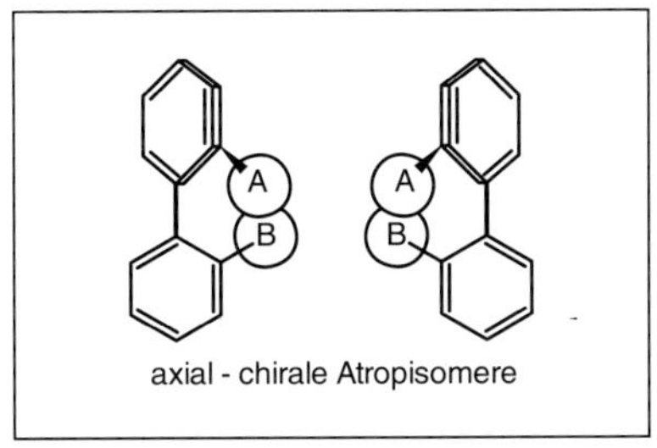

Abb. 4-30: Illustration der Atropisomerie.

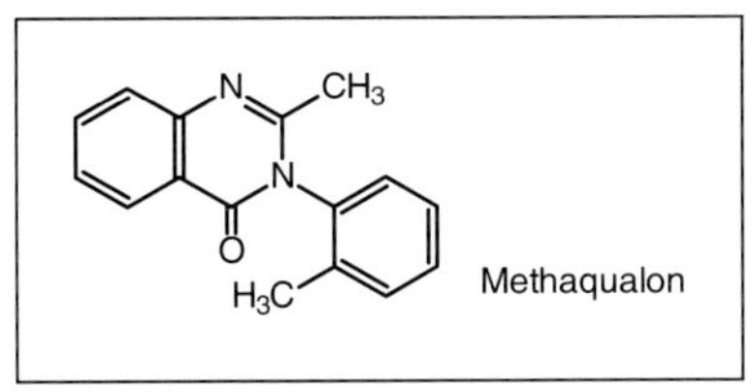

Abb. 4-31: Methaqualon.

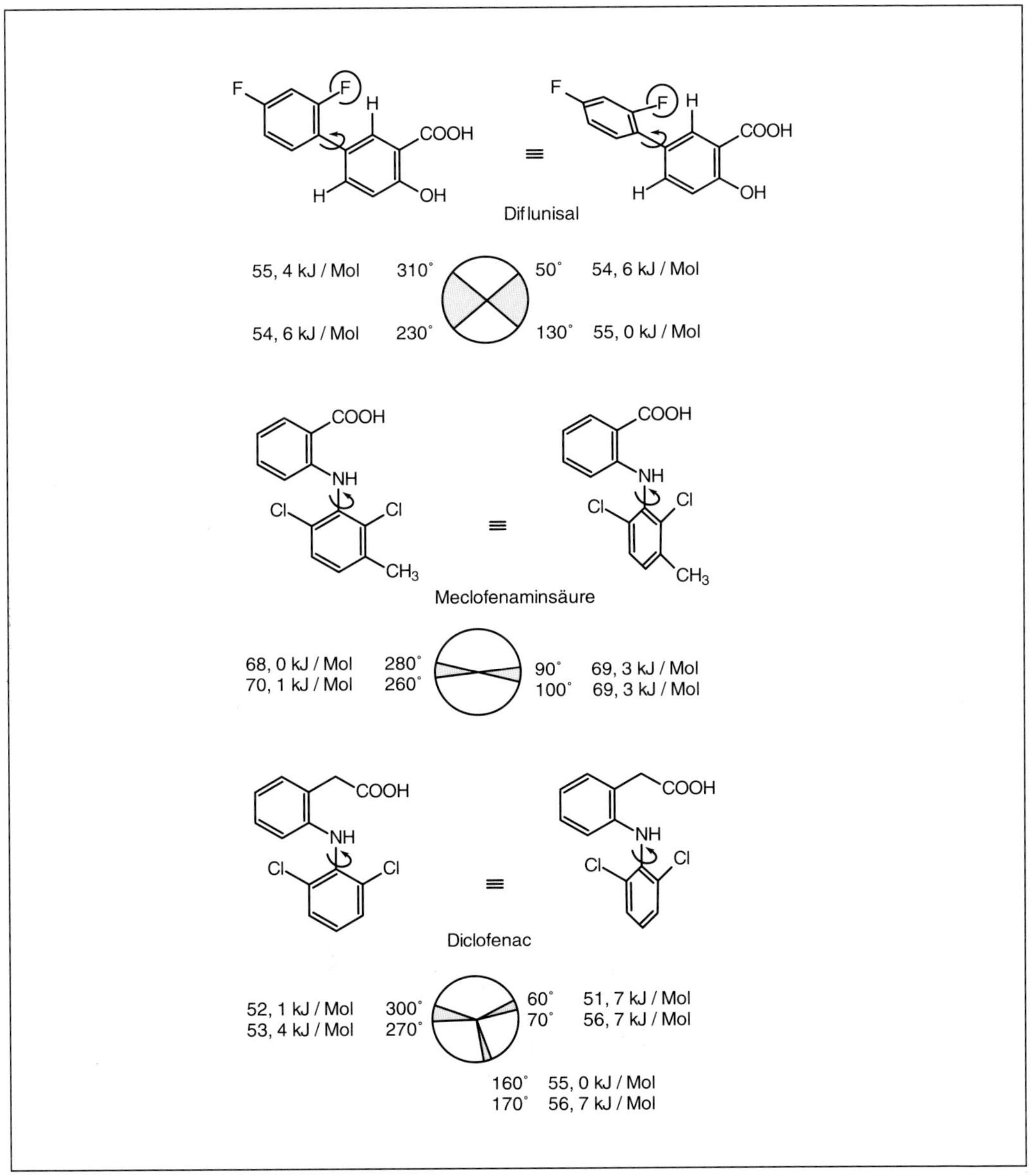

Abb. 4-32: Energiebarrieren bei dihalogenierten NSAIDs.

Ansa-Verbindungen (Abb. 4-33; s. auch Rifampicin, Abb. 5-66) oder beim ***trans*-Cycloocten** (Abb. 4-34) beobachten kann.

Der Terminus „planare Chiralität" ist problematisch, da die Chiralität solcher Moleküle erst aus der räumlichen Partialstruktur resultiert, die sich über oder unter dem planaren Molekülteil befindet.

4.1.7 Helicität

Chiralität tritt auch bei Molekülen mit helikaler (schraubenförmiger) oder propellerförmiger Struktur auf. Die rechtsgängige Helix wird als P-Helix bezeichnet. Entspricht die helikale Struktur einer Linksschraube, so ist sie eine M-Helix. Die Bezeichnungen sind von **p**lus und **m**inus abgeleitet.

Kondensiert man Benzolringe fortlaufend angular, so entstehen Rundbögen, die als **Helicene** bezeichnet werden. Ab Hexahelicen behindern sich die endständigen H-Atome derart, daß das Molekül nicht mehr planar, sondern helikal erscheint (Abb. 4-35).

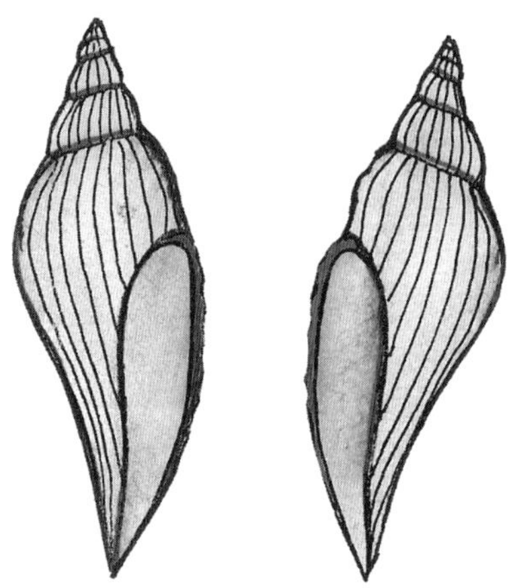

Helikale Strukturen treten bei Oligo- und Polypeptiden, bei Polysacchariden, bei der DNA und RNA, bei bestimmten Metallkomplexen ebenso auf wie bei makroskopischen Naturformen, z. B. Schnecken (Farbabb. 4-2, S. 294) oder Ammoniten.

Als Beispiel für helikale Oligopeptide seien die Gramicidine genannt, die zu den die Plasmamembranfunktion beeinflussenden Antibiotika zählen (Abb. 4-36). Sie bilden unter Beteiligung von zwei Molekülen eine Kopf-Kopf-Helix, deren Länge dem Durchmesser einer Bakterienzellmembran entspricht. Durch solche Tunnel können Metall-Ionen geschleust werden, die normalerweise nicht in der Lage sind, die Lipid-Barriere der Zellmembran zu überwinden.

4.2 Pseudo-Asymmetrie

Ist in einem spiegelsymmetrischen Molekül ein zentrales C-Atom mit vier verschiedenen Liganden besetzt, von denen zwei zwar strukturell äquivalent sind, aber entgegengesetzt konfigurierte Chiralitätszentren aufweisen, so bezeichnet man es als pseudo-asymmetrisch. Es ist zwar asymmetrisch substituiert durch die unterschiedliche Konfiguration der Chiralitätszentren, wird aber wegen der Spiegelsymmetrie zu einem achiralen Zentrum. Erläutert sei dieses Phänomen zunächst an einem einfachen Zuckeralkohol, dem D-Ribitol, und dann an der stereochemisch und pharmakologisch

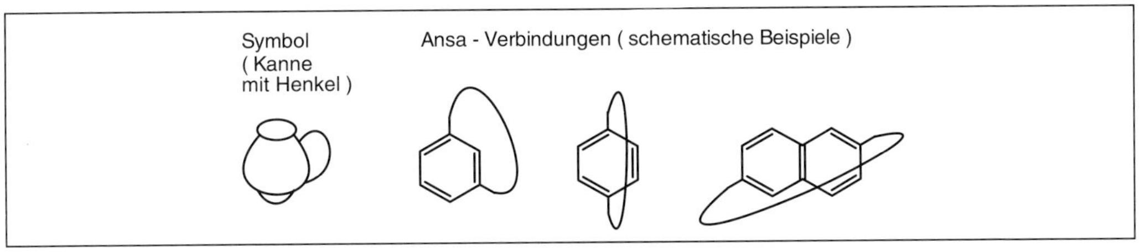

Abb. 4-33: Schematisierte Darstellung von Ansa-Verbindungen.

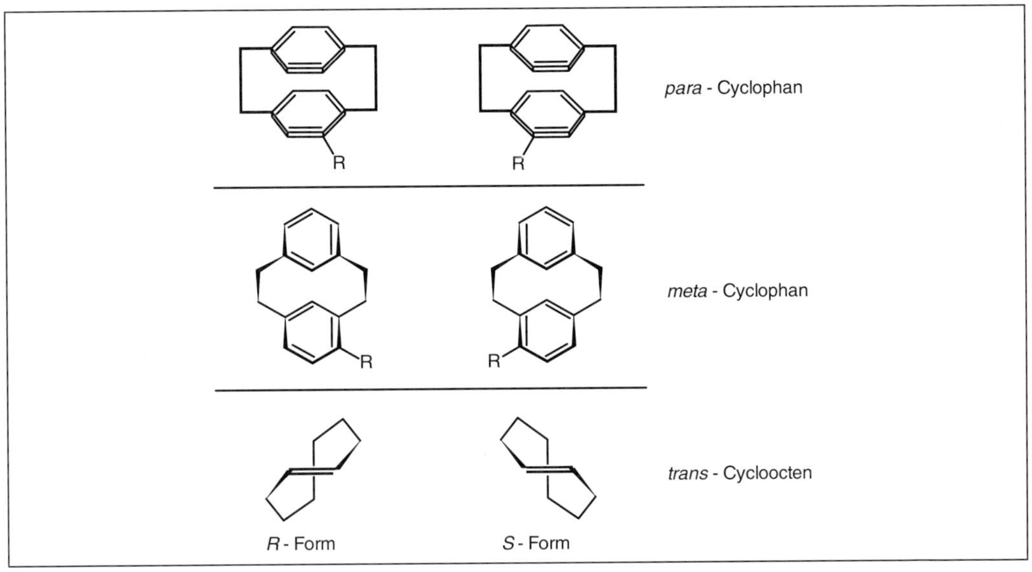

Abb. 4-34: Planar-chirale Verbindungen.

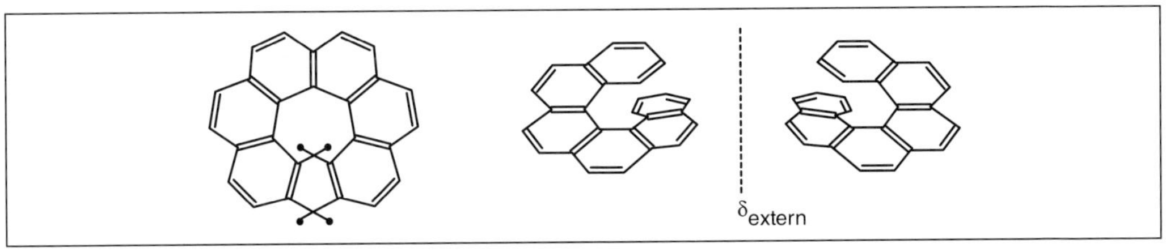

Abb. 4-35: Helicität bei Helicenen.

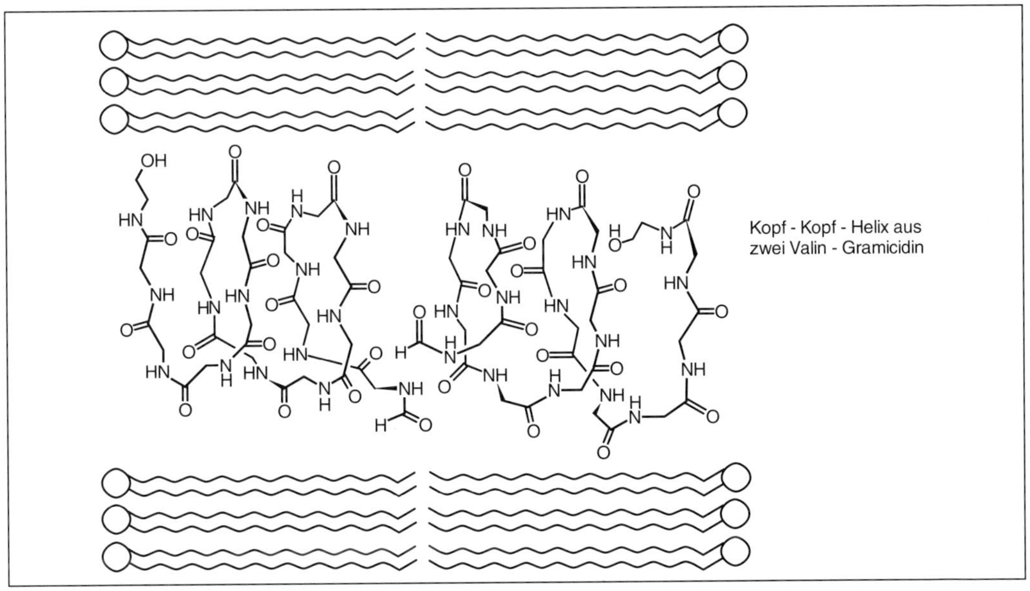

Abb. 4-36: Tunnelbildung in einer Bakterienzellmembran durch helikales Valin-Gramicidin.

interessanten Gruppe der Tropan-Alkaloide bzw. deren Alkanolamin-Komponenten.

D-**Ribitol**, hier einmal nach der Fischer-Projektion und einmal durch eine perspektivische Stereoformel dargestellt, besitzt auf den ersten Blick drei Chiralitätszentren (Abb. 4-37).

Im D-Ribitol ist C(2) *S*-konfiguriert und C(4) *R*-konfiguriert. C(2) und C(4) verhalten sich zueinander wie Bild und Spiegelbild. Damit existiert eine Spiegelebene im Molekül, die durch C(3) verläuft. Es liegt eine achirale *meso*-Verbindung vor. C(3) ist deshalb nicht asymmetrisch, sondern nur **pseudo-asymmetrisch**. Seine Konfiguration wird in diesem Fall durch (*s*) symbolisiert. Die Entscheidung zwischen (*r*) und (*s*) ist mit Hilfe der CIP-Regeln zu treffen, wonach (*R*) vor (*S*) Priorität genießt.

Die Symmetrieverhältnisse der Grundgerüste **Nortropan, Tropan** und **Scopan** gehen aus Abbildung 4-38 hervor.

Nortropan ist ein *cis*-verknüpftes, überbrücktes Piperidin bzw. Pyrrolidin, in dem der Stickstoff räumlich fixiert ist. Ein N-ständiger Substituent kann, bezogen auf den teilfixierten Piperidin-Ring, entweder äquatoriale oder axiale Lage aufweisen. Damit existieren theoretisch zwei Stereoisomere des Tropans. Durch rasche pyramidale Inversion am Stickstoff sind diese jedoch nicht isolierbar.

Bezogen auf die Stereochemie des Cyclohexans ist der Form A des Tropans mit äquatorialer Lage der Methyl-Gruppe der Vorzug zu geben. Zwei Isomere mit unterschiedlichen physikalischen und spektroskopischen Eigenschaften sind bei N-quartären Tropin-Derivaten nachgewiesen, wobei R^1 und R^2 unterschiedliche Alkyl-Reste oder einen Sauerstoff und einen Alkyl-Rest darstellen. Diese Tatsache ist für die korrekte Strukturwiedergabe der N-Butylscopolaminium-Salze und ähnlicher quartärer Tropanalkaloid-Derivate von Bedeutung. Beim Scopin ist dem Isomer B der Vorzug zu geben, denn es ist wahrscheinlich, daß die Methylgruppe wegen der räumlichen Behinderung durch die *cis*-fixierte Epoxidbrücke in die axiale Lage ausweicht.

Tropanol und **Pseudotropanol** enthalten in den Positionen 1 und 5 zwei Chiralitätszentren entgegengesetzter Konfiguration. Das C-Atom 3 ist infolge der Molekülsymmetrie pseudo-asymmetrisch (Abb. 4-39). Die CH_2-Gruppen in den Positionen 2 und 4 sind **diastereotop** (s. Kap. 4.5.3). Nach den CIP-Regeln ($R > S$) ergibt sich für Tropin 3*s*- und für Pseudotropin 3*r*-Konfiguration.

Tropanol ist der Alkanolamin-Teil des Esteralkaloids Atropin bzw. Hyoscyamin. Pseudotropanol stellt eine Partialstruktur des Esteralkaloids **Cocain** dar. Das Alkanolamin **Ecgonin** mit vier (echten) Chiralitätszentren

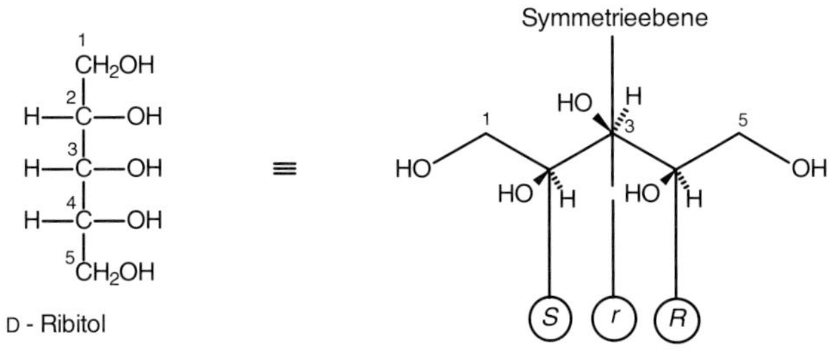

Abb. 4-37: D-Ribitol, ein pseudoasymmetrisches Molekül.

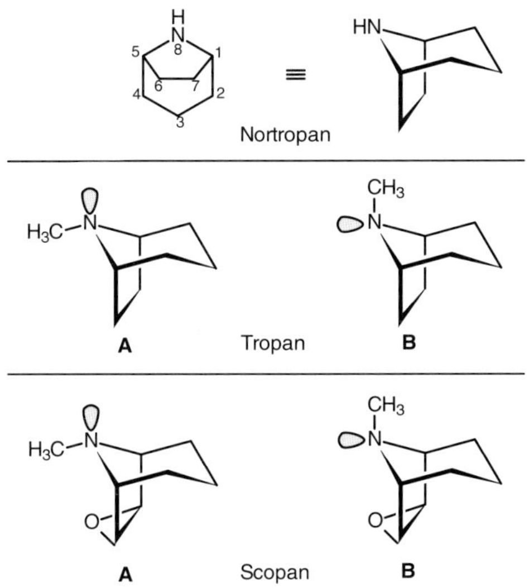

Abb. 4-38: Grundgerüste der Tropan-Alkaloide.

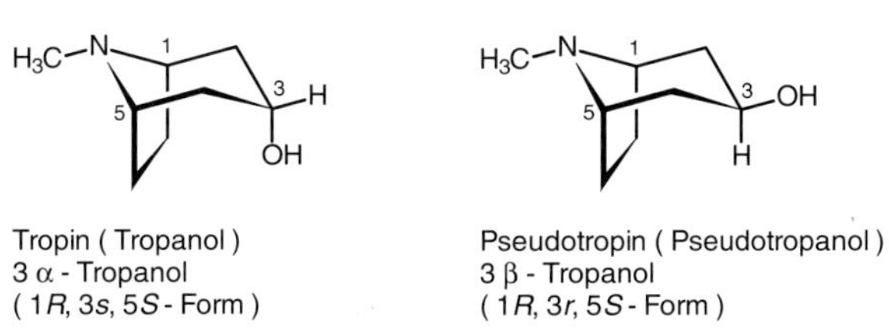

Abb. 4-39: Tropin und Pseudotropin, zwei pseudoasymmetrische Aminoalkohole.

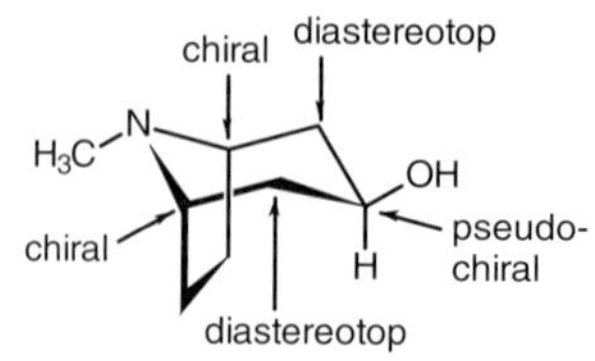

Pseudotropin(ol)

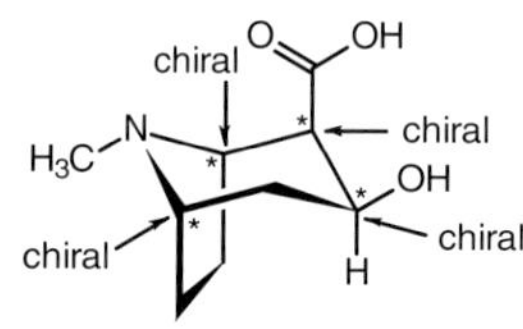

Ecgonin

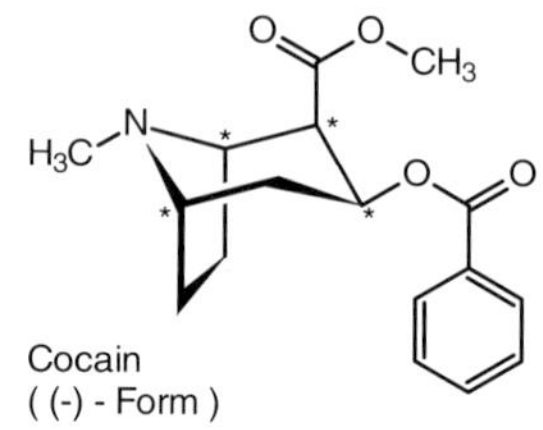

Cocain
((-) - Form)

Abb. 4-40: Diastereotopie und Chiralität bei Tropanol-Derivaten.

Prioritäten :

C (1) : 1. N (8)
2. C (2), C (3), O
3. C (7), C (6), C (5)
C (5) : 1. N (8)
2. C (4), C (3), O
3. C (6), C (7), C (1)

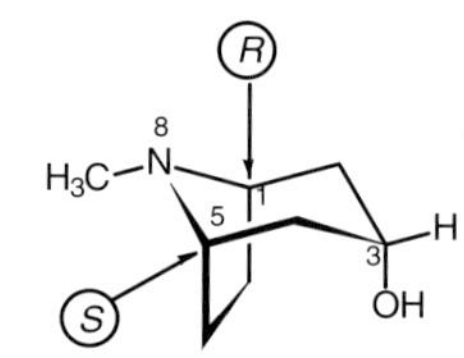

Tropin

C (1) : 1. N (8)
2. C (7), O
3. C (2), C (3), O
C (5) : 1. N (8)
2. C (6), O
3. C (4), C (3), O
C (6) : 1. O
2. C (7), O
3. C (5), N
C (7) : 1. O
2. C (6), O
3. C (1), N

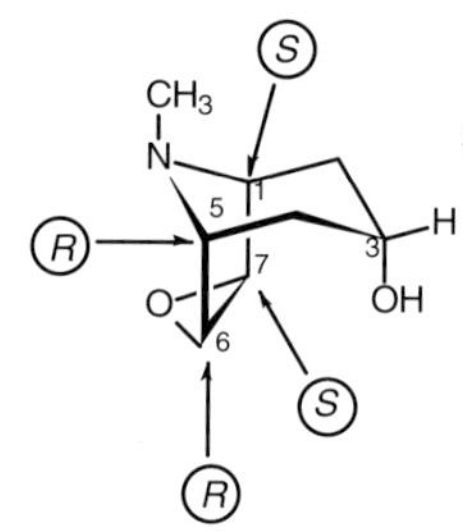

Scopin

Abb. 4-41: Übung zur Ermittlung von Prioritäten nach den CIP-Regeln.

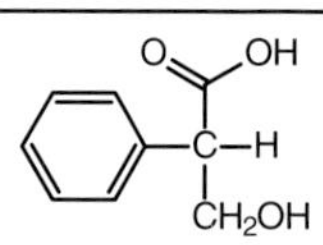 L - Tropasäure	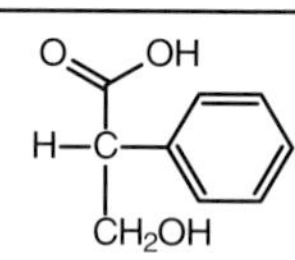 D - Tropasäure	(*Fischer* - Projektion)
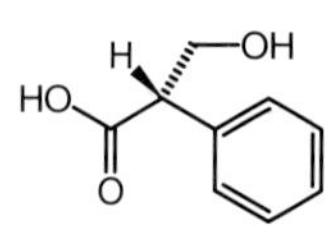 *S* - (-) - Tropasäure	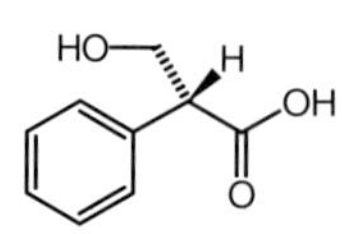 *R* - (+) - Tropasäure	(Stereoformeln)

Abb. 4-42: Die enantiomeren Tropasäuren.

entsteht aus dem diastereotopen Pseudotropanol durch Substitution an C(2). (Abb. 4-40).

Vergleicht man **Tropanol** mit **Scopanol**, dem Alkanolamin-Teil des Esteralkaloids Scopolamin, so enthält letzteres vier Chiralitätszentren und aufgrund der Symmetrieebene im Molekül ein pseudo-asymmetrisches C-Atom (Abb. 4-41).

Als Kuriosum sei darauf hingewiesen, daß entsprechend der CIP-Nomenklatur die Konfigurationen der Chiralitätszentren 1 und 5 trotz gleichem Molekülbau im Tropanol und Scopanol infolge geänderter Prioritäten in den Positionen 6 und 7 entgegengesetzt sind (s. o.). Tropanol und Scopanol sind aufgrund der enthaltenen Symmetrieebene insgesamt nicht chiral.

Die Säurekomponente der beiden Ester-Alkaloide ist die chirale Tropasäure, die in nativem Zustand L- bzw. (*S*-) konfiguriert ist (Abb. 4-42).

Beim Isolieren des Hyoscyamins (Ester der L-Tropasäure) tritt Racemisierung zum Atropin ein (Ester der D,L-Tropasäure), während Scopolamin optisch aktiv bleibt (Abb. 4-43).

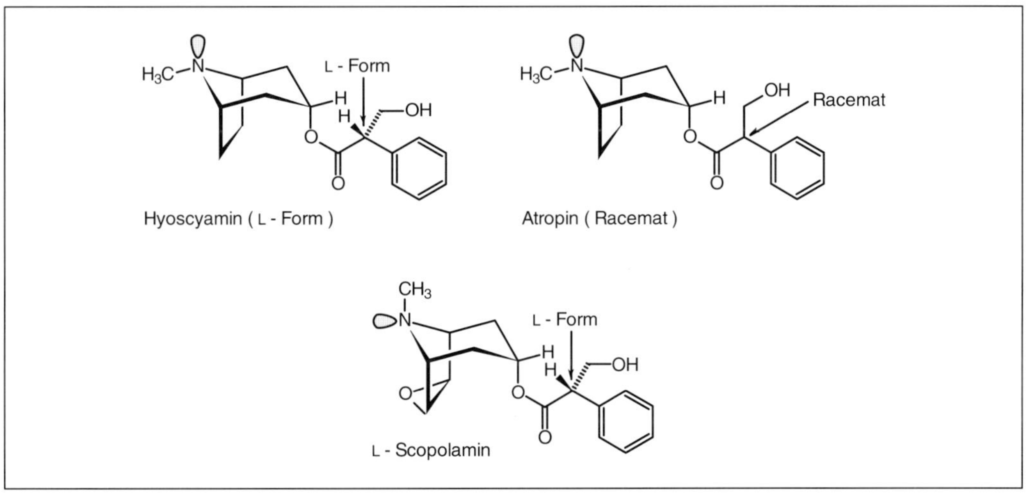

Abb. 4-43: Die drei wichtigsten Tropan-Alkaloide.

Noch etwas komplizierter wird es, wenn wir die Konfigurationen in den N-quartären, partialsynthetischen Derivaten von Scopolamin und Atropin betrachten.

Die drei N-quartären Esteralkaloide **Butylscopolaminium**bromid, **Oxitropium**bromid und **Ipratropium**bromid unterscheiden sich in der Chiralität der Säurekomponente, in der Konstitution des Grundgerüsts und durch die Art der Substituenten am quartären Stickstoff. Butylscopolaminiumbromid enthält die L-Tropasäure, die beiden anderen Arzneistoffe die racemische Tropasäure. Ipratropiumbromid enthält das Grundgerüst des Tropanols, die beiden anderen Verbindungen sind Derivate des Scopanols.

Gemeinsames Merkmal ist der pseudo-asymmetrische Stickstoff in Position 8 (Abb. 4-44).

Für N-Butylscopolaminiumbromid sei exemplarisch die rationale Bezeichnung aufgeführt.

Die Position der unterschiedlichen Alkyl-Reste an den quartären Stickstoffatomen der drei partialsynthetischen Tropanalkaloide ist für deren Wirkqualität von Bedeutung. Die Lage eines bestimmten Substituenten hängt von der Synthese ab. Beim Quarternisieren N-tertiärer Tropanalkaloide nimmt der zuletzt eingeführt Alkyl-Rest stets die äquatoriale Lage ein, während der bereits vorhandene in die axiale Lage gedrängt wird.

4.3 Topizität und Prochiralität

Die **Topizität** befaßt sich mit den räumlichen (topischen) Bezeichnungen von Liganden (Atome, Atomgruppen, faces) am selben intakten Molekül, die gleiche Konstitution aufweisen.

Der **externe** stereochemische Vergleich kompletter Moleküle gleicher Konstitution ermöglicht es, zwischen drei **inter**molekularen Beziehungen zu unterscheiden:

- identisch
- enantiomer
- diastereomer

Der **interne** stereochemische Vergleich konstitutionell gleicher Atome oder Atomgruppen eines Moleküls erlaubt es, entsprechend drei **intra**molekulare Beziehungen zu differenzieren:

- homotop
- enantiotop
- diastereotop

Ein Molekül enthält Elemente der **Topizität** (Prostereoisomerie), wenn sich dessen konstitutionell identische Liganden in stereoisomerer Umgebung befinden. Man bezeichnet sie dann als **heterotop**.

Die typische Beziehung zweier Liganden eines Moleküls geht aus der Klassifizierung in Abbildung 4-45 hervor.

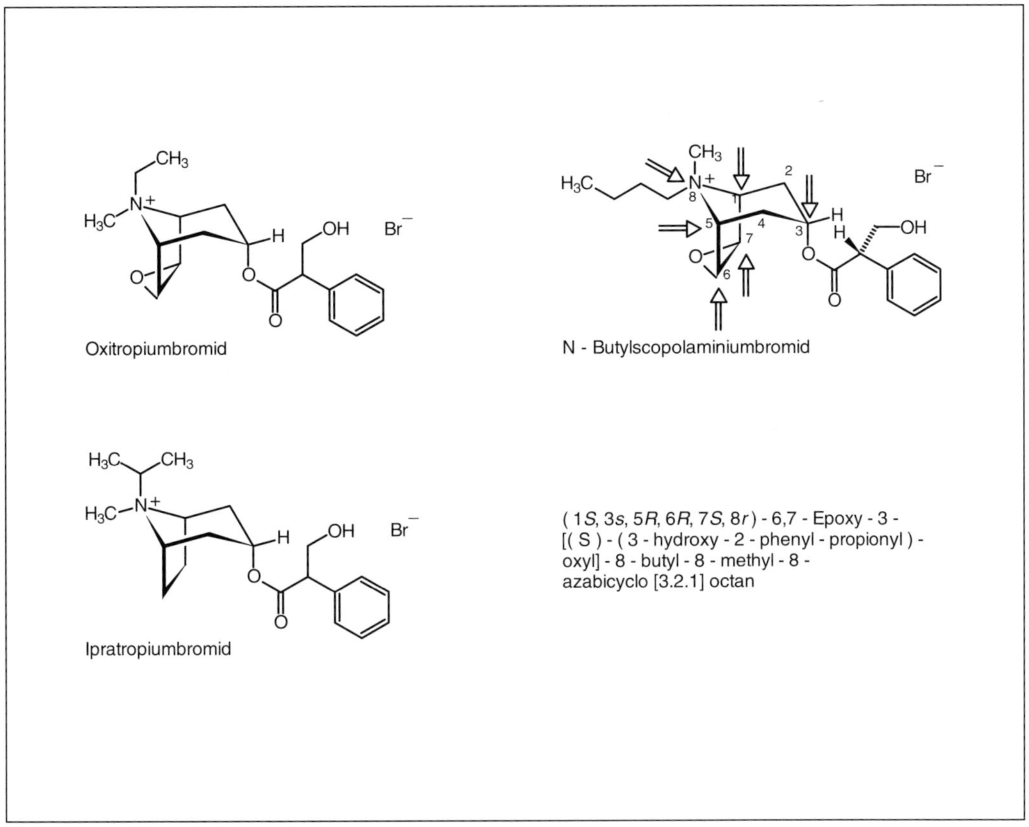

Abb. 4-44: Drei asymmetrisch substituierte, quartäre Ammonium-Verbindungen.

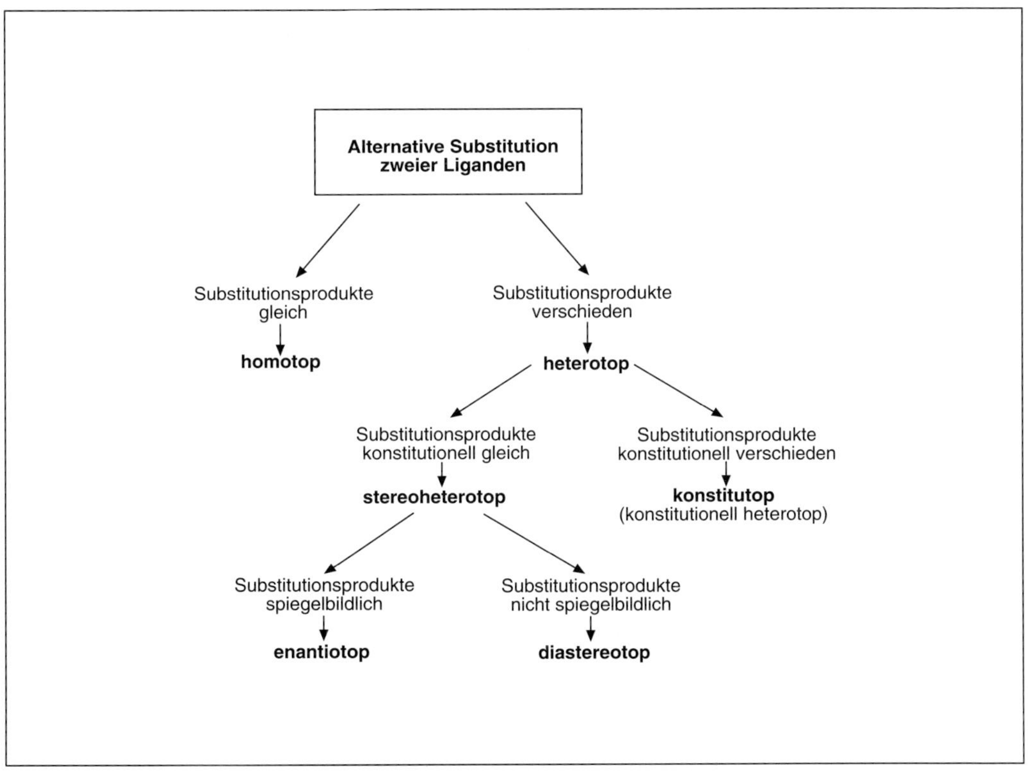

Abb. 4-45: Klassifizierung von (topen) Liganden.

4.3.1 Topizität am tetragonalen C-Atom

4.3.1.1 Homotopie

Zwei Substituenten (Atome oder Gruppen) (a) an einem tetraedrischen C-Atom, die untereinander identisch und von zwei ebenfalls untereinander identischen, aber von a verschiedenen Substituenten (b) umgeben sind, bezeichnet man als **homotop**. Sie sind stereochemisch äquivalent und somit nicht unterscheidbar.

Charakteristisch für homotope Gruppen ist, daß der Austausch einer der Gruppen (d. h. des einen oder des anderen a bzw. des einen oder des anderen b) durch eine beliebige Gruppe c zu identischen Molekülen führt (Abb. 4-46).

Beispiele für homotope Wirkstoffe sind die Antiseptika **Dichlorophen** oder **Hexachlorophen**, das antiprotozoisch wirksame **Pentamidin**, der Vitamin K-Antagonist **Dicoumarol**, das Schlafmittel **Barbital** oder das Mittel gegen tumorinduzierten Knochenabbau bei Skelettmetastasen, **Clodronsäure** (Abb. 4-47).

Erfolgt im Verlauf der Metabolisierung eine Hydroxylierung am symmetrisch substituierten C-Atom (C(aaHH)), so ist es ohne stereochemischen Belang, welches der beiden Wasserstoffatome durch eine OH-Gruppe ersetzt wird. Es entstehen identische Metabolite.

4.3.1.2 Enantiotopie (Prochiralität)

Zwei Substituenten (Atome oder Gruppen) an einem tetraedrischen C-Atom, die untereinander identisch, aber von zwei nicht identischen Substituenten flankiert sind, bezeichnet man als **enantiotop**. Enantiotope Gruppen können durch Drehspiegelung des Moleküls ineinander überführt werden (Abb. 4-48).

Wird einer der beiden identischen Substituenten a durch eine beliebige achirale Gruppe d ausgetauscht, so resultiert ein asymmetrisch substituiertes C-Atom, d. h. ein Chiralitätszentrum. Ein C-Atom mit zwei enantiotopen Gruppen wird deshalb als **prochiral** bezeichnet. Der wechselweise Austausch führt zu einem Enantiomeren-Paar (Racemat, Abb. 4-49). Ist die neu eintretende Gruppe selbst chiral, so werden Diastereomere gebildet. Im Gegensatz zu homotopen Gruppen sind enantiotope Gruppen stereochemisch unterscheidbar. Nach der CIP-Nomenklatur werden sie als pro-*R* und pro-*S* bezeichnet.

Die beiden Substituenten a am prochiralen C-Atom unterscheiden sich durch ihre topographische Position im Molekül. Stereospezifische Enzyme

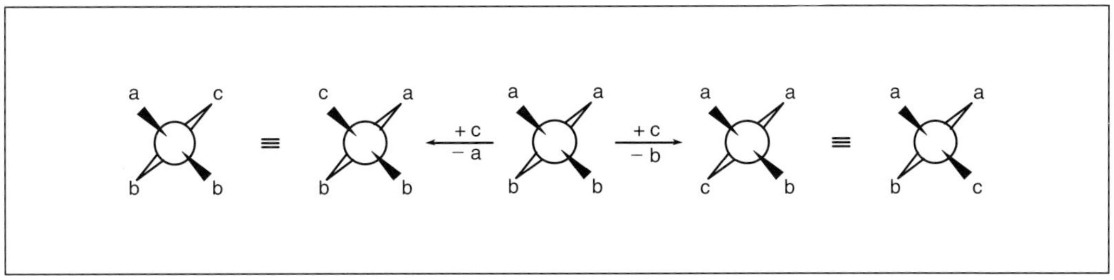

Abb. 4-46: Substitution homotoper Verbindungen.

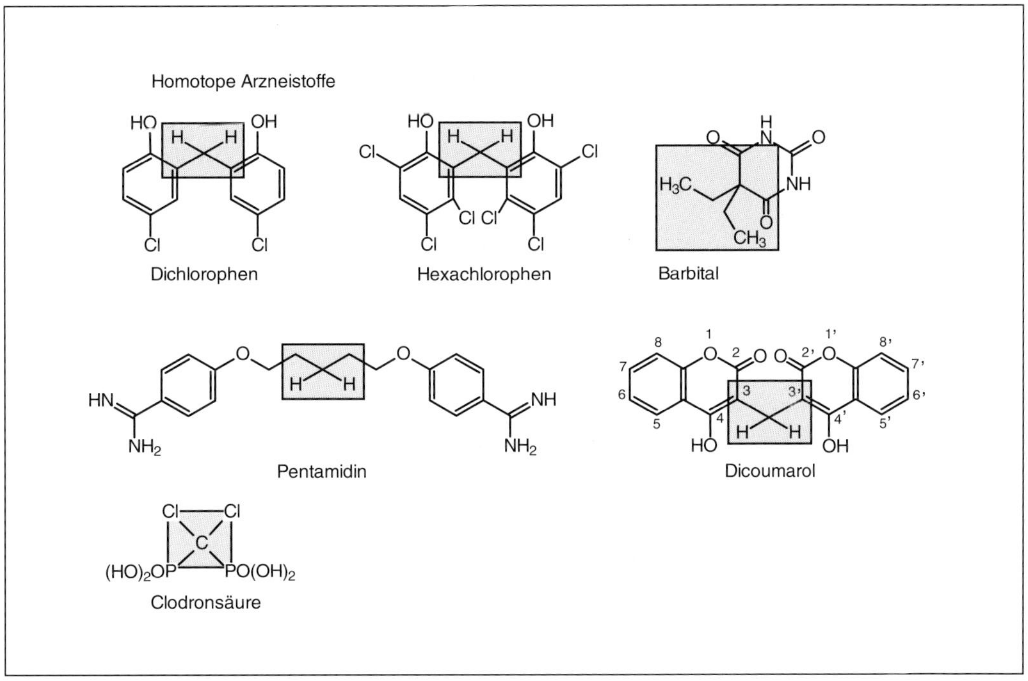

Abb. 4-47: Auswahl homotoper Arzneistoffe.

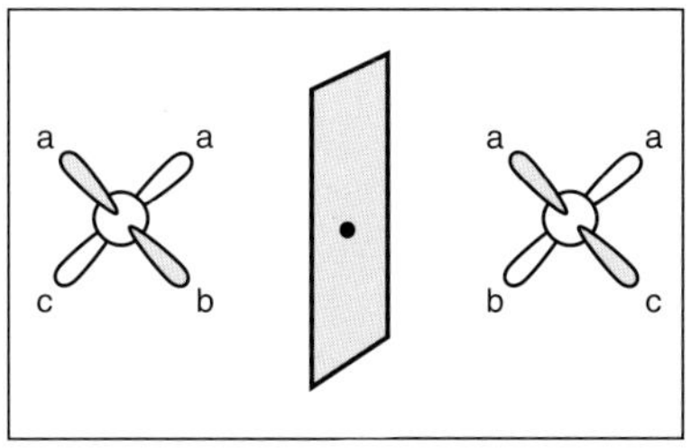

Abb. 4-48: Drehspiegelung eines enantiotopen Moleküls.

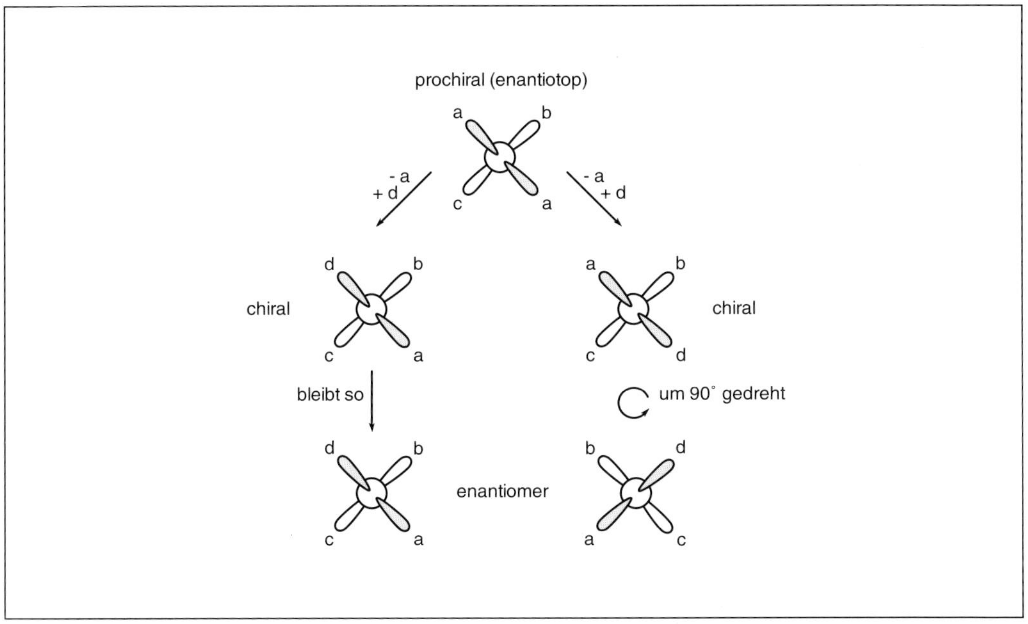

Abb. 4-49: Umsetzung eines prochiralen Moleküls zu einem Racemat.

sind in der Lage, pro-*R*- von pro-*S*-Gruppen zu unterscheiden. Dadurch ist es erklärbar, daß bei der Biotransformation prochiraler Arzneistoffe ausschließlich oder bevorzugt ein Enantiomer als Metabolit gebildet wird.

Beispiele prochiraler Arzneistoffe, die im Verlauf der Biotransformation Enantiomere liefern, sind **Butobarbital, Diazepam, Phenylbutazon, Phenytoin** und **Valproinsäure** (Abb. 4-50).

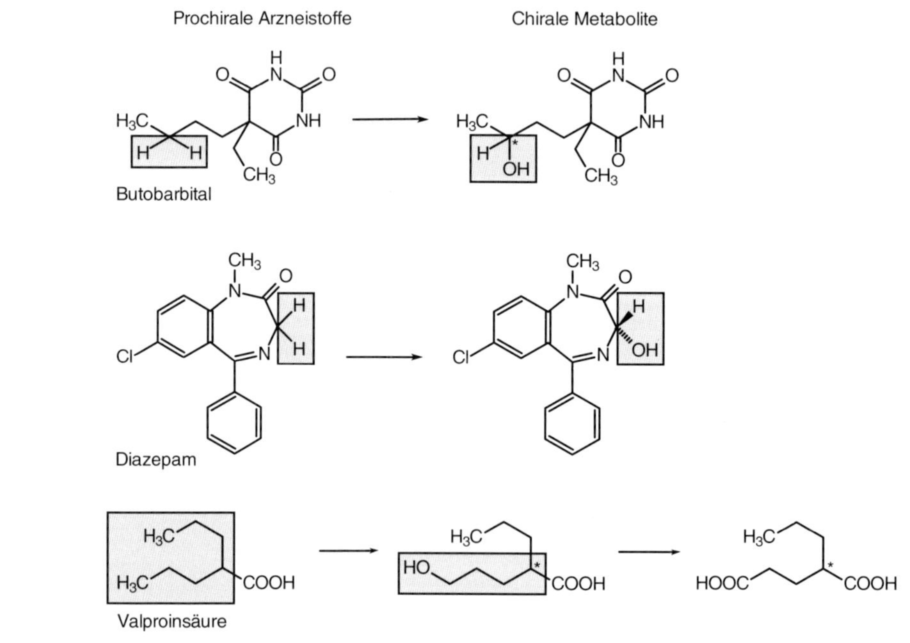

Abb. 4-50: Auswahl prochiraler Arzneistoffe, die enantioselektiv metabolisiert werden.

Intermezzo

Chiralität – Prochiralität – Chiralität

Levodopa (L-3,4-**D**ihydr**o**xy-**p**henyl-**a**lanin), das therapeutisch zur Behandlung des Parkinson-Syndroms angewandt wird, stellt die biogenetische Vorstufe des Dopamins dar und kann mit Hilfe eines aktiven Transportmechanismus die Blut-Hirn-Schranke überwinden, was das Dopamin nicht kann. Die Decarboxylierung des Levodopa zum Dopamin erfolgt in den dopaminergen Neuronen des ZNS durch eine spezifische Decarboxylase. Im peripheren Bereich wird Dopamin zu L-Noradrenalin hydroxyliert.

Spitzfindig oder nicht: Im zentralen Bereich wird Chiralität vernichtet, im peripheren Bereich wird Chiralität generiert (Abb. 4-51)!

Phenylbutazon wird nahezu vollständig metabolisiert. Neben der (ω-1)-Hydroxylierung der Seitenkette zu I findet aromatische Hydroxylierung zum ebenfalls wirksamen Oxyphenbutazon (II) statt. Der Metabolit III ist sowohl in der Seitenkette als auch an einem Aromaten hydroxyliert. Ein ungewöhnlicher Biotransformationsweg ist die Ausbildung eines C-Glucuronids an C(4) (IV). Phenylbutazon enthält vier prochirale C-Atome. Es sind dies die Methylengruppen der Seitenkette (C(1'), C(2'), C(3')), sowie die CH-acide Position 4 im Ring, die chiral wird, wenn eine der beiden Phenylgruppen eine Substitution erfährt, was in II und III der Fall ist, oder selbst substituiert wird, wie in IV (Abb. 4-52).

Durch die Betrachtung des prochiralen Zentrums in **Phenytoin** aus verschiedenen Ebenen („Oberseite" und „Unterseite") wird die unterschiedliche Positionierung des jeweiligen Phenylringes deutlich (Abb. 4-53a). Die Biotransformation führt dann zu chiralen Metaboliten, wenn einer der beiden Phenylringe substituiert wird, wie es in I und II der Fall ist. Die Chiralität geht verloren, wenn beide Phenylringe gleichartig substituiert werden, wie es beim Übergang von I zu III geschieht. Man beachte die weitgehende Stereoselektivität bei der Bildung des Gemisches der *S*-Form und der *R*-Form von I (Abb. 4-53b).

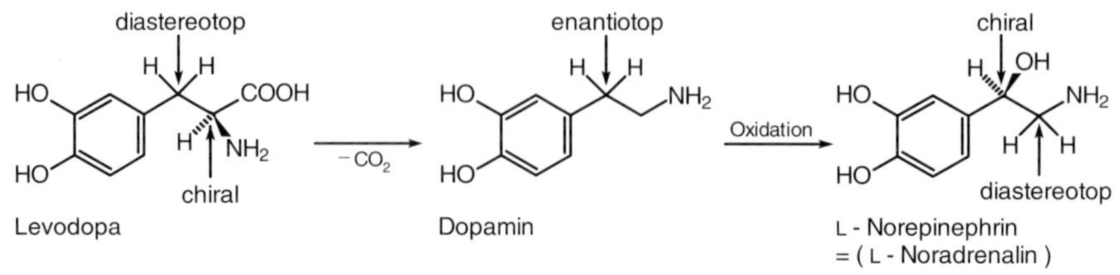

Abb. 4-51: Stereochemischer Vergleich von Levodopa, Dopamin und Noradrenalin.

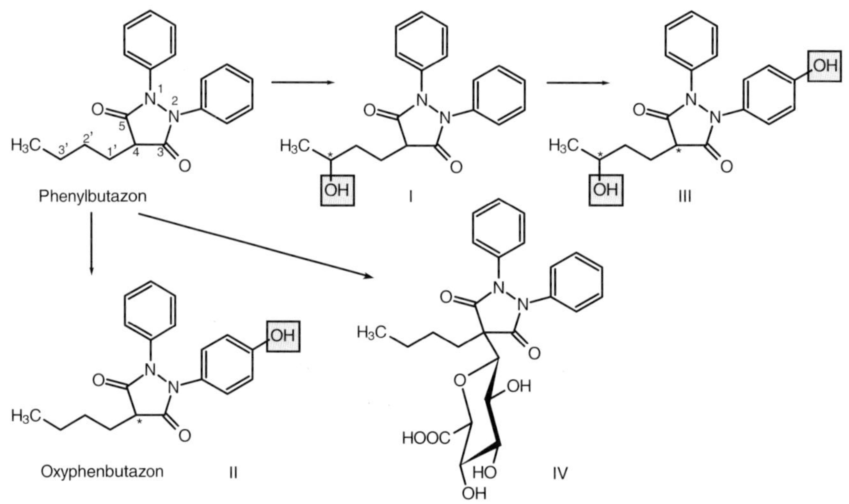

Abb. 4-52: Enantioselektive Metabolisierung von Phenylbutazon.

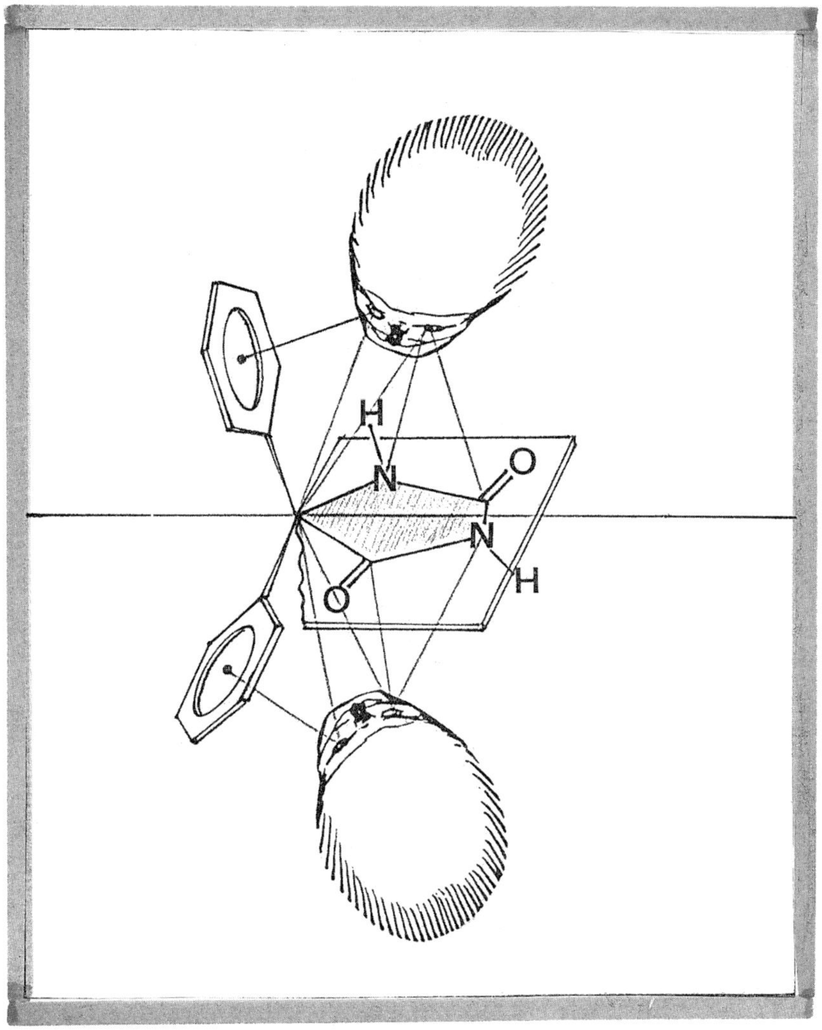

Abb. 4-53:
a) Betrachtung der Ober- und Unterseite des Phenytoins.

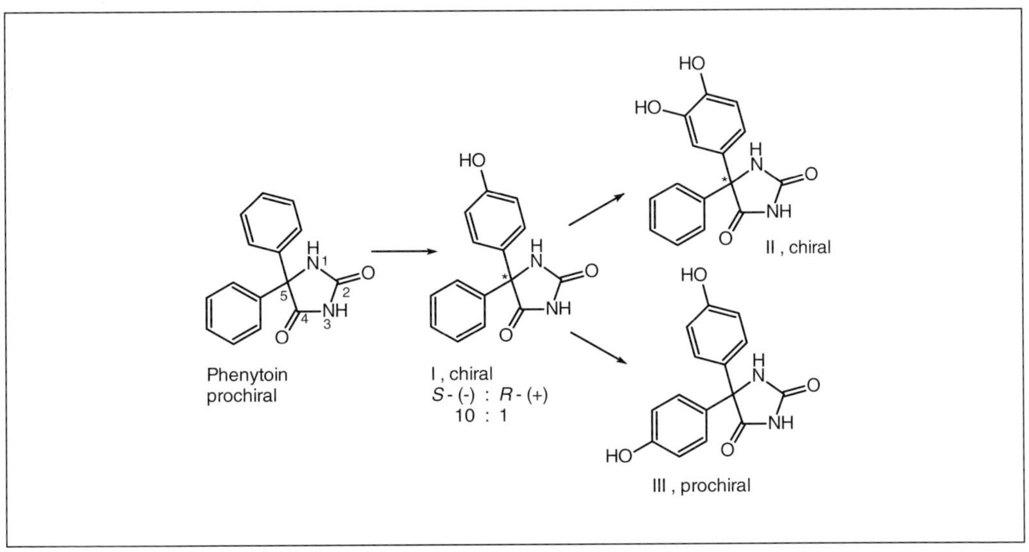

b) Enantioselektive Metabolisierung von Phenytoin,

4.3.1.3 Diastereotopie

Zwei Substituenten (Atome oder Gruppen) an einem tetraedrischen C-Atom, die untereinander identisch, aber von zwei nicht identischen Substituenten flankiert sind, wovon der eine ein Chiralitätszentrum darstellt, bezeichnet man als **diastereotop** (Abb. 4-54a). Im Unterschied zu homotopen oder enantiotopen Verbindungen können diastereotope Verbindungen durch keine Symmetrieoperation zur Deckung gebracht werden.

Wird wechselweise eine der beiden identischen, jedoch stereospezifisch unterscheidbaren Gruppen a durch eine beliebige achirale Gruppe f ausgetauscht, so resultieren zwei Diastereomere (Abb. 4-54b).

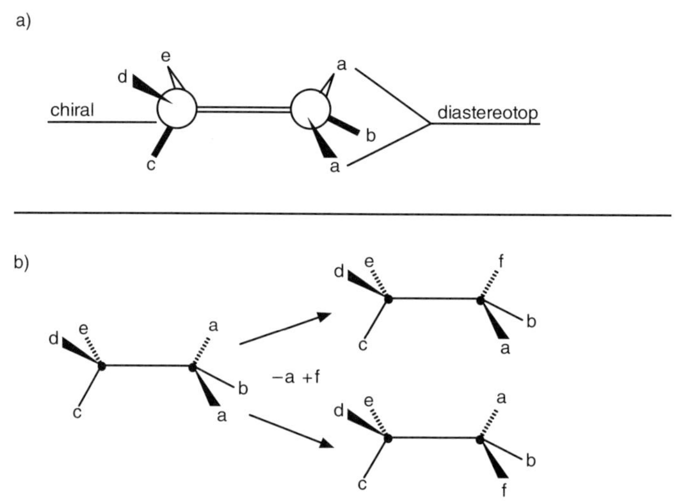

Abb. 4-54:
a) Modell eines diastereotopen Moleküls,
b) dessen Reaktion zu zwei Diastereomeren.

4.3.2 Prochiralität am trigonalen C-Atom

Bei Aldehyden (außer Formaldehyd) und unsymmetrischen Ketonen ist die trigonale Carbonylgruppe, die durch Reduktion oder eine Anlagerungsreaktion in ein tetragonales C-Atom übergehen kann, als prochiral zu betrachten. Die beiden Seiten der Carbonylbindungsebene (obere und untere Ansicht) sind stereochemisch zu unterscheiden und werden deshalb als **enantiofacial** bezeichnet. Zur eindeutigen Zuordnung werden die CIP-Regeln angewandt. Betrachtet man die Priorität der Substituenten in der Carbonylebene, so blickt man auf die Re-Seite, wenn die Priorität im Uhrzeigersinn sinkt. Im umgekehrten Fall präsentiert sich die Si-Seite. Als Beispiel aus der Arzneistoffsynthese sei das 4-Hydroxyphenyl-methylamino-methyl-keton herangezogen, ein Edukt, das bei Reduktion das Sympathomimetikum **Oxedrin** liefert (Abb. 4-55, s. auch Kap. 7.2.2, Asymmetrische Synthese).

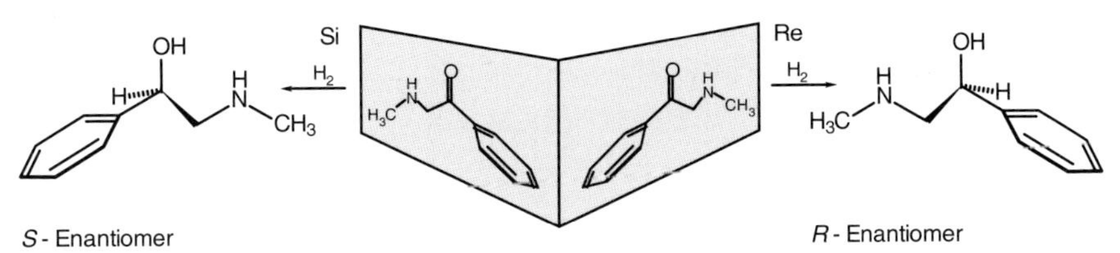

Abb. 4-55: Reduktion eines Eduktes mit prochiraler Carbonylfunktion zum chiralen Oxedrin.

Zwei Arzneistoffe mit prochiraler Carbonylfunktion sind **Pentoxifyllin** und **Naltrexon**. Sie werden im Verlauf ihrer Biotransformation zu chiralen Alkoholen reduziert (Abb. 4-56).

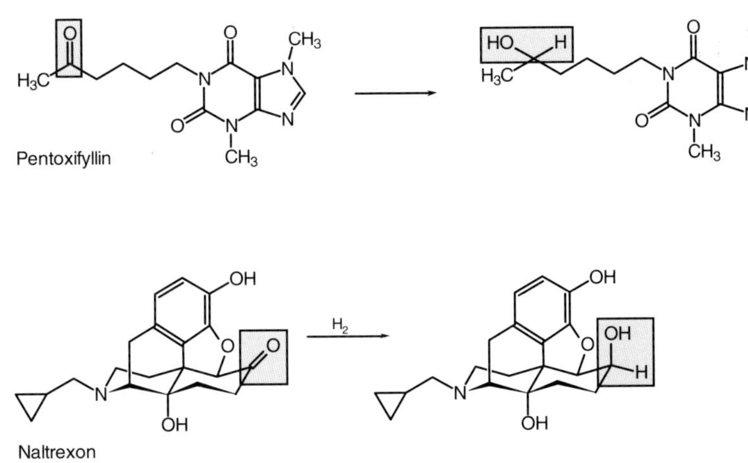

Abb. 4-56: Biotransformation zweier Arzneistoffe mit prochiraler Carbonylfunktion.

Unsymmetrische Ketone, die zu den Verbindungen mit trigonal-planar-koordinierten Atomen gehören, die drei unterschiedliche Liganden tragen, werden als **diastereofacial** bezeichnet, wenn einer der Liganden ein Asymmetriezentrum beinhaltet.

Das ist zum Beispiel der Fall beim Appetitzügler **Diethylpropion**, der als

apropos

Frage:	Was kann ein Meerschweinchen, was der Mensch nicht vermag?
Antwort:	Das Meerschweinchen kann in bestimmten Fällen Metabolite produzieren, die der Mensch nicht bilden kann.
Beleg:	Bei der reduktiven Biotransformation enantiofacialer Ketone beobachtet man in den meisten Fällen Produkt-Stereoselektivität, so auch bei Naltrexon (s. Abb. 4-57). Beim Menschen und Meerschweinchen findet man die 6β-OH-Verbindung als Hauptmetabolit, beim Meerschweinchen daneben aber auch die 6α-OH-Verbindung.
Kritik:	Wenn wir die Fähigkeiten von Mensch und Meerschweinchen jedoch etwas kritischer betrachten, so heißt dies, der Mensch metabolisiert am C(6) des Naltrexon stereospezifisch (nur β-OH), das Meerschweinchen lediglich stereoselektiv (viel β-OH, wenig α-OH).

Racemat Anwendung findet und u. a. reduktiv metabolisiert wird (Abb. 4-58a).

Bei einer technisch bedeutsamen Synthese von L-Ephedrin verläuft die reduktive Aminierung des diastereofacialen Eduktes stereospezifisch. Durch Zusatz von Benzaldehyd zu gärender Glucoselösung erhält man ein optisch aktives Acyloin (*R*(–)1-Hydroxy-1-phenyl-aceton), das am C(1) die Konfiguration des natürlichen L-Ephedrins besitzt. Katalytische Hydrierung in Anwesenheit von Methylamin führt zu L-Ephedrin, wobei das bereits vorhandene Asymmetriezentrum die richtige Konfiguration am C-Atom 2 induziert (Abb. 4-58b).

4.3.3 Die Cramsche Regel

Die Darstellung chiraler Verbindungen aus prochiralen Edukten führt (im Reagenzglas, in achiraler Umgebung) stets zu Racematen. Ist jedoch im Edukt bereits ein Chiralitätszentrum vorhanden, so kann dieses eine benachbarte prochirale Gruppe bei deren Überführung in ein weiteres Chiralitätszentrum derart beeinflussen, daß bevorzugt ein bestimmtes Diastereomer gebildet wird.

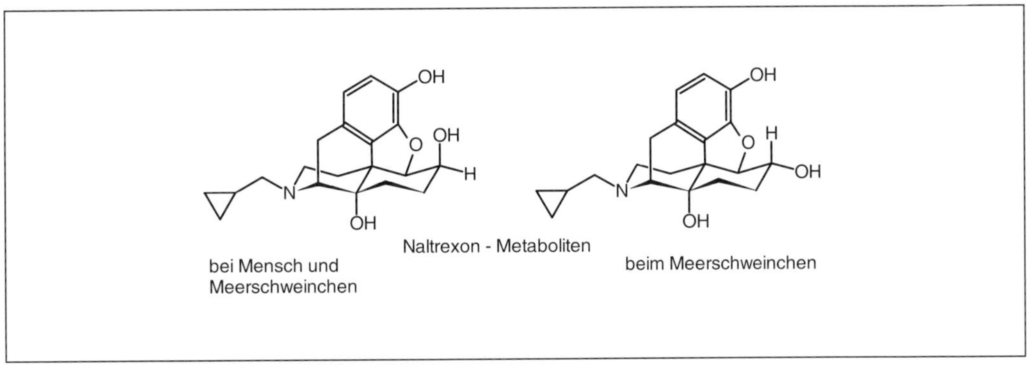

Abb. 4-57: Metaboliten des Naltrexons bei Mensch und Meerschweinchen.

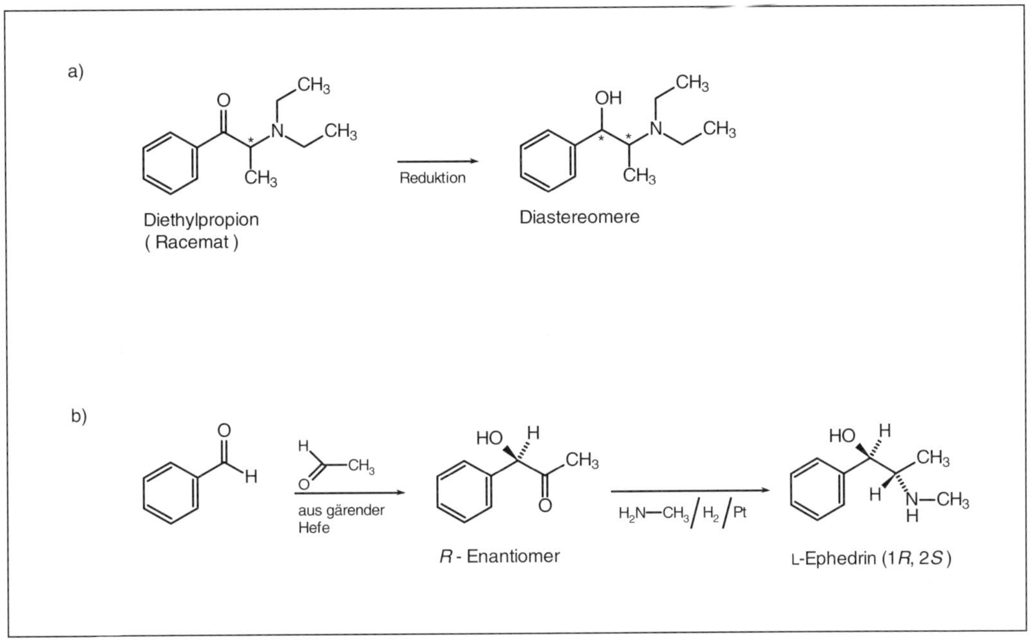

Abb. 4-58: a) Reduktion des racemischen Diethylpropions zu einem Diastereomerengemisch, b) Reduktion des *R*-konfigurierten 1-Hydroxy-1-phenyl-acetons zu L-Ephedrin.

Die Cramsche Regel besagt, daß bei einer solchen asymmetrischen Induktion bevorzugt das Diastereomer entsteht, dessen Liganden gegenüber dem angreifenden Nucleophil die geringste sterische Hinderung aufweisen.

Die Anwendung der Cramschen Regel setzt voraus, daß in einem Molekül ein Chiralitätszentrum und eine prochirale Carbonylgruppe benachbart sind. Die Regel besagt, daß bei der Addition eines Nucleophils an die Carbonylgruppe der Übergangszustand die Konformation bevorzugt, bei der die CO-Gruppe von den beiden kleinsten Substituenten des asymmetrisch substituierten C-Atoms flankiert wird. Das Nucleophil greift demnach von der Seite an, auf der sich der kleinste Substituent befindet. Die Cramsche Regel gilt für kinetisch gesteuerte Reaktionen.

4.4 Projektions- und Stereoformeln, Möglichkeiten der stereochemischen Darstellung

Die Zusammenhänge zwischen Fischer-Projektion, Keilstrich-Projektion und der „Lenkrad-Säule" der CIP-Nomenklatur haben wir schon kennengelernt. Zu nennen sind noch die **Sägebock-Darstellung** und die **Newman-Projektion**. Natürlich sind auch realistisch-perspektivische Zeichnungen möglich, die heute meist computergraphisch gefertigt werden (Abb. 4-59).

Die Fischer-Projektion beschreibt lediglich die Konfiguration der chiralen C-Atome. Aussagen zur Konformation sind dagegen durch Sägebock- und Newman-Projektion möglich (s. auch Kap. 6).

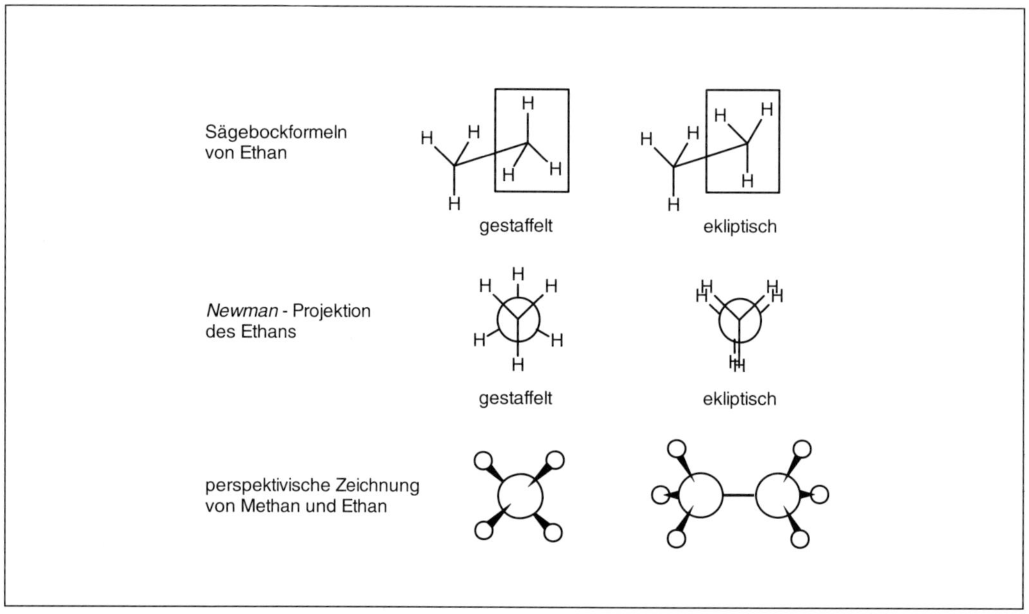

Abb. 4-59: Stereochemische Darstellungen: Sägebock-Formeln, Newman-Projektionen, perspektivische Zeichnungen.

Die Newman-Projektion ist eine Darstellung, bei der man in Richtung der C-C-Achse blickt. Das vordere, dem Betrachter zugewandte C-Atom ist der Schnittpunkt von drei ausgezogenen Bindungen, das untere bzw. dahinterliegende C-Atom wird als Kreis dargestellt.

Wie eine Sägebock-Formel aufgebaut und in die Newman-Projektion übertragen werden kann, ist am Beispiel des L-Ephedrins und L-Pseudoephedrins dargestellt (Abb. 4-60).

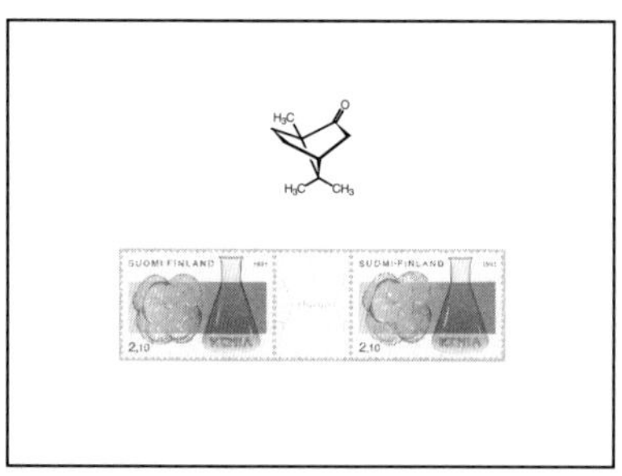

Mit Hilfe von **stereoskopischen Zeichnungen** und einem **Stereoskop** zu deren Betrachtung ist es heute möglich, eine räumliche Wahrnehmung dreidimensionaler Moleküle zu vermitteln (Farbabb. 4-5, S. 295, Campher als finnisches Briefmarkenmotiv).

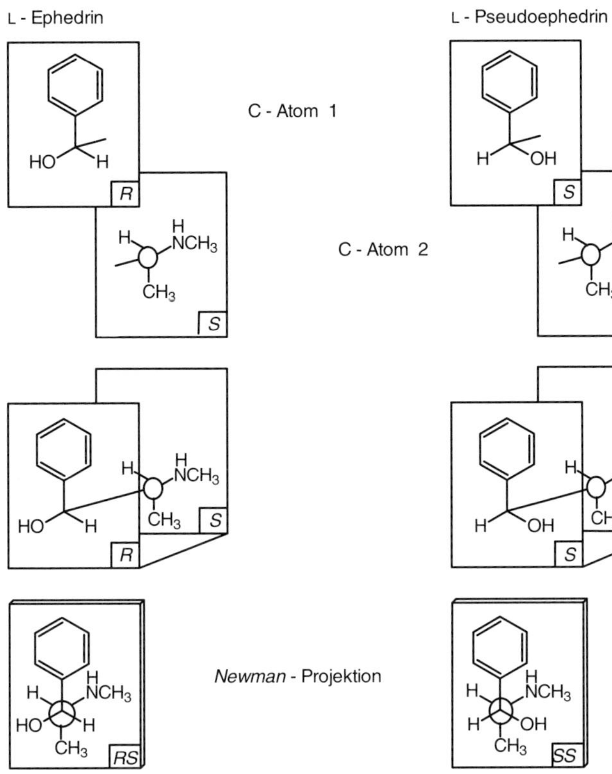

Abb. 4-60: Übertragung der Sägebock-Formeln in Newman-Projektionen am Beispiel von Ephedrin und Pseudoephedrin.

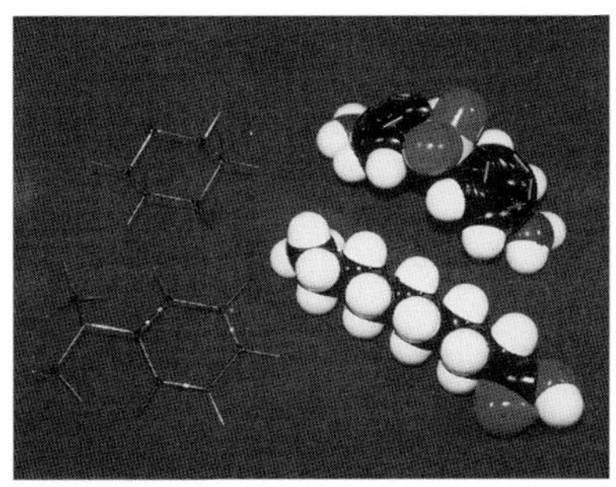

Schließlich sind hier auch die **Stewart-Briegleb-Kalotten**, die **CPK-**(Corey–Pauling–Koltun) und die **Dreiding-Modelle** zu erwähnen, die zum „Begreifen" der Stereochemie beste Dienste leisten. Die beiden ersten stellen das Volumen, die Raumfüllung einer Verbindung dar (Farbabb. 4-6, S. 296) während die letzteren eine exakte stereochemische Betrachtung gestatten.

4.4.1 Computergraphik und Modelle

Die computergraphische Darstellung von dreidimensionalen Verbindungen ist vergleichbar mit Darstellungen in anatomischen Atlanten. Dem Skelett entspricht die Stäbchen-(„Stick"-)Form, in der die Atomzentren durch Stäbchen miteinander verbunden sind. Die kompakte Gesamtdarstellung z. B.

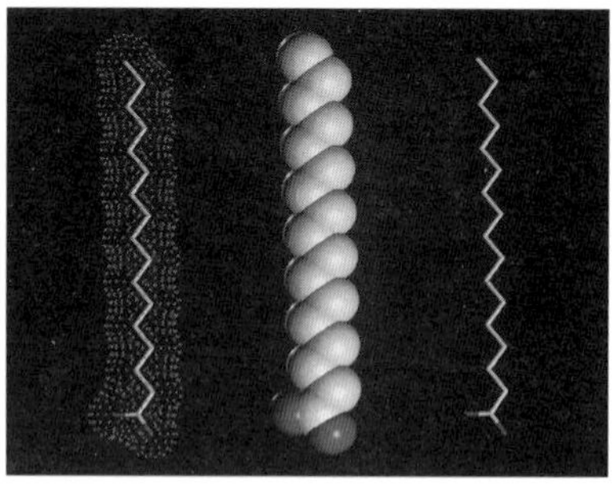

eines Beines (Abb. 4-61) ist vergleichbar mit der Darstellung der van-der-Waals-Volumina und eine „durchsichtige" Abbildung, bei der man den äußeren Umfang und die unter der Haut liegende Muskulatur bzw. die Blutbahnen oder Nervenstränge erkennen kann, hat ihre Entsprechung in der „durchsichtigen" Computergraphik, die die van-der-Waals-Volumina, die innen liegenden *Sticks* und darüber hinaus auch noch die Ladungsverteilung auf der van-der-Waals-Oberfläche durch Farbcodierung zeigt (Farbabb. 4-3, S. 294).

4.4.2 Molekulare elektrostatische Potentiale (MEP)

Die Möglichkeit der computergraphischen Abbildung von Isopotentialoberflächen (engl. MEP, **m**olecular **e**lectrostatic **p**otentials) erlaubt die Visualisierung molekularer Eigenschaften, die komplexerer Natur sind. Die elektrostatischen Kraftwirkungen der Atome lassen sich in beliebigem Abstand in Form einfacher Coulombscher Potentiale berechnen (s. auch Kap. 8.2.4, Computer-Aided Molecular Design). Verbindet man alle Punkte gleicher Kraftwirkung, so ergibt sich ein dreidimensionales Gitternetz, das als Volumen die Molekel umhüllt (Farbabb. 4-4, S. 295). Diese Potentialvolumina sind abhängig von der Struktur, der Ladung und, besonders wichtig, der Konformation des Moleküls. Die MEP sind sensitiv für stereoisomere Effekte. Sie stellen andererseits eines der eigentlichen Kriterien für eine Protein-Ligand-Wechselwirkung dar, denn das, was der Rezeptor „sieht", sind Kraftwirkungen, nicht die „ball-and-stick"-Struktur einer chemischen Formel. Die Isopotential-Volumina lassen sich quantifizieren und für verschiedene Moleküle miteinander vergleichen. Da sie nicht nur struktur-, sondern vor allem konformations- und ladungsabhängig sind, läßt sich mit ihnen relativ gut erklären, warum zwei verschiedene Strukturen dennoch an den gleichen Rezeptor binden, solange sie identische Isopotential-Oberflächen haben. Ein einfaches und gutes Beispiel dafür sind die Schleifendiuretika Furosemid und Azosemid (Farbabb. 4-4, S. 295). Während ersteres eine Carboxylat-Funktion trägt, ist diese bei Azosemid durch den Tetrazolat-Ring ersetzt. Obwohl der Tetrazolat-Ring strukturell eine wesentliche Änderung darstellt, erzeugt er in der richtigen Konformation eine im Vergleich zum Furosemid fast identische Isopotential-Oberfläche, so daß das Molekül ebenso an der Bindungsstelle erkannt und wirksam wird.

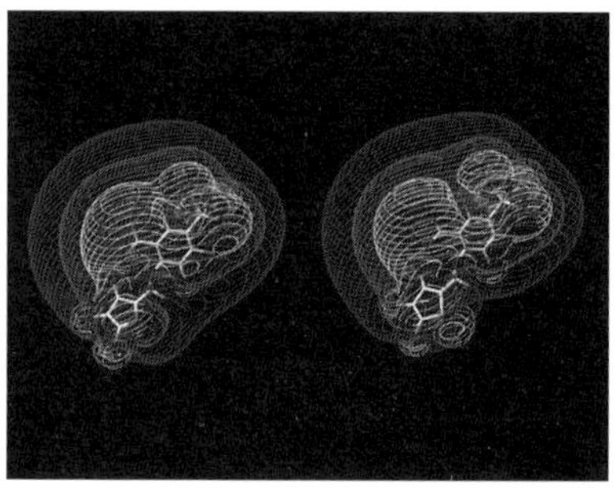

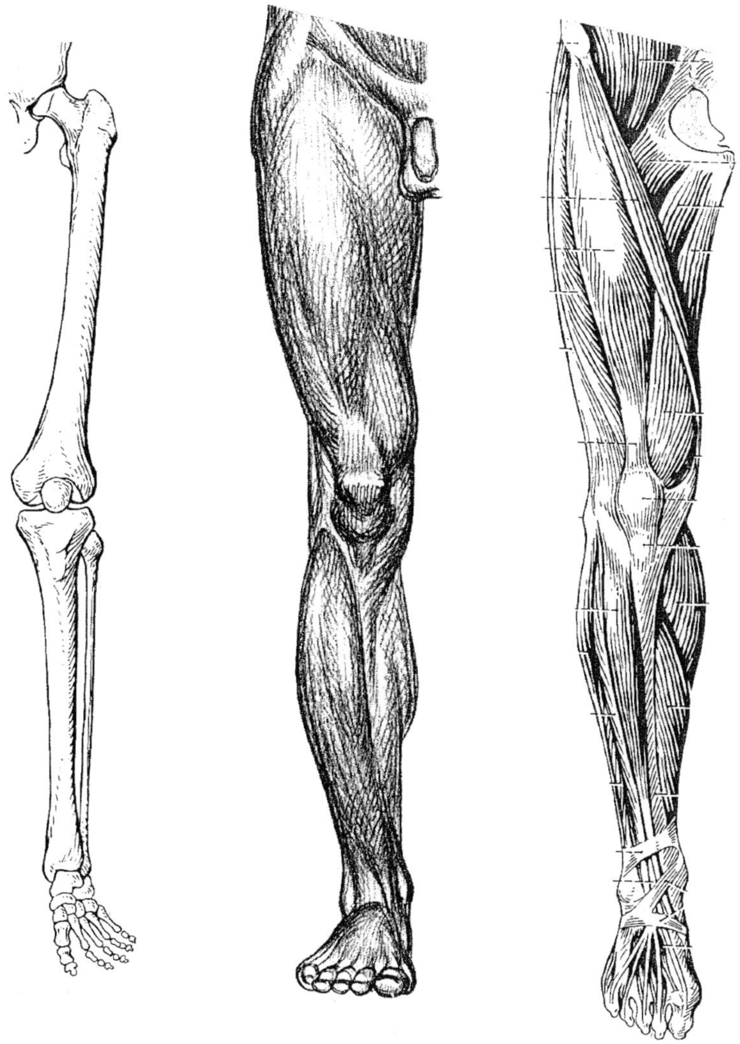

Abb. 4-61: Bein: Skelett – komplett – durchsichtig.

4.5 Stereochemie und Arzneistoffwirkung

Ein Racemat, also ein äquimolares Gemisch beider Enantiomere, muß als ein Gemisch von zwei verschiedenen Stoffen betrachtet werden. Die beiden Verbindungen zeigen, mit Ausnahme der Drehung von linear polarisiertem Licht, zwar gleiche physikalische Eigenschaften, verhalten sich aber gegenüber einer chiralen Umgebung meist recht unterschiedlich.

Der Einfluß der Stereochemie auf die Arzneistoffwirkung ist komplex und kann von Arzneistoff zu Arzneistoff stark unterschiedlich sein. In einigen Fällen beobachtet man große Unterschiede in der Pharmakodynamik und Pharmakokinetik von Enantiomeren, in anderen Fällen sind das Wirkprofil und die Pharmakokinetik zweier Enantiomere hingegen ähnlich. Nach Ariëns unterscheidet man Eutomer und Distomer.

Definitionen

- Eutomer ([griech.] gut) Das Enantiomer mit höherer Affinität bzw. Aktivität.
- Distomer ([griech.] schlecht) Das Enantiomer mit niedrigerer Affinität bzw. Aktivität.
- Eudismisches Verhältnis $= \frac{\text{Affinität bzw. Aktivität des Eutomers}}{\text{Affinität bzw. Aktivität des Distomers}}$
- Stereoselektivität Unterschiedliche Aktivität von Stereoisomeren: Ein Stereoisomer einer Verbindung ist wirksamer als ein anderes, die Wirkung der Verbindung ist also stereoselektiv.

4.5.1 Dreipunkt-Interaktionskonzept für Enantiomere

Wenn drei Substituenten an einem chiralen Zentrum eines Wirkstoffes an der Rezeptor-Bindung beteiligt sind, so ist in der Regel eine bestimmte Konfiguration Voraussetzung für eine gute Bindung. Man kann in diesem Fall davon ausgehen, daß große Aktivitätsunterschiede zwischen zwei Stereoisomeren bestehen, d. h. daß die Bindung stereoselektiv erfolgt.

Abbildung 4-62 zeigt Enantiomer A mit einer Konfiguration, die eine Dreipunkt-Interaktion mit dem Rezeptor erlaubt, während für Enantiomer B nur noch eine Einpunkt-Interaktion möglich ist.

In Abbildung 4-63 ist das Dreipunkt-Interaktionsmodell für die Wechselwirkungen des Norepinephrins mit seinem Rezeptor verdeutlicht.

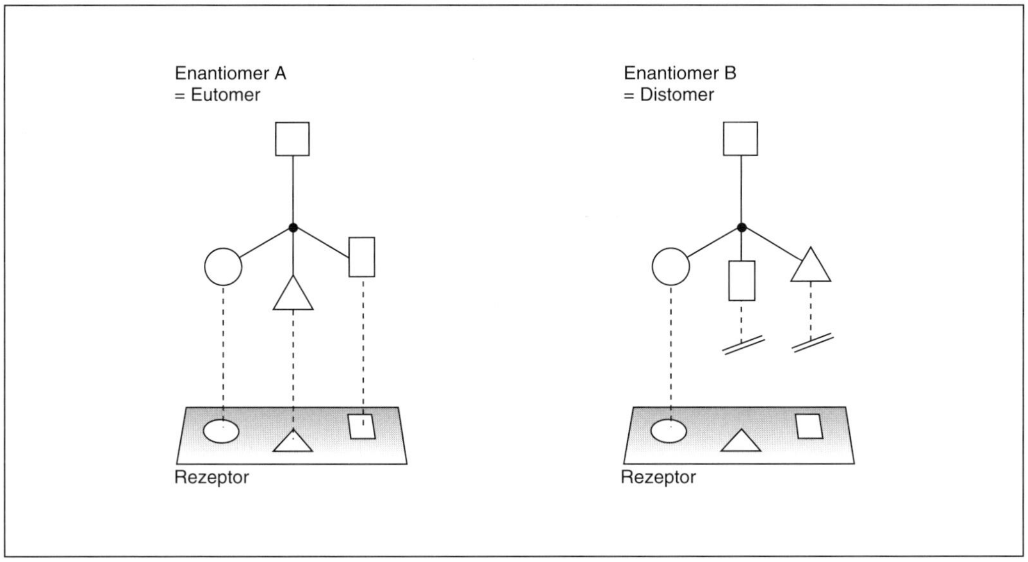

Abb. 4-62: Dreipunkt-Interaktionsmodell eines Enantiomers mit einem Rezeptor.

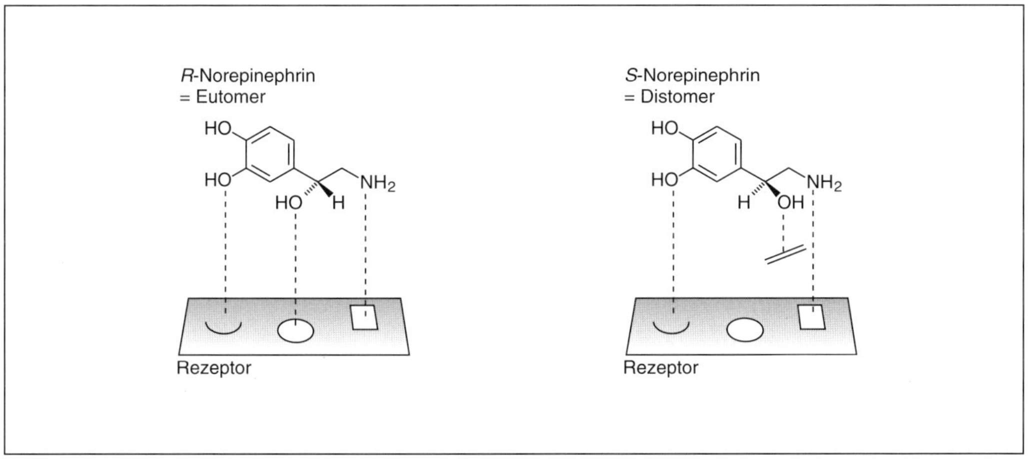

Abb. 4-63: Dreipunkt-Interaktionsmodell des Norepinephrins mit seinem Rezeptor.

4.5.2 Die Pfeiffersche Regel

Das eudismische Verhältnis (Verhältnis der Affinitäten bzw. Aktivitäten zweier Enantiomere) ist ein Maß für die Stereoselektivität eines Rezeptors in Bezug auf seine Liganden. Pfeiffer führte Untersuchungen zur Stereoselektivität von Wirkstoffen durch und machte folgende Beobachtung, die als **Pfeiffersche Regel** bekannt wurde:

> Wirkstoffe mit hoher Aktivität zeigen eine entsprechend hohe Stereoselektivität, während weniger aktive Stoffe eine geringere Stereoselektivität aufweisen.

Dieses Ergebnis wurde folgendermaßen interpretiert: Je wirksamer eine Verbindung ist, desto besser paßt sie in die Bindungsstelle des Rezeptors und desto entscheidender ist die sterische Anordnung des Moleküls.

Die Pfeiffersche Regel trifft vor allem dann zu, wenn das chirale Zentrum nahe der Bindungsstelle liegt. Die Verhältnisse sind jedoch meist komplexerer Natur, und man kennt inzwischen zahlreiche Ausnahmen von der Pfeifferschen Regel, so daß diese nicht als allgemeingültig betrachtet werden kann. Vielmehr ist sie nur auf einzelne, eng begrenzte Verbindungsklassen anwendbar.

4.6 Auswahl von chiralen Arzneistoffen

4.6.1 Arzneistoffe mit einem asymmetrisch substituierten C-Atom als Chiralitätszentrum

4.6.1.1 Naturstoffe mit einem asymmetrisch substituierten C-Atom

Handelt es sich um therapeutisch angewandte Naturstoffe mit einem Asymmetriezentrum, so kann man davon ausgehen, daß von den Stammpflanzen und Stammtieren in der Regel immer nur ein Enantiomer produziert wird. Man nimmt an, daß es das biologisch aktive oder pharmakologisch stärker wirksame darstellt (Eutomer). Oft ist aber noch gar nicht untersucht, welche Eigenschaften das „unnatürliche Enantiomer" besitzt, ob es besser oder schwächer wirkt, ob es andere Wirkqualitäten aufweist, ob es toxischer oder weniger toxisch ist als das native Enantiomer. Dabei muß bedacht werden, daß beim Isolierungsprozeß von Naturstoffen Racemisierung eintreten kann.

An zahlreichen Beispielen lassen sich solche Phänomene belegen, von denen hier einige vorgestellt werden.

Heute wird das wirksame oder besser wirkende Enantiomer als **Eutomer**, das weniger wirksame oder unwirksame bzw. mit stärkeren Nebenwirkungen behaftete Enantiomer als **Distomer** bezeichnet, wobei auch Unterschiede in der Wirkstärke der beiden Enantiomere definiert werden können. Der Quotient aus Eutomer und Distomer wird **eudismisches Verhältnis** genannt (s. S. 80).

Enantiomerenreine Naturstoffe

Epinephrin (Adrenalin) wird vom menschlichen und tierischen Organismus nur in der *R*-(–)-Form synthetisiert, **Thyroxin** (Levothyroxin, T4) nur in der *S*-Form. Das **Nicotin** kommt im Tabak und allen anderen nicotinhaltigen Pflanzen nur in der *S*-(–)-Form vor, das **Pelletierin** des Granatapfels in der *R*-(–)-Form. Die etwa 80 % der Triglycerid-Fettsäuren des Rizinusöls ausmachende **Rizinolsäure** ist nativ nur in der *R*-(+)-Form bekannt, die native **Äpfelsäure** besitzt dagegen die *S*-(–)-Form.

Bei den chiralen Alkaloiden herrscht im allgemeinen die (–)-Form vor. Doch ist an dieser Stelle zu hinterfragen, warum nicht alle Alkaloide mit einem Chiralitätszentrum, zu denen Nicotin und Pelletierin gehören, ausschließlich in **einer** bestimmten Konfiguration vorliegen, so wie es bei den proteinogenen Aminosäuren der Fall ist. Die gleiche Frage stellt sich für die Hormone Epinephrin und Thyroxin sowie die einwertigen Hydroxysäuren Rizinolsäure und Äpfelsäure. Die sechs in Abbildung 4-64 präsentierten Moleküle gehören zu den sekundären Naturstoffen. Man unterscheidet bekanntlich **primäre** und **sekundäre Naturstoffe** oder, besser gesagt, Stoffe, die dem Primärstoffwechsel entstammen und ubiquitär vorkommen, und Stoffe des Sekundärstoffwechsels, die nur von bestimmten Organismen oder Organen produziert werden. Zu dieser Gruppe gehören z. B. Alkaloide, Antibiotika, Vitamine, Hormone, Farbstoffe, Isoprenoide, Abwehrstoffe u. a. Während die primären Naturstoffe in der Regel homo-

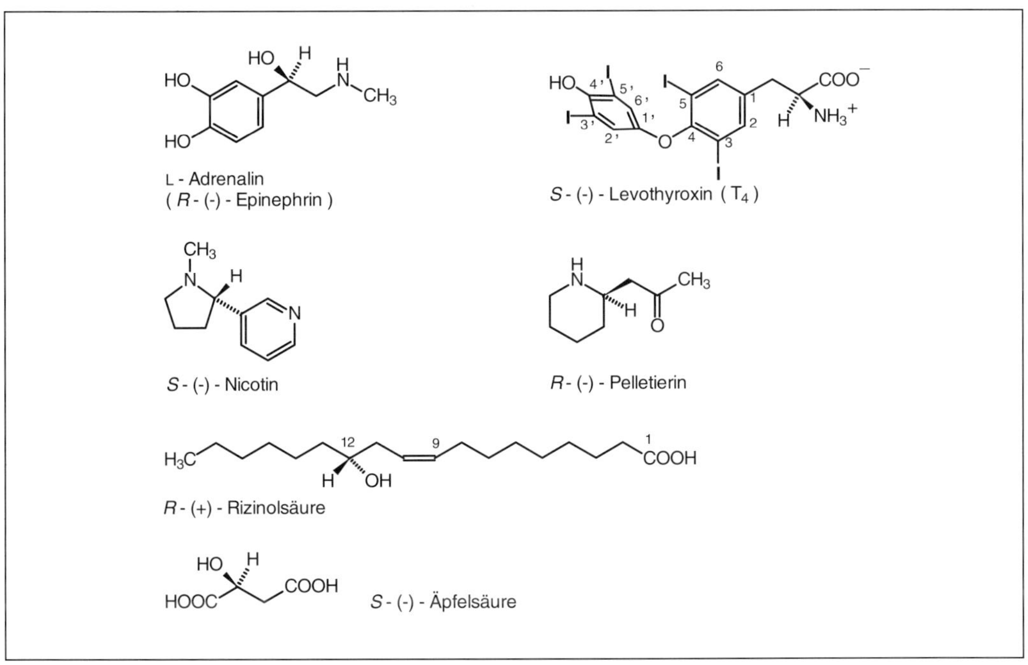

Abb. 4-64: Sechs enantiomerenreine Naturstoffe.

chirale Bausteine oder daraus gefertigte homochirale Polymere wie Proteine, Nucleinsäuren, Cellulose, Stärke oder Glykogen darstellen, die nach einheitlichem „Strickmuster" entstehen, hängt es bei sekundären Naturstoffen von der jeweiligen biosynthetischen Situation ab, welche Konfiguration die Chiralitätszentren erhalten. Fragen wir vor diesem Hintergrund nach dem Sinn der jeweiligen Konfiguration der sechs zitierten sekundären Naturstoffe, so ist bei den beiden Hormonen Epinephrin und Thyroxin eine Kausalität zu erkennen, bei den zwei Alkaloiden und den beiden Hydroxysäuren nicht. Das *R*-konfigurierte Epinephrin paßt besser in die aus homochiralen Aminosäuren aufgebauten adrenergen Rezeptoren (Eutomer) als das *S*-konfigurierte Enantiomer (Distomer). Thyroxin wird in der Schilddrüse aus dem *S*-konfigurierten Tyrosin ohne Änderung des chiralen Zentrums aufgebaut und behält deshalb die *S*-Form, die Voraussetzung für Wechselwirkungen mit einem intrazellulären Rezeptor ist (Eutomer). Der resultierende Hormon-Rezeptor-Komplex ist für die Steigerung des Energieumsatzes im Gesamtorganismus verantwortlich. Seine vielseitigen Wirkungen erstrecken sich auf die Tätigkeit des Herzens, die Funktionen des Magen-Darm-Traktes, die Beschaffenheit der Haut, den Wasserhaushalt, den Sauerstoffverbrauch sowie auf Psyche, Persönlichkeit und Intellekt. Das *R*-konfigurierte Enantiomer – **Dextrothyroxin** – besitzt dagegen praktisch keine hormonelle Aktivität (Distomer), nimmt also keinen Einfluß auf den Energiestoffwechsel, ist aber in der Lage, wie man zufällig entdeckt hat, den Cholesterolspiegel zu senken. Das *S*-konfigurierte **Nicotin** und das *R*-konfigurierte **Pelletierin** werden nicht biosynthetisiert, um beim Menschen bestimmungsgemäß die Lust zu steigern, sondern gehören zu den pflanzlichen Alkaloiden, über deren Sinn sich Generationen von Alkaloid-Forschern den Kopf zerbrochen haben und heute immer noch streiten, ganz unabhängig von der Frage, ob sie Chiralität aufweisen oder nicht. Die linksdrehende natürliche **Äpfelsäure** gehört (nach E. Fischer) der L-Reihe an, womit sie die gleiche Konfiguration besitzt wie die L-(+)-Milchsäure oder L-(+)-Alanin. Nach der CIP-Nomenklatur weisen die drei Säuren *S*-Konfiguration auf. Das *R*-Enantiomer der Äpfelsäure kommt in der Natur nicht vor. Ob der Schöpfer bei der Biosynthese der *R*-Rizinolsäure daran gedacht hat, den obstipaten Menschen zu erleichtern, muß in Zweifel gezogen werden. Vielleicht würden die Triglyceride der *S*-Rizinolsäure ebenso wirken, vielleicht besser, vielleicht schwächer.

Die Tatsache, daß es beide Enantiomeren der **Milchsäure** als native Stoffwechselprodukte gibt, widerspricht nicht der oben getroffenen Feststellung der Enantiomerenreinheit bei chiralen Naturstoffen. Sie werden nämlich von verschiedenen Organismen und durch unterschiedliche Prozesse gebildet. Die *R*-(–)-Form, die sog. Gärungsmilchsäure (D-Milchsäure), wird z. B. bei der Fermentation von Glucose durch *Lactobacillus* (*L. leichmannii*) produziert. Die *S*-(+)-Form (L-Milchsäure), die sog. Muskelmilchsäure, entsteht bei Sauerstoffmangel in den Muskeln aus Pyruvat, also dann, wenn wir z. B. als Untrainierte plötzlich übermäßig Sport treiben. Die monofermentative Vergärung durch *Lactobacillus*-Arten führt je nach Gärungsbedingungen zu *R*-Milchsäure, *S*-Milchsäure oder zum Racemat (Abb. 4-65).

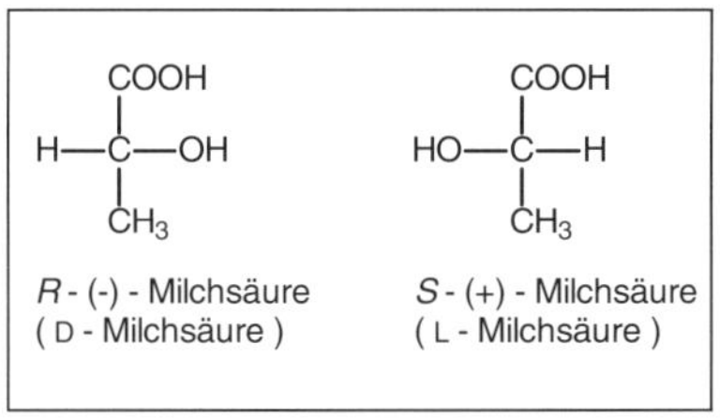

Abb. 4-65: Die beiden nativen Milchsäure-Enantiomere.

Natürliches Enantiomer = biologisch aktives Eutomer, synthetisches Enantiomer = wenig aktives Distomer

Die natürlichen *R*-(–)-Enantiomere von **Epinephrin** und **Norepinephrin** sind je nach Art des adrenergen Rezeptors infolge unterschiedlicher Bindungsaffinität 20- bis 50mal wirksamer als ihre *S*-(+)-Enantiomere (Abb. 4-66a). Verständlich wird der Unterschied, wenn man eine Dreipunkt-Bindung annimmt, wobei jeweils nur ein Enantiomer optimal mit dem gegebenen Rezeptor wechselwirken kann, das andere nicht (vgl. Kap. 4.5.1).

Natürliches Enantiomer = biologisch aktives Eutomer, synthetisches Enantiomer = inaktives Distomer

Als Vitamin des B-Komplexes ist lediglich die native *R*-(+)-Form der **Pantothensäure** wirksam, die künstliche *S*-(–)-Form dagegen nicht (Abb. 4-66b).

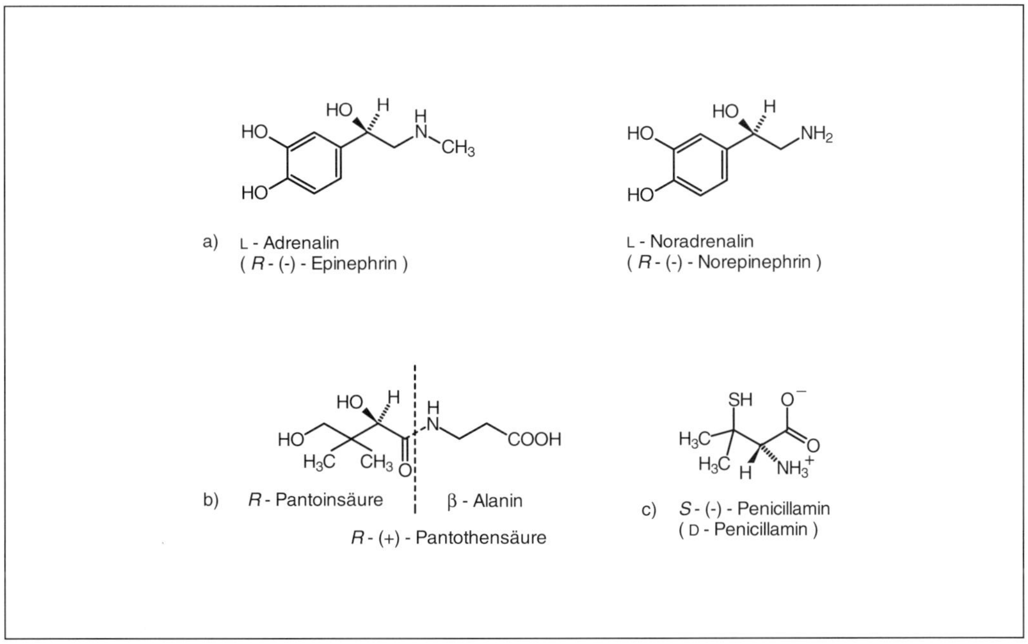

Abb. 4-66: Enantiomerenreine Naturstoffe unterschiedlicher biologischer Aktivität und Toxizität.

Pantothensäure ist bekanntlich ein integraler Bestandteil des Coenzyms A, das im Stoffwechsel die Übertragung von Acyl-Resten bewerkstelligt. Da solche Reaktionen stets in chiraler Umgebung erfolgen, die im wesentlichen aus homochiralen Aminosäuren aufgebaut ist, wird verständlich, daß eine bestimmte Konfiguration besser in das räumliche Geschehen paßt als die andere.

Unterschiedliche Toxizität

D-Penicillamin, das die *S*-(–)-Form darstellt, wird als Basistherapeutikum bei chronischer Polyarthritis eingesetzt. *R*-(+)-Penicillamin, das konfigurativ dem natürlichen Cystein entspricht (s. Kap. 4.1.4.2), hemmt pyridoxalabhängige Enzyme, führt zu allergischen Reaktionen und ist als toxische Verunreinigung in *S*-(–)-Penicillamin zu vermeiden. Es ist vorstellbar, daß *R*-Penicillamin wegen seiner den nativen Aminosäuren entsprechenden Konfiguration mit diesen interagiert und so seine toxischen Eigenschaften entfaltet, während *S*-Penicillamin als Xenobiotikum wirkt (Abb. 4-66c).

Unterschiedliche Wirkqualität

Wie oben schon gezeigt, ist **L-Thyroxin** (Levothyroxin) eines der beiden aktiven Schilddrüsenhormone, die den Energiestoffwechsel steuern. **D-Thyroxin** (Dextrothyroxin) hat keinen Einfluß auf den Energiestoffwechsel. Da es aber die Synthese-Abbau-Bilanz des Cholesterols im menschlichen Körper in der Weise beeinflußt, daß es insgesamt zu einer Senkung des Cholesterolspiegels kommt, wird es als Lipidsenker therapeutisch eingesetzt (Abb. 4-67).

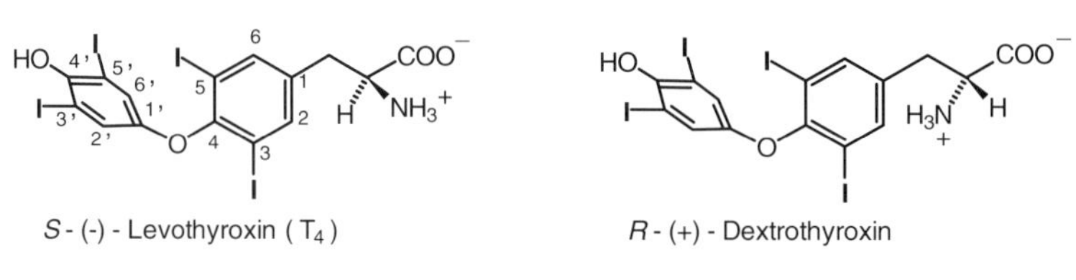

Abb. 4-67: Levothyroxin, ein aktives Schilddrüsenhormon, und Dextrothyroxin, ein hormonell inaktiver Lipidsenker.

Racemisierung bei der Isolierung

Racemisierungen werden häufig entweder basisch oder sauer katalysiert. Bei der Isolierung von chiralen Alkaloiden, die zur Reinigung wiederholt zwischen alkalischem und saurem Milieu „hin und her geschüttelt" werden, ist die Gefahr einer Racemisierung besonders groß. So gelingt es nur sehr schwer, das enantiomerenreine **L-Hyoscyamin** zu isolieren, man erhält das racemische **Atropin**. Warum bei gleichem Isolierungsmodus L-Scopolamin ohne Racemisierung erhalten wird, ist bis heute ein Rätsel geblieben (Abb. 4-68).

Wir betrachten hierbei nur das Chiralitätszentrum der Tropasäure. Auf die asymmetrischen und pseudoasymmetrischen Atome der Alkanolgerüste wird an anderer Stelle (Kap. 4.2) eingegangen.

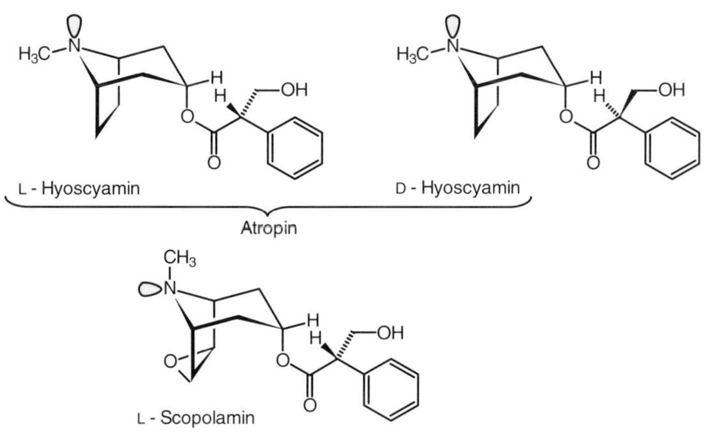

Abb. 4-68: Das Racemat Atropin und das Enantiomer L-Scopolamin.

4.6.1.2 Synthetische Arzneistoffe mit einem asymmetrisch substituierten C-Atom

Die üblichen, nicht enantioselektiven Synthesewege zu chiralen Arzneistoffen liefern stets Racemate. Da man grundsätzlich davon ausgehen muß, daß Enantiomere unterschiedliche Wirkungen zeigen, die sich qualitativ oder quantitativ bemerkbar machen, ist eine Racematspaltung oder eine enantioselektive Synthese zu fordern, bevor neue chirale Arzneistoffe in die pharmakologische Prüfung kommen und zur therapeutischen Anwendung gelangen. Durchforstet man den aktuellen Arzneischatz, so sind neben einzelnen Verbindungen auch ganze Gruppen von Stoffen mit je einem Asymmetriezentrum zu finden (s. Tab. 4-4).

Der überwiegende Teil der synthetischen chiralen Arzneistoffe kommt immer noch in Form von Racematen zur Anwendung. Gründe dafür sind die „chemo-technischen" Schwierigkeiten mit vielen enantioselektiven Synthesen und der hohe, sprich kostspielige Aufwand bei der Racemattrennung, deren Gelingen außerdem nicht immer gewährleistet ist. Welche Bedeutung jedoch der Forderung nach Anwendung von reinen Enantiomeren zukommt, sei an den wichtigsten pharmakokinetischen Stationen erläutert.

- α-Aminosäuren und Derivate
- Anorektika
- H_1-Antihistaminika
- Barbitursäure-Derivate und Verwandte
- β-Blocker
- Calciumkanal-Modulatoren (Dihydropyridin-Derivate)
- Hustenblocker
- α-Hydroxysäuren und Derivate
- Neuroleptika und Antidepressiva
- Profene
- Psychoanaleptika
- Sympathomimetika
- Verbindungen mit Glycerol als Teilstruktur
- Weckamine

Tab. 4-4: Gruppen synthetischer Arzneistoffe mit einem asymmetrisch substituierten C-Atom.

Die Chiralität eines Wirkstoffs beeinflußt ganz entscheidend die einzelnen pharmakokinetischen Schritte wie Absorption, Plasma-Bindung, Bindung an Carrier-Proteine, Gewebeverteilung, und schließlich die Biotransformation und Eliminierung. Auch für die Pharmakodynamik ist die Chiralität von größter Bedeutung, denn die Wechselwirkungen mit *Active Sites* von Rezeptoren oder Enzymen, die selbst Chiralität aufweisen, werden durch den räumlichen Bau der Wirkstoffe qualitativ und quantitativ unterschiedlich beeinflußt.

Absorption. Da sich Enantiomere nicht in ihrer Lipophilie oder Wasserlöslichkeit unterscheiden, ist auch weder zu erwarten noch zu beobachten, daß sie sich in ihrer passiven Membranpassage unterscheiden. Ganz anders verhalten sie sich beim aktiven Membrantransport, der bei vielen Arzneistoffen in Erscheinung tritt. Hier kommt erwartungsgemäß eine Stereospezifität zum Tragen. Carrier-Systeme sind Proteine, die selbst Chiralität aufweisen; sie bevorzugen normalerweise eines von zwei Enantiomeren, das sie ausschließlich oder besser transportieren.

So wird zum Beispiel **L-Dopa** bei der Absorption aktiv transportiert, während **D-Dopa** lediglich durch passive Diffusion in die Zellen gelangt (Abb. 4-69).

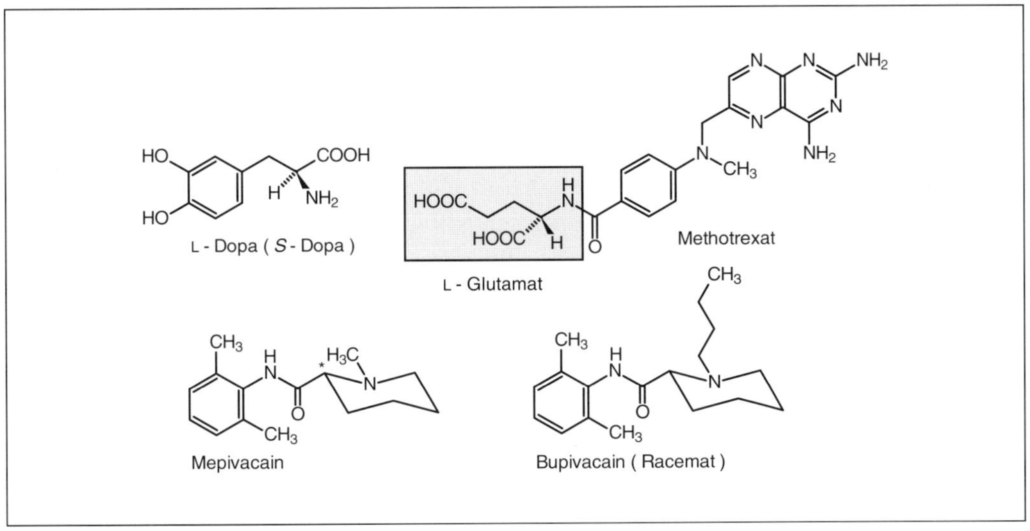

Abb. 4-69: Vier Arzneistoffe, deren Absorption von der Konfiguration abhängt.

Methotrexat wird praktisch nur als L-Enantiomer = *S*-(–)-Form absorbiert, das konfigurativ der Folsäure entspricht. Die orale Verfügbarkeit von D-Methotrexat beträgt nur 2,5 % im Vergleich mit der des L-Enantiomers.

Selbst bei parenteraler Applikation hat die Chiralität von Arzneistoffen einen deutlichen Einfluß auf die Absorption und Verteilung. So hängt es bei den injizierbaren Lokalanästhetika **Mepivacain** und **Bupivacain** von den gefäßverengenden oder -erweiternden Eigenschaften der Enantiomeren ab, wie zurückhaltend oder wie weitgehend sie absorbiert und verteilt werden. Das L-(–)Bupivacain besitzt vasokonstriktorische Eigenschaften, wodurch bei seiner Anwendung als Lokalanästhetikum der übliche Zusatz eines Vasokonstriktors überflüssig wird.

Bindung an Plasmaproteine

Die **Bindung** chiraler Arzneistoffe an **Plasmaproteine**, wie humanes Serumalbumin (HSA) oder saure **Glykoproteine** (AGP), die asymmetrische Höhlen und helikale Strukturen enthalten, erfolgt abhängig von der Konfiguration, d. h. mit hoher Stereoselektivität.

HSA hat zwei unterschiedliche Bindungsbereiche, eine Warfarin-Bindungsstelle und eine Benzodiazepin-Bindungsstelle. Zu den Arzneistoffen, die stereospezifisch an die Warfarin-Bindungsstelle binden, gehören **Methylphenobarbital** und **Pentobarbital** (Abb. 4-70a). Wie Müller und Wollert 1975 erkannten, ist die Bindungsaffinität von *S*-(+)-**Oxazepam**-Hemi-

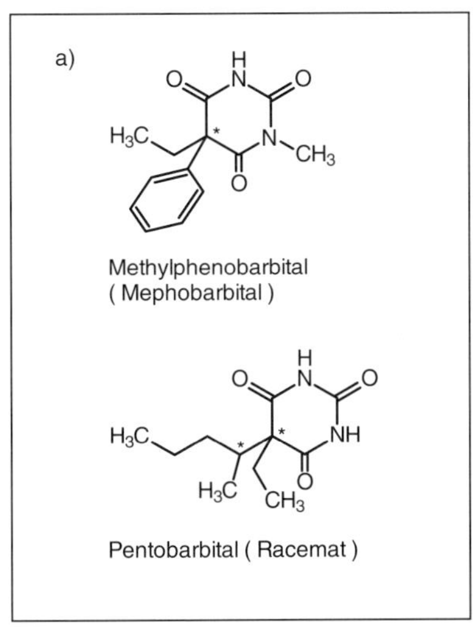

Abb. 4-70:
a) Zwei Barbitursäure-Derivate, die an die Warfarin-Bindungsstelle von HSA binden

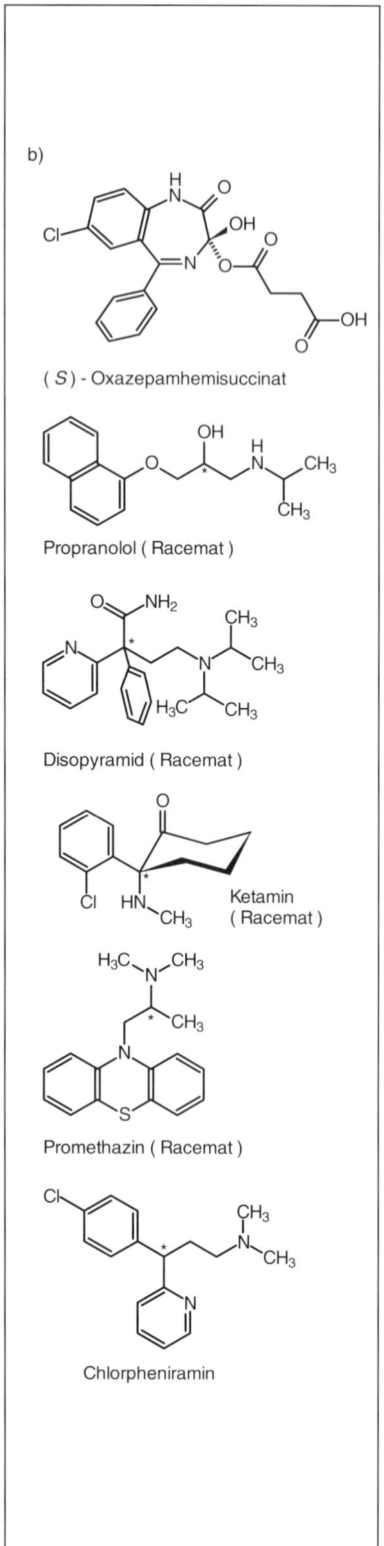

b) Arzneistoffe mit stereospezifischer Bindungsaffinität zu Plasmaproteinen.

succinat an die Benzodiazepin-Bindungsstelle 35fach höher als die des *R*-(–)-Enantiomeren. Später konnte gezeigt werden, daß die *S*-Formen weiterer 1,4-Diazepine ebenfalls weitaus stärker an HSA binden als ihre Enantiomere.

Zu den basischen Arzneistoffen, die bevorzugt am AGP binden, gehören u. a. der β-Blocker **Propranolol,** das Antiarrhythmikum **Disopyramid**, das Injektionsanästhetikum **Ketamin**, das Neuroleptikum **Promethazin** und das H_1-Antihistaminikum **Chlorpheniramin** (Abb. 4-70b). *S*-(+)-Disopyramid bindet im Vergleich mit *R*-(–)-Disopyramid stereoselektiv. Die Bindungsaffinität von *S*-(–)-Propranolol ist höher als die von *R*-(+)-Propranolol. Die stereoselektive Bindung der anderen drei Stoffe wird dadurch dokumentiert, daß man ihre Enantiomeren chromatographisch an Säulen von immobilisiertem AGP trennen kann.

Bei der **Gewebeverteilung** von chiralen Arzneistoffen ist erwartungsgemäß ebenfalls Stereoselektivität zu beobachten. Geeignete Beispiele findet man unter den Sympathomimetika und Sympatholytika (**Norepinephrin, Amphetamin, Atenolol**, **Propranolol, Timolol**) (Abb. 4-71).

Besonders auffallend ist die Stereoselektivität der Wechselwirkungen vieler chiraler Arzneistoffe mit:

- Adrenergen Rezeptoren (Phenylephrin, Gepefrin, Dobutamin),
- Muscarin-Rezeptoren (Hyoscyamin),
- Nicotin-Rezeptoren,
- Serotonin-Rezeptoren,
- Dopamin-Rezeptoren,
- Adenosin-Rezeptoren,

und vielen weiteren.

Bei den Sympathomimetika kann die Chiralität prinzipiell an drei verschiedenen Stellen im Molekül verankert sein, meist in α-Position zum Phenylring, wie bei ***R*-(–)-Phenylephrin**, oder in β-Position, wie bei ***S*-(+)-Gepefrin**, oder im Alkyl-Rest der Aminogruppe, wie beim **Dobutamin** (Abb. 4-72).

Phenylephrin und Gepefrin gehören zu den wenigen Sympathomimetika, die nicht als Racemate, sondern als reine Enantiomere im Handel sind. Adrenerge Rezeptoren werden weiter differenziert in α- und β-Rezeptoren und diese weiterhin in α_1- und α_2- sowie β_1- und β_2-Rezeptoren. Das linksdrehende *S*-Dobutamin ist ein starker α_1-Agonist, jedoch ein schwacher β_1- und β_2-Agonist. Das rechtsdrehende *R*-Dobutamin zeigt keine Aktivität an α-Adrenozeptoren, ist dagegen ein potenter β_1- und β_2-Agonist.

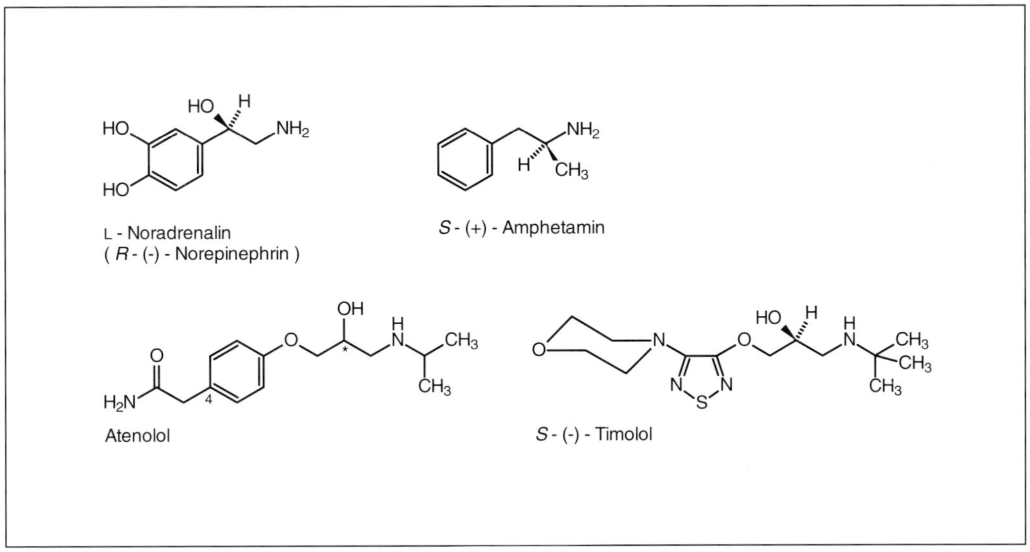

Abb. 4-71: Arzneistoffe mit stereospezifischer Gewebeverteilung.

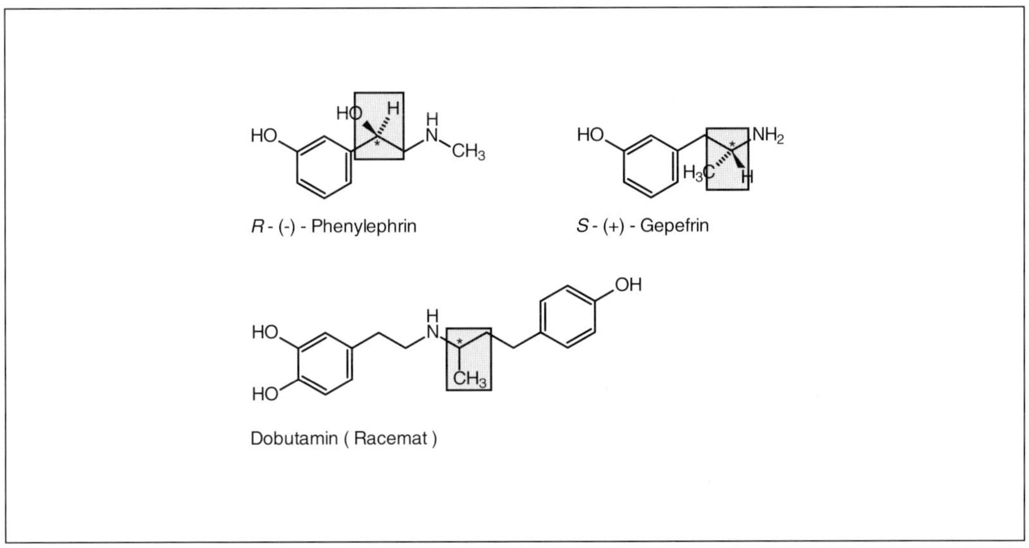

Abb. 4-72: Drei chirale Sympathomimetika mit unterschiedlicher Position des Asymmetriezentrums.

4.6.2 Arzneistoffe mit zwei Asymmetriezentren

Bei der Beurteilung solcher Arzneistoffe ist zuerst die Frage zu stellen, ob sie als reine Enantiomere, als Enantiomeren-Paar (Racemat) oder als „wüstes Diastereomeren-Gemisch" von vier stereochemisch unterschiedlichen Verbindungen vorliegen.

Therapeutisch genutzte **Naturstoffe** mit zwei Chiralitätszentren treten in der Regel als reine Enantiomere auf. Ist dies nicht der Fall, so muß von einer Racemisierung während der Isolierung oder Reinigung ausgegangen werden.

4.6.2.1 Aktuelle therapeutisch angewandte Naturstoffe mit zwei Chiralitätszentren

Tab. 4-5: Konfigurationen und Indikation/Stoffklassen einer Auswahl aktueller therapeutisch angewandter Naturstoffe mit zwei Chiralitätszentren.

Verbindung	Konfiguration	Indikation/Stoffklasse
L-Ascorbinsäure	*5R*, *6S*	Vitamin
Aztreonam	*2S*, *3S*	β-Lactam-Antibiotikum
Cefotaxim	*6R*, *7R*	β-Lactam-Antibiotikum
Cefoxitin	*6R*, *7S*	β-Lactam-Antibiotikum
Chloramphenicol	*1R*, *2R*	Antibiotikum
Clavulansäure	*2R*, *5R*	β-Lactamase-Inhibitor
L-Ephedrin	*1R*, *2S*	Sympathomimetikum
Fosfomycin	*1R*, *2S*	Antibiotikum
Griseofulvin	*1'S*, *6'R*	Antimykotisches Antibiotikum
D-Norpseudoephedrin	*1S*, *2S*	Anorektikum
Noscapin (Narcotin)	*1R*, *3S*	Antitussivum
Physostigmin	3a*S*, 8a*R*	Parasympathomimetikum
Phytomenadion	*7'R*, *11'R*	Vitamin
Pilocarpin	*3S*,*4R*	Parasympathomimetikum
Tetrahydrocannabinol	6a*R*, 10a*R*	Psychoanaleptikum

4.6.2.2 Aktuelle synthetische Arzneistoffe mit zwei Chiralitätszentren, die als reine Enantiomere angewandt werden

Tab. 4-6: Konfigurationen und Indikationen einer Auswahl aktueller synthetischer Arzneistoffe mit zwei Chiralitätszentren, die als reine Enantiomere angewandt werden.

Verbindung	Konfiguration	Indikation
Cafedrin	*1R*, *2S*	Zentrales Stimulans
Captopril	*S*,*S*	ACE-Hemmer
Dextropropoxyphen	*1S*, *2R*	Analgetikum
Diltiazem	*2S*, *3S*(+)-Form	Calciumantagonist
Ethambutol	*S*,*S*	Antimykobakt. Chemotherapeutikum
Lisurid	*5R*, *8S*	Prolaktinhemmer, Migränemittel
Oxyfedrin	*1S*, *2R*	Antianginöser Wirkstoff
Paroxetin	(−)*trans*-Form	Antidepressivum
Sulbactam	*2S*, *5R*	β-Lactamase-Inhibitor
Suloctidil	*1R*, *2S*	Sympathomimetikum
Treosulfan	*R*,*R*	Chemotherapeutikum

4.6.2.3 Aktuelle synthetische Arzneistoffe mit zwei Chiralitätszentren, die als Racemate angewandt werden

Tab. 4-7: Konfigurationen und Indikationen einer Auswahl aktueller synthetischer Arzneistoffe mit zwei Chiralitätszentren, die als Racemate angewandt werden.

Verbindung		Indikation
Cisaprid	*cis*-Form*)	Prokinetikum
Clobutinol	höherschmelzendes Racemat	Antitussivum
Mafosfamid	*cis*-Form	Zytostatikum
Mefloquin	*erythro*-Form	Chemotherapeutikum
Methohexital	„α-Racemat"*)	Hypnotikum
Tilidin	*trans*-Form	Zentrales Analgetikum
Tramadol	*trans*-Form	Zentrales Analgetikum
Tranylcypromin	*trans*-Form	MAO-Hemmer, Antidepressivum

*) absolute Konfiguration nicht bekannt.

4.6.2.4 Aktuelle synthetische Arzneistoffe mit zwei Chiralitätszentren, die als Diastereomerengemische (zwei Enantiomerenpaare) angewandt werden

Verbindung	Indikation
Amfetaminil	Psychoanaleptikum
Clemastin	Antiallergikum
Fenoterol	Broncholytikum
Methylphenidat	Psychoanaleptikum

Tab. 4-8: Indikationen einer Auswahl aktueller synthetischer Arzneistoffe mit zwei Chiralitätszentren, die als Diastereomerengemische (zwei Enantiomerenpaare) angewandt werden.

4.6.2.5 Bemerkungen zu einigen der aufgeführten Arzneistoffe

L-Ascorbinsäure. Bei zwei asymmetrisch substituierten C-Atomen existieren außer der L-Ascorbinsäure eine D-Ascorbinsäure sowie eine L- und eine D-Isoascorbinsäure (Farbabb. 4-7, S. 296).

Während die L-Ascorbinsäure einen ubiquitären Naturstoff darstellt und die D-Ascorbinsäure in Bakterien vorkommt, konnten die beiden Isoascorbinsäuren, die in der Natur bisher nicht aufgefunden wurden, synthetisiert werden. Zwischen der antiskorbutischen Wirkung von Vitamin C und der Konfiguration der beiden chiralen C-Atome gibt es eindeutige Zusammenhänge. Die *R*-Konfiguration des Kohlenstoffs in Position 5 ist Voraussetzung für diese Eigenschaft. Sie ist gegeben in L-Ascorbinsäure und D-Isoascorbinsäure. Die Wirkstärke wird durch die *S*-Konfiguration des Kohlenstoffs in Position 6 drastisch erhöht, was nur bei der L-Ascorbinsäure zutrifft. D-Ascorbinsäure und L-Isoascorbinsäure mit *S*-Konfiguration in Position 5 zeigen keine antiskorbutische Wirkung.

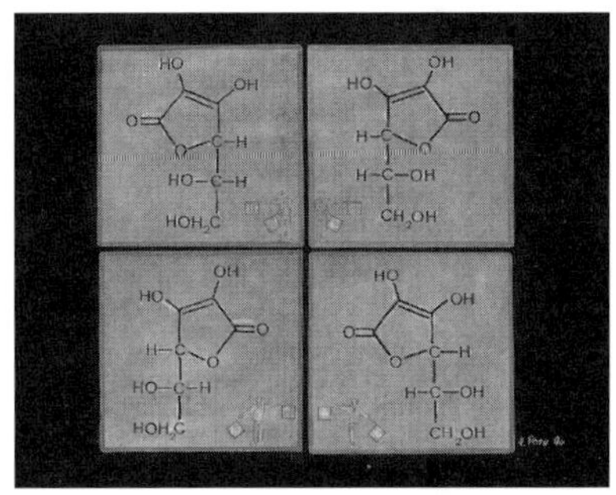

Intermezzo

Die sterischen Zusammenhänge sind in Farbabb. 4-7, S. 296, in Form von Fischer-Projektionen dargestellt. Dabei drängt sich der Vergleich mit den in der Schiffahrt üblichen Flaggensignalen auf. Wenn man die Positionen 4 und 5 mit den daran haftenden Sauerstoff-Funktionen zugrunde legt, entspricht die L-Ascorbinsäure dem M, die D-Ascorbinsäure dem *S*, die L-Isoascorbinsäure dem H und die D-Isoascorbinsäure dem Z.

Was tun viele Wirkstoffe? Sie setzen Signale, die Effekte auslösen!

Chloramphenicol. Antibiotisch wirksam ist nur die D-*threo*-Form (1*R*,2*R*-Form). Der stereochemische Vergleich mit L-Ephedrin zeigt, daß Chloramphenicol der *threo*- und Ephedrin der *erythro*-Reihe angehört (Abb. 4-73a).

Griseofulvin (1'*S*, 6'*R*-Form). Beachtenswert ist die hohe spezifische Drehung: +354° bis +364° (in Dimethylformamid) (Abb. 4-73b).

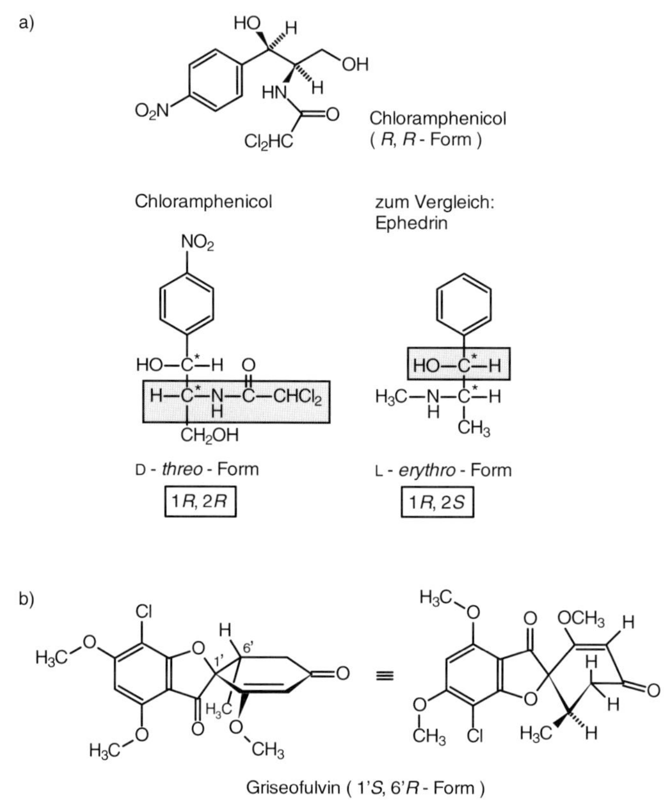

Abb. 4-73: Zwei Antibiotika mit je zwei Chiralitätszentren.

Captopril. Im ersten therapeutisch angewandten ACE-Hemmer (Hemmstoff des *angiotensin converting enzyme*) ist die L-Aminosäure Prolin (= *S*-Prolin) mit der *S*-konfigurierten 3-Mercapto-2-methyl-propionsäure verknüpft. Die Bindung an das angiotensin converting enzyme ist stereospezifisch, was daran zu erkennen ist, daß die im Propionsäureteil *R*-konfigurierte diastereomere Verbindung etwa 100mal schwächer wirkt als Captopril (Abb. 4-74a).

Dextropropoxyphen mit 1*S*,2*R*-Konfiguration ist ein starkes zentrales Analgetikum, das enantiomere Levopropoxyphen mit 1*R*,2*S*-Konfiguration wirkt dagegen zentral antitussiv (Abb. 4-74b).

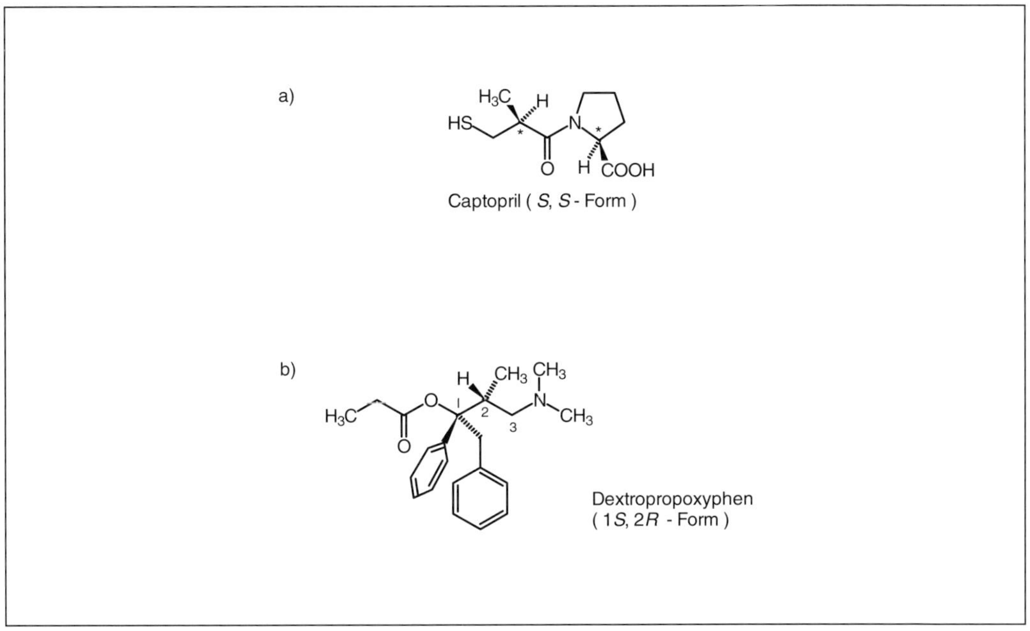

Abb. 4-74: Zwei synthetische Arzneistoffe mit je zwei Chiralitätszentren und stereospezifischer Wirkung.

Ethambutol. Das durch Hemmung der RNA-Synthese in die Protein-Biosynthese der Mykobakterien eingreifende Chemotherapeutikum Ethambutol ist symmetrisch gebaut und enthält zwei gleichartig substituierte Chiralitätszentren. Demnach können, wie bei der Weinsäure, drei Stereoisomere existieren (Abb. 4-75). Die tuberkulostatische Aktivität ist weitgehend an das rechtsdrehende Enantiomer geknüpft, das *S,S*-Konfiguration besitzt. Das linksdrehende Enantiomer mit *R,R*-Konfiguration ist praktisch wirkungslos, und die optisch inaktive Mesoform zeigt weniger als ein Zehntel der Wirksamkeit der rechtsdrehenden Form.

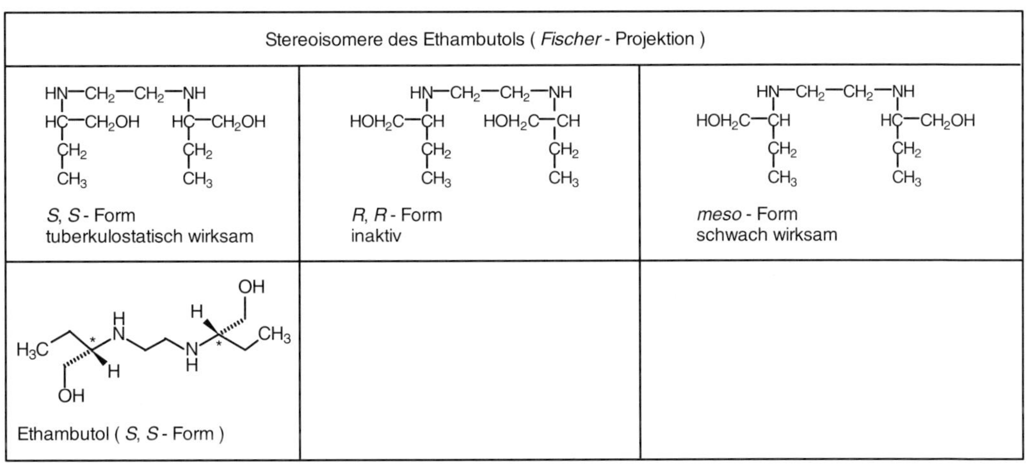

Abb. 4-75: Aktive, weniger aktive und inaktive Stereoisomere von Ethambutol.

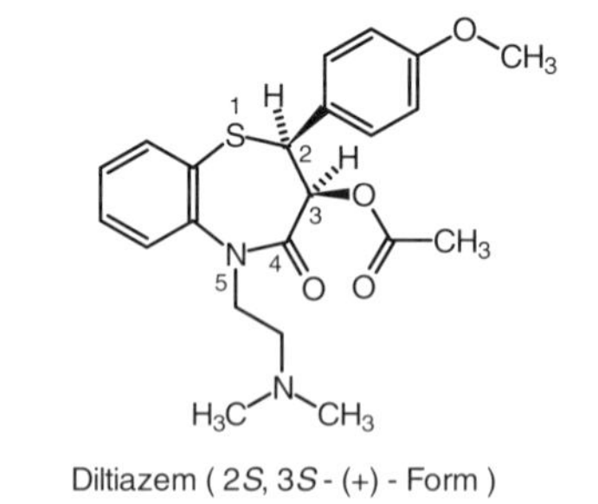

Abb. 4-76: Die pharmadynamisch aktive Konfiguration des Diltiazems.

Diltiazem (2*S*,3*S*-Form). Als Calciumantagonist ist nur das rechtsdrehende (2*S*,3*S*)-Enantiomer mit *cis*-ständigen Substituenten aktiv (Abb. 4-76).

4.6.3 Aktuelle Arzneistoffe mit drei und mehr Asymmetriezentren

Grundsätzlich gilt das über Arzneistoffe mit zwei Asymmetriezentren Gesagte. Kohlenhydrate mit mehreren Chiralitätszentren ordnet man je nach Konfiguration des zweitletzten, also der endständigen CH_2-OH-Gruppe am nächsten liegenden und somit am höchsten bezifferten asymmetrisch substituierten C-Atoms der D- oder L-Reihe zu (Abb. 4-77, s. auch Kap. 9).

- **Enantiomere mit mehreren Asymmetriezentren** sind dadurch gekennzeichnet, daß die Konfigurationen aller asymmetrisch substituierten C-Atome invertiert sind.
- **Diastereomere mit mehreren Asymmetriezentren** weisen an mindestens einem Asymmetriezentrum die gleiche und an mindestens einem anderen Asymmetriezentrum umgekehrte Konfiguration auf.

Zu den Naturstoffen mit drei Asymmetriezentren zählen u. a. das Alkaloid **Muscarin**, das B-Vitamin **Biotin** und das E-Vitamin **α-Tocopherol** (Abb. 4-78).

Bei Muscarin und Biotin ist die biologische Wirkung in enger Korrelation mit der Konfiguration zu sehen. Dagegen zeigt das Gemisch der acht möglichen optischen Isomeren des α-Tocopherol (Vitamin E) immerhin noch etwa 75% der biologischen Wirkung des *R*,*R*,*R*-konfigurierten α-Tocopherols.

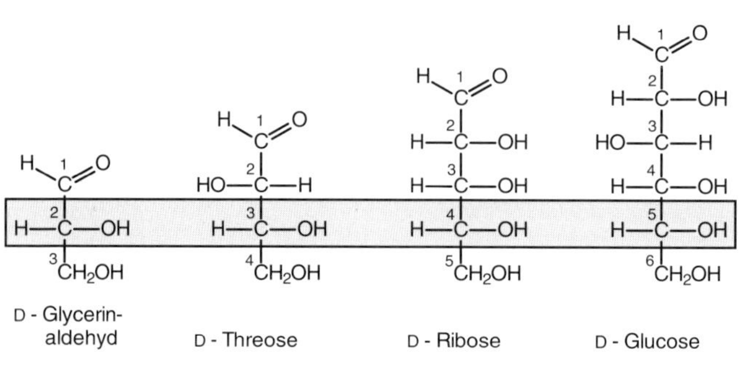

Abb. 4-77: Beispiele zur D-Reihe.

apropos

Soll ich natürliches oder synthetisches Vitamin E einnehmen? (Der Preisunterschied ist beachtlich.)

Die **Tocopherole** sind Methyl-Gruppen-substituierte Derivate des Tocols. Je nach Zahl und Stellung der Methyl-Gruppen unterscheidet man α-, β-, γ-, δ-Tocopherol.

Die Tocopherole besitzen drei chirale C-Atome, nämlich C(2), C(4') und C(8'), die im natürlichen α-Tocopherol alle die *R*-Konfiguration aufweisen. Demnach sind von jedem Tocopherol acht optische Isomere möglich. Beschränken wir uns auf α-Tocopherol, so sind stereochemisch zu unterscheiden:

- das natürlich vorkommende α-Tocopherol, das die absolute Konfiguration 2R, 4'R, 8'R aufweist;
- halbsynthetisches, aus Trimethylhydrochinon und natürlichem Phytol dargestelltes α-Tocopherol, das ein Gemisch der zwei Diastereomeren mit der Konfiguration 2*RS*, 4'*R*, 8'*R* darstellt;
- das vollsynthetische, aus Trimethylhydrochinon und synthetischem Phytol gewonnene total racemische α-Tocopherol, das ein Gemisch der acht möglichen Stereoisomeren darstellt.

Hier ist jedoch die Stereochemie für die Wirkstärke von untergeordneter Bedeutung (s. oben).

Dagegen nimmt die biologische Aktivität der Tocopherole in der Reihenfolge α, β, γ, δ drastisch ab (s. Tab. 4-9).

Tab. 4-9: Relative Wirksamkeit von α-, β-, γ- und δ-Tocopherol (nach DGE).

Substanz	Wirksamkeit [%]
α-Tocopherol	100%
β-Tocopherol	50%
γ-Tocopherol	25%
δ-Tocopherol	1%

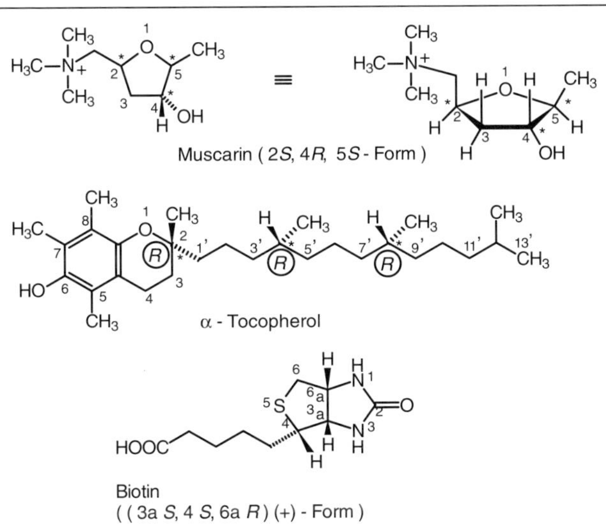

Abb. 4-78: Drei Naturstoffe mit je drei Chiralitätszentren.

Viele β-Lactam-Antibiotika weisen drei Asymmetriezentren auf (Abb. 4-79):

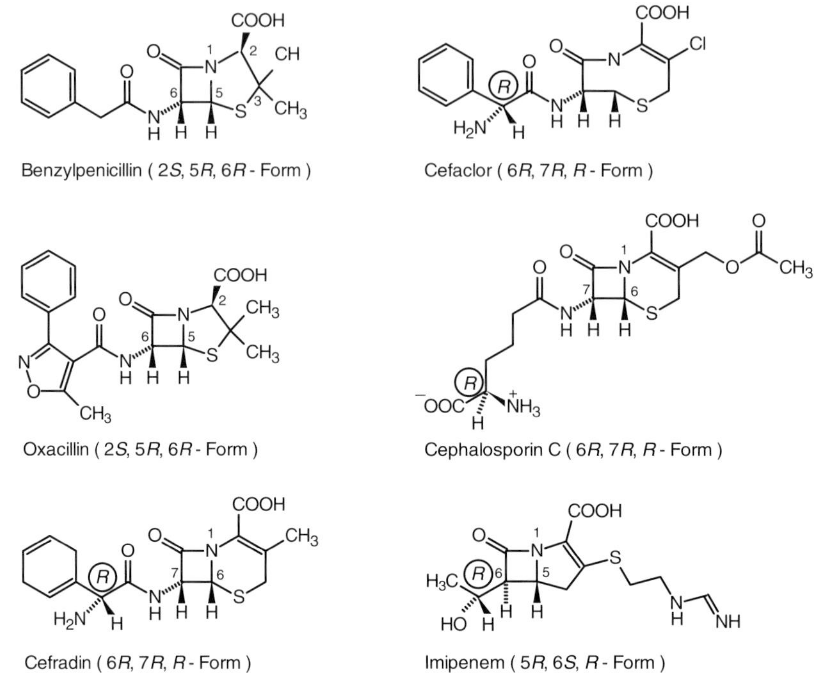

Abb. 4-79: β-Lactam-Antibiotika mit je drei Chiralitätszentren.

- **Penicilline**, die im Acyl-Rest nicht chiral sind, wie das **Benzylpenicillin** als Prototyp oder die Isoxazol-substituierten Penicilline (**Oxacillin**),
- **Cephalosporine** mit einem chiralen Acyl-Rest, wie **Cefradin**, **Cefaclor** oder das native **Cephalosporin C**,
- **Imipenem**.

Hier führen Veränderungen der Konfiguration an einem der Asymmetriezentren stets zu einem großen bis totalen Wirkungsverlust.

Zu den partialsynthetischen Arzneistoffen mit drei Asymmetriezentren gehören alle N-Glykoside der Desoxyribose (sofern sie im Basenteil keine Chiralität aufweisen, was bislang nicht der Fall ist) (Abb. 4-80a):

- **Edoxuridin**
- **Idoxuridin**
- **Trifluridin**

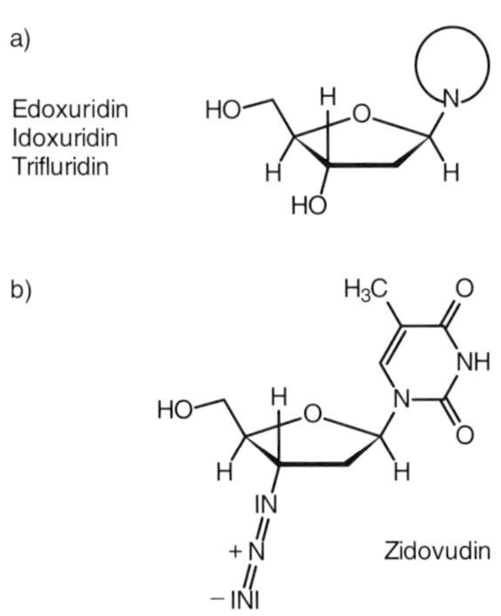

Abb. 4-80: Gemeinsame Grundstruktur a) von Nucleosid-Antimetaboliten und b) von Zidovudin.

Ihre Antimetaboliten-Funktion und damit die Voraussetzung für antivirale oder zytostatische Wirkung ist an die enthaltenen „falschen" Basen geknüpft.

Anders ist dies beim **Zidovudin**, das ein Thymidin-Analogon darstellt, in welchem die OH-Gruppe in der Position 3′ durch eine Azido-Gruppe ersetzt ist und damit einen „falschen" Zuckerrest enthält (Abb. 4-80b).

Zu den partialsynthetischen Arzneistoffen, die mit drei Chiralitätszentren versehen sind, zählen auch Dihydro-Lysergin-Derivate, ebenso wie **Lysergsäure-Derivate**, die im Aminteil ein und im Säureteil zwei Asymmetriezentren aufweisen (Abb. 4-81, Tab. 4-10).

Die Bindung der **ACE-Hemmer** an das *angiotensin converting enzyme* erfolgt stereoselektiv. **Enalapril, Ramipril, Perindopril, Trandolapril** und **Quinapril** sind Dipeptide, die am N-Terminus mit einer Carbonsäure verknüpft sind. Sie enthalten je einen L-Alanin-Rest (= *S*-Alanin), der am Stickstoff peptidartig mit L-Prolin (= *S*-Prolin) oder einer Aminosäure verbunden ist, in der der Pyrrolidinrest des Prolins zu einem Hetero-Bicyclus erweitert ist und das α-C-Atom des Aminosäureteils ebenfalls *S*-Konfiguration aufweist. Auch die endständige Carbonsäure ist *S*-konfiguriert, so daß alle diese fünf ACE-Hemmer jeweils *S,S,S*-Konfiguration an den um eine Carbonsäure erweiterten Peptid-backbone zeigen. Die Methylgruppe des Alanin-Teils ist an ein Asymmetriezentrum gebunden, das die gleiche abso-

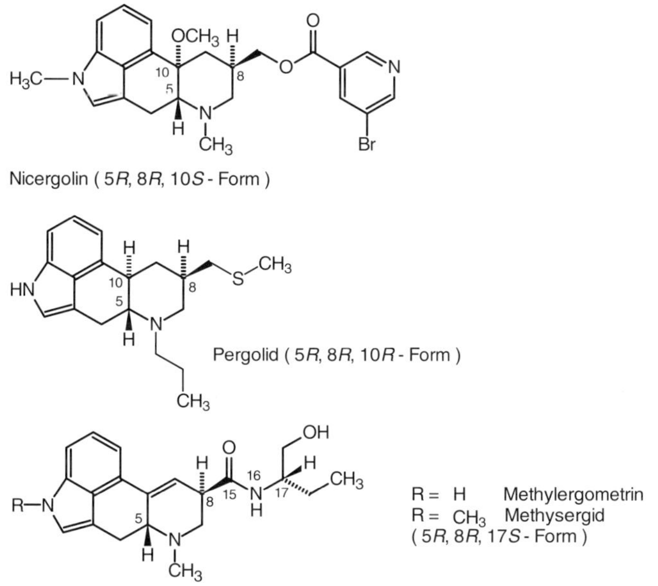

Abb. 4-81: Dihydro-Lysergin- und Lysergsäure-Derivate mit drei Chiralitätszentren.

Wirkstoff	Konfiguration	Indikation
Nicergolin	5*R*, 8*R*, 10*S*	Durchblutungsfördernder Wirkstoff
Pergolid	5*R*, 8*R*, 10*R*	Dopaminerges Antiparkinson-Mittel
Methylergometrin	5*R*, 8*R*, 17*S*	Wehenmittel
Methysergid	5*R*, 8*R*, 17*S*	Migränemittel

Tab. 4-10: Konfigurationen und Indikationen von Dihydro-Lysergin- und Lysergsäure-Derivaten mit drei Chiralitätszentren.

lute Konfiguration wie das Asymmetriezentrum im Captopril aufweist (Abb. 4-82).

Auch bei den ACE-Hemmern, die nicht in das vorgestellte Strukturschema passen, ist die *S*-Konfiguration der enthaltenen Aminosäuren und der chiralen Carbonsäuren Voraussetzung für die Einpassung in das Reaktionszentrum des *angiotensin converting enzymes*.

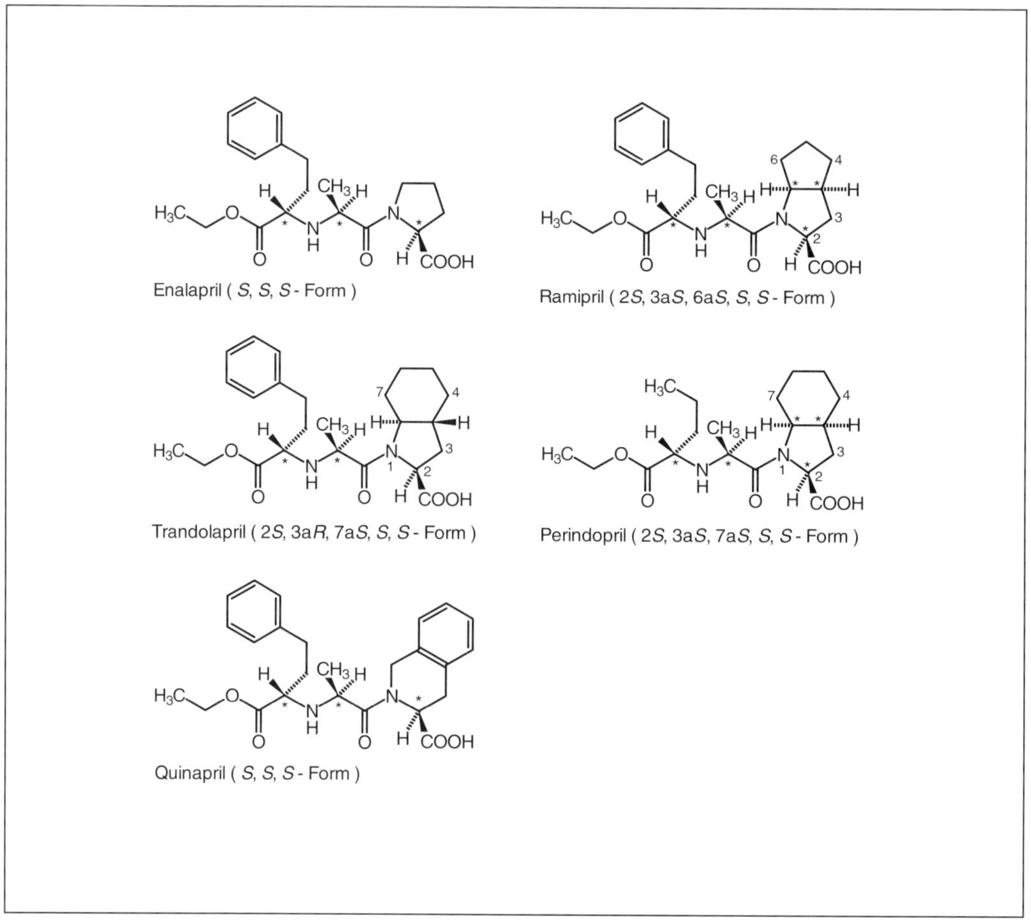

Abb. 4-82: Verschiedene, im pharmakophoren Bereich *S,S,S*-konfigurierte ACE-Hemmer.

Prostaglandine

Als natürliche Mediatoren mit vier (**PGE**) oder fünf (**PGF**) Asymmetriezentren stellen die **Prostaglandine** reine Enantiomere dar. Dies muß auch bei synthetischen Analoga, die heute therapeutisch genutzt werden, Berücksichtigung finden. Dadurch werden die Synthesen entsprechend aufwendig und teuer.

Die folgende Formelübersicht enthält die derzeit auf dem Arzneimittelmarkt befindlichen synthetischen Prostaglandine (Abb. 4-83).

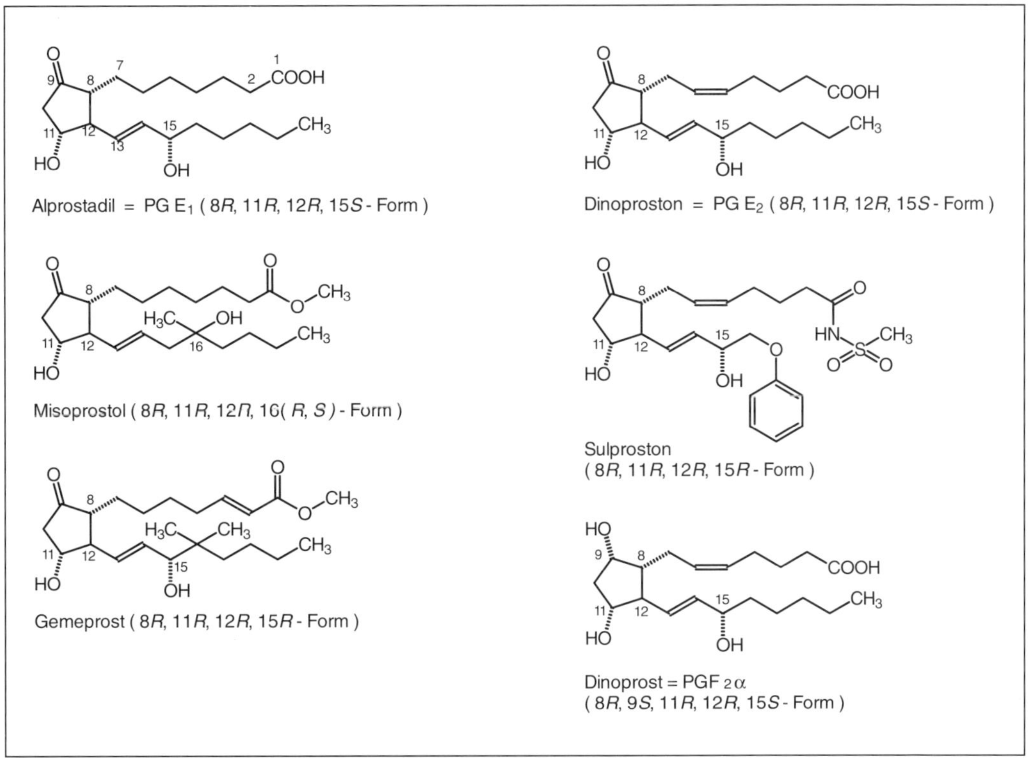

Abb. 4-83: Stereochemie therapeutisch eingesetzter Prostaglandine.

Bedeutung eines chiralen Zentrums bei Molekülen mit insgesamt acht Chiralitätszentren

Nicht immer sind mehrere bestimmte Konfigurationen eines mehrfach chiralen Wirkstoffs Voraussetzung seiner Wirkung. Die seit kurzem auf dem Arzneimittelmarkt befindlichen CSE-Hemmer oder HMG-CoA-Reduktase-Hemmer (CSE = Cholesterol-Synthese-Enzym, HMG-CoA = Hydroxymethylglutaminsäure-Coenzym A), eine neue Klasse von Lipidsenkern mit den Vertretern **Lovastatin, Simvastatin** und **Pravastatin**, sind chirale Wirkstoffe mit je acht Asymmetriezentren (Abb. 4-84).

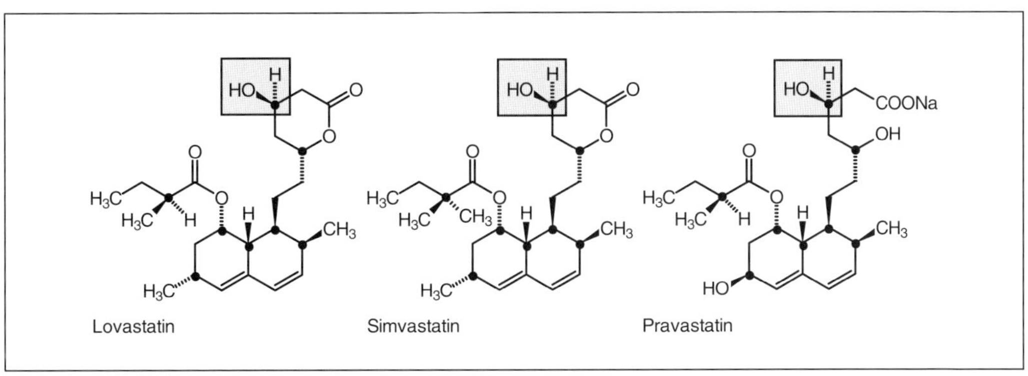

Abb. 4-84: CSE-Hemmer.

Für den Hemmechanismus ist nur die Konfiguration an **einem** asymmetrisch substituierten C-Atom von ausschlaggebender Bedeutung. Die Reduktion von Hydroxymethylglutaminsäure zur Mevalonsäure ist eine Voraussetzung für die Bildung von Isopreneinheiten, die als Bausteine für das Cholesterol benötigt werden. Lovastatin und Simvastatin stellen Prodrugs dar, deren Lactonring zur Hydroxysäure geöffnet wird. Im Pravastatin liegt bereits die aktive Wirkform vor. In den drei Wirkstoffen ist die Konfiguration der Hydroxymethylgruppe identisch mit der Konfiguration der Hydroxymethylgruppe in Hydroxymethylglutaminsäure. Durch diese stereochemische Äquivalenz sind die Wirkstoffe in der Lage, mit dem natürlichen Substrat HMG zu konkurrieren. Es kommt zu einer kompetitiven Hemmung der HMG-CoA-Reduktase.

Zehn und mehr Asymmetriezentren in Naturstoffen

Wie verschwenderisch die Natur in der Ausstattung mit Chiralitätszentren ist, läßt sich exemplarisch an Alkaloiden wie **Ajmalin** oder **C-Toxiferin**, an Antibiotika wie **Streptomycin** oder **Amphotericin B**, an **Digitalisglykosiden** oder am **Vitamin B_{12}** dokumentieren (Tab. 4-11).

Tab. 4-11: Naturstoffe mit zehn und mehr Asymmetriezentren.

Naturstoff	Anzahl der Chiralitätszentren an C	an N
Ajmalin	9	1
C-Toxiferin	8	2
Streptomycin	15	–
Cyanocobalamin	15	–
Cobamamid	19	–
Digitoxin	20	–

Literatur

Stereochemie, allgemein

Bähr, W. Theobald, H. Organische Stereochemie, Begriffe und Definitionen. Springer Verlag, Berlin, Heidelberg, New York 1973.

Barta, N. S., Stille, J. R. Grasping the concepts of stereochemistry. J. Chem. Education, 20–23, 1994.

Beauchamp, P. S. „Absolutely" simple stereochemistry. J. Chem. Education 61, 666–667, 1984.

Ehlers, E. Chemie II. Jungjohann Verlagsgesellschaft, Neckarsulm, Stuttgart, 2. Aufl. 1987.

Eliel, E. L., Wilen, S. H., Mander, L. N. Stereochemistry of Organic Compounds. John Wiley & Sons, New York 1994.

Frank, H., Holmstedt, B., Testa, B. (Hrsg.). Chirality and biological activity. IV. Tübingen Symposium on Chirality and Biological Activity. Alan R. Liss. Inc. New York, 1990.

Gunstone, F. D. Lehrprogramm Stereochemie. Verlag Chemie, Weinheim 1975.

Hargittai, I., Hargittai, M. Symmetry through the eyes of a chemist. Verlag Chemie, Weinheim 1986.

Hauptmann, S., Mann, G. Stereochemie. Spektrum Akademischer Verlag, Heidelberg, Berlin, Oxford 1996

Hirschmann, H., Hanson, K. R. Elements of stereoisomerism and prostereoisomerism. J. Org. Chem. 36, 3293–3306, 1971.

IUPAC tentative rules for the nomenclature of organic chemistry. Section E. Fundamental stereochemistry. J. Org. Chem. 35, 2849–2867, 1970.

Kagan, H. B. Organische Stereochemie. Thieme Verlag, Stuttgart 1977.

Lorenz, I.-P. Gruppentheorie und Molekülsymmetrie. Attempto-Verlag, Tübingen 1992.

March, J. Advanced Organic Chemistry. Reactions, Mechanisms and Structure. Wiley & Sons, New York, 4. Aufl. 1992.

Mislow, K. Einführung in die Stereochemie. Verlag Chemie, Weinheim 1967.

Natta, G., Farina, M. Struktur und Verhalten von Molekülen im Raum. Eine Einführung in die Stereochemie. Verlag Chemie, Weinheim 1976.

Reichardt, C. Optische Aktivität und Molekülsymmetrie. Chemie unserer Zeit. 4, 188–193, 1970.

Roth, H. J. Johann Sebastian Bach – Louis Pasteur. Molekulare Symmetrie und Chiralität. Deutsche Apotheker Zeitung 136, 1361–1374, 1996.

Testa, B. Grundlagen der Organischen Stereochemie. Verlag Chemie, Weinheim 1983.

Vögtle, F. Stereochemie in Stereobildern. Verlag Chemie, Weinheim 1987.

Wainer, I. W. (Hrsg.). Drug stereochemistry. Analytical methods and pharmacology. Marcel Dekker Verlag, New York, 2. Aufl. 1993.

Stereochemie der Arzneistoffe

Ariëns, E. J. Stereochemistry, a basis for sophisticated nonsense in pharmacokinetics and clinical pharmacology. Eur. J. Clin. Pharmacol. 26, 663–668, 1984.

Ariëns, E. J., Mohr, K. Stereochemische Irrwege in der Pharmakotherapie. Deutsche Med. Wochenschr. 45, 1741–1749, 1985.

Ariëns, E. J. Chirality in bioactive agents and its pitfalls. Trends Pharmacol. Sci. 200–205, 1986.

Ariëns, E. J., Wuis, E. W., Veringa, E. J. Biochem. Pharmacol. 37, 9, 1988.

Ariëns, E. J. Nonchiral, homochiral and composite chiral drugs. Trends Pharmacol. Sci. 68–75, 1993.

Auterhoff, H., Knabe, J., Höltje, H.-D. Lehrbuch der Pharmazeutischen Chemie. Wissenschaftl. Verlagsges., Stuttgart, 13. Aufl. 1994.

Batra S., Seth, M., Bhanduri, A. P. Chirality and future drug design. Progr. Drug Res. 41, 191, 1993.

Böhm, H. J., Klebe, G., Kubinyi, H. Wirkstoffdesign. Spektrum Akademischer Verlag, Heidelberg 1996.

Caldwell, J. „Chiral Pharmacology" and the regulation of new drugs. Chemistry & Industry, 176–179, 1995.

Casy, A. F. The steric factor in medicinal chemistry. Dissymmetric probes of pharmacological receptors. Plenum Press, New York 1993.

Crossley, R. The relevance of chirality to the study of biological activity. Tetrahedron 48, 8155–8178, 1992.
Easson, L. H., Stedman, E. Biochem. J. 27, 1257–1266, 1933.
Engel, J., Fleischhauer, I. Bedeutung der Chiralität bei der Entwicklung von Antiasthmatika. Pharm. Zeitung 138, 3037–3084, 1993.
Holzgrabe, U., Bejeuhr, G. Racemate. Ihre Bedeutung in der Arzneimitteltherapie. Deutsche Apotheker Zeitung 134, 2133–2144, 1994.
Jamali, F., Mehvar, R., Pasutto, F. M. Enantioselective aspects of drug action and disposition: therapeutic pitfalls. J. Pharm. Sci. 78, 695–715, 1989.
Knabe, J. Synthetische Enantiomere als Arzneistoffe. Pharmazie unserer Zt. 24, 324–330, 1995.
Lambrecht, G. Strukturisomere und Arzneimittelwirkung. Pharmazie heute, 241–244, 1975.
Lehmann, P. A., de Miranda, J. F. R., Ariëns, E. J. Stereoselectivity and affinity in molecular pharmacology. Progr. Drug Res. 20, 101–142, 1976.
Lübben, S., Martens, J., Roder, B. Enantiomerenreine Arzneistoffe. Nachweis mittels DC. Deutsche Apotheker Zeitung 132, 947, 1992.
Müller, W. E., Wollert, V. Mol. Pharmacol. 11, 52–60, 1975.
Roth, H. J., Fenner, H. Arzneistoffe. Struktur-Bioreaktivität-Wirkungsbezogene Eigenschaften. Georg Thieme Verlag, Stuttgart, New York, 2. Auflage 1994.
Scott, A. K. Stereoisomers in clinical pharmacology. Drug News Perspect. 4, 476–482, 1991.
Silverman, R. B. Medizinische Chemie. Verlag Chemie, Weinheim 1995.
Simonyi, M., Fitos, I., Visy, J. Chirality of bioactive agents in protein binding storage and transport processes. Trends Pharmacol. Sci. 112–116, 1986.
Testa, B., Carrupt, P.-A., Gal, J. The so-called „interconversion" of stereoisomeric drugs: an attempt at clarification. Chirality 5, 105–111, 1993.
Tomaszewski, J., Rumore, M. M. Stereoisomeric drugs: FDA's policy statement and the impact on drug development. Drug Dev. Ind. Pharm. 20, 119–139, 1994.

5 Stereochemie der Arzneistoffe II: *E/Z*-(*cis/trans*-)Isomerie und Ringsysteme

Das räumliche Element [in der Chemie] genügt,
um stoffliche Verschiedenartigkeit zu begründen.
J. Jakob

Die *E/Z*- bzw. *cis/trans*-Isomerie wird auch als geometrische Isomerie bezeichnet. Sie kann bei eingeschränkter Rotation auftreten aufgrund von

- Doppelbindungen (Synonym: π-Diastereomerie),
- Ringsystemen (monocyclischen oder kondensierten)
- sowie bei Komplexen mit planarer quadratischer Geometrie oder Oktaeder-Struktur.

Voraussetzung für das Auftreten von *E/Z*- bzw. *cis/trans*-Isomeren bei Alkenen und cyclischen Verbindungen (I und II) ist: Substituent A ≠ B und C ≠ D. Bei planaren quadratischen Komplexen (III) und octaedrischen Komplexen (IV) treten *cis/trans*-Isomere auf, falls mindestens zwei unterschiedliche Liganden (A bis D) existieren (Abb. 5-1).

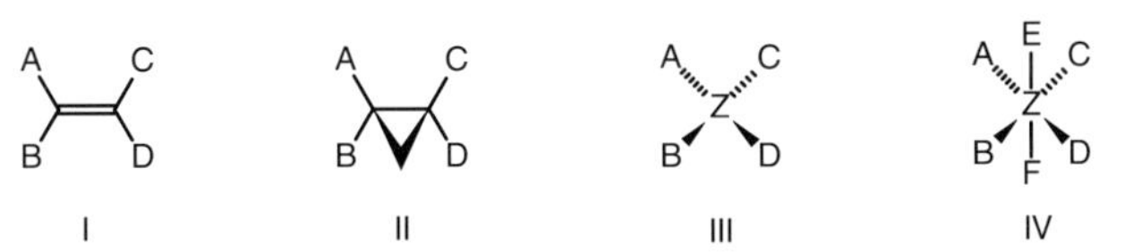

Abb. 5-1: Strukturen, die *E/Z*- bzw. eine *cis/trans*-Isomerie aufweisen.

5.1 Nomenklatur

Die Doppelbindung bei Alkenen bzw. das Ringsystem bei cyclischen Verbindungen werden als Bezugsebene betrachtet. Die Konfigurationszuordnung erfolgt dann in Abhängigkeit davon, welche Substituenten oberhalb und welche unterhalb dieser Ebene liegen.

Cis – Trans

Cis bedeutet, daß **gleiche** oder **gleichartige** oder **gleichgroße** Substituenten auf der gleichen Seite sind (z. B. A = C), während *trans* bedeutet, daß sich diese auf entgegengesetzten Seiten befinden (z. B. A = D).

Bei planaren quadratischen Komplexen bezeichnet man diejenige Konfiguration als *cis*, bei der gleiche oder gleichartige Liganden benachbart, und als *trans* jene, bei der sie diagonal zueinander angeordnet sind.

E – Z

Die *cis/trans*-Nomenklatur ist nur beschränkt anwendbar. Wenn beispielsweise vier verschiedene Substituenten vorliegen, wird die Zuordnung schwierig. Deshalb wurde die *E/Z*-Nomenklatur eingeführt, die immer eindeutig ist und heute bevorzugt Anwendung findet (Abb. 5-2). Sie basiert auf den Sequenz-Regeln nach Cahn, Ingold und Prelog (CIP-Regeln, Kap. 4.1.4.2). „***E***" ist die Abkürzung für „***E***ntgegen", „***Z***" steht für „***Z***usammen". Die vom Deutschen abgeleiteten Bezeichnungen besitzen internationale Gültigkeit. Bei der Festlegung der *E/Z*-Konfiguration wird zunächst die Reihenfolge der Substituenten entsprechend den Sequenzregeln, und zwar für die beiden Substituenten rechts und links der Doppelbindung getrennt festgelegt. Wenn die beiden Substituenten mit der höchsten Priorität in die gleiche Richtung zeigen, so handelt es sich um die *Z*-, sofern sie in entgegengesetzte Richtungen zeigen, um die *E*-Konfiguration. *E* entspricht nicht generell *trans* und *cis* nicht immer *Z* (s. Abb. 5-3 und Tab. 5-1).

Entsprechend kann die *cis/trans*-Nomenklatur bei planaren Komplexen angewendet werden: *cis* heißt, daß die Liganden mit der höchsten Priorität direkt benachbart sind, während diese bei *trans*-konfigurierten Verbindungen diagonal zueinander angeordnet sind.

Verbindungen mit mehreren Doppelbindungen

Ein Molekül mit m verschiedenen Doppelbindungen kann maximal 2^m geometrische Isomere bilden. (Bei gleicher Substitution der Doppelbindungen reduziert sich jedoch die Isomerenzahl.) **2,4-Hexadiencarbonsäure** z. B. weist zwei Doppelbindungen auf und zeigt damit $2^2 = 4$ Stereoisomere (Abb. 5-3, Tab. 5-1).

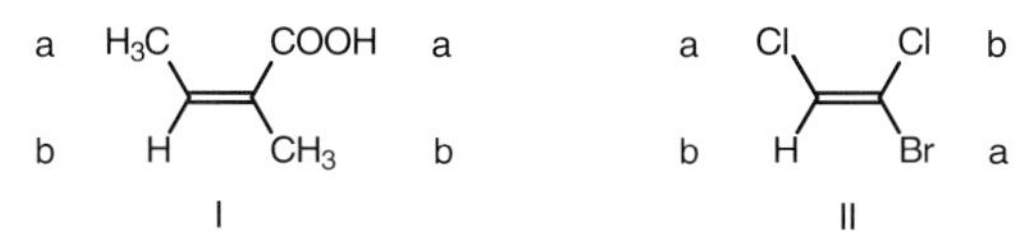

Abb. 5-2: Anwendung der *E*/*Z*-Nomenklatur: Der Substituent mit der höheren Priorität nach CIP ist mit **a**, derjenige mit der niedrigeren Priorität mit **b** bezeichnet.

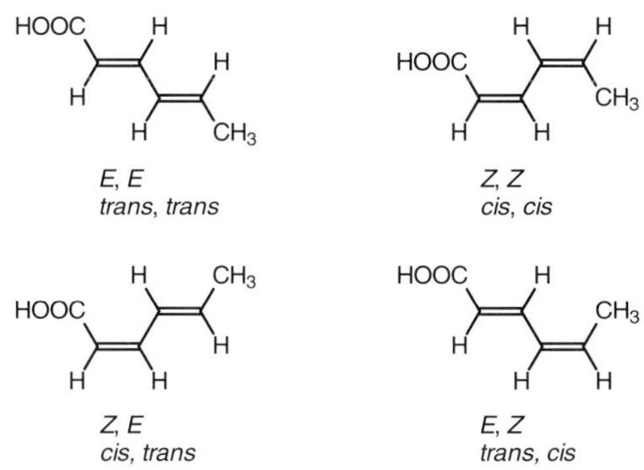

Abb. 5-2: Geometrische Isomere der 2,4-Hexadiencarbonsäure.

Beispiel I:		
cis/trans:	Gleiche Substituenten (CH_3) befinden sich auf entgegengesetzten Seiten der Doppelbindung	→ ***trans***
E/Z	Prioritäten: links: CH_3 > H; rechts: COOH > CH_3 Die beiden Substituenten mit den höheren Prioritäten befinden sich auf der gleichen Seite	→ ***Z***
Beispiel II:		
cis/trans:	Gleiche Substituenten befinden sich auf derselben Seite	→ ***cis***
E/Z	Prioritäten: links: Cl > H rechts: Br > Cl	→ ***E***

Tab. 5-1: *Z*/*E*-Konfiguration und *cis*/*trans*-Konfiguration der Verbindungen aus Abb. 5-3.

5.2 Eigenschaften

Im Gegensatz zu Enantiomeren unterscheiden sich Diastereomere, zu denen gemäß Definition auch die *E*/*Z*-Isomere zählen, in ihren physikalischen Eigenschaften, wie z. B. Schmelzpunkt, Siedepunkt, Brechungsindex, Säurestärke, UV-, IR- und NMR-Spektren, sowie in ihren chemischen Eigenschaften, wie Stabilität und Reaktivität.

Wie weit die Abweichungen in den physikalischen Eigenschaften von *E*/*Z*-Isomeren sein können, macht der Vergleich von **Maleinsäure** und **Fumarsäure** bzw. **Ölsäure** und **Elaidinsäure** deutlich.

Maleinsäure (*Z*-konfiguriert) zeigt i. a. eine geringere Stabilität und eine höhere Reaktivität als die *E*-konfigurierte Fumarsäure (Abb. 5-4).

Welche toxikologische Bedeutung die *cis/trans*-Isomerie von Fettsäuren haben kann, zeigen die folgenden Fakten: *Trans*-Isomere von Fettsäuren entstehen bei der partiellen Hydrierung natürlicher Fettsäuren, was in technischem Maßstab bei der Herstellung von Margarine realisiert ist. In der Margarine können 5 bis 30% *trans*-konfigurierte Fettsäuren enthalten sein. Die vorherrschende Fettsäure ist **Elaidinsäure**, die aus Ölsäure durch Isomerisierung gebildet wird (Abb. 5-5). Es wurde ein Zusammenhang zwischen dem Verzehr von *trans*-Fettsäuren (Margarine) und einem erhöhten Risiko von Koronarerkrankungen postuliert. Auch natürliche Fette enthalten *trans*-Fettsäuren (z. B. Milchfett bis zu 5% Vaccensäure).

Aufgrund der unterschiedlichen physikalischen und chemischen Eigenschaften der *E/Z*-Isomere können diese relativ einfach voneinander getrennt bzw. selektiv dargestellt werden. Daher werden Arzneistoffe mit Doppelbindungen in der Regel isomerenrein vermarktet.

Diastereomere

- Alle Stereoisomere, die keine Enantiomere darstellen, sind Diastereomere.
- Es existieren chirale und achirale Diastereomere.
- *E/Z*- bzw. *cis/trans*-Isomere sind definitionsgemäß Diastereomere.

5.3 Isomerisierung

Eine *E/Z*-Umwandlung kommt durch formalen Bruch und Neuknüpfung einer Bindung zustande. Es ist daher eine hohe Energiebarriere zu überwinden, die jedoch stark vom Substitutionsmuster abhängig ist. Der Bruch der Doppelbindung des Ethens beispielsweise erfordert eine Energie von ca. 350 kJ/Mol. Eine Isomerisierung kann photochemisch, thermisch oder katalytisch (z. B. säuren- oder basenkatalysiert) erfolgen.

Bei einigen Verbindungen läuft eine *E/Z*-Isomerisierung bereits unter physiologischen Bedingungen ab. ***E*-Diethylstilbestrol** beispielsweise, ein wirksamer Estrogen-Agonist, wird *in vivo* teilweise rasch in das *Z*-Isomer umgewandelt (Abb. 5-6). Es stellt sich ein Gleichgewicht zwischen *E*- (75%) und *Z*-Form (25%) ein.

Maleinsäure (*Z, cis*) — Fumarsäure (*E, trans*)

	Maleinsäure	Fumarsäure
Schmelzpunkt	132 °C	286 °C
Löslichkeit in H_2O	788 g/l	7 g/l
pK_{a1}	1,8	3
pK_{a2}	6,6	4,5
Dipolmoment	3,17 D	2,46 D

Abb. 5-4: Physikalische Eigenschaften von Maleinsäure und Fumarsäure.

Ölsäure *(Z)* — Elaidinsäure *(E)*

Schmelzpunkt: 16 °C — 51 °C

Abb. 5-5: Struktur und Schmelzpunkte von Ölsäure und Elaidinsäure.

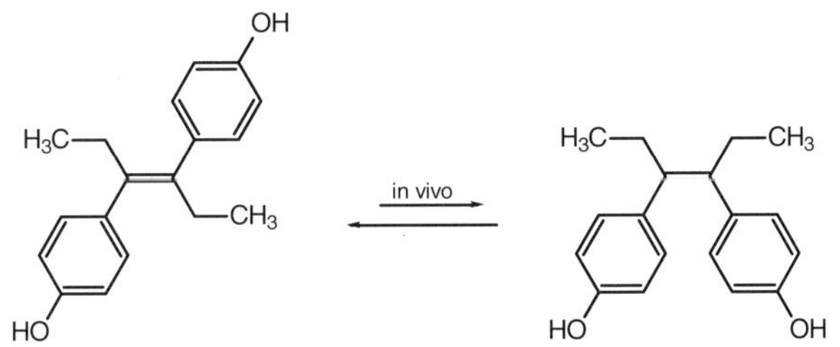

Abb. 5-6: *E*/*Z*-Isomerisierung von Diethylstilbestrol.

5.4 *E*/*Z*-Isomerie bei Arzneistoffen mit C=C-Doppelbindungen

Pyrantel wird als Anthelminthikum (gegen enteroparasitäre Würmer) verwendet. Von beiden Isomeren ist nur die *E*-Form (*trans*-Form) wirksam, die die Cholinesterase bei Ascariden und Oxyuren hemmt (Abb. 5-7).

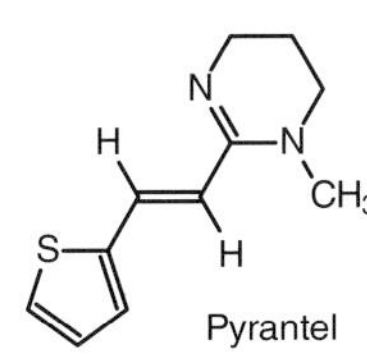

Pyrantel

Abb. 5-7: Die wirksame *E*-Form von Pyrantel.

In der Reihe der **tricyclischen Antidepressiva** finden sich Verbindungen, welche *E*/*Z*-Isomerie aufweisen, wie **Doxepin** und **Dosulepin**. Dagegen zeigen Amitriptylin, Nortriptylin und Melitracen, ebenfalls Verbindungen mit Doppelbindung, keine *E*/*Z*-Isomerie, da die Substituenten an einem der beiden C-Atome der entsprechenden Doppelbindung identisch sind. Bei Doxepin und Dosulepin hingegen treten *E*/*Z*-Isomere aufgrund der Einführung eines Heteroatoms (O oder S) in den mittleren Ring auf. Der Tricyclus an einem Ende der Doppelbindung ist dadurch nicht mehr symmetrisch; die Substituenten an der Doppelbindung unterscheiden sich (a ≠ b).

Doxepin ist als *E*/*Z*-Isomerengemisch der Hydrochloride etwa im Verhältnis 5 : 1 im Handel. Dosulepin wird als *E*-Isomer angewendet, das stärker antidepressiv wirksam ist als das *Z*-Isomer (Abb. 5-8).

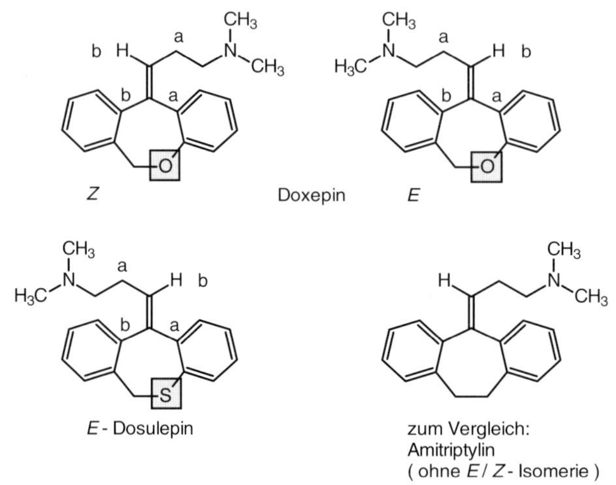

Abb. 5-8: Tricyclische Antidepressiva: *E*/*Z*-Isomerie bei Doxepin und Dosulepin.

Bei den **Thioxanthenen** handelt es sich um **Neuroleptika**, die bioisoster zu den Phenothiazinen sind. Die *Z*-Isomere der Thioxanthene sind wirksamer als die *E*-Isomere. Das *Z*-Isomer des **Chlorprothixens** wird therapeutisch angewendet. Teilweise werden noch die *E*/*Z*-Isomerengemische verwendet (Clopenthixol, Flupentixol). Es ist jedoch sinnvoller, die reinen *Z*-Isomere zu verabreichen, wie dies im Falle des Chlorprothixens und des Zuclopenthixols (dem *Z*-Isomer des Isomerengemisches Clopenthixol) bereits geschieht (Abb. 5-9).

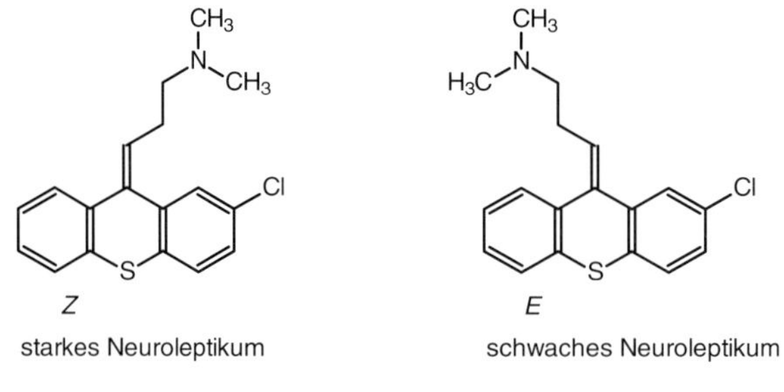

Abb. 5-9: E/Z-Isomerie bei Chlorprothixen.

Das estrogen wirksame **Fosfestrol**, ein Derivat des Diethylstilbestrols, wird zur Therapie des Prostatakarzinoms verwendet. Nach Hydrolyse der Phosphatgruppen ist das *E*-(*trans*-)konfigurierte Derivat aktiv (Abb. 5-10).

Die Antiestrogene **Clomifen** und **Tamoxifen** sind mit dem Estrogen Diethylstilbestrol verwandt. Das *trans*-Isomer des Clomifens entspricht der *E*-Konfiguration, während *trans*-Tamoxifen *Z*-konfiguriert ist. Die unterschiedliche stereochemische Nomenklatur der beiden Verbindungen

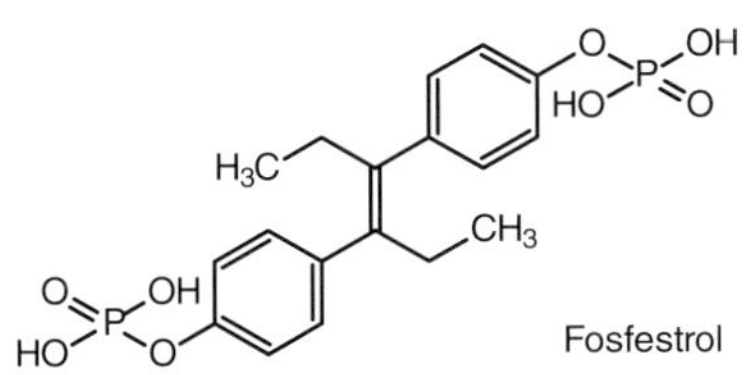

Abb. 5-10: Fosfestrol, ein estrogenes (*E*)-Stilben-Derivat.

kommt durch die Prioritäten nach den CIP-Sequenzregeln zustande (Clomifen: Cl > Phenyl; Tamoxifen: Phenyl > Ethyl). Das zur Auslösung einer Ovulation verwendete Clomifen ist das *E*/*Z*-Isomerengemisch (Abb. 5-11). Das *E*-Isomer wirkt antiestrogen, das *Z*-Isomer besitzt dagegen estrogene Aktivität.

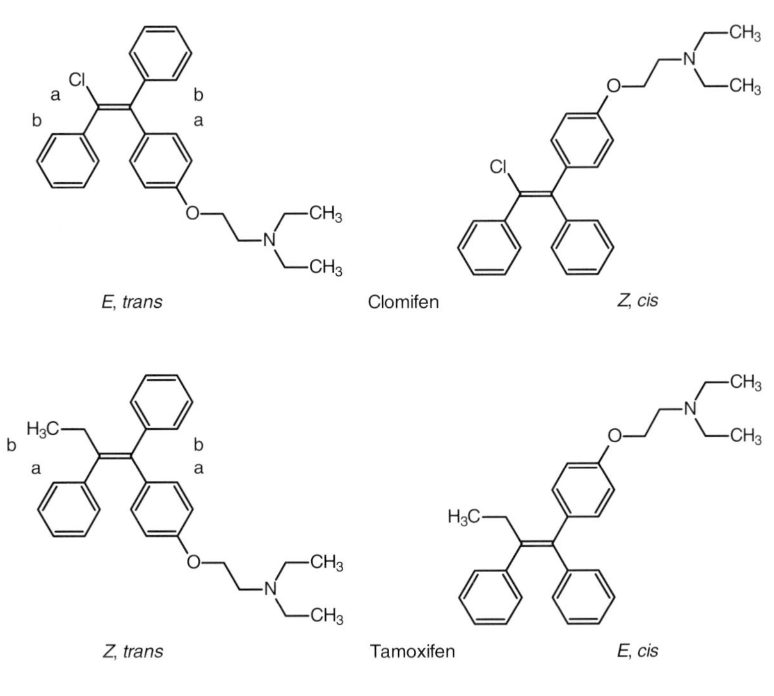

Abb. 5-11: *E*- und *Z*-Isomere des Clomifens und des Tamoxifens.

Tamoxifen wird als Antiestrogen zur Therapie von Mammakarzinomen eingesetzt. Hier kommt nur das *Z*-Isomer zur Anwendung, welches antiestrogene Wirkung zeigt, während für das *E*-Isomer eine estrogen-agonistische Wirkung im Rattenmodell beschrieben ist (Abb. 5-11).

Eine weitere Klasse biologisch aktiver und pharmakologisch bedeutender Verbindungen mit Doppelbindungen sind die **Arachidonsäure**, deren Derivate (z. B. Anandamid) und Metaboliten (z. B. Prostaglandine, Prostacycline). Die Arachidonsäure selbst weist vier *Z*-(*cis*)-Doppelbindungen auf (Abb. 5-12). **Anandamid** und weitere analoge Derivate der Arachidonsäure wurden kürzlich isoliert. Sie sollen physiologische Cannabinoid-Rezeptor-Agonisten sein (Abb. 5-12).

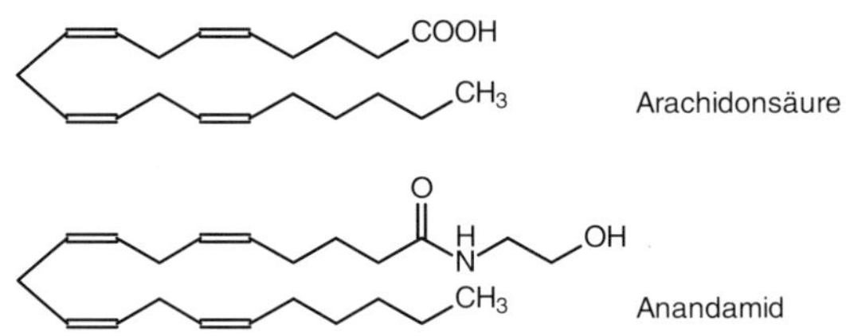

Abb. 5-12: Arachidonsäure und ein Arachidonsäure-Amid.

Prostaglandin E_1 (PGE_1) und die therapeutisch verwendeten PGE_1-Analogen **Misoprostol** und **Gemeprost** zeigen eine oder zwei *E*-(*trans*-)konfigurierte Doppelbindungen. Betrachtet man die *E*/*Z*-(*cis*/*trans*-)Konfiguration am Cyclopentan-Ringsystem, so erkennt man eine *trans*/*trans*-Anordnung der Substituenten. Stereochemisch zu beachten ist darüber hinaus die Konfiguration der asymmetrisch substituierten Kohlenstoffatome (s. Kap. 4.6.3, Abb. 4-83).

Prostaglandin E_2 (PGE_2) und **Sulproston** weisen eine *Z*-(*cis*-) und eine *E*-(*trans*-)Doppelbindung auf. Die Stellung der Substituenten am Cyclopentan-Ring ist wiederum *E*/*E* (*trans*/*trans*). Man findet weiterhin vier asymmetrisch substituierte Kohlenstoffatome (s. Kap. 4.6.3, Abb. 4-83).

Prostaglandin $F_{2\alpha}$ ($PGF_{2\alpha}$) besitzt eine *E*-(*trans*-)Doppelbindung. Die Stereochemie am Cyclopentan-Ringsystem entspricht der der anderen Prostaglandin-Derivate. Die durch Reduktion der Ketogruppe erhaltene zusätzliche Hydroxylfunktion ist *Z*-(*cis*-)ständig zum benachbarten Alkylcarbonsäure-Substituenten. Das Molekül besitzt fünf Asymmetriezentren (s. Kap. 4.6.3, Abb. 4-83).

Prostacyclin und **Iloprost** weisen zwei Doppelbindungen auf. Die Doppelbindung in der Seitenkette ist bei beiden Verbindungen *E*-(*trans*-)konfiguriert. Die zweite Doppelbindung am Tetrahydrofuran-Ring des Prostacyclins zeigt nach den Sequenzregeln von Cahn, Ingold und Prelog *Z*-Konfiguration. Die *cis/trans*-Nomenklatur ist hier nicht anwendbar, da alle Substituenten unterschiedlich sind. Iloprost ist zwar analog aufgebaut, das Sauerstoffatom im Tetrahydrofuran-Ring ist aber durch eine Methylengruppe ersetzt. Dies führt zu einer Umkehr der Prioritäten nach den Sequenzregeln; es handelt sich um die *E*-Konfiguration. Die beiden Fünfringe sind *cis*-verknüpft. Die Stereochemie entspricht ansonsten den Prostaglandin-Derivaten (Abb. 5-13).

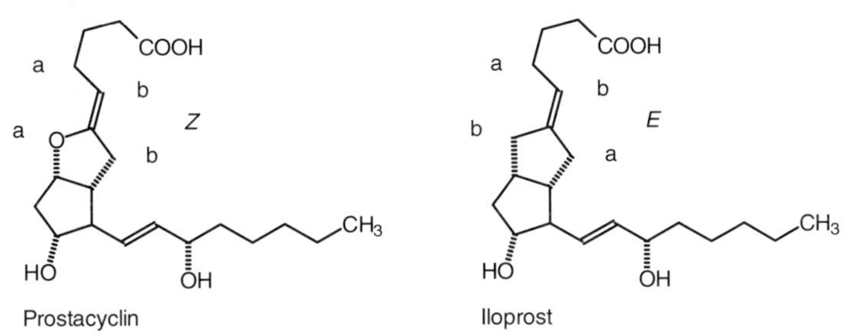

Abb. 5-13: Das native Prostacyclin und ein synthetisches Analogon.

Vitamin D_3 (Colecalciferol) hat drei konjugierte Doppelbindungen, **Vitamin D_2 (Ergocalciferol)** darüber hinaus noch eine isolierte (Abb. 5-14). In einem solchen Trien-System zeigen auch die C-C-Einfachbindungen partiellen Doppelbindungscharakter. Betrachtet man die Einfachbindung von C-6 nach C-7, so kann man hier von einer ***cisoiden*** bzw. ***transoiden*** Anordnung sprechen, die als ***s-cis*** bzw. ***s-trans*** bezeichnet wird; ***s*** ist die Abkürzung für *single bond* bzw. Sigma-(σ-)Bindung. Man kann davon ausge-

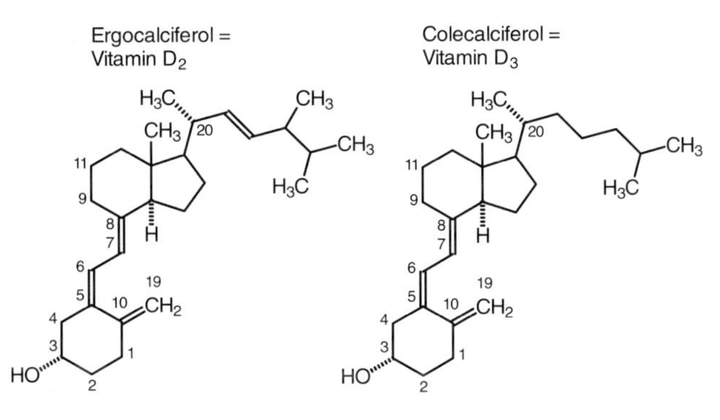

Abb. 5-14: D-Vitamine.

hen, daß in der kristallinen Substanz, wie aus der Röntgenstruktur des Ergocalciferols hervorgeht, die gestreckte *s-trans*-Form vorliegt, s. Abb. 5-14, in Lösung sich dagegen ein Gleichgewicht zwischen der *s-cis*- und der *s-trans*-Form einstellt.

Vitamin A (*all-trans*-Retinol) besitzt fünf konjugierte Doppelbindungen, wovon eine in einen sechsgliedrigen Carbocyclus integriert ist (Abb. 5-15). Aufgrund der vier konjugierten Doppelbindungen der Seitenkette sind theoretisch 16 Stereoisomere denkbar. Die *cis-trans*-Isomerie führt jedoch neben dem *all-trans*-Retinol (die Konfiguration an allen Doppelbindungen ist *trans*) nur zu drei weiteren, sterisch nicht behinderten Isomeren, die natürlich vorkommen. Es sind dies das 13-*cis*-Retinol mit einer relativen biologischen Aktivität von 75%, bezogen auf das *all-trans*-Retinol, das 9-*cis*-Retinol und das 9,13-Di-*cis*-Retinol, beide mit einer relativen biologischen Aktivität von ca. 23%. Alle anderen Isomere, einschließlich der sterisch behinderten 7-*cis*-Isomere, konnten synthetisch dargestellt werden (Asato et al. 1983).

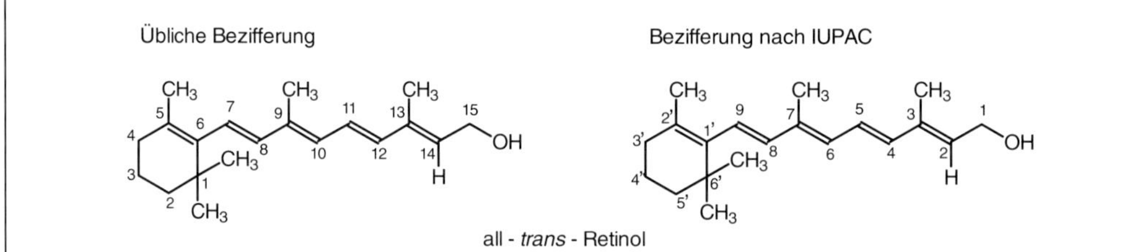

Abb. 5-15: Vitamin A = *all-trans*-Retinol.

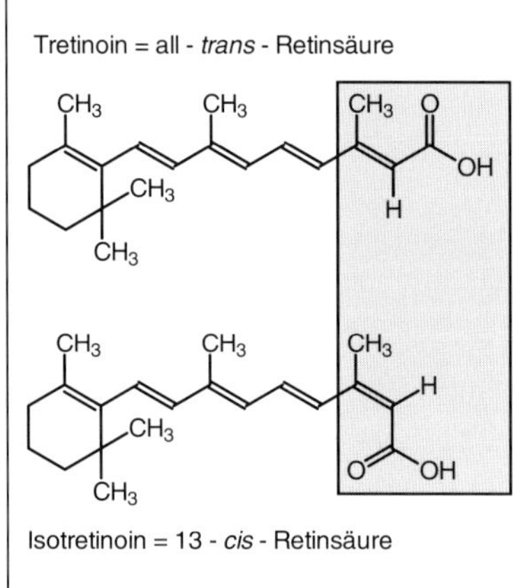

Abb. 5-16: Tretinoin und Isotretinoin.

Zur peroral-systemischen Akne- und Psoriasis-Therapie gelangen heute anstelle der **Vitamin A-Säure** (= *all-trans*-Retinsäure, **Tretinoin**) auch das mit geringeren Nebenwirkungen behaftete 13-*cis*-Isomer (13-*cis*-Retinsäure, **Isotretinoin**) (Abb. 5-16), sowie einen Aromaten anstelle des Cyclopentenringes enthaltende synthetische Wirkstoffe. Sie zählen zu den **Retinoiden**, d.h. einer Gruppe von Strukturanalogen des Vitamin A. Der Begriff Retinoide ist der Oberbegriff für natürliche und synthetische Vitamin A-Derivate mit und ohne Vitamin A-Aktivität.

5.5 *E/Z*-Isomerie bei C=N- und N=N-Doppelbindungen

Bei Iminen, Oximen und Azoverbindungen treten in Abhängigkeit von der Anordnung der Substituenten an der C=N- bzw. N=N-Doppelbindung ebenfalls *E/Z*-Isomere auf, die auch als *syn*- und *anti*-konfigurierte Isomere bezeichnet werden (Abb. 5-17).

Einige antibiotisch wirksame Cephalosporine aus der **Cefotaxim-Gruppe** und das Monobactam **Aztreonam** besitzen eine Oximether-Struktur, wodurch *E/Z*-Isomerie auftritt. Therapeutisch kommen die *Z*-Isomere zur Anwendung (Abb. 5-18).

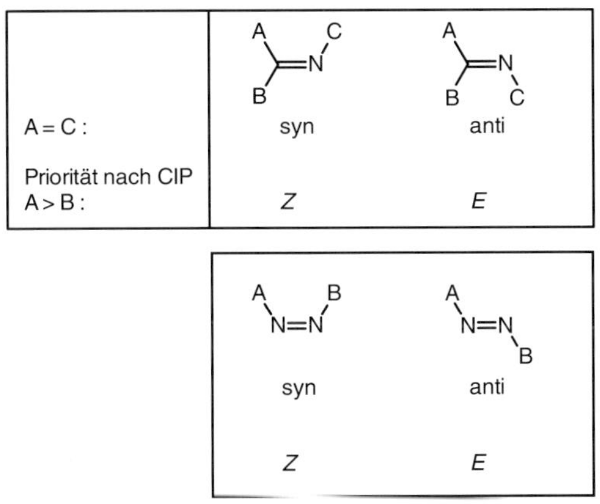

Abb. 5-17: *E/Z*-Isomere bei Stickstoffverbindungen.

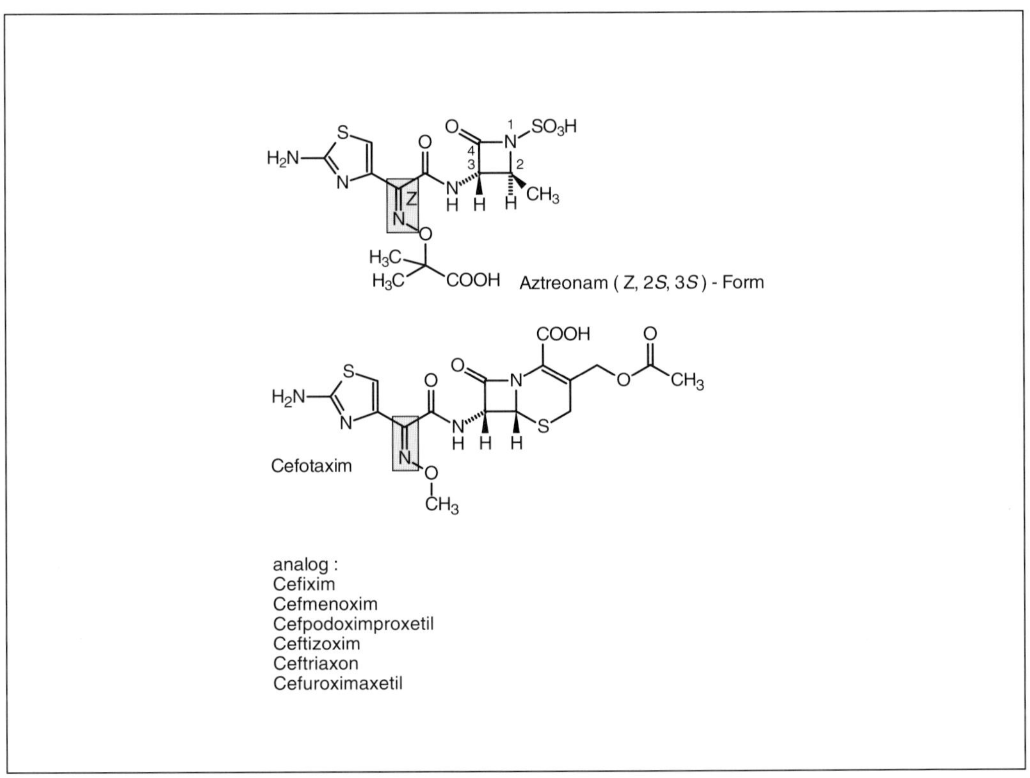

Abb. 5-18: Antibiotika mit Oximether-Struktur weisen *E/Z*-Isomerie auf.

Das Antidepressivum **Fluvoxamin** besitzt ebenfalls eine Oximether-Struktur. Hier wird das *E*-Isomer therapeutisch verwendet (Abb. 5-19).

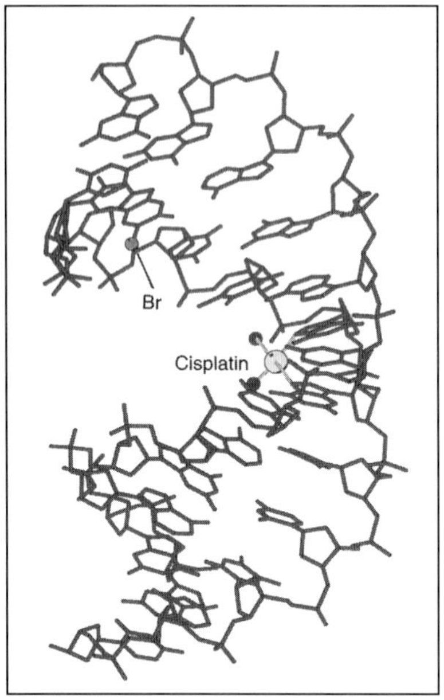

5.6 *Cis/trans*-Isomerie bei Komplexen

Cisplatin, ein antineoplastisch wirksamer anorganischer Arzneistoff mit quadratisch planarer Struktur, kommt, wie der Name schon sagt, als *cis*-Isomer zur Anwendung. Cisplatin und verwandte **Platin-Komplexe** binden an die DNA, wobei es bevorzugt zur Verknüpfung von zwei benachbarten Guaninresten in einem DNA-Strang kommt. Dadurch ändert sich die Struktur: Es bildet sich ein Knick in der doppelsträngigen DNA an der Cisplatin-Bindungsstelle (Farbabb. 5-1, S. 297).

Die Komplexierung der DNA verhindert eine Replikation und damit die Zellteilung. *Trans*-konfigurierte Platin-Komplexe sind praktisch nicht antineoplastisch wirksam.

Beim **Carboplatin** ist die aktive *cis*-Konfiguration durch Cyclisierung fixiert. Die Verbindung ist im Vergleich zu Cisplatin wesentlich stabiler gegen Hydrolyse (Abb. 5-20).

5.7 Konjugierte Systeme

Einfachbindungen können unter bestimmten Voraussetzungen, z. B. bei konjugierten Doppelbindungen oder Peptidbindungen, partiellen Doppelbindungscharakter aufweisen. Es entstehen dadurch relativ stabile Konformationsisomere, die teilweise sogar isoliert werden können. Der partielle Doppelbindungscharakter drückt sich auch in einer Verkürzung der Bindungslängen aus, die zwischen der einer Einfach- und der einer Doppelbindung liegen. Die Übergänge zwischen Konformationsisomerie (freie Drehbarkeit um die Einfachbindung) und Konfigurationsisomerie (hier: *E*/*Z*-Isomerie) sind fließend (Abb. 5-21).

Weitere ungesättigte acyclische Verbindungen wie Ester und Aldehyde weisen ebenfalls partiellen Doppelbindungscharakter auf und können cisoide bzw. transoide Anordnung zeigen. Ein prominentes Arzneistoffbeispiel haben wir bei den D-Vitaminen (Abb. 5-14) kennengelernt.

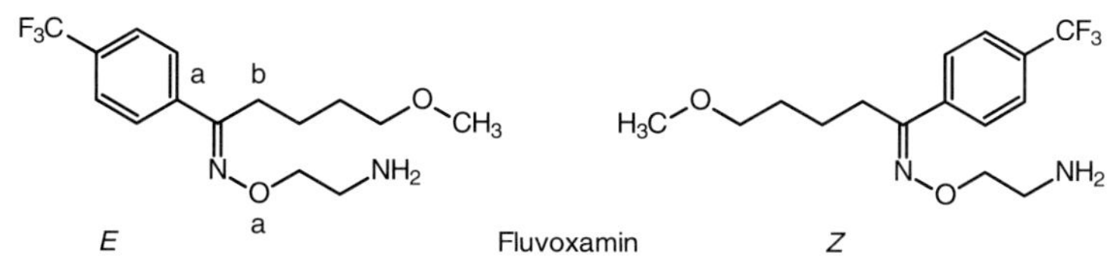

Abb. 5-19: *E/Z*-Isomerie bei Fluvoxamin.

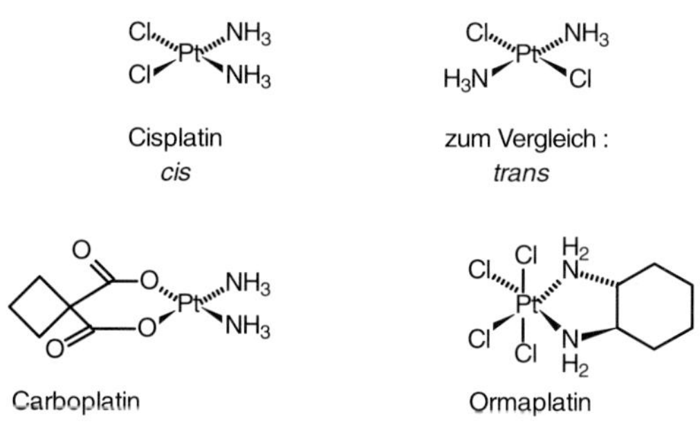

Abb. 5-20: Antineoplastisch wirksame Platin-Komplexe.

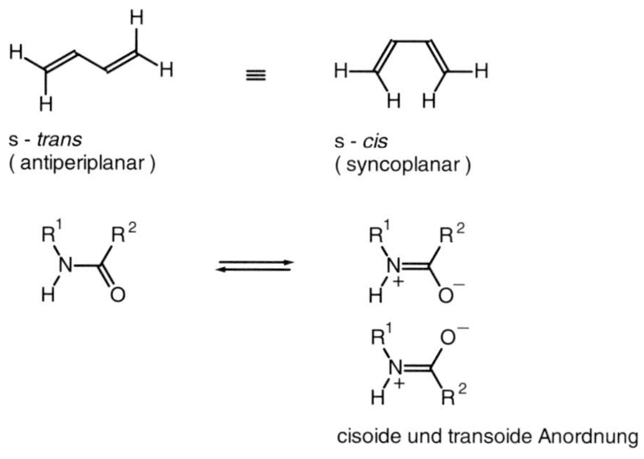

Abb. 5-21: Verbindungen mit partiellem Doppelbindungscharakter: cisoide und transoide Formen.

5.8 *Cis/trans*-Isomerie bei Ringsystemen (Monocyclen)

Bei zwei- und mehrfach substituierten Ringsystemen kann neben *cis/trans*-Isomerie zusätzlich Enantiomerie auftreten, wenn die sp^3-hybridisierten Kohlenstoffatome asymmetrisch substituiert sind.

Ringe mit ungerader Anzahl an Ringatomen

Bei zwei gleichen Substituenten ist das jeweilige *trans*-Isomer optisch aktiv, während das *cis*-Isomer eine Mesoform darstellt und dadurch insgesamt achiral ist.

In Abbildung 5-22 sind die stereochemischen Möglichkeiten für zweifach gleichartig substituierte Cyclopropan- und Cyclopentan-Derivate dargestellt.

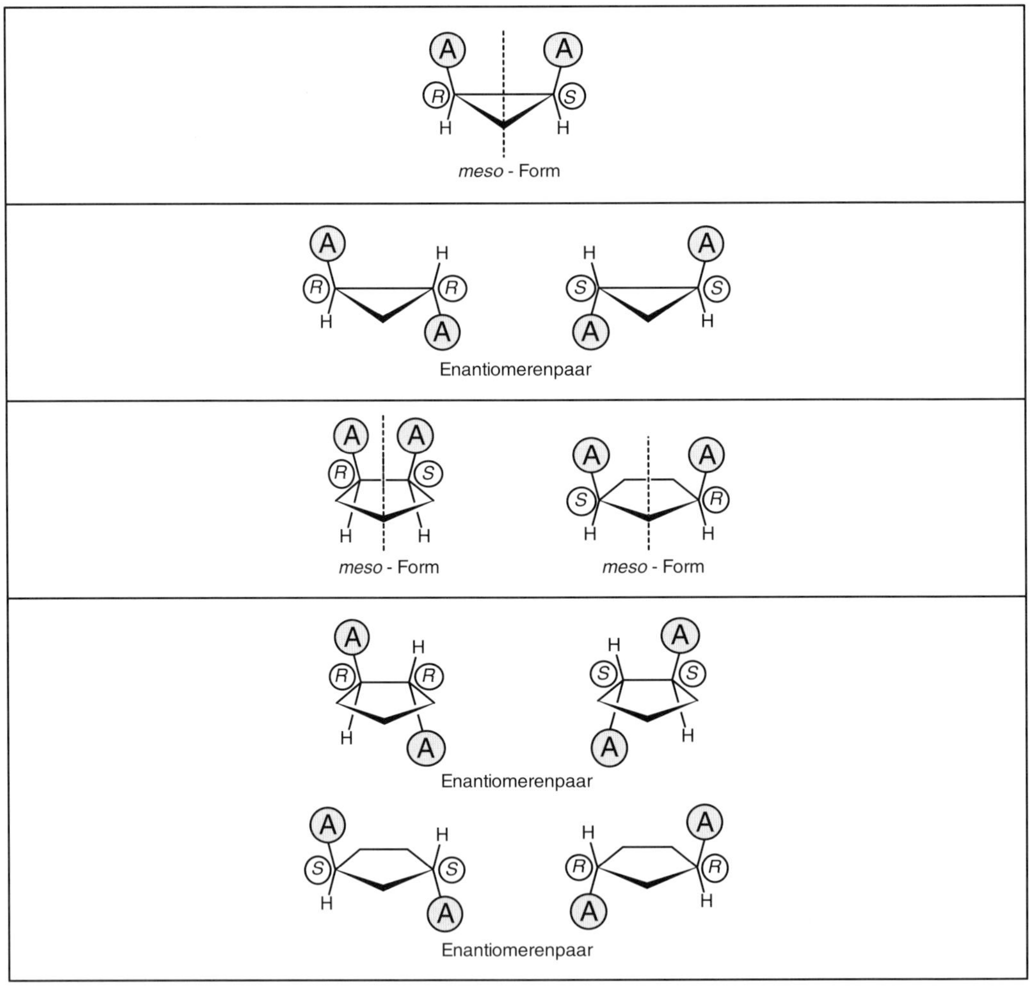

Abb. 5-22: Stereoisomere von Cyclopropan- und Cyclopentan-Derivaten mit je zwei gleichen Substituenten (Priorität: A > CH_2).

Im **Tranylcypromin** sind zwei benachbarte Chiralitätszentren mit verschiedenen Substituenten am Cyclopropanring anzutreffen. Es existieren also ein *cis*-Racemat und ein *trans*-Racemat. Das letztere gelangt zur Anwendung als Monoaminoxidase-(MAO-)Hemmer (Abb. 5-23).

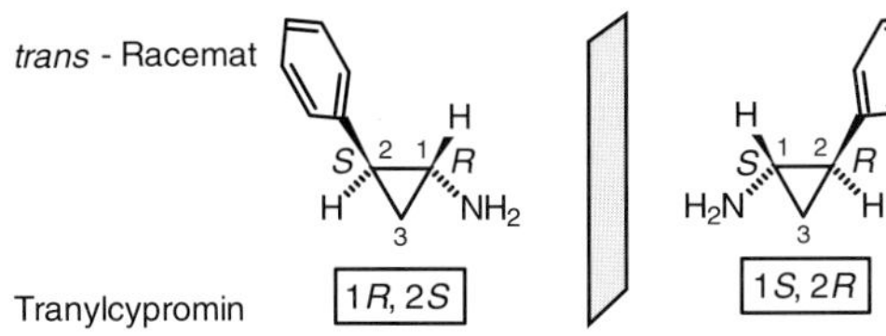

Abb. 5-23: Isomere des Tranylcypromins.

Nach einer von Ariëns formulierten Definition stellt ein Arzneistoff-Racemat einen zu 50% verunreinigten Wirkstoff dar. Diese Philosophie, die dann auf wackeligen Beinen steht, wenn das eine Enantiomer schwächer, aber gleichartig wirksam ist wie das andere, trifft auf das *trans*-Racemat Tranylcypromin nicht zu. Hier liegt vielmehr eine sinnvolle Arzneistoffkombination vor. Das (+)-Enantiomer ist ein guter MAO-Hemmer, das (–)-Enantiomer hemmt die Noradrenalin-Wiederaufnahme in präsynaptische Speicher. Das eine Enantiomer wirkt stärker thymeretisch, das andere vorwiegend thymoleptisch. Beide Wirkqualitäten ergänzen sich als antidepressive Effekte.

Fosfomycin ist ein Breitbandantibiotikum mit Epoxidring-Struktur. Nur ein Stereoisomer, die (1*R*,2*S*)-1,2-Epoxypropylphosphonsäure, welche *Z*-konfiguriert ist, zeigt die volle antibiotische Wirkung und wird als Arzneistoff eingesetzt (Abb. 5-24).

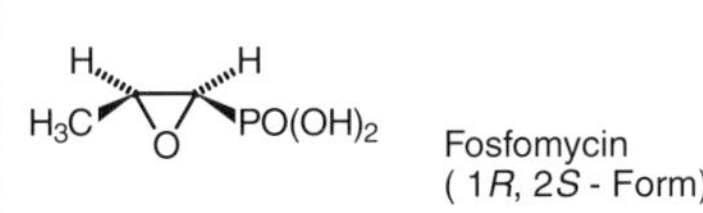

Abb. 5-24: Fosfomycin.

Ringe mit gerader Anzahl an Ringatomen

Bei disubstituierten Cyclohexanen mit zwei verschiedenen Substituenten können je nach Substitutionsmuster folgende Isomeren auftreten:

- 1,1-Disubstitution: keine Chiralität aufgrund der Symmetrieebene,
- 1,4-Disubstitution: *cis/trans*-Isomerie, keine Chiralität aufgrund der Symmetrieebene,
- 1,2-Di- bzw. 1,3-Disubstitution: *cis/trans*-Isomerie und Chiralität, man erhält vier Stereoisomere, jeweils ein *trans*- und ein *cis*-Enantiomerenpaar.

Bei Cyclohexan-Derivaten mit mehr als zwei Substituenten werden die stereochemischen Verhältnisse entsprechend komplexer (siehe auch Stereochemie von Zuckern, Kap. 9). Bei solchen Verbindungen ist die Betrachtung anschaulicher 3-D-Modelle (Molekülbaukasten oder Computer-Bilder) unerläßlich.

Die **Tranexamsäure** ist ein Beispiel für einen Arzneistoff mit Cyclohexanring-Struktur. Die Verbindung ist nicht chiral. Das *E*-konfigurierte Isomer wird als Fibrinolytikum verwendet (Abb. 5-25).

Die Mukolytika **Bromhexin** und **Ambroxol** sind enge strukturelle Verwandte mit äquatorialer Anordnung am Cyclohexanring. Ambroxol ist der verstärkt expektorierend wirkende Hauptmetabolit des Bromhexins, der durch zwei klassische Oxidationsschritte gebildet wird, nämlich N-Demethylierung und C-Hydroxylierung an einer sterisch begünstigten Position des Aminocyclohexan-Ringes.

Tilidin besitzt zwei benachbarte Asymmetriezentren am Cyclohexenring. Es existieren demnach zwei *trans*- und zwei *cis*-Enantiomere. Als zentrales Analgetikum angewandt wird das *trans*-Racemat (Abb. 5-26). Die *trans*-Verbindung ist etwa zweimal so aktiv wie die *cis*-Verbindung. (+)-*trans*-Tilidin ist stärker wirksam und besitzt die absolute Konfiguration 1*S*,2*R*. (–)-*trans*-Tilidin ist schwach wirksam und entspricht der 1*R*,2*S*-Konfiguration. Bei *subcutaner* Verabreichung verhalten sich die ED_{50}-Werte der beiden Stereoisomere wie 1:23. Wird die Doppelbindung hydriert, so wird damit auch die analgetische Wirkung aufgehoben.

Tramadol weist ebenfalls zwei benachbarte Chiralitätszentren auf, die sich an einem Cyclohexanring befinden. Von den beiden Racematen wird das *trans*-Racemat als zentrales Analgetikum verwendet (Abb. 5-27).

Zu den sechsfach gleichartig substituierten Cyclohexan-Derivaten gehören einerseits das synthetische Gammexan, zum anderen die nativen Inositole.

Gammexan (Lindan, γ-Hexachlorcyclohexan). Von den acht möglichen Isomeren (vgl. Inositole) des 1,2,3,4,5,6-Hexachlorcyclohexans (HCC) ist die insektizid wirksamste Form das γ-Isomer (Gammexan) mit drei benachbarten äquatorialen (*e*) und drei benachbarten axialen (*a*) Chloratomen (Abb. 5-28).

γ-HCC ist in seiner insektiziden Wirkung mit DDT (Chlorphenotan, 1,1-Bis(4-chlorphenyl)-2,2,2-trichlorethan) vergleichbar, für den Menschen jedoch wesentlich weniger toxisch. Die lipophile, flüchtige Verbindung ist Fraß-, Kontakt- und Atmungsgift. Von Warmblütern wird γ-HCC zu 1,3,5-Trichlorbenzol metabolisiert und zu isomeren Phenolen hydroxyliert, die als Glucuronide eliminiert werden.

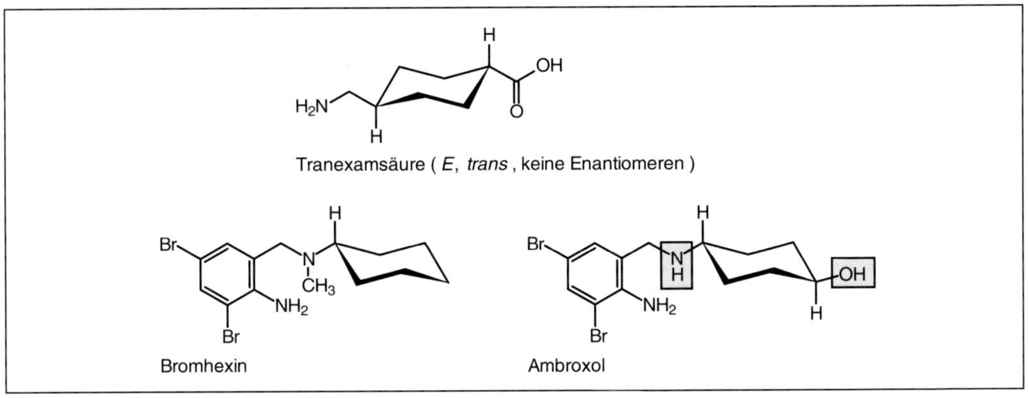

Abb. 5-25: Die substituierten Cyclohexan-Derivate Tranexamsäure, Bromhexin und Ambroxol.

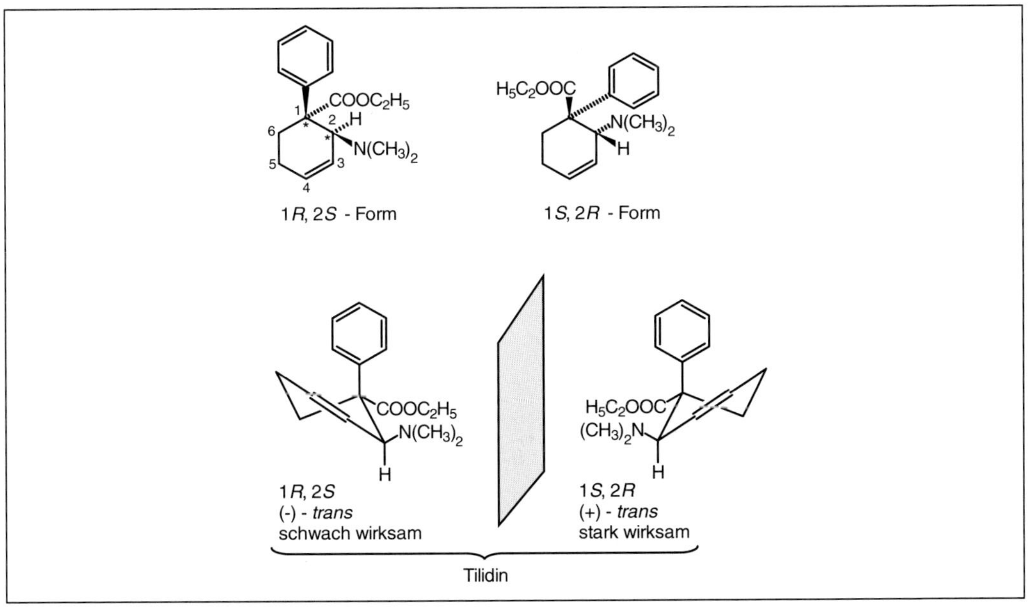

Abb. 5-26: Tilidin.

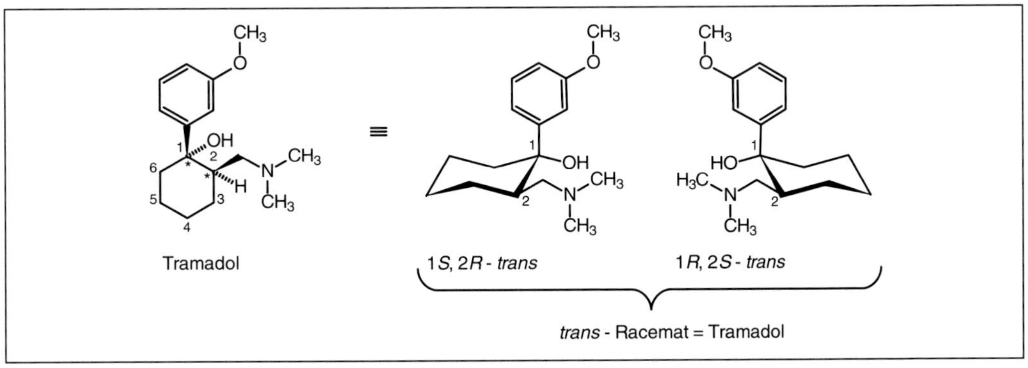

Abb. 5-27: Tramadol.

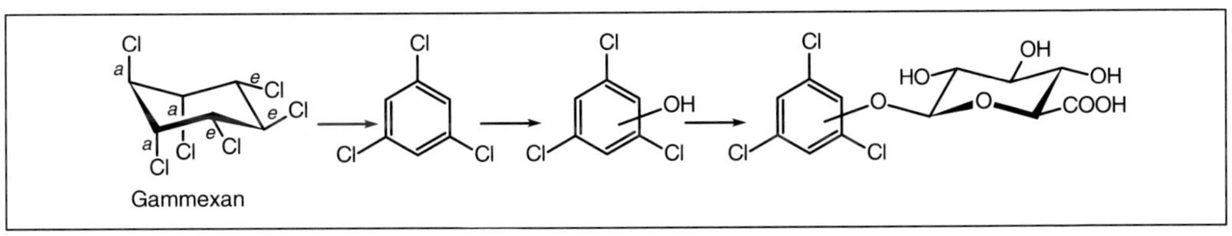

Abb. 5-28: Gammexan und ein Metabolisierungs-Beispiel.

Als **Inosite (Inositole, Cyclite)** wird eine Gruppe von sechswertigen cyclischen Alkoholen bezeichnet, die in Form von acht Diastereomere vorkommen und nach IUPAC durch verschiedene Präfixe gekennzeichnet werden.

Bis auf *chiro*-Inositol, das ein Enantiomerenpaar bildet, weisen alle Inositole Molekülsymmetrie auf und stellen Mesoformen dar. Insgesamt existieren demnach neun Inositole, die in der Natur vorkommen oder synthetisiert wurden. Die größte Bedeutung hat das *myo*-Inositol, das früher auch als *meso*-Inosit bezeichnet wurde und im Muskelgewebe des menschlichen Körpers vorkommt (Abb. 5-29a). Physiologisch von großem Interesse sind verschiedene **Inositol-Phosphate (IP)**, die als Second-messenger-Substanzen fungieren. Es existieren verschiedene IPs, von IP_1 bis IP_6. D-(1,4,5)-IP_3, IP_5 und IP_6 sind ubiquitär in Säugerzellen anzutreffen, IP_6 besonders häufig in Pflanzen.

D-*myo*-Inositol-1,4,5-triphosphat (D-(1,4,5)-IP_3) (Abb. 5-29b) bewirkt die Ca^{2+}-Ausschüttung aus intrazellulären Reservoirs in das Cytoplasma und fungiert damit als Second-messenger für bestimmte Hormone, Neurotransmitter und Wachstumsfaktoren.

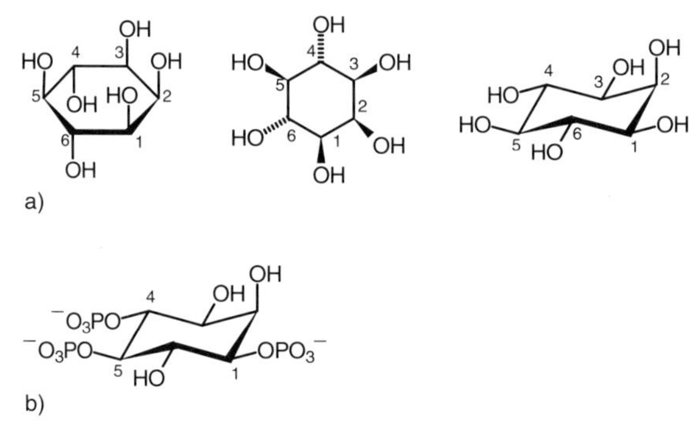

Abb. 5-29:
a) *myo*-Inositol
b) D-*myo*-Inositol-1,4,5-triphosphat.

Tab. 5-2: Strukturelle Kennzeichnung der Inositole durch Präfixe (nach IUPAC).

Bezeichnung	OH-Gruppen oberhalb der Ringebene	OH-Gruppen unterhalb der Ringebene
cis-Inosit	1,2,3,4,5,6	0
epi-Inosit	1,2,3,4,5	6
allo-Inosit	1,2,3,4	5,6
neo-Inosit	1,2,3	4,5,6
myo-Inosit	1,2,3,5	4,6
muco-Inosit	1,2,4,5	3,6
chiro-Inosit	1,2,4	3,5,6
scyllo-Inosit	1,3,5	2,4,6

Intermezzo

Nomenklatur, Kennzeichnung der dreidimensionalen Struktur, Symmetrie und Chiralität der Inositole

Die Bezeichnung der stereoisomeren Inositole durch die Präfixe richtet sich nach der Zahl und Position der OH-Gruppen, die oberhalb und unterhalb der Ringebene angeordnet sind (s. Tab. 5-2).

Formelmäßig kann die Struktur von Cyclohexan-Derivaten durch die Haworth- (Abb.5-30a), die Mills-Projektion (Abb. 5-30b) oder Konformationsformeln (Abb. 5-30c) wiedergegeben werden.

Beim Betrachten der Haworth- und der Mills-Projektionen wird deutlich, daß – mit Ausnahme von *chiro*-Inositol – *cis*-Inositol sechs, *scyllo*-Inositol drei und die restlichen Inositole je eine Symmetrieebene aufweisen. Diese verlaufen jeweils durch zwei *para*-ständige Pseudoasymmetriezentren, beim *cis*-Inositol zusätzlich zwischen den pseudoasymmetrischen Zentren und beim *allo*-Inositol einmal nur zwischen den Zentren. *allo*-Inositol stellt insofern eine Ausnahme dar!

Betrachtet man nun die stereochemischen Konformationsformeln (Abb. 5-30c), die gegenüber den Projektionen von Haworth oder Mills den Vorteil genießen, die wahre dreidimensionale Gestalt der Moleküle wiederzugeben, so stellt man mit Erstaunen fest, daß durch das Molekülmodell des *allo*-Inositols **keine** Symmetrieebene gelegt werden kann, während dies bei den anderen (Ausnahme: *chiro*-Inositol) leicht gelingt, so wie es Abbildung 5-31 bei *myo*-Inositol zeigt. Beide durch Umklappen erzeugte Sesselformen des *allo*-Inositols erscheinen chiral, doch verläuft die Inversion bei Raumtemperatur so leicht und rasch, daß genaugenommen („eigentlich") keines der beiden Enantiomeren gefaßt werden kann. Es liegt also ein Racemat mit einer durchschnittlichen („mittelwertigen") Symmetrie vor, die durch die Haworth- oder Mills-Projektion repräsentiert wird. Übrigens gelangt man am Molekülmodell durch Umklappen auch zu einer (sicher nicht stabilen) Wannenform, die eine Symmetrieebene aufweist (Abb. 5-30).

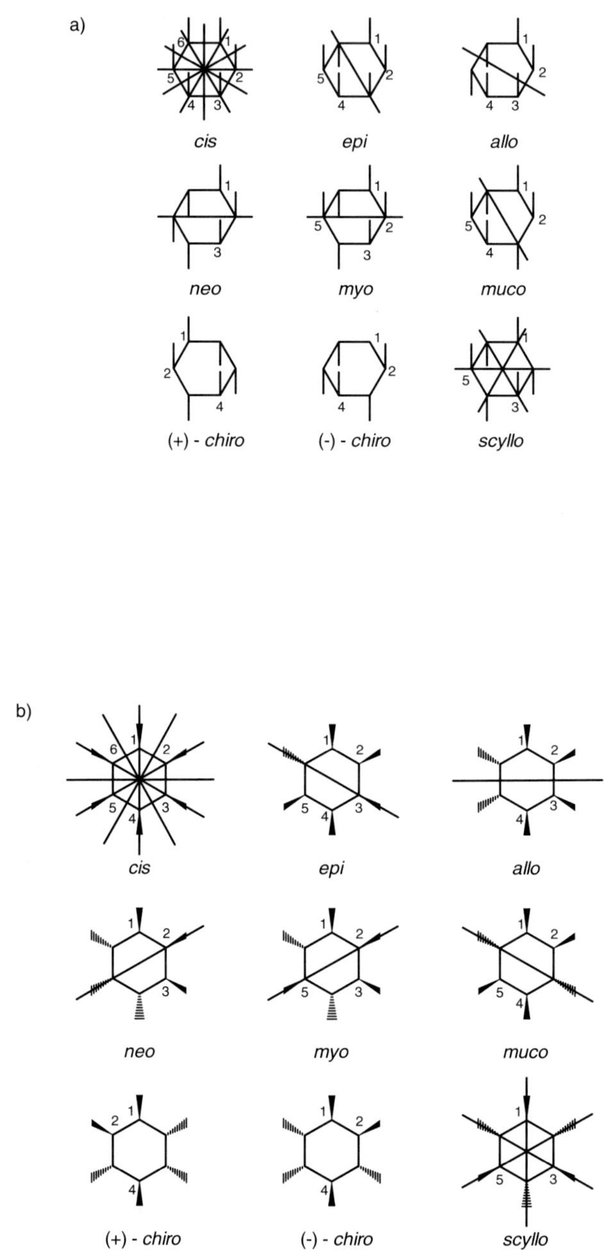

Abb. 5-30:
a) Haworth-Projektion der Inositole
b) Ebene Formeln (Mills-Projektion) zur Darstellung von Konstitution und Konfiguration der Inositole

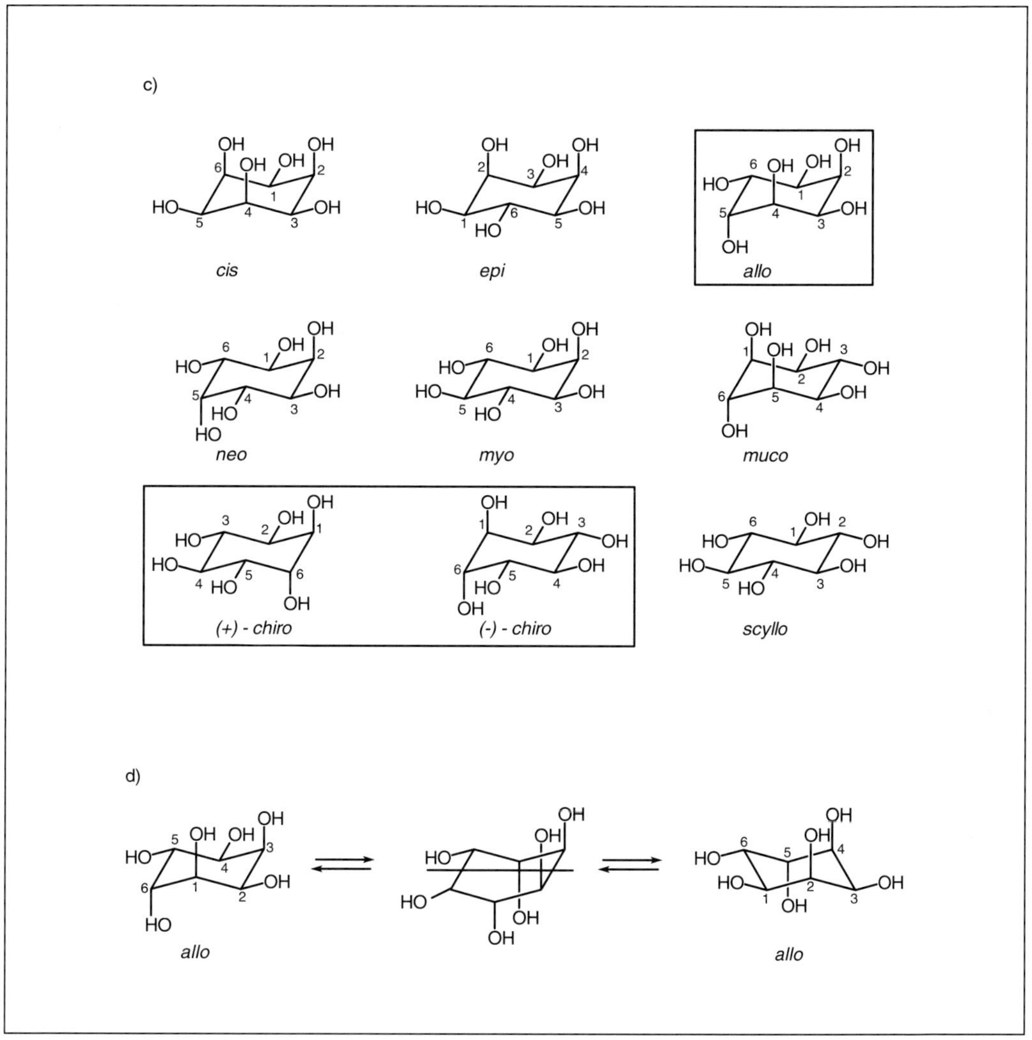

c) Stereoformeln (Konformationsformeln) der Inositole
d) *allo*-Inositol bei Raumtemperatur.

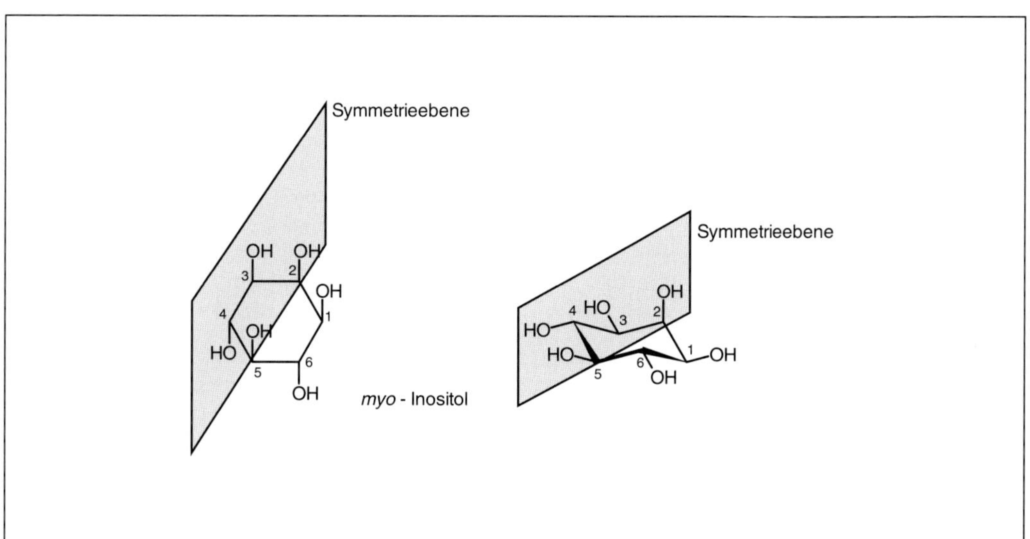

Abb. 5-31: *myo*-Inositol mit Symmetrieebene.

Von den Inositolen strukturell abgeleitet sind die Aglykone der **Aminoglykosid-Antibiotika**. Alle Aminoglykosid-Antibiotika verfügen über ein in den Positionen 1 und 3 basisch substituiertes, mit *meso*-Inosit verwandtes Aglykon, ein sogenanntes Cyclit. Mit diesem sind an unterschiedlichen Positionen Monosaccharide und Disaccharide glykosidisch verknüpft. Je nach **Aglykon** (Cyclit), den **glykosidierten Positionen** und den beteiligten **Aminozuckern** unterscheidet man vier Gruppen von Aminoglykosid-Antibiotika (s. Tab. 5-3).

Die strukturelle Verwandtschaft der Aglykone mit *meso*-Inosit und untereinander ist aus Abbildung 5-32 zu ersehen.

Auch disubstituierte Piperidin-Derivate sind im aktuellen Arzneischatz vertreten. Das motilitätsfördernde **Cisaprid** besitzt zwei Chiralitätszentren

Tab. 5-3: Einteilung der Aminoglykosid-Antibiotika.

Gruppe	**Aglykon**	**glykosidierte Positionen**
Kanamycin-Gentamicin	Desoxy-streptamin	4 und 6
Streptomycin	Streptidin	4
Neomycin	Desoxy-streptamin	4 und 5
Spectinomycin	N,N'-Dimethyl-2-epistreptamin	4 und 5

Tab. 5-4: Arzneistoffe mit substituierten Piperidin-Strukturen und ihre Indikationen.

Struktur	**Arzneistoff**	**Indikation**
Disubstituierte Piperidine	Alfentanyl	Zentrales Analgetikum
	Azaperon	Neuroleptikum
	Benperidol	Neuroleptikum
	Bupivacain	Lokalanaesthetikum
	Cisaprid	Prokinetikum
	Domperidon	Antiemetikum
	Fentanyl	Zentrales Analgetikum
	Mepivacain	Lokalanaesthetikum
	Paroxetin	Antidepressivum
	Pethidin	Zentrales Analgetikum
	Pimozid	Neuroleptikum
	Sufentanil	Zentrales Analgetikum
Trisubstituierte Piperidine	Difenoxin	Antidiarrhoikum
	Difenoxylat	Antidiarrhoikum
	Haloperidol	Neuroleptikum
	Loperamid	Antidiarrhoikum
	Trifluperidol	Neuroleptikum
Tetrasubstituierte Piperidine	Cyclandelat	Spasmolytikum

und ist ein *cis*-4-Amino-3-methoxy-piperidin-Derivat, das als Racemat vorliegt (Abb. 5-33). Das Antidepressivum **Paroxetin** mit ebenfalls zwei benachbarten Chiralitätszentren ist das linksdrehende Enantiomer der *trans*-Form.

Unter den Arzneistoffen sind weitere disubstituierte sowie tri- und tetrasubstituierte Piperidine zu finden (s. Tab. 5-4).

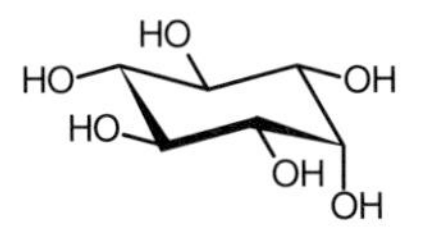	*meso*-Inosit	6 OH - Gruppen 1 *axial* 5 *äquatorial*
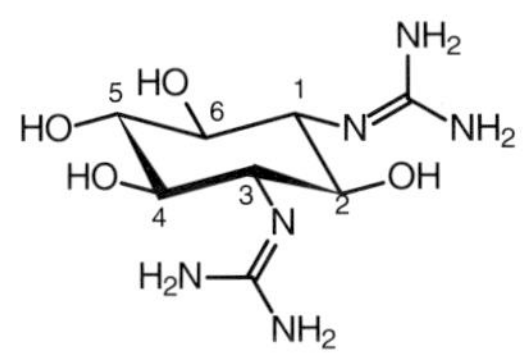	Streptidin	4 OH - Gruppen 2 Guanidino - Gruppen alle Funktionen *äquatorial*
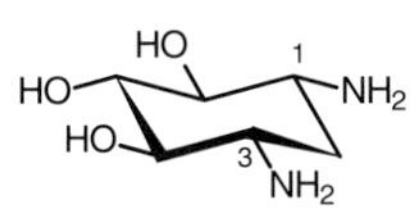	Desoxystreptamin	in Position 2 fehlt die OH - Gruppe
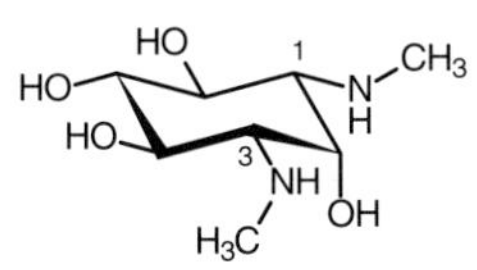	*N, N'* - Dimethyl - 2 - epistreptamin	in Position 2 ist die OH - Gruppe *axial* alle anderen Funktionen *äquatorial*

Abb. 5-32: Die Aglykone der Aminoglykosid-Antibiotika.

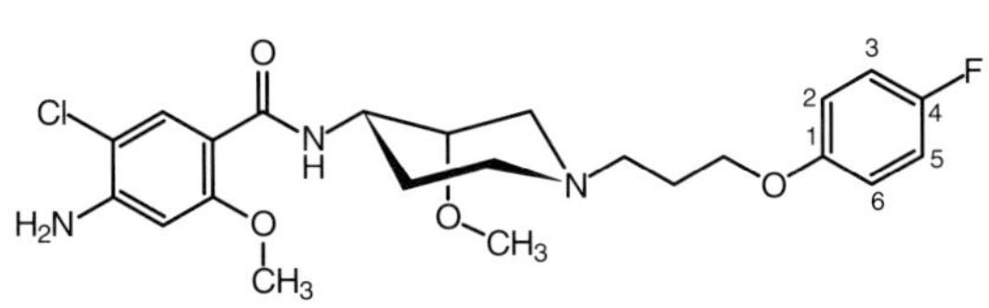

Cisaprid (*cis* - Form)

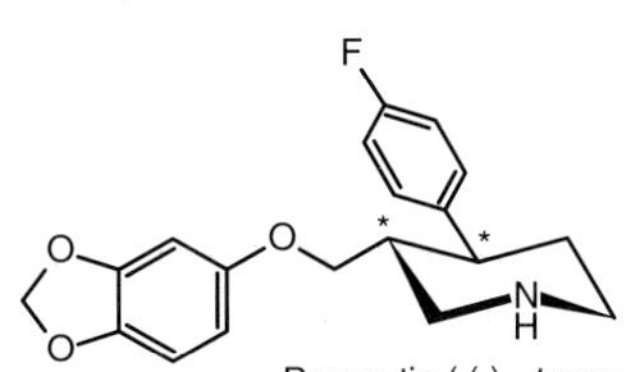

Paroxetin ((-) - *trans* - Form)

Abb. 5-33: Cisaprid und Paroxetin, zwei disubstituierte Piperidine.

5.9 Kondensierte Ringe

Bei bi- und polycyclischen Ringsystemen kann ebenfalls *E/Z*- bzw. *cis/trans*-Isomerie auftreten. Die Bezeichnung der Verknüpfungsart richtet sich in solchen Fällen nach der Stellung der Substituenten an der den beiden Ringen gemeinsamen Bindung.

Sterisch betrachtet besteht für die Verknüpfung 3- und 4gliedriger Ringe zu kondensierten Ringsystemen mit- und untereinander nur je eine Möglichkeit, nämlich die der *cis*-Verknüpfung.

Beispiele für Arzneistoffe mit kondensierten 3-, 4- und 5gliedrigen Ringen sind in Tabelle 5-5 aufgeführt.

Ringsystem	Beispiele
5:3	Partialstruktur von Mitomycin
5:4	Penicilline Imipenem Clavulansäure Sulbactam
5:5	Partialstruktur von Mitomycin Partialstruktur von Physostigmin Isosorbid-dinitrat Isosorbid-mononitrat Partialstruktur von Perindopril Partialstruktur von Ramipril Prostacyclin Gliclazid Biotin

Tab. 5-5: Arzneistoffe mit kondensierten 3-, 4- und 5gliedrigen Ringen.

Isosorbiddinitrat und Isosorbidmononitrat, als Beispiel für das Ringsystem 5:5.

Betrachtet man die räumliche Struktur des aus Isosorbid durch Veresterung mit Salpetersäure entstandenen Dinitrats, so wird evident, daß eine der beiden funktionellen Gruppen *exo*-ständig, die andere *endo*-ständig angeordnet ist (Abb. 5-34, s. auch Abb. 5-58). Dadurch wird verständlich, daß bei der Metabolisierung von **Isosorbiddinitrat** (= **ISDN)** die *exo*-ständige Funktion an C(2) leicht biotransformiert wird, die *endo*-ständige, durch die muldenförmige Anordnung des Molekülgerüstes geschützte an C(5), viel schwerer zugänglich ist. Entsprechend verhalten sich Isosorbid-2-nitrat und Isosorbid-5-nitrat (**ISMN = Isosorbidmononitrat**) gegenüber der Nitrat-Reduktase. ISDN hat eine biologische Halbwertszeit von 0,5 bis

1,5 h, das 2-Nitrat von 1,5 bis 2 h, das 5-Nitrat dagegen von 4 bis 6 h. Aus diesem Grunde gibt man heute dem ISMN (Isosorbid-5-nitrat) den Vorzug vor ISDN, um eine zuverlässige und besser überschaubare Wirkung zu gewährleisten.

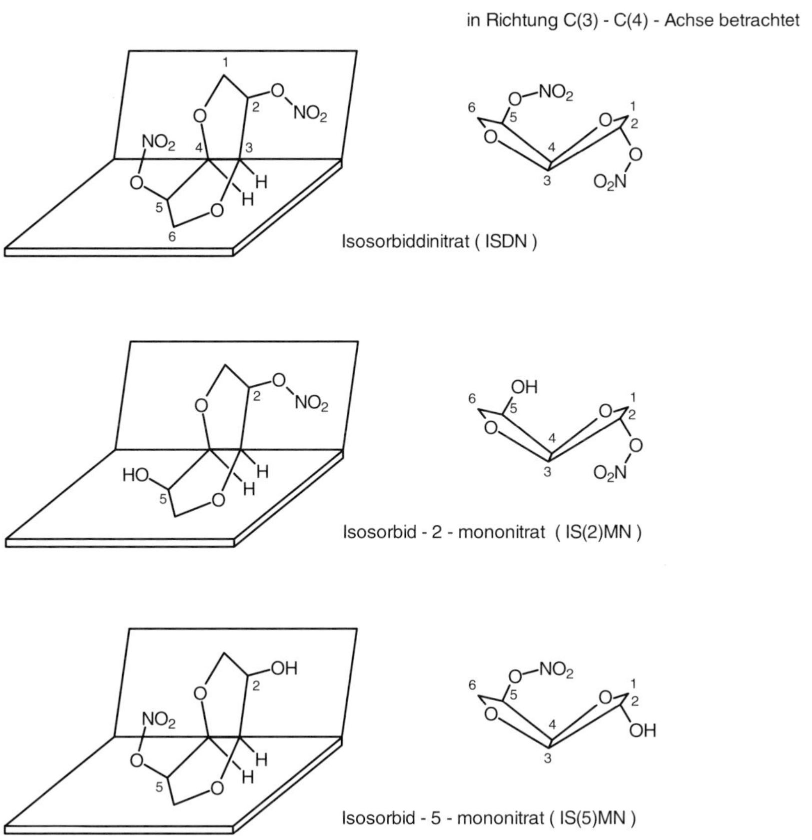

Abb. 5-34: Die räumliche Struktur von ISDN und ISMN.

Der Prototyp für das Ringsystem 6:6 ist das Decalin. *Trans*-**Decalin** ist stabiler als *cis*-Decalin, da die großen Substituenten in äquatorialer Stellung auftreten (der zweite Cyclohexanring wird hierbei als Substituent betrachtet). *E*-Decalin ist starr, während *Z*- oder *cis*-Decalin wie Cyclohexan umklappen kann, wobei äquatoriale Substituenten zu axialen werden und umgekehrt (Abb. 5-35).

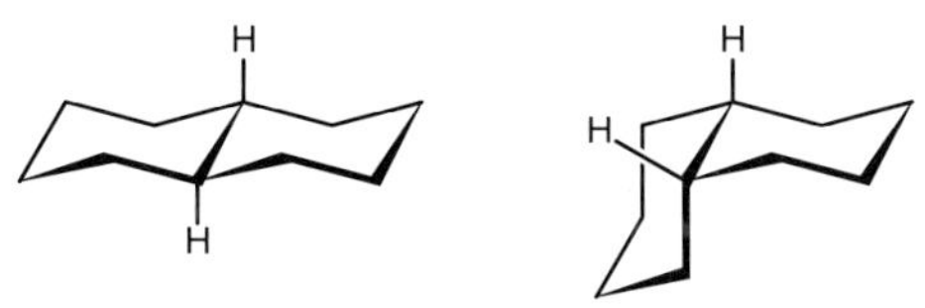

Abb 5-35: *E*- und *Z*-Decalin.

Wird ein zusätzlicher Cyclohexanring in einer bestimmten Position ankondensiert, so gelangt man zum „**Perhydrophenanthren**“, das als Grundgerüst in Steroiden enthalten ist (Abb. 5-36).

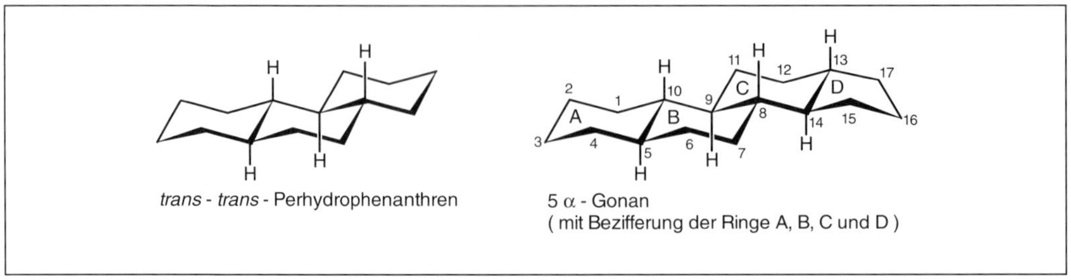

Abb. 5-36: Perhydrophenanthren und 5α-Gonan.

Ebenfalls **drei kondensierte Ringe** weisen die als Laxantien gebrauchten **Anthrachinon-Derivate** auf. Wegen der aromatischen Ringe (außen) tritt keine *cis-trans* bzw. *E/Z*-Isomerie in Erscheinung. Gleiches gilt für die tricyclischen Psychopharmaka. Anthrone und Anthrachinone sind unterschiedlich gewinkelt. Bei C-Glykosylverbindungen wie den Aloinen ist Position 10 chiral (Abb. 5-37).

Die **tricyclischen Psychopharmaka** teilt man ein in Verbindungen vom 6-6-6-Typ und vom 6-7-6-Typ, d. h. Tricyclen, die aus drei linear kondensierten, sechsgliedrigen Ringen bestehen, und solchen, die einen siebengliedrigen mittleren Ring aufweisen. In jedem Falle kommt es zu einer Verdrillung der äußeren Ringe. Je nach Geometrie des zentralen Sechs- oder Siebener-Ringes sind drei Winkeltypen zu unterscheiden (Abb. 5-38).

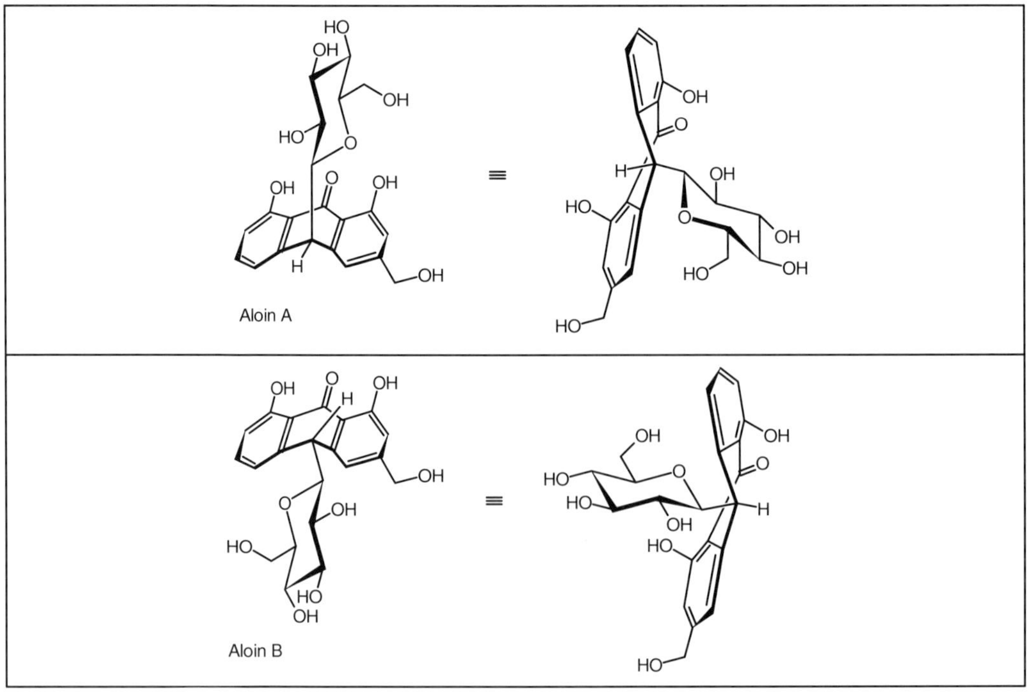

Abb. 5-37: Aloin A und Aloin B.

- α: bei Ringen des Typs 6-6-6, Winkelung in der zentralen Achse, wodurch die Faltung definiert wird,
- β: bei Ringsystemen des Typs 6-7-6, Winkelung infolge der Ringerweiterung,
- γ: bei Ringsystemen des Typs 6-7-6, Winkel, der die Verdrillung der beiden Aromaten-Ebenen definiert.

Die Beeinflussung der Geometrie der verschiedenen Tricyclen durch die Variation des zentralen Ringsystems macht sich in den neuroleptischen und den antidepressiven Wirkqualitäten bemerkbar. Die Varianten sind in Abbildung 5-39 zusammengestellt.

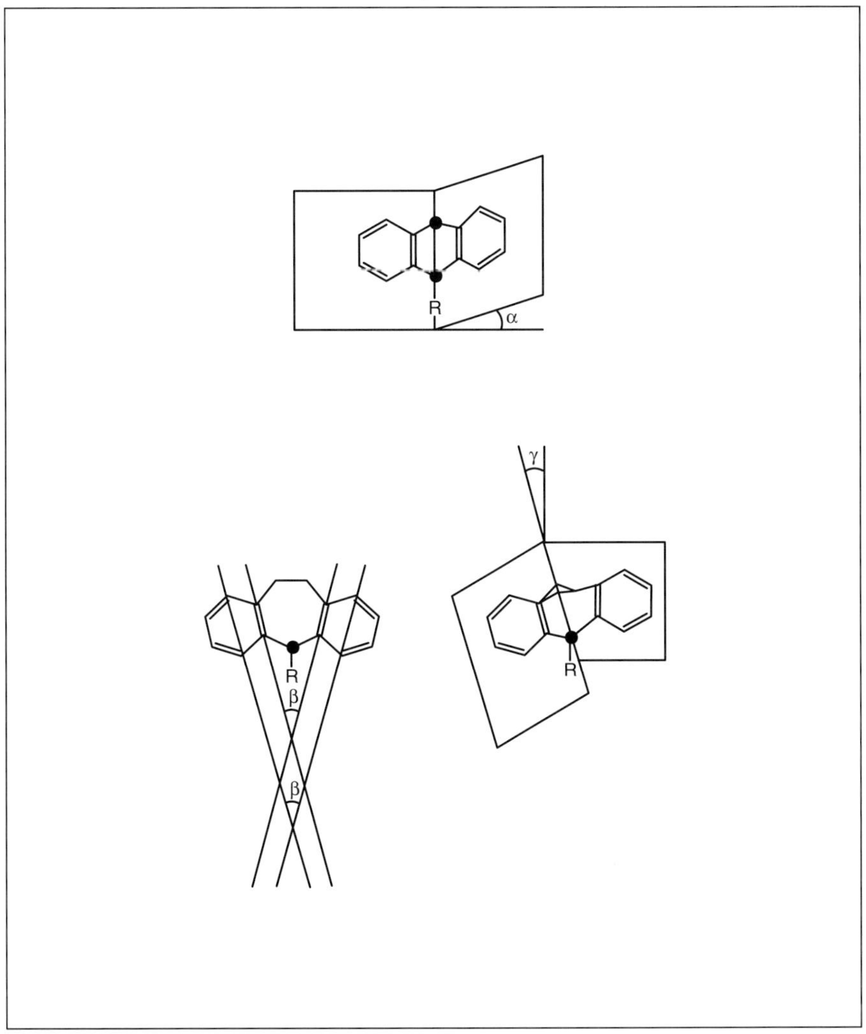

Abb. 5-38: Die unterschiedlichen Winkel von Tricyclen.

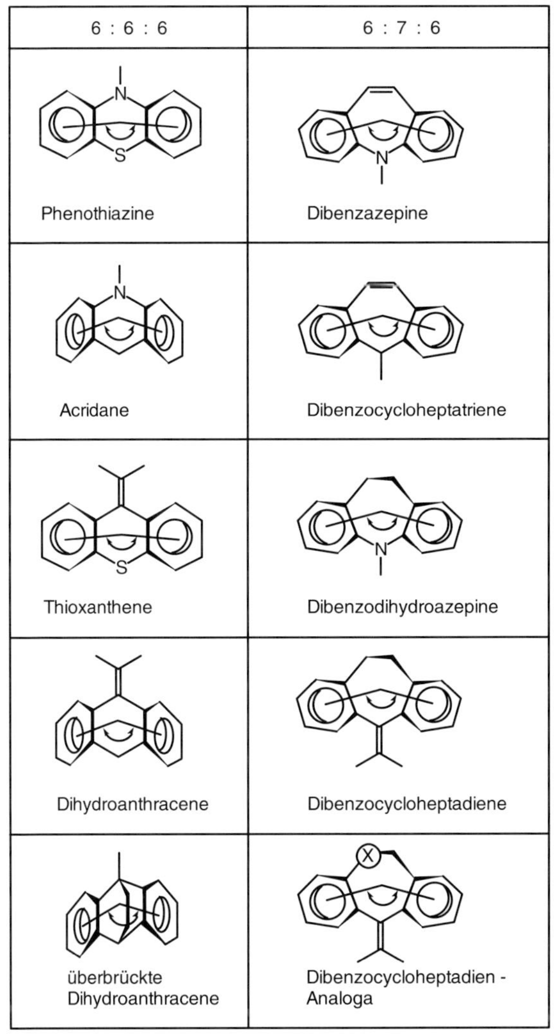

Abb. 5-39: Winkelung der tricyclischen Grundgerüste von Psychopharmaka.

Vier kondensierte Ringe liegen vor bei

- Tetracyclinen (*E/Z*-Isomerie zwischen den Ringen C und D)
- Anthracyclinen (keine *E/Z*-Isomerie)
- Steroiden und (*E/Z*-Isomerie zwischen allen Ringen)
- Lysergsäure-Derivaten (*E/Z*-Isomerie zwischen den Ringen C und D von Dihydro-Derivaten).

Tetracycline, die als Breitband-Antibiotika eingesetzt werden, sind keine – wie man oberflächlich betrachtet annehmen könnte – planaren, tetracyclischen Systeme, sondern wegen der partiellen Hydrierung gewinkelt. Besonders ausgeprägt ist die Winkelung zwischen den Ringen C und D.

Die **Tetracycline** mit vier (**Minocyclin**) bis sechs (**Doxycyclin**) Chiralitätszentren gehören zu den Antibiotika, deren Konfiguration nicht ohne Beeinträchtigung der Pharmakokinetik oder ohne Wirkungsverlust verändert werden kann.

Tabelle 5-6 zeigt den Vergleich der absoluten Konfiguration von **Tetracyclin** mit **Doxycyclin**. Welche pharmakokinetischen Effekte hängen damit zusammen? Neben der hohen Bioverfügbarkeit zeichnet sich Doxycyclin durch eine wesentlich längere Plasmaeliminations-Halbwertszeit und eine überwiegend nicht renale Elimination aus. Die höhere Bindungsaffinität für Plasmaproteine (Protein-Bindung 90%) erklärt sich aus der Fähigkeit des Doxycyclin-Moleküls, sowohl hydrophobe als auch hydrophile anionische und kationische Bindungsstellen besetzen zu können (Abb. 5-40).

Bei Doxycyclin ist die höhere Lipidlöslichkeit im Vergleich zu seinem Isomeren, dem Tetracyclin, dadurch bedingt, daß alle polaren Substituenten – die OH-Gruppe an C(12a), die kationoide Substitution an C(4) und die OH-Gruppe an C(5) – in der gleichen Molekülebene angeordnet sind, so daß die gegenüberliegende Molekülseite ungehindert von hydrophilen Strukturelementen zu hydrophoben Wechselwirkungen befähigt ist. Damit erklären sich nicht nur die günstigeren Absorptionsvoraussetzungen, sondern auch die besonderen kinetischen Eigenschaften von Doxycyclin.

Anthracycline, zu denen **Doxorubicin, Epirubicin, Idarubicin**, **Daunorubicin** und **Aclarubicin** zählen, sind DNA-interkalierende Verbindungen (s. auch Kap. 10.6), die über einen planaren aromatischen Molekülteil sowie einen gewinkelt-chiralen Molekülteil verfügen (Abb. 5-41).

Der planare Bereich ist Voraussetzung für die DNA-Interkalation. Der gewinkelte Teil bestimmt die Kinetik. Auffallend ist, daß die glykosidierte OH-Gruppe in Position 1 bei allen Anthracyclinen sowie die anguläre OH-Gruppe in Position 3 β-ständig sind, d. h. bezogen auf die Ringebene nach oben stehen. Infolgedessen muß die Carbonylfunktion in Position 3 bei

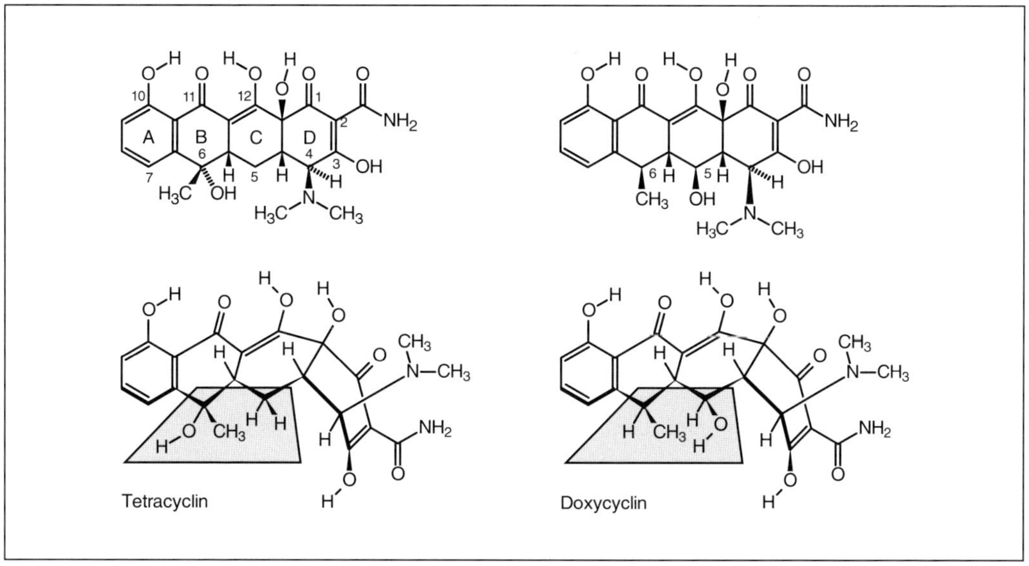

Abb. 5-40: Stereochemischer Vergleich von Tetracyclin und Doxycyclin.

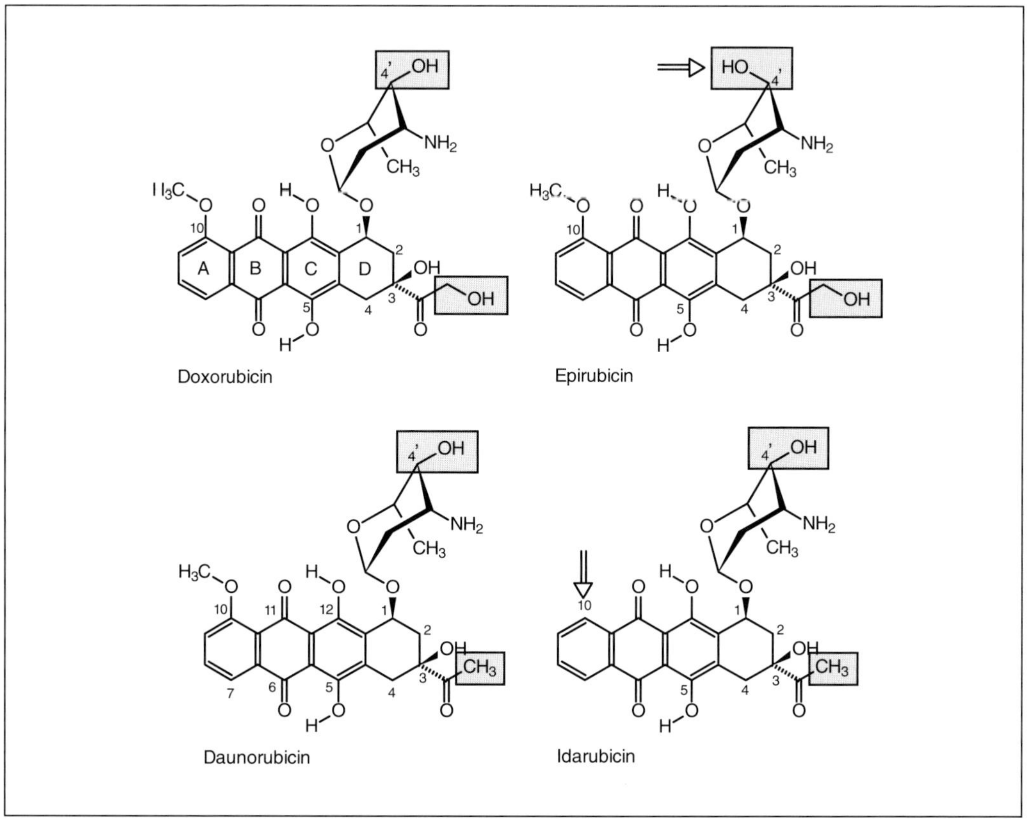

Abb. 5-41: Anthracycline.

	Position					
	4	4a	5	5a	6	12a
Tetracyclin	*S*	*S*	–	*S*	*S*	*S*
Doxycyclin	*S*	*R*	*S*	*R*	*R*	*S*

Tab. 5-6: Vergleich der absoluten Konfiguration von Tetracyclin und Doxycyclin.

allen Anthracyclinen α-ständig (also nach unten stehend) angeordnet sein. Doxorubicin und Epirubicin sind aufgrund einer Inversion im Zuckerteil Diastereomere (s. auch Kap. 9).

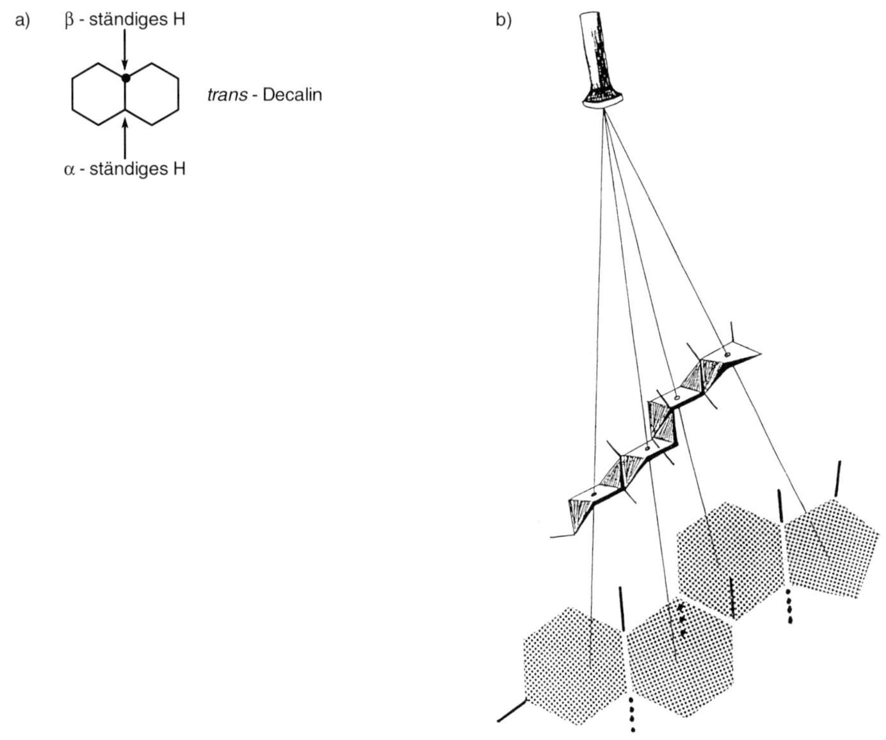

Abb. 5-42: a) *trans*-Decalin,
b) ein Steroid, in die Ebene projiziert.

Tab. 5-7: Arzneilich verwendete und als sekundäre Naturstoffe anzutreffende Steroide: Einteilung in Gruppen und Beispiele.

Gruppe	Beispiele
Sterine (Sterole)	Cholesterol, Ergosterol, Stigmasterol, Sitosterole
Corticosteroide	Cortisol, Aldosteron
Sexualhormone	Estradiol, Progesteron, Testosteron
Herzglykoside (Aglykone)	Digitoxigenin, Scillarenin
Gallensäuren	Cholsäure, Desoxycholsäure
Steroidalkaloide	Solanidin, Tomatidin, Samandarin, Batrachotoxin
Sapogenine	Diosgenin, Digitogenin
Vitamin D (β-seco-Steroide)	Colecalciferol, Ergocalciferol

Steroide

Der von den **Sterinen** (Ethymologie s. Vorwort) abgeleitete Begriff umfaßt alle Verbindungen mit einem Cyclopentano-perhydro-phenanthren-Gerüst. Die Steroide haben eine enorme Bedeutung im aktuellen Arzneischatz. Eine grobe Übersicht ist der Tabelle 5-7 zu entnehmen.

Bei der gedanklichen Umsetzung der konventionellen, zweidimensionalen Strukturformeln in Stereoformeln muß man beachten, daß die Verknüpfungsart der Ringe aus der Anordnung der Substituenten in den Positionen 5 und 10, 8 und 9 sowie 13 und 14 hervorgeht.

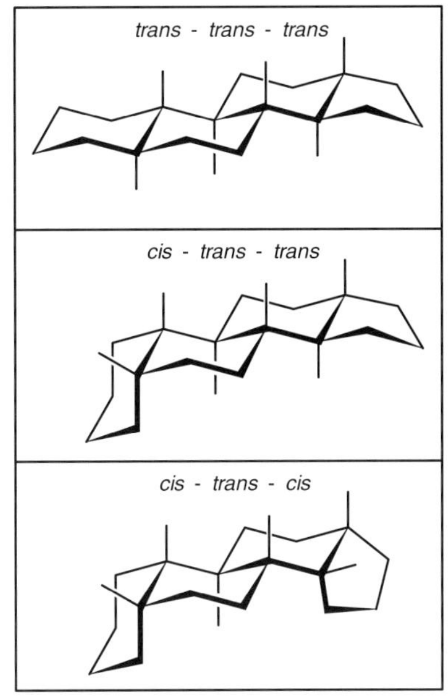

Abb. 5-43: Die drei nativen Steroid-Typen.

> Ein nach oben stehender Substituent, im einfachsten Falle ein H-Atom, wird als β-ständig, ein nach unten weisender als α-ständig bezeichnet.
>
> Aus den Stereoformeln ist die Stellung der Substituenten ohne weiteres ersichtlich. In den konventionellen Strukturformeln ist die β-Stellung durch einen ausgezogenen Strich oder einen Keil, die α-Stellung durch eine gepunktete Linie gekennzeichnet.
>
> Ein β-ständiges H-Atom in angulärer Position kann auch durch einen dicken schwarzen Punkt gekennzeichnet werden. Die Position mit α-ständigem H hat diesen Punkt nicht (Abb. 5-42a).

In Abbildung 5-42b ist der Zusammenhang zwischen den Stereoformeln und den konventionellen Formeln der Steroide, die praktisch einen in die Ebene projizierten Schatten der räumlichen Formeln darstellen, illustriert.

Wenn man die Anellierung der benachbarten Ringe betrachtet (A/B, B/C, C/D), existieren prinzipiell acht verschiedene Verknüpfungsarten bei Steroiden, die synthetisch, wenn auch oft sehr schwierig, zugänglich sind. Nativ, d. h. in Naturstoffen anzutreffen, sind in der Regel drei Verknüpfungsarten, die aus Tabelle 5-8 und Abbildung 5-43 zu ersehen sind.

Verknüpfungsarten der Steroide		
A/B	**B/C**	**C/D**
trans	*trans*	*trans*
trans	trans	cis
trans	cis	trans
cis	*trans*	*trans*
trans	cis	cis
cis	*trans*	*cis*
cis	cis	trans
cis	cis	cis

Tab. 5-8: Prinzipielle Verknüpfungsmuster in Steroiden. In Naturstoffen anzutreffende Verknüpfungsarten sind mit Raster unterlegt.

Wegen der stereochemischen Bedeutung der Verknüpfung von Ring A mit Ring B unterscheidet man prinzipiell eine 5α- und eine 5β-Reihe, verdeutlicht am **5α- und 5β-Gonan** (Abb. 5-44).

Biogenetisch bedingt ist die Anzahl der angulären Methylgruppen am Sterangerüst und die Länge des Alkylrestes am C(17). Als Beispiele für die *trans-trans-trans*-Verknüpfung seien α-Estran, α-Androstan und α-Pregnan, für die *cis-trans-trans*-Verknüpfung das Cholestan (5β-Reihe) und für die *cis-trans-cis*-Verknüpfung das Grundgerüst von Digitoxigenin aufgeführt (Abb. 5-45).

Wie stark die einzelnen Typen gestreckt und gewinkelt sind, wird durch die gerasterten Balken illustriert.

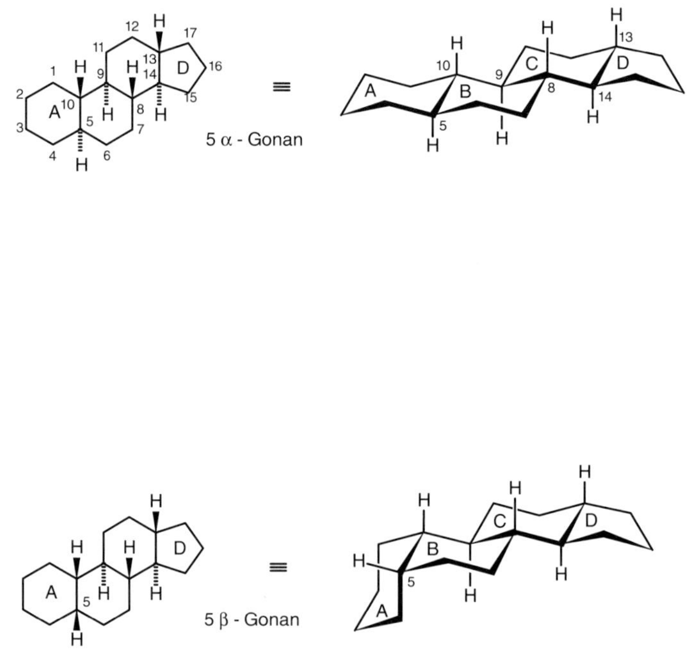

Abb. 5-44: 5α- und 5β-Gonan.

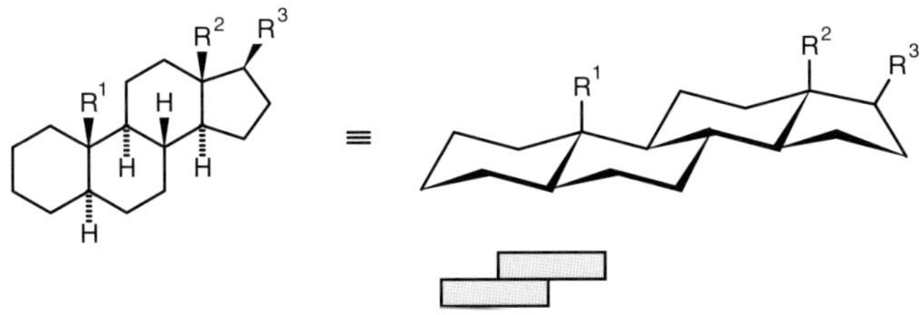

	R^1	R^2	R^3
α - Estran	H	CH_3	H
α - Androstan	CH_3	CH_3	H
α - Pregnan	CH_3	CH_3	C_2H_5

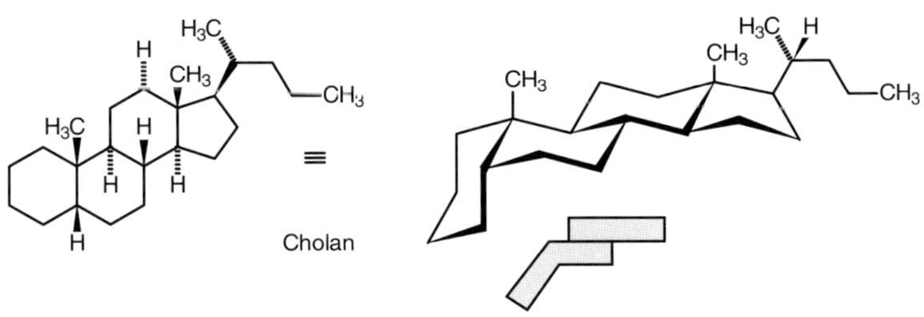

Cholan

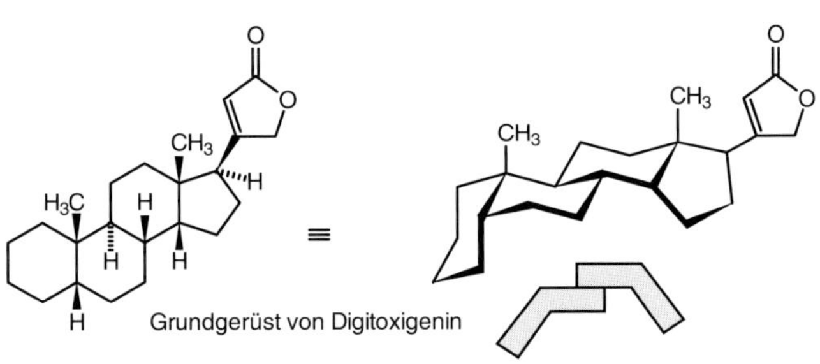

Grundgerüst von Digitoxigenin

Abb. 5-45: Steroidtypen ohne Doppelbindungen.

Neben der Verknüpfungsart beeinflußt auch die Lage und Anzahl der Doppelbindungen die Geometrie der Steroide (Abb. 5-46). Die Tabelle 5-9 enthält Beispiele zu den einzelnen Typen.

Lysergsäure-Derivate

Native und partialsynthetisch abgewandelte Mutterkornalkaloide besitzen nach wie vor einen hohen therapeutischen Stellenwert. Es handelt sich um Amide, die aus Lysergsäure und einem Amin aufgebaut sind. Bei den nativen Mutterkornalkaloiden stellt dieses Amin meist ein cyclisches Peptid mit einer freien Aminogruppe dar.

Die **Lysergsäure** ist ein anguläres tetracyclisches System mit dem Grundgerüst des Ergolens. **Ergolen** besitzt ein Chiralitätszentrum an C(5), das *R*-konfiguriert ist. Kommt die Carboxyl-Funktion der Lysergsäure hinzu, so entsteht ein zweites Chiralitätszentrum an C(8), das ebenfalls *R*-konfiguriert ist (Abb. 5-49).

Steroid-Typ	Steroid-Gruppe	Arzneistoffe
I	**Gestagene:**	Progesteron, Hydroxyprogesteron, Medroxyprogesteron
	Halbsynthetische Gestagene (ohne CH_3 in Position 10):	Levonorgestrel, Norethisteron, Allylestrenol
	Androgene:	Testosteron
	Glucocorticoide:	Cortisol, Cortison, Tixocortol, Fludroxycortid
	Mineralocorticoide:	Aldosteron, Fludrocortison
	Herzglykoside:	Scillaren
II	**Anabolika**	Metenolon Nandrolon (ohne CH_3 in Position 10)
III	**Halbsynthetische Glucocorticoide:**	Prednisolon, Prednison, Dexamethason, Betamethason, Fluocortolon, Triamcinolon, Halometason etc. etc.
IV	**Estrogene:**	Estradiol, Estriol, Estron, Ethinylestradiol, Mestranol
V	**Sterole:**	Cholesterol, β-Sitosterol, Stigmasterol
VI	**Sterole:**	Ergosterol
VII	**Halbsynthetische Gestagene:**	Medrogesteron, Megestrol
VIII	**Synthetisches Gestagen:** **Synthetisches Antigestagen:**	Dienogest Mifepriston

Tab. 5-9: Ausgewählte Beispiele zu den Steroid-Typen I–VIII von Abb. 5-46.

Lage der Doppelbindungen	Winkelung der Ringe A, B und C
I Δ 4 - Reihe	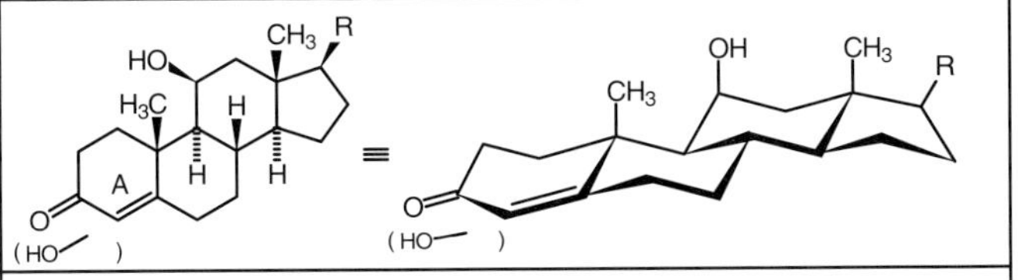
II Δ 1 - Reihe	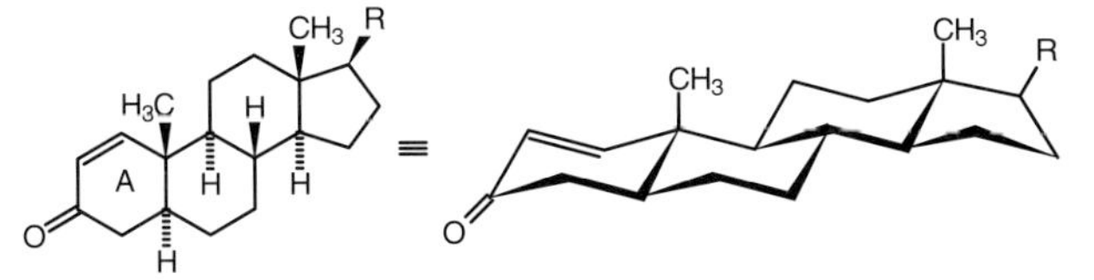
III Dienon - Reihe	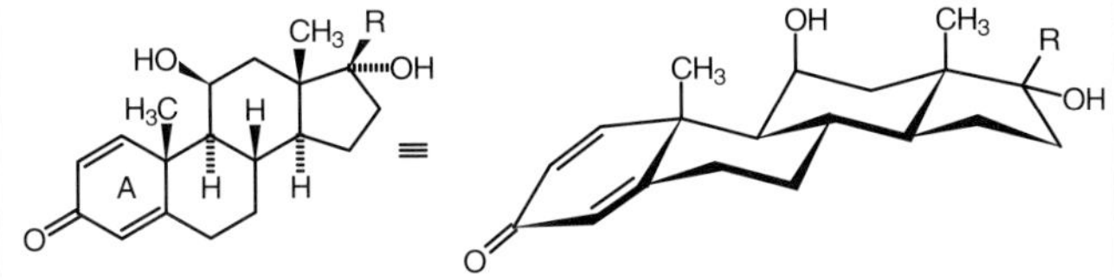
IV Estrogentyp	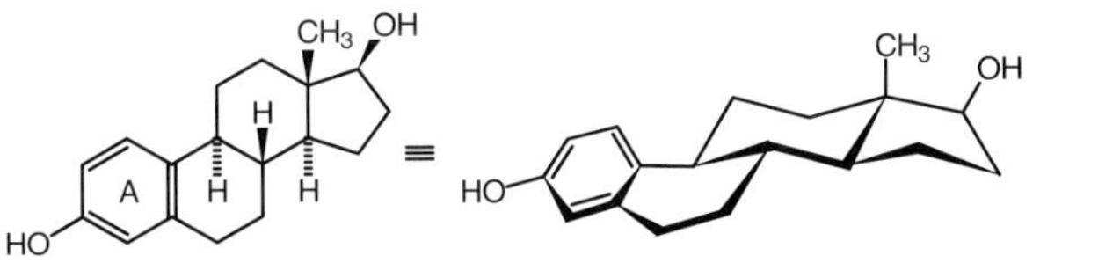
V Δ 5(6) - Reihe	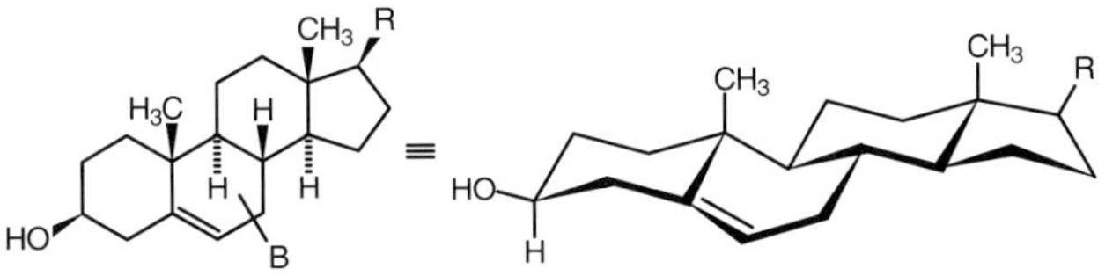
VI 5, 7 - Diene	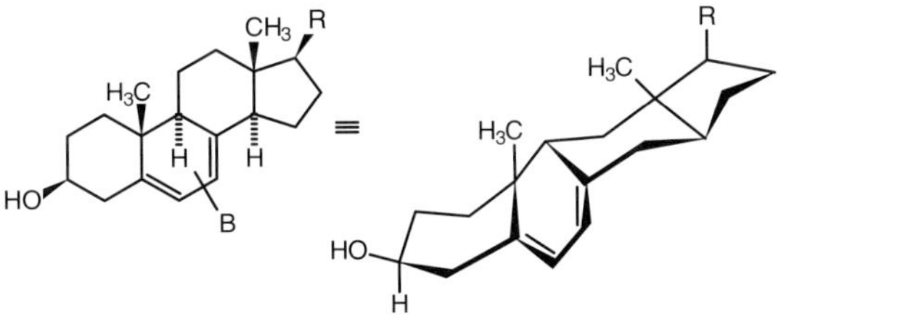
VII 4, 6 - Diene	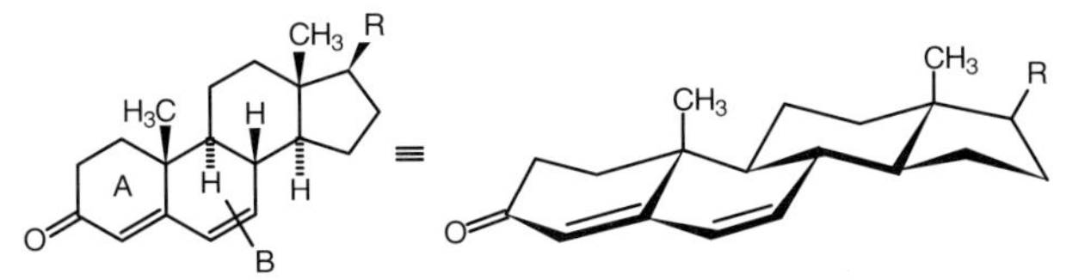
VIII 4, 10(9) - Diene	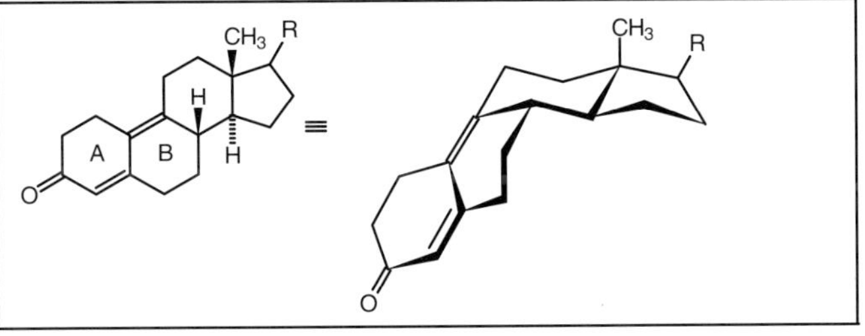

Abb. 5-46: Doppelbindungen im Steroid-Gerüst und ihre räumlichen Auswirkungen.

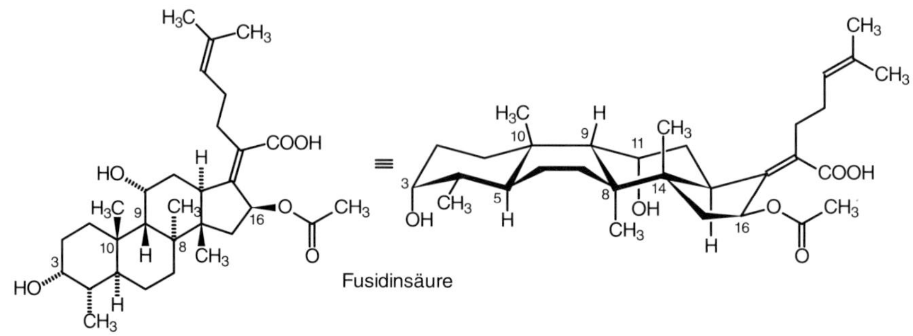

Abb. 5-47: Fusidinsäure, konfigurativ und konformativ dargestellt.

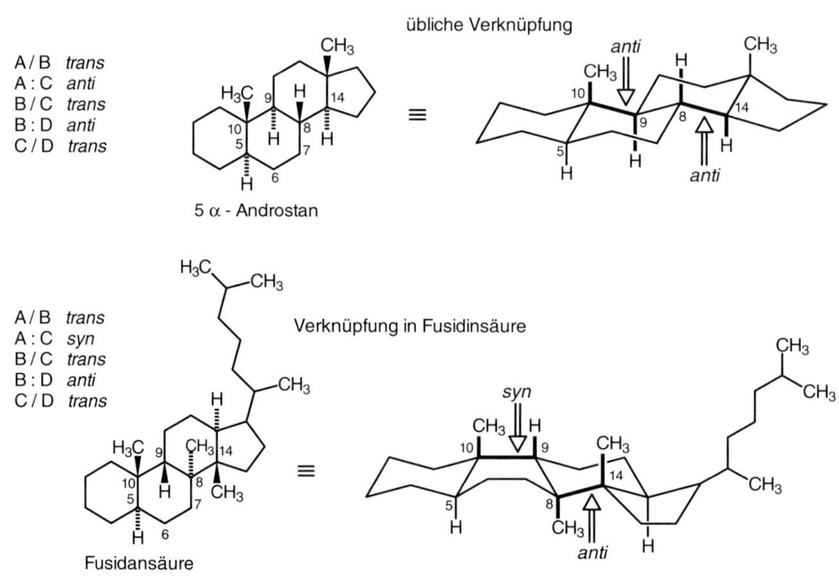

Abb.5-48: Konfigurativer und konformativer Vergleich von α-Androstan mit Fusidansäure.

Intermezzo

Stereodeskriptoren *cis* oder *trans*, *syn* oder *anti*

Wir haben gelernt, daß man die Art der Anellierung benachbarter Ringe in kondensierten, hydrierten Ringsystemen wie Decalin, Perhydrophenanthren und dem Gerüst der Steroide (1,2-Cyclopentanoperhydrophenanthren) mit *cis* und *trans* beschreibt.

Betrachten wir nun die aus *Fusidium coccineum* isolierte **Fusidinsäure**, die mit verwandten Verbindungen wie Cephalosporin P_1 oder Helvolinsäure zu den Steroidantibiotika gehört und bei Penicillin-Allergie oder -Resistenz speziell gegen Staphylokokken eingesetzt wird, so fällt die ungewohnte Verknüpfung des Ringes B mit seinen beiden Nachbarn auf (Abb. 5-47).

Das hängt damit zusammen, daß es für die nicht direkt benachbarten Ringe A zu C und B zu D je zwei unterschiedliche Anordnungen gibt, die als *syn* und *anti* bezeichnet werden. Was damit gemeint ist, geht am besten aus dem Vergleich des (uns geläufigen) Gerüsts des α-Androstans mit dem Gerüst der Fusidinsäure (= Fusidansäure) hervor (Abb.5-48).

Anti- und *syn*-Verknüpfungen sind in den Konformationsformeln der Abbildung **fett** gezeichnet. Die von den anderen Sterinen abweichende räumliche Struktur ist bedingt durch die *syn*-Stellung der Substituenten an C(9) und C(10) und die Umkehr der Anordnungen an den Positionen 9, 8 und 14:

- „normalerweise": α – β – α
- bei Fusidansäure: β – α – β

Dadurch liegt Ring B in der Wannenform vor.

Also: Die Stereodeskriptoren *cis* und *trans* beschreiben die Art der Verknüpfung benachbarter Ringe (A mit B, B mit C, C mit D). Die Stereodeskriptoren *syn* und *anti* sagen etwas aus über die relative Anordnung nicht benachbarter Ringe (A mit C und B mit D).

Beim Aufarbeiten der Mutterkornalkaloide kann leicht Racemisierung an C(8) eintreten, wobei die epimeren Isolysergsäure-Derivate entstehen, die therapeutisch unbrauchbar sind. Sie sind 5*R*,8*S*-konfiguriert (Abb. 5-49).

Werden Lysergsäure-Derivate hydriert, so erhält man **Dihydrolysergsäure-Derivate**. Aus dem Grundgerüst Ergolen wird das Grundgerüst **Ergolin**, das über zwei Asymmetriezentren verfügt. **Dihydrolysergsäure** weist dem-

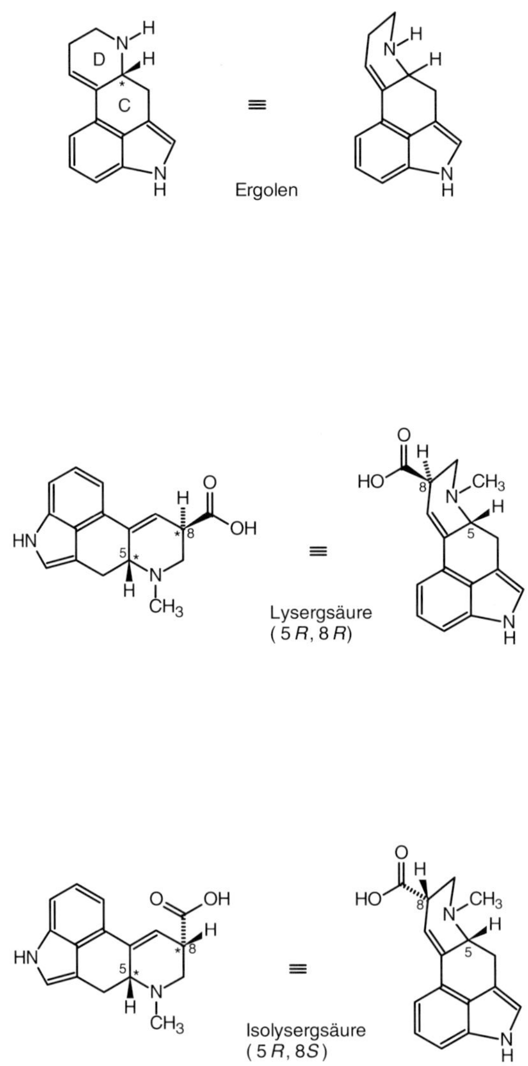

Abb. 5-49: Ergolen, Lysergsäure und Isolysergsäure.

nach drei Asymmetriezentren auf, und zwar an C(5), C(8) und C(10). Die Verknüpfung der Ringe C und D kann *cis*- oder *trans*-artig sein. Danach unterscheidet man eine **Dihydrolysergsäure I** mit *trans*-Verknüpfung und eine **Dihydrolysergsäure II** mit *cis*-Verknüpfung. In den hydrierten Mutterkornalkaloiden sowie den partialsynthetischen Wirkstoffen Metergolin, Nicergolin und Pergolid ist die *trans*-verknüpfte Dihydrolysergsäure I bzw. das *trans*-verknüpfte Ergolinsystem enthalten (Abb. 5-50).

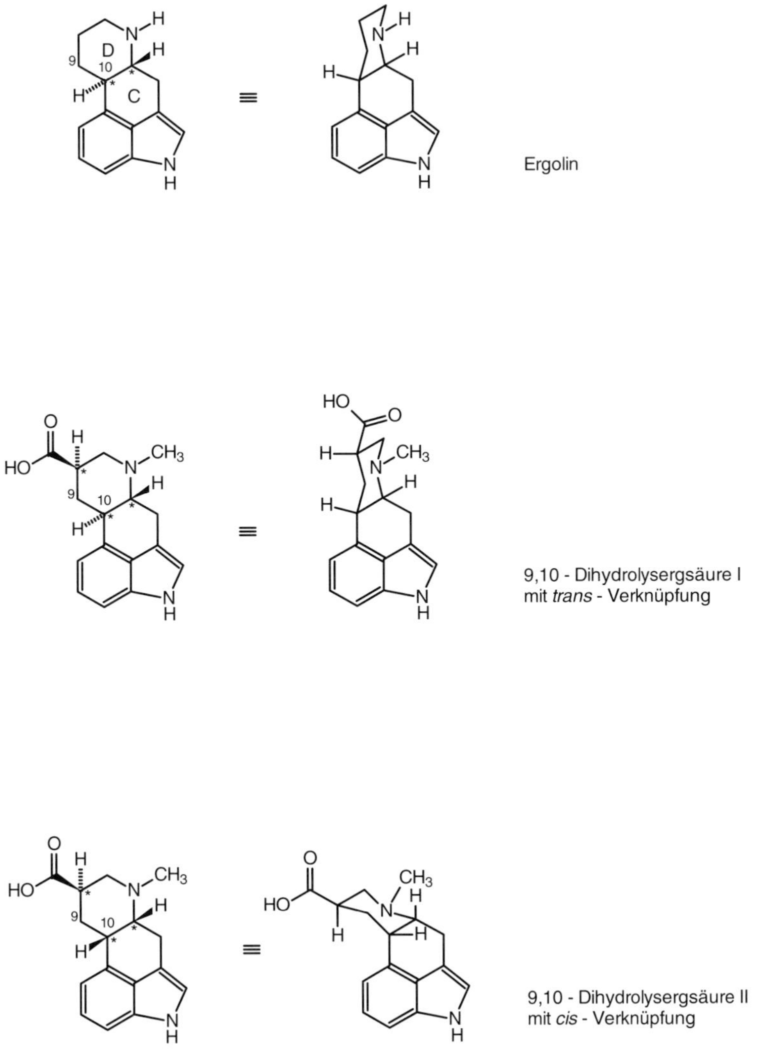

Ergolin

9,10 - Dihydrolysergsäure I
mit *trans* - Verknüpfung

9,10 - Dihydrolysergsäure II
mit *cis* - Verknüpfung

Abb. 5-50: Ergolin, Dihydrolysergsäure I und Dihydrolysergsäure II.

Abbildung 5-51 enthält die wichtigsten nativen Mutterkornalkaloide sowie die partialsynthetischen Arzneistoffe **Methylergometrin, Methysergid** und **Bromocriptin**. Das **Lysergid** (Lysergsäurediethylamid = LSD) wurde als Arzneistoff synthetisiert, hat sich jedoch dann als Rausch- und Suchtmittel etabliert.

Mutterkornalkaloide

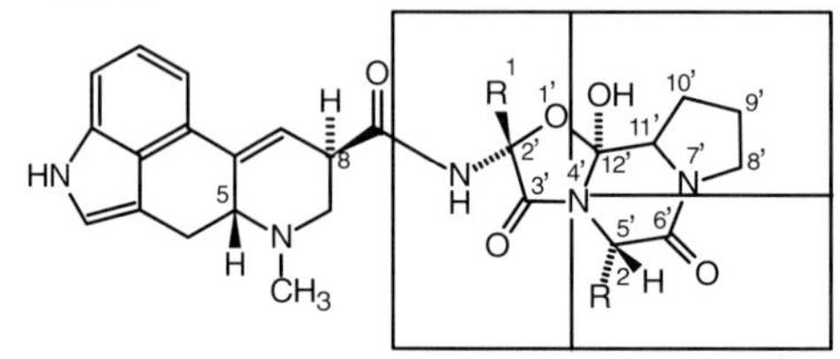

	R^1	R^2	
Ergotamin	$-CH_3$	$-CH_2-C_6H_5$	
Ergocristin	$-CH(CH_3)_2$	$-CH_2-C_6H_5$	Ergotoxin - Gruppe
Ergocryptin		$-CH_2-CH(CH_3)_2$	
Ergocornin		$-CH(CH_3)_2$	

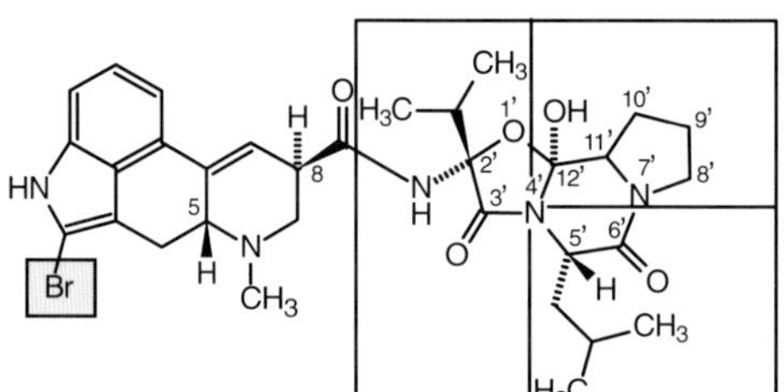

Bromocriptin

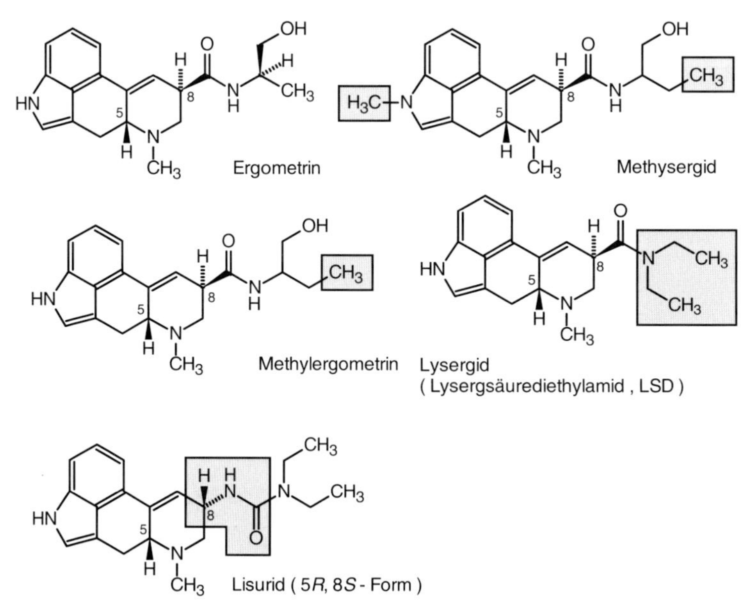

Abb. 5-51: Mutterkornalkaloide, partialsynthetische Lysergsäure-Derivate und Ergolen-Derivate.

Lisurid stellt ein „inverses Säureamid" dar, wobei der Ergolinteil die Amin-Komponente liefert.

Die Abbildung 5-52 enthält die hydrierten Mutterkornalkaloide sowie partialsynthetische Ergolin-Derivate. **Metergolin** ist ein „inverses Säureamid", **Nicergolin** ein Ester, wobei der Ergolinteil die Alkohol-Komponente darstellt, und **Pergolid** ist ein Thioether.

Hydrierte Mutterkornalkaloide

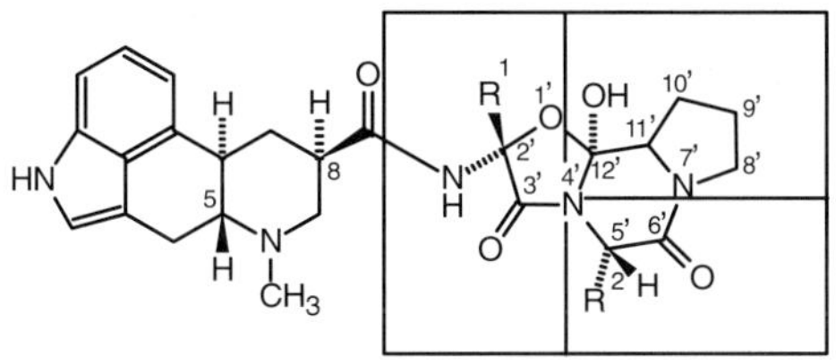

	R^1	R^2	
Dihydro - Ergocristin	$-CH(CH_3)_2$	$-CH_2-C_6H_5$	Dihydro - Ergotoxin - Gruppe
Dihydro - Ergocryptin		$-CH_2-CH(CH_3)_2$	
Dihydro - Ergocornin		$-CH(CH_3)_2$	

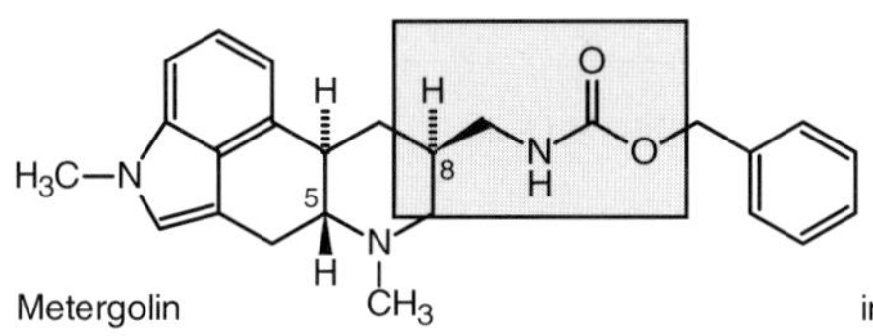

Metergolin — inverses Amid

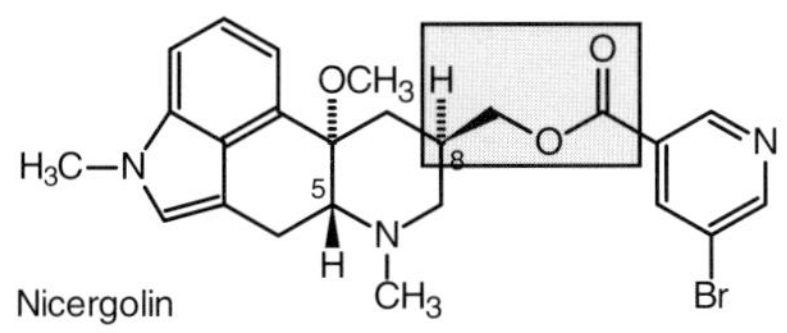

Nicergolin — Ester

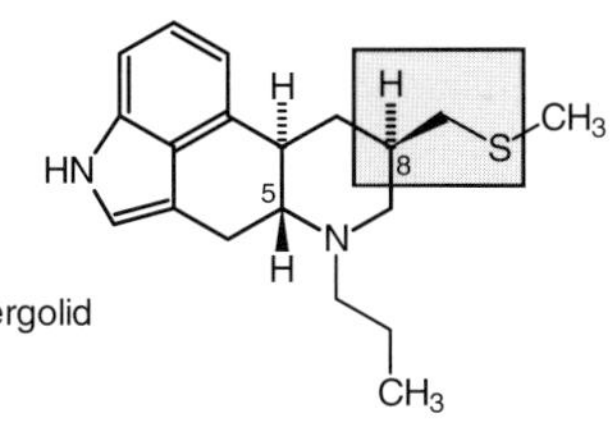

Pergolid — Thioether

Abb. 5-52: Dihydrolysergsäure- und Ergolin-Derivate.

Pentacyclische Grundgerüste, die das tricyclische β-Carbolin einschließen, weisen die Alkaloide **Reserpin** und **Yohimbin** auf. Die aromatischen Ringe A und B einschließlich der C-Atome 3 und 6 in Ring C bilden eine planare Scheibe. Unterschiedliche Verknüpfungsmöglichkeiten (*cis-trans*) bestehen nur zwischen den Ringen C und D, sowie D und E (Abb. 5-53).

Die therapeutische Bedeutung der Alkaloide **Reserpin** (als Antihypertonikum) und **Yohimbin** (als Aphrodisiakum) ist umstritten. Dem Reserpin liegt das Epiallo-Yohimban-Gerüst zugrunde, im Yohimbin ist das Yohimban-Gerüst enthalten (Abb. 5-54).

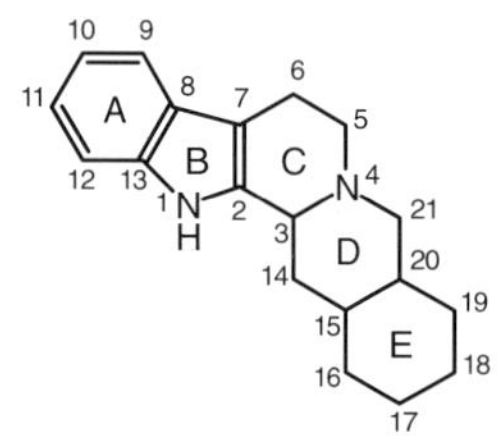

pentacyclisches Grundgerüst

C - - - - D	- - - - E	
cis	*cis*	Epialloyohimban
cis	*trans*	Pseudoyohimban
trans	*cis*	Alloyohimban
trans	*trans*	Yohimban

Abb. 5-53: Ringverknüpfung im Yohimban und Stereoisomeren.

5.10 Überbrückte Ringsysteme

Zu dieser Gruppe stereochemisch interessanter Arzneistoffe gehören solche mit „ins-Auge-springenden", symmetrischen Käfigen (Adamantan-, Chinuclidin-, Tropan- oder Bicyclo[2.2.1]-heptan-Gerüst, Abb. 5-55) und solche mit komplizierten Ringsystemen (Ansa-Verbindungen, einige Benzyl-isochinolin-Alkaloide).

Das **Adamantangerüst** ist enthalten in den Virustatika **Amantadin, Tromantadin** und **Rimantadin** sowie in **Memantin,** das als Antiparkinsonmittel Anwendung findet. Auch das **Hexamethylentetramin** (Methenamin) entspricht in seiner räumlichen Struktur dem Adamantan (Abb. 5-56).

Den zentrosymmetrischen **Chinuclidin**ring, der durch geeignete Substituenten chiral wird, trifft man in den China-Alkaloiden (Namensgebung) und anderen Alkaloiden, z. B. Ajmalin, sowie synthetischen Arzneistoffen – hier als voluminösen Substituenten – an (s. Kap. 4.1.4.5, Abb. 4-25).

Das Bicyclo[2.2.1]-heptan (Norbornan-Gerüst) ist im Psychoanaleptikum **Fencamfamin** enthalten. Es ist ein Gemisch zweier Enantiomerenpaare. Obwohl es vier Asymmetriezentren aufweist, bleibt die Konfiguration an den durch C(7) überbrückten C-Atomen 1 und 4 immer die gleiche. Somit sind aufgrund der chiralen Zentren (2) und (3) zwei Enan-

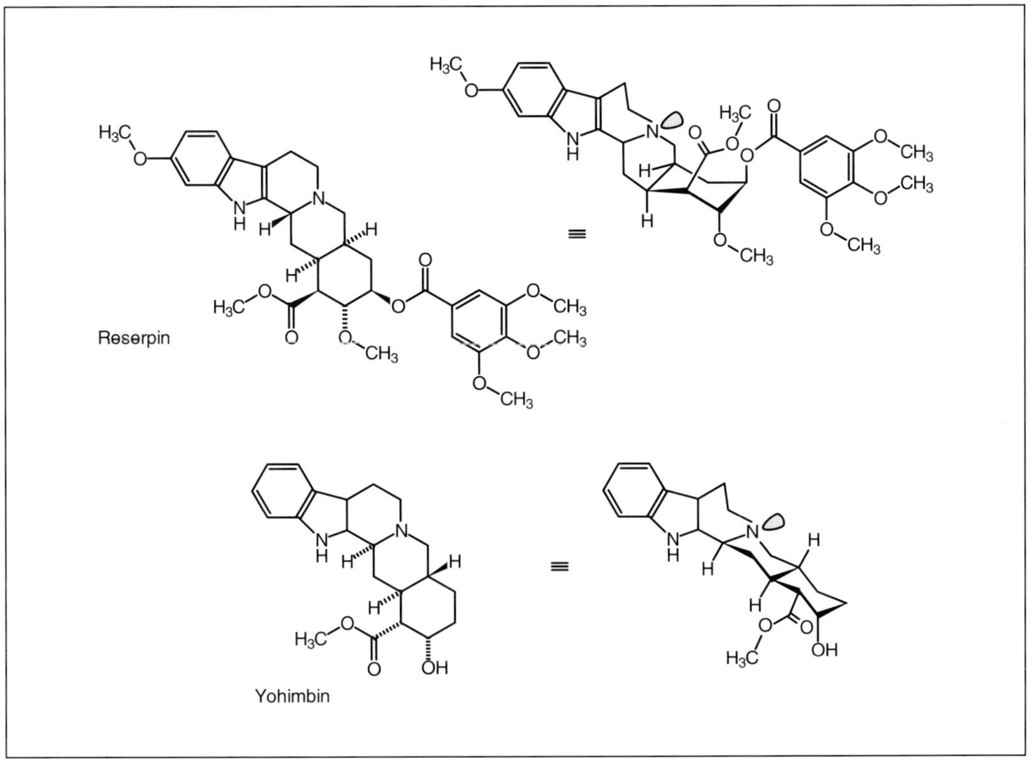

Abb. 5-54: Reserpin und Yohimbin.

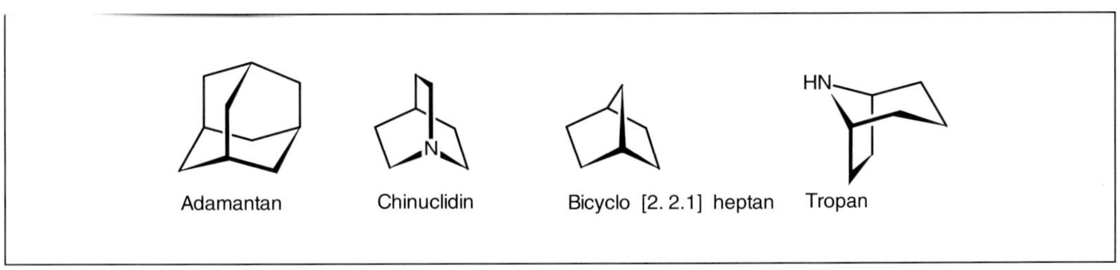

Abb. 5-55: Symmetrische, überbrückte Ringsysteme.

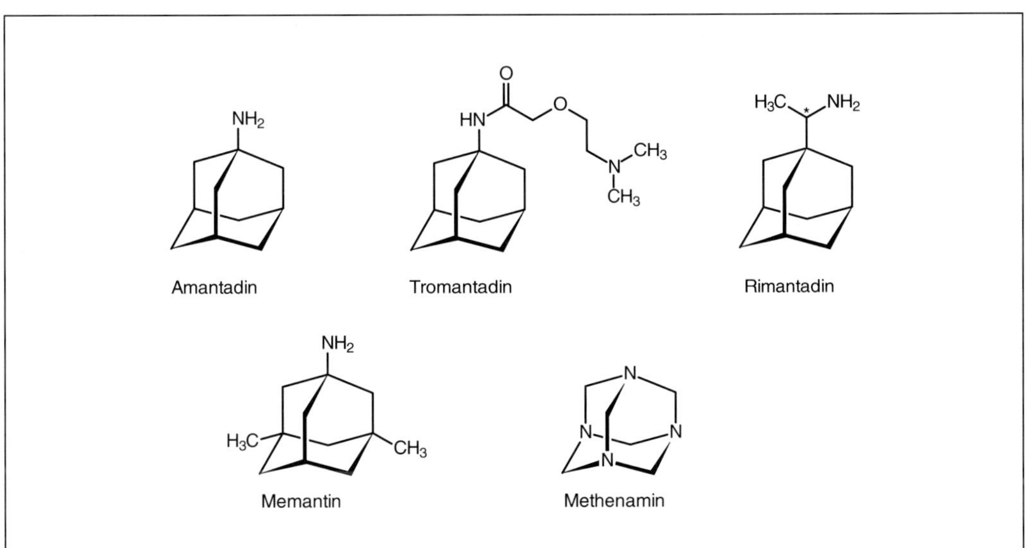

Abb. 5-56: Arzneistoffe mit Adamantan-Struktur.

tiomerenpaare bzw. vier Diastereomere zu erwarten, die im Handelspräparat Reactivan® im Verhältnis 9:1 vorlagen (Abb. 5-57).

Bei verbrückten Ringsystemen gibt es zwei verschiedene Möglichkeiten der räumlichen Stellung der Brücke. Man bezeichnet diese als *exo-* (gr.: „außen") und *endo-* (gr.: „innen") Konfigurationen (Abb. 5-58).

endo-Konfiguration liegt dann vor, wenn ein Substituent näher bei der längeren der beiden unsubstituierten Brücken liegt. Falls die Brücken gleich lang sind, so bezeichnet man diejenige Konfiguration als „*endo*", bei der der Substituent näher zur funktionellen Gruppe steht. Die entgegengesetzte Konfiguration wird als „*exo*" bezeichnet (Abb. 5-58). Eine *exo*-Verbindung ist beispielsweise das Alkaloid **Epibatidin**; *endo*-konfiguriertes (epimeres) *epi*-Epibatidin kommt in der Natur nicht vor.

Mit dem **Nortropan-Gerüst** haben wir uns schon im Kapitel Pseudoasymmetrie (s. Kap. 4.2., Abb. 4-38 bis 4-40) auseinandergesetzt.

Überbrückte Systeme zeigen ebenfalls die meisten **zentralen Analgetika** (**Benzomorphane** und **Morphinane**). **Pentazocin**, das zu den partiellen Morphin-Agonisten zählt, ist ein 5,9-Dimethylbenzomorphan-Derivat und besitzt drei Asymmetriezentren, die C-Atome 1, 5 und 9 (Abb. 5-59). Wegen der fixierten Verknüpfung des Piperidin-Ringes mit Ring B existieren nicht acht, sondern nur vier Stereoisomere, von denen zwei der α- bzw. *cis*- und zwei der β- bzw. *trans*-Reihe angehören (Abb. 5-59).

Das Analgetikum Pentazocin stellt das Racemat der α-Reihe dar (±-α-Form). Analgetisch wirksam ist dabei das (+)-*cis*-Enantiomer. Obwohl das *trans*-Racemat (±-β-Form) analgetisch stärker wirksam ist – es entspricht ja auch einem aufgeschnittenen Morphinan –, wird es wegen der stärker ausgeprägten Toxizität nicht angewandt.

Die Grundgerüste des zentralen Analgetikums **Levorphanol** und des Antitussivums **Dextromethorphan** sind enantiomer (Abb. 5-60). Levorphanol ist ein in Position 3 hydroxyliertes und am Stickstoff (= Position 17) me-

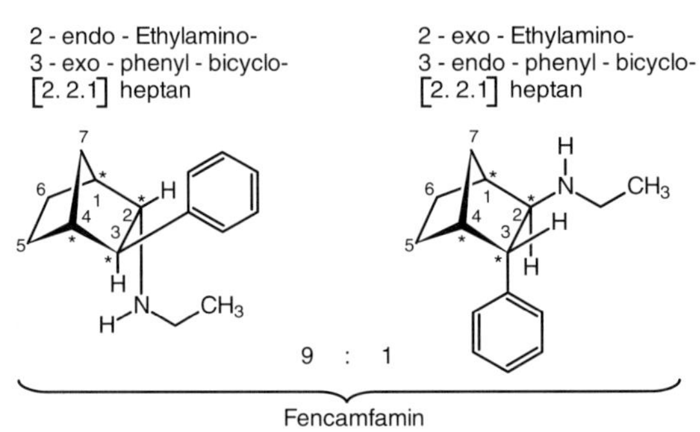

Abb. 5-57: Das Arzneistoffgemisch Fencamfamin.

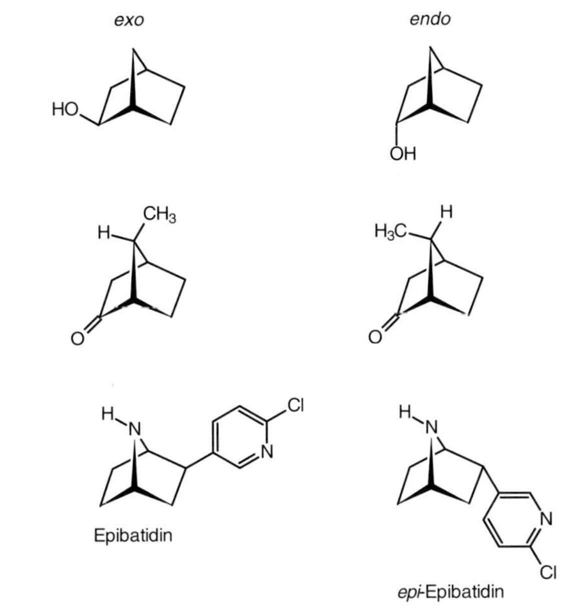

Abb. 5-58: *Exo*- und *endo*-Konfiguration bei verbrückten Systemen.

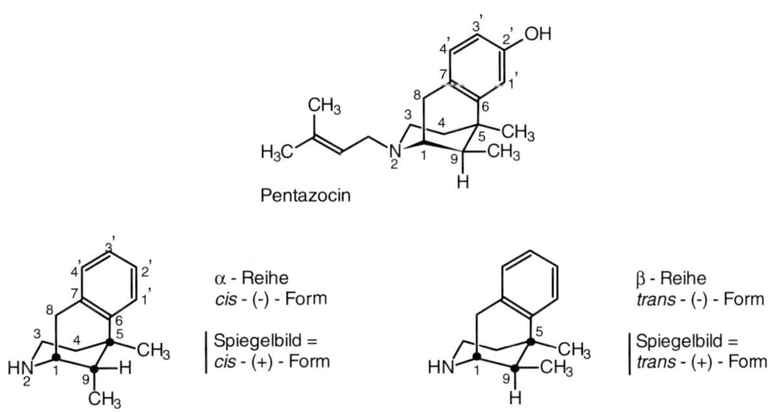

Abb. 5-59: Pentazocin und seine stereochemische Zuordnung.

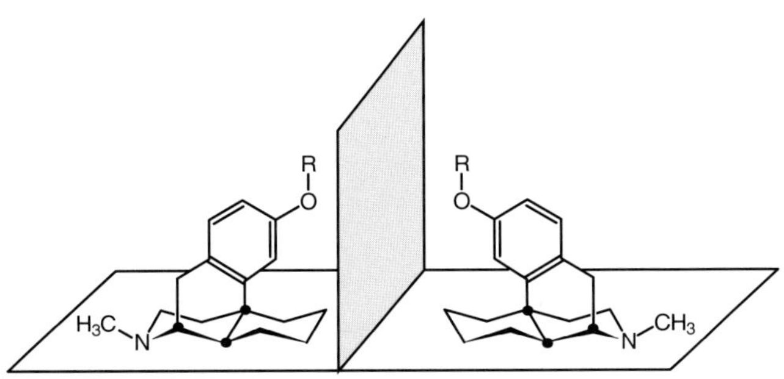

Levorphanol	R = H	Dextrorphanol
Levomethorphan	R = CH_3	Dextromethorphan

Abb. 5-60: Bild und Spiegelbild als Analgetikum und Antitussivum.

Abb. 5-61: Levo-, Dextro- und Isomorphinan.
a) „Levomorphinan": 9*R*, 13*S*, 14*R*
b) „Dextromorphinan": 9*S*, 13*R*, 14*S*
c) Isomorphinan: 9*R*, 13*S*, 14*S*
Verhältnis a) zu b):
Enantiomere (Konfiguration in Position 9, 13 und 14 spiegelbildlich)
Verhältnis a) zu c):
Diastereomere, genauer: Epimere (Konfiguration in Position 9 und 13 gleich, in Position 14 spiegelbildlich)
Verhältnis b) zu c):
Diastereomere (Konfiguration in Position 9 und 13 spiegelbildlich, in Position 14 gleich).

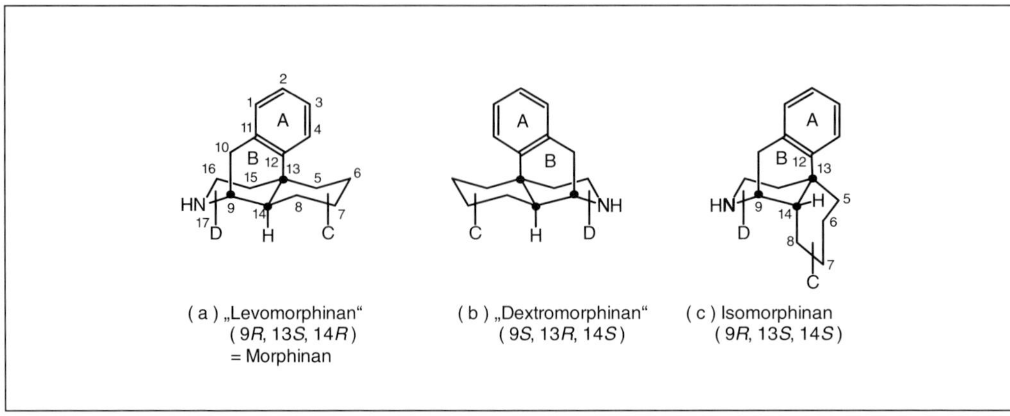

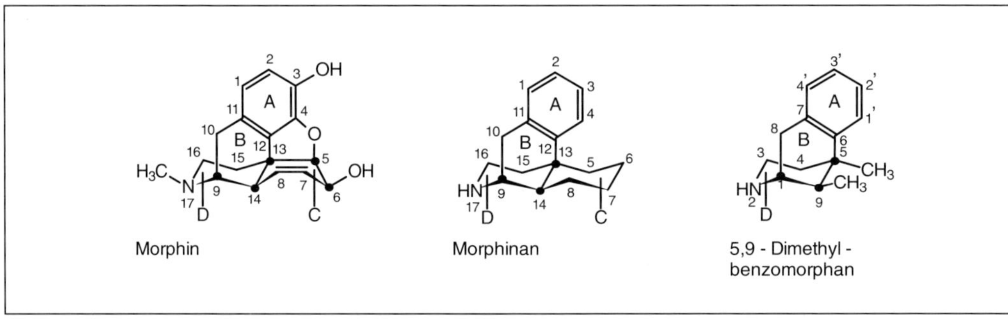

Abb. 5-62: „ Abspeckung" des Morphins.

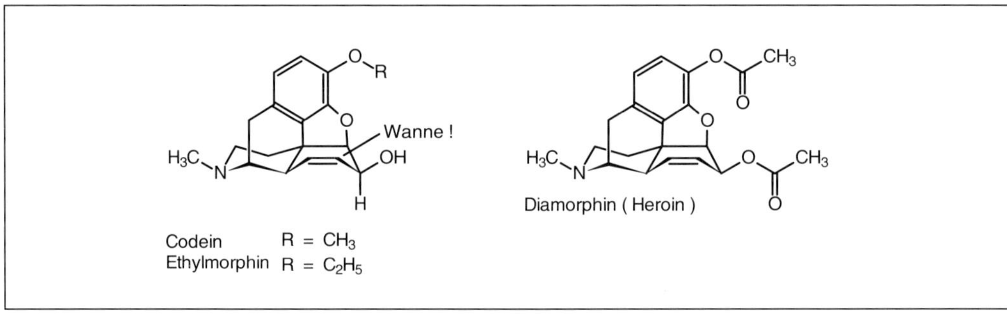

Abb. 5-63: Funktionelle Morphin-Derivate.

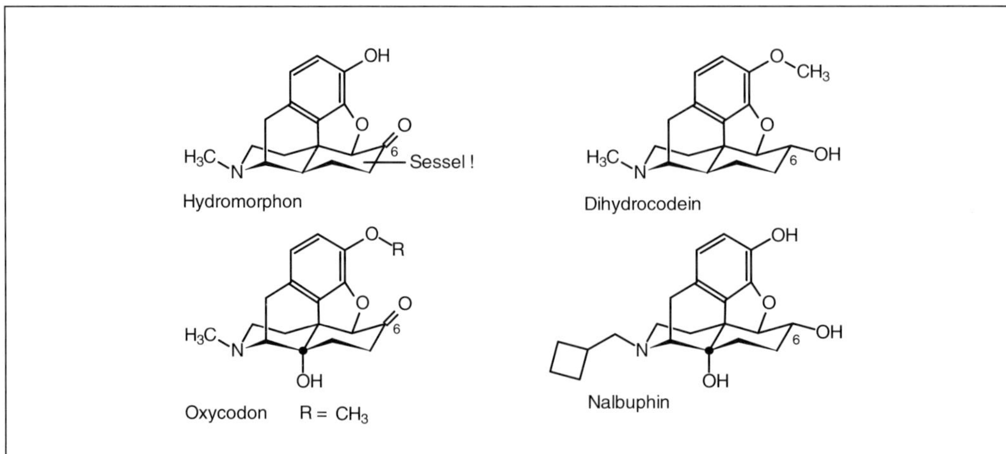

Abb. 5-64: Dihydromorphin-Derivate.

thyliertes Morphinan. Die triviale Bezeichnung Morphinan schließt die absolute Konfiguration 9*R*, 13*S* und 14*R* ein. Für das Spiegelbild, das im Dextromethorphan realisiert ist und die absolute Konfiguration 9*S*, 13*R* und 14*S* aufweist, existiert kein Trivialname. Man könnte es Dextromorphinan nennen, dann müßte Morphinan in Levomorphinan umbenannt werden. Jedenfalls ist es kein Isomorphinan. Morphinan und Isomorphinan sind Diastereomere (Abb. 5-61).

Das Opiumalkaloid **Morphin** besitzt als Naturstoff fünf asymmetrisch substituierte C-Atome, die alle direkt miteinander verbunden sind, das heißt, innerhalb des überbrückten Ringsystems eine chirale Kette bilden. Die absolute Konfiguration ist: 5*R*, 6*S*, 9*R*, 13*S*, 14*R* (Abb. 5-62).

Das Grundgerüst **Morphinan** trägt die gleiche Bezifferung wie Morphin und besitzt an den verbliebenen drei Asymmetriezentren die gleiche absolute Konfiguration (s. o.). Benutzt man den Trivialnamen für die rationale Bezeichnung von Morphin oder Morphin-Derivaten, so ist lediglich die Konfiguration in den Positionen 5 und 6 anzugeben (Abb. 5-62). Beim Benzomorphan als Teilgerüst des Morphins bzw. Morphinans ist die Bezifferung geändert (Abb. 5-62).

Im 5,9-Dimethylbenzomorphan, das ein Gerüst „abgespeckter" Morphin-Analoga und ein im Ring C aufgeschnittenes Morphinan darstellt, bleibt die absolute Konfiguration an C(1), das dem C(9) des Morphinans entspricht, und an C(5), das dem C(13) des Morphinans entspricht, erhalten. Am C(9), entsprechend dem C(14) des Morphinans, kann die Methylgruppe als Rudiment des Ringes C α- oder β-ständig angeordnet sein (Abb. 5-62). Je nachdem spricht man dann von einer α- oder β-Reihe (s. Pentazocin, Abb. 5-59).

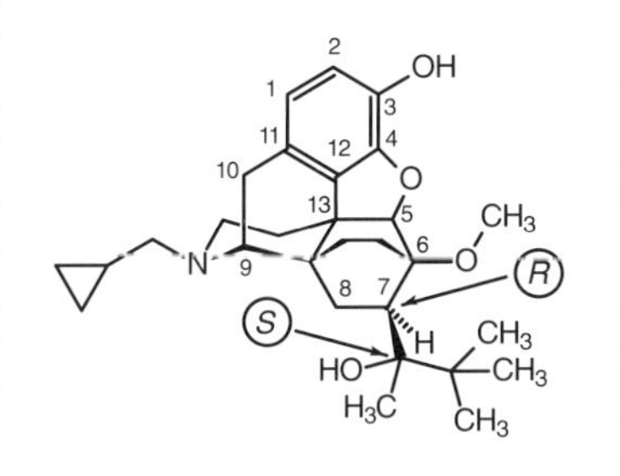

Abb. 5-65: Buprenorphin.

Morphinderivate wie **Codein**, **Ethylmorphin** oder **Heroin**, bei denen nur funktionelle Gruppen verethert oder verestert sind, behalten ihre ursprüngliche absolute Konfiguration bei (Abb. 5-63).

Verschwindet dagegen die Doppelbindung (Δ7) im Ring C, so ändert sich dessen Stereochemie, wie es im **Hydromorphon**, im **Oxycodon,** im **Dihydrocodein**, im **Nalbuphin** (Abb. 5-64) oder im **Buprenorphin** (Abb. 5-65) der Fall ist. Während der Ring C im Morphin durch die Sauerstoffbrücke von C(4) nach C(5) und die Doppelbindung in eine Wannenform gezwungen wird, was auch im Buprenorphin durch eine Überbrükkung erfolgt, liegt Ring C in den anderen Morphin-Derivaten (wie aus energetischen Gründen nicht anders zu erwarten) in der Sesselform vor.

Hydromorphon und Oxycodon sind an C(6) nicht mehr chiral. Im Nalbuphin ist C(6) *S*-konfiguriert.

Bei den partialsynthetischen und synthetischen Morphin-Derivaten ist in der Regel das linksdrehende Enantiomer stärker analgetisch wirksam als das rechtsdrehende.

Buprenorphin stellt im Gegensatz zu den abgespeckten Morphin-Derivaten ein volumenvergrößertes Derivat dar (Abb. 5-65). Es wird partialsynthetisch aus Thebain gewonnen und ist ein 6,14-*endo*-Ethanomorphin-Derivat. Die Konfiguration an den beiden hinzugekommenen Chiralitätszentren ist für die starke analgetische Wirksamkeit essentiell. Der Substituent an C(7) muß *S*-konfiguriert sein; das Chiralitätszentrum 7 ist *R*-konfiguriert. Mit der Bezeichnung „*endo*" kommt zum Ausdruck, daß der Substituent an C(7) in das Innere des käfigartigen Gerüstes gerichtet ist.

Zu den überbrückten Ringsystemen zählen auch die Ansa-Verbindungen (s. Kap. 4.1.6). Die Antibiotika-Gruppe der **Rifamycine** gehört hierher. Sie werden deshalb auch als **Ansamycine** bezeichnet. Das heute am häufigsten eingesetzte Rifamycin ist das **Rifampicin**. Es sei deshalb beispielhaft in Abbildung 5-66 gezeigt.

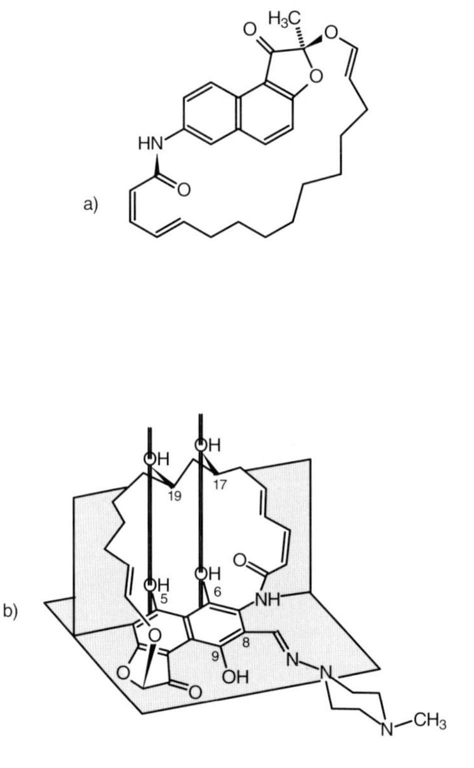

Abb. 5-66: Rifampicin:
a) schematische Darstellung,
b) räumliche Darstellung; wie die beiden „Stative" andeuten, liegen die OH-Gruppen an C(5) und C(19) sowie C(6) und C(17) jeweils untereinander,

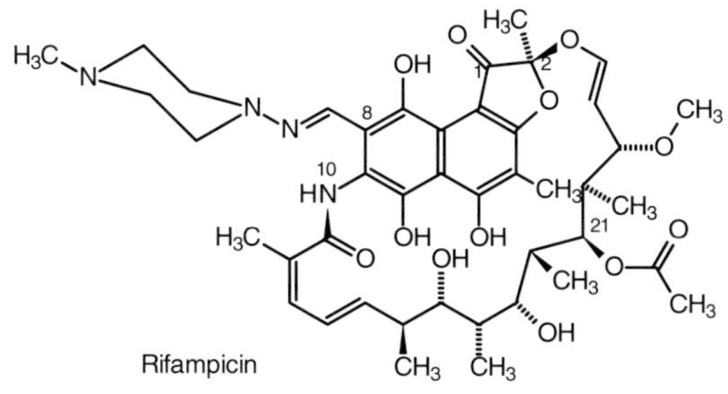

c) Gesamtformel mit Chiralitätszentren.

Literatur

(„Allgemeine Literatur": s. Kapitel 4)

Asato, A. E., Kini, A., Denny, M., Liu, R. S. H. 7-cis,9-cis,11-cis-Retinal, *all*-cis- vitamin A, and 7-cis,9-cis,11-cis-12-fluororetinal. New geometric isomers of vitamin A and carotenoids. J. Am. Chem. Soc. 105, 2923–2924, 1983.

Günther, E., Engel, J. Platin- und andere Edelmetall-Komplexe in der Tumortherapie. Pharm. Zeitung 138, 1767–1777, 1993.

Meier, H. Die Photochemie stilbenoider Verbindungen und ihre materialwissenschaftlichen Aspekte. Angew. Chem. 104, 1425–1446, 1992.

Michels, K., Sacks, F. Transfatty acids in European margarines. N. Engl. J. Med. 322, 541–542, 1995.

Roth, H. J., Fenner, H. Arzneistoffe. Struktur-Bioreaktivität-Wirkungsbezogene Eigenschaften. Georg Thieme Verlag, Stuttgart, New York, 2. Aufl. 1994.

Takahara, P. M., Rosenzweig, A. C., Frederick, C. A., Lippard, S. J. Crystal structure of double-stranded DNA containing the major adduct of the anticancer drug cisplatin. Nature 377, 649, 1995.

6 Konformation

... in most molecular beauty contests the jury
of chemists still pays more attention to the x-ray picture ...
Molecules themselves ignore human bias
and appear to have a more refined taste ...
molecular recognition is based on the 3D shape features.

PAUL G. MEZEY

Als **Konformationen** werden die räumlichen Anordnungen von Atomen bzw. Atomgruppen eines Moleküls definierter Konfiguration bezeichnet, die durch Drehung um eine Einfachbindung erzeugt und nicht zur Dekkung gebracht werden können.

Theoretisch sind bei einem Molekül gegebener Konfiguration sehr viele Konformationsisomere (Synonyma: Rotationsisomere, Rotamere) möglich. Die verschiedenen Konformationsisomere unterscheiden sich durch unterschiedliche Energieniveaus. Man findet Energiemaxima und Energieminima. Während mit dem Begriff „Konformationen" alle denkbaren Formen eines Moleküls bezeichnet werden, wird der Begriff „**Konformere**" üblicherweise für die real existierenden Konformationen verwendet, also solche, die ein Energieminimum aufweisen.

Die **Konformationsanalyse** führt zu Aussagen über die bevorzugte(n) Konformation(en) eines Moleküls. Dabei handelt es sich im allgemeinen um diejenige(n) mit dem kleinsten Energieinhalt. Energetisch günstige Molekül-Konformationen werden heute häufig mit Hilfe von Computerprogrammen berechnet.

Beispiel: Ethan
Wie aus Abbildung 4-59 (s. Kap. 4.4) hervorgeht, eignet sich die Newman-Projektion am besten zur Darstellung der Konformation einer Verbindung. Bei der ekliptischen („eclipsed") Konformation des Ethans liegt ein Energiemaximum vor, während die gestaffelte („staggered") Konformation mit ihrem Energieminimum energetisch besonders begünstigt

ist (Abb. 6-1). Der Energieunterschied zwischen Maximum und Minimum ist allerdings gering.

Die Energiebarriere für eine Rotation um die C-C-Einfachbindung wird als Torsions- oder Rotationsenergie bezeichnet und beträgt ca. 10–20 kJ/Mol, beim Ethan sind es 12 kJ/Mol. Im Vergleich dazu zeigen Konfigurationsisomere eine Energiebarriere von mehr als 80 kJ/Mol. Die Drehspannung, die bei Abweichung von gestaffelten Konformationen auftritt, heißt Pitzer-Spannung.

Konformationsisomere lassen sich aufgrund der geringen Energiedifferenz normalerweise nicht voneinander trennen. Sie wandeln sich sehr schnell ineinander um. Ausnahmen von dieser Regel sind die Atropisomere (s. Kap. 4.1.5).

6.1 Nomenklatur der Konformation

Der Torsionswinkel τ einer Verbindung X-C-C-Y ist definiert als Winkel zwischen der Ebene, die die C-C- und die C-X-Bindung bildet, und derjenigen, die die C-C- und die C-Y-Bindung bildet (Abb. 6-2).

Die Konformationsbezeichnungen für die verschiedenen Torsionswinkel τ sind in Tabelle 6-1 aufgeführt und in Abbildung 6-3 illustriert.

6.2 Konformation von Cycloalkanen

Die Abweichung vom Tetraederwinkel (109° 28′) in cyclischen Kohlenwasserstoffen führt zu einer Winkelspannung und damit zu einem erhöhten Energiegehalt des Moleküls. Diese Winkelspannung wird als Baeyer-Spannung bezeichnet.

Torsionswinkel τ	**Nomenklatur**		
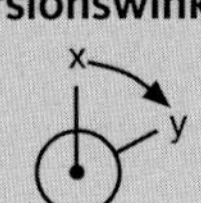	**systematische**	**deutsche**	**englische**
0°	± synperiplanar (± sp)	verdeckt, ekliptisch, syn	fully eclipsed
60°	+ synclinal (+ sc)	windschief	gauche, skew
120°	+ anticlinal (+ ac)	teilweise verdeckt	partially eclipsed
180°	± antiperiplanar (± ap)	gestaffelt, anti, trans	fully staggered
240°	– anticlinal (– ac)	teilweise verdeckt	partially eclipsed
300°	– synclinal (– sc)	windschief	gauche, skew

Tab. 6-1: Konformationsbezeichnungen.

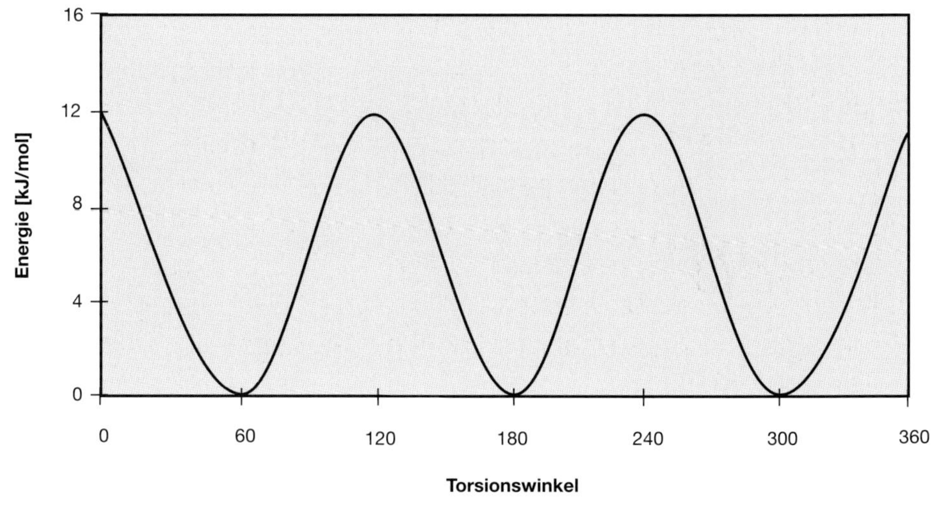

Abb. 6-1: Konformationsanalyse des Ethans: Die Energieminima entsprechen der gestaffelten, die Energiemaxima der ekliptischen Konformation.

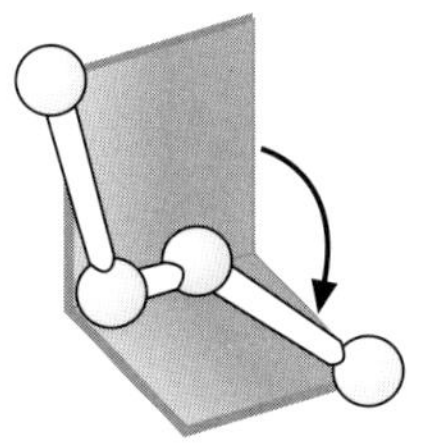

Abb. 6-2: Darstellung eines Torsionswinkels.

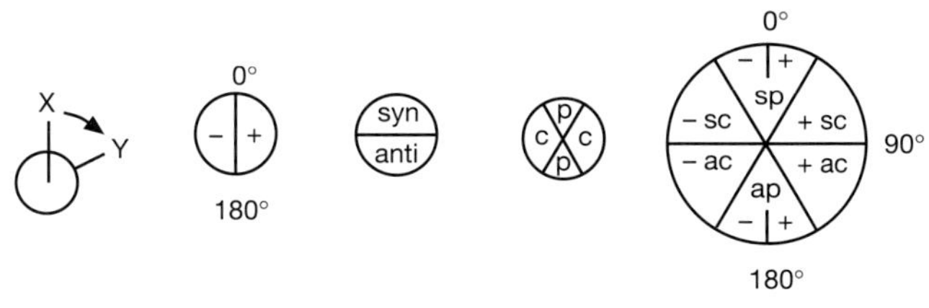

Abb. 6-3: Torsionswinkel und Bezeichnung der zugehörigen Konformation (vgl. Tab. 6-1). der Bereich von 0 bis 180° wird mit (+), der sich anschließende Bereich von 180 bis 360° mit (–) bezeichnet. Winkel im (–)-Bereich können auch von –180° bis 0° angegeben werden (z. B. 270° = -90°). Winkel zwischen 90° und -90° werden als *anti*-Konformation bezeichnet, während Winkel im Bereich von -90 und 90° als *syn*-Konformation definiert sind. Als periplanare Konformation werden Winkel von -30° bis 30° und von 150° bis -150° bezeichnet, die übrigen Konformationen (30° bis 150° und -30° bis -150° heißen clinal.
p = periplanar, c = clinal, sc = synclinal, ac = anticlinal, sp = synperiplanar, ap = antiplanar.

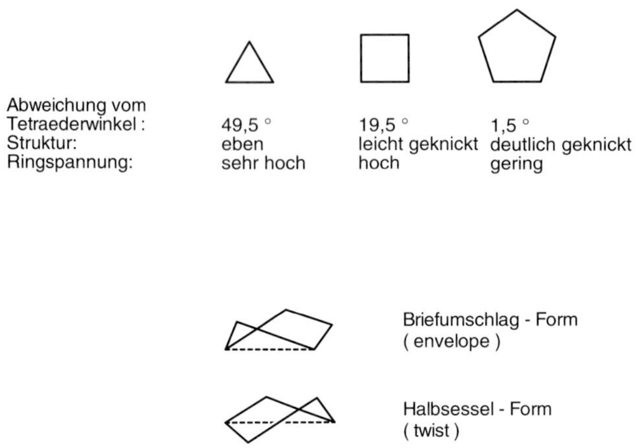

Abb. 6-4: Geometrie von Cyclopropan, Cyclobutan und Cyclopentan.

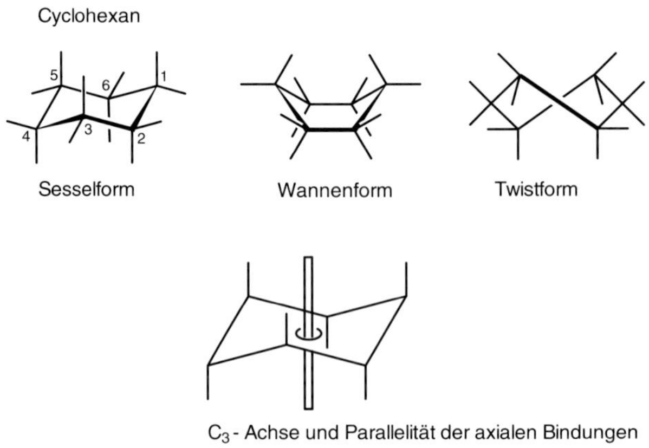

Abb. 6-5: Cyclohexan-Konformationen: Sesselform, Wannenform, Twistform.

Cyclopropan ist nahezu eben gebaut und zeigt eine hohe Ringspannung. **Cyclobutan** ist ganz leicht geknickt. **Cyclopentan** ist leicht gewinkelt und liegt als Briefumschlag- („envelope"-) oder Halbsessel- („twist"-) Konformation vor (Abb. 6-4).

Cyclohexan würde in der praktisch nicht existenten planaren Gestalt Bindungswinkel von 120° aufweisen. Am energieärmsten und damit am stabilsten ist die Sesselkonformation mit Bindungswinkeln, die vom Tetraederwinkel kaum abweichen. In ihr liegen sechs H-Atome *axial (a)* vor, d. h. parallel zur dreizähligen Symmetrieachse (C_3), wobei drei nach oben und drei nach unten gerichtet sind. Sechs H-Atome liegen *äquatorial (e)* vor, d. h. sie sind zur mittleren Ebene des Ringes geneigt und befinden sich somit näher an dieser Ebene als die axialen H-Atome. Jedes Ring-C-Atom trägt ein axiales und ein äquatoriales H-Atom.

Die Sesselkonformation kann leicht umklappen, wobei die axialen H-Atome zu äquatorialen und die äquatorialen zu axialen werden. Die Wannenkonformation kann leicht in eine Twistform übergehen (Abb. 6-5).

Regeln für substituierte Cyclohexan-Derivate

- Große Substituenten ordnen sich bevorzugt äquatorial an (höhere Stabilität). Axiale Substituenten treten miteinander in Wechselwirkung; dadurch kommt es zum Umklappen in die äquatoriale Konformation, wo die sterische Behinderung in der Regel geringer ist. *Ausnahme*: Elektronische Effekte können zu einer Abweichung von dieser Regel führen.
- Die Lage eines Substituenten (axial oder äquatorial) beeinflußt dessen Reaktivität. Die Verhältnisse sind komplexer Natur.

6.3 Konformation und Arzneistoffwirkung

Die Konformation eines Arzneistoff-Moleküls hat große Bedeutung für dessen Wirkung (s. auch Kap. 12.3). Man bezeichnet die aktive Konformation einer Verbindung als **Wirk-Konformation**. Diese muß nicht unbedingt die energetisch günstigste Konformation sein. Um Hinweise auf die Wirk-Konformation von konformativ flexiblen Arzneistoffen zu erhalten, also diejenige Konformation, die z. B. an einen Rezeptor oder ein Enzym bindet, werden häufig rigidisierte, sterisch fixierte, konformativ unbewegli-

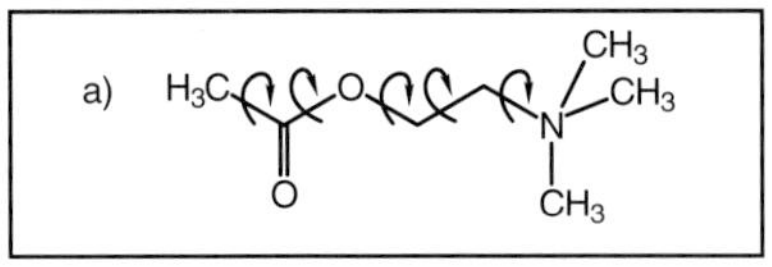

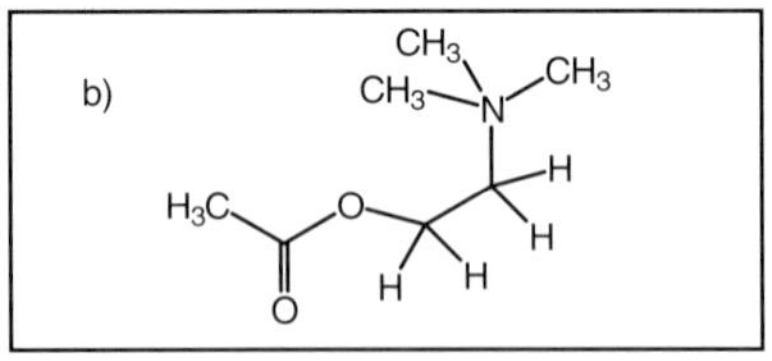

Abb. 6-6: a) Struktur von Acetylcholin: das Molekül zeigt hohe konformative Flexibilität, b) Energetisch günstige Konformation des Acetylcholins.

che Analoge synthetisiert und untersucht. Rigide, käfigartige Verbindungen, bei denen die optimale Wirk-Konformation fixiert ist, zeigen meist höhere pharmakologische Aktivität als konformativ bewegliche Verbindungen.

Beispiel für einen konformativ beweglichen Wirkstoff ist der Neurotransmitter **Acetylcholin**, dessen Struktur hohe Flexibilität aufweist (Abb. 6-6). Acetylcholin entfaltet seine Wirkung im Körper durch Bindung an zwei verschiedene Rezeptor-Typen, die sogenannten nicotinischen Acetylcholin-Rezeptoren („Nicotin-Rezeptoren") und die muscarinischen Acetylcholin-Rezeptoren („Muscarin-Rezeptoren"). Um gezielt selektive Wirkstoffe entwickeln zu können, ist es von Interesse, welche Konformation das Acetylcholin bevorzugt einnimmt, und in welcher Konformation der Neurotransmitter an die Rezeptoren im Körper bindet. Hierzu sind zahlreiche Untersuchungen mit verschiedenen, sowohl theoretischen als auch experimentellen Methoden durchgeführt worden. Eine aus den Untersuchungen abgeleitete Hypothese besagt, daß die Konformation des Acetylcholins, die an Muscarin-Rezeptoren bindet, sich von der Wirk-Konformation des Acetylcholins an den Nicotin-Rezeptoren unterscheidet.

Literatur

Barton, D. H. R. The conformation of the steroid nucleus. Experientia 6, 316–320, 1950.

Casy, A. F. The steric factor in medicinal chemistry. Dissymmetric probes of pharmacological receptors. Plenum Press, New York 1993.

Chotia, C. Interaction of acetylcholine with different cholinergic nerve receptors. Nature 225, 36–38, 1970.

Hanack, M. Conformation Theory. Academic Press, New York 1965.

Juaristi, E. Introduction to stereochemistry & conformational analysis. John Wiley & Sons, New York 1991.

Juaristi, E. (Hrsg.) Conformational behavior of six-membered rings. Analysis, dynamics and stereoelectronic effects. Verlag Chemie, Weinheim 1995.

Kagan, H. B. Organische Stereochemie. Thieme Verlag, Stuttgart, New York 1977.

Nasipuri, D. Stereochemistry of Organic Compounds. Principles and Applications. Wiley Eastern Ltd., Neu Delhi 1991.

Testa, B. Grundlagen der Organischen Stereochemie. Verlag Chemie, Weinheim 1983.

Wess, J., Buhl, T., Lambrecht, G., Mutschler, E. Cholinergic Receptors. In: Hansch, C. Comprehensive Medicinal Chemistry. Vol. 3, Pergamon Press, Oxford 1990, S. 423–491.

7 Gewinnung enantiomerenreiner Arzneistoffe

It is certain that all bodies whatsoever,
though they have no sense, yet have perception; for when
one body is applied to another there is a kind of election to embrace
that which is agreeable, and to exclude that which is ingrate ...

Sir Francis Bacon

Prinzipiell gibt es zwei Möglichkeiten, enantiomerenreine Verbindungen zu erhalten, zum einen die Racematspaltung und zum anderen die gezielte Synthese von Enantiomeren.

7.1 Racematspaltung

Ein Racemat ist eine äquimolare Mischung des (+)- und des (–)-Enantiomers einer optisch aktiven Verbindung. Mit Ausnahme der Drehung des polarisierten Lichtstrahls und der Schmelzpunkte weisen Enantiomere in der Regel gleiche physikalische Eigenschaften auf wie die Racemate. Die Schmelzpunkte können bei Racematen um bis zu 100 °C niedriger sein als die der reinen Enantiomere. Besonders im dichtgepackten kristallinen Zustand können nämlich die Wechselwirkungen eines chiralen Moleküls mit dem identischen Molekül anders sein als mit seinem Enantiomeren (Tab. 7-1).

Arzneistoff	**Schmelzpunkte [°C]**		
	(+)-Enantiomer	**(–)-Enantiomer**	**Racemat (±)**
Glutethimid	102 – 103 (*R*)	102 – 103 (*S*)	84 (*RS*)
Ibuprofen	50 – 52 (*S*)	50 – 52 (*R*)	75 – 77,5 (*RS*)
Cyclophosphamid-Monohydrat	68 (*R*)	68 (*S*)	41 – 45 (*RS*)

Tab. 7-1: Beispiele für unterschiedliche Schmelzpunkte von Enantiomeren und Racematen.

Racemisches Gemisch (Konglomerat)
Im racemischen Gemisch liegen Kristalle des (+)- und des (–)-Enantiomers nebeneinander vor, d. h. die Enantiomere haben eine höhere Affinität zu identischen Molekülen als zu den enantiomeren Molekülen. Die physikalischen Eigenschaften des racemischen Gemisches entsprechen in etwa denen der reinen Enantiomere, mit Ausnahme der Schmelzpunkte. Diese sind beim racemischen Gemisch meist deutlich niedriger als bei den reinen Enantiomeren, da es sich um ein eutektisches Gemisch handelt.

Racemische Verbindung
Wenn sich die chiralen Moleküle bevorzugt mit ihren Spiegelbildern zusammenlagern, so entstehen Kristalle, die gleich viele Moleküle beider Enantiomere enthalten. Man spricht in diesem Fall von einer racemischen Verbindung. Diese unterscheidet sich in ihren physikalischen Eigenschaften meist von den reinen Enantiomeren. Der Schmelzpunkt kann höher, gleich oder niedriger sein als der der reinen Enantiomeren.

Bei der Racemattrennung muß man theoretisch einen Ausbeuteverlust von 50% (an nichtgewünschtem Enantiomer) in Kauf nehmen. Dieses kann aber in geeigneten Fällen nach Abtrennung des gewünschten Enantiomers racemisiert und erneut einer Racematspaltung unterworfen werden.

7.1.1 Mechanische Enantiomerentrennung (Handauslese)

Die erste Enantiomerentrennung wurde im Jahre 1845 von Pasteur durch Handauslese bewerkstelligt (s. Kap. 2). Die unterschiedlichen Kristalle der (+)- und (–)-Form des Natriumammoniumtartrats ließen sich mit Hilfe einer Pinzette voneinander trennen. Dieses Verfahren zur Enantiomerentrennung ist nur in seltenen Fällen möglich, da sich häufig Mischkristalle bilden. Das Impfen einer racemischen Lösung mit einem Enantiomer kann hilfreich sein. Es führt zum Kristallwachstum, wobei oft nur das als Impfkristall verwendete Enantiomer auskristallisiert. Falls das gewünschte Enantiomer nicht zur Verfügung steht, kann auch mit einem Enantiomer einer anderen, verwandten Verbindung geimpft werden. Die gebildeten Kristalle selbst sind ebenfalls chiral.

7.1.2 Racematspaltung nach Überführen in Diastereomere

7.1.2.1 Salzbildung

Weist eine zu trennende Verbindung eine saure oder basische Funktion auf, so können diastereomere Salze mit einem Enantiomer einer chiralen Base bzw. einer chiralen Säure hergestellt werden. Die gebildeten Diastereomere zeigen unterschiedliche physikochemische Eigenschaften und lassen sich nun z. B. durch fraktionierende Kristallisation trennen. Als chirale Säuren und Basen werden meist optisch aktive Naturstoffe verwendet, da diese in enantiomerenreiner Form leicht zugänglich sind. Beispiele für häufig verwendete Säuren und Basen sind in Abbildung 7-1 und 7-2 dargestellt.

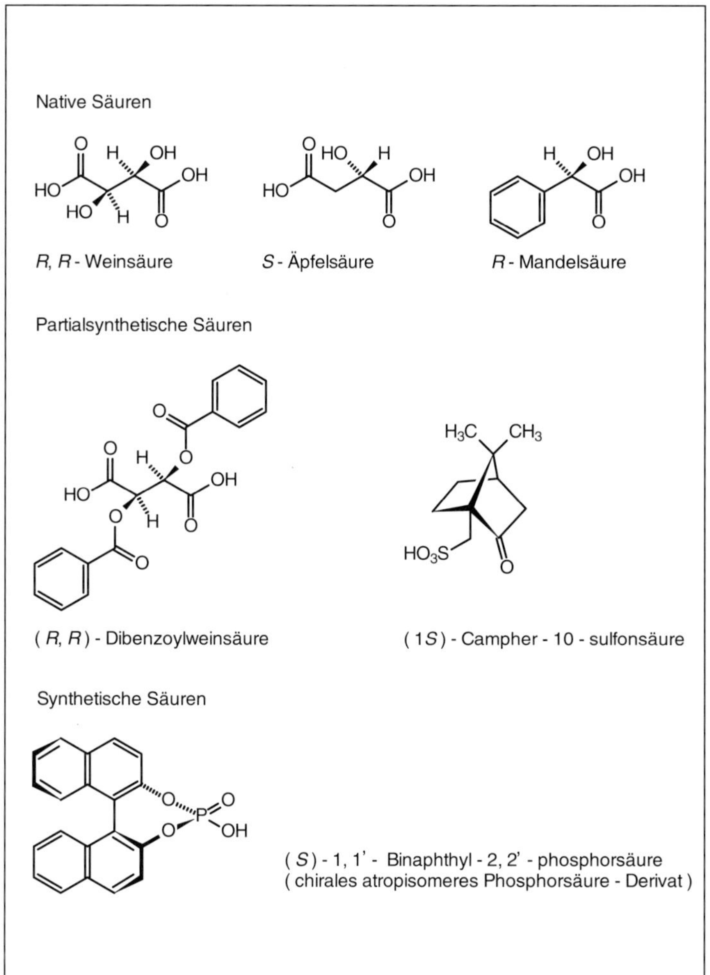

Abb. 7-1: Strukturen chiraler Säuren, die zur Racemattrennung verwendet werden.

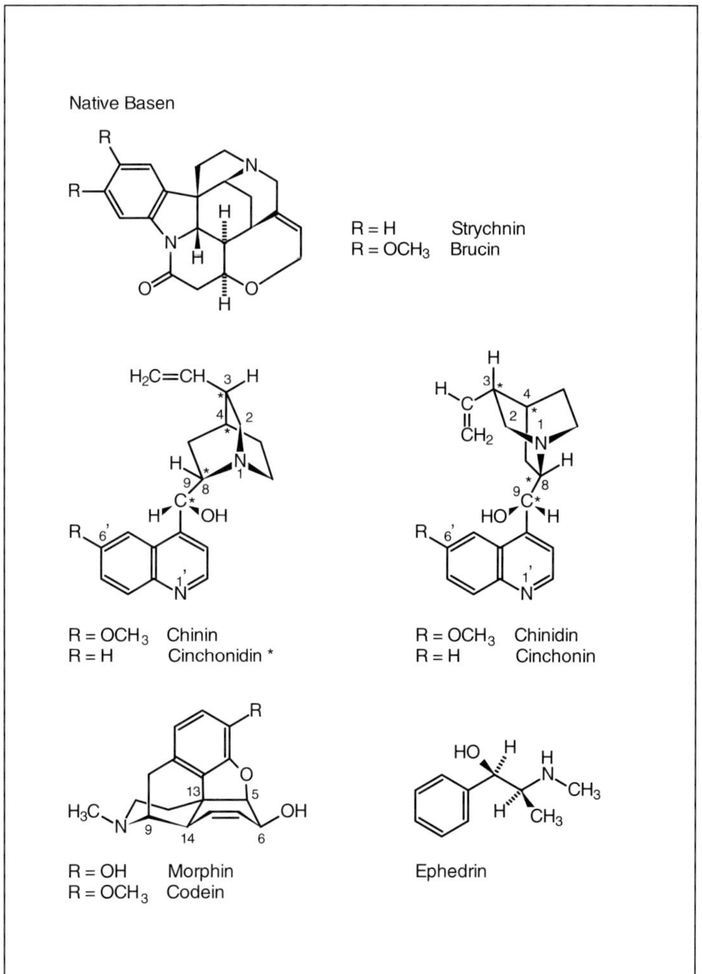

Abb. 7-2: Strukturen chiraler Basen, die zur Racemattrennung verwendet werden.
* Konfigurativ entspricht Cinchonidin dem Chinin und Cinchonin dem Chinidin.

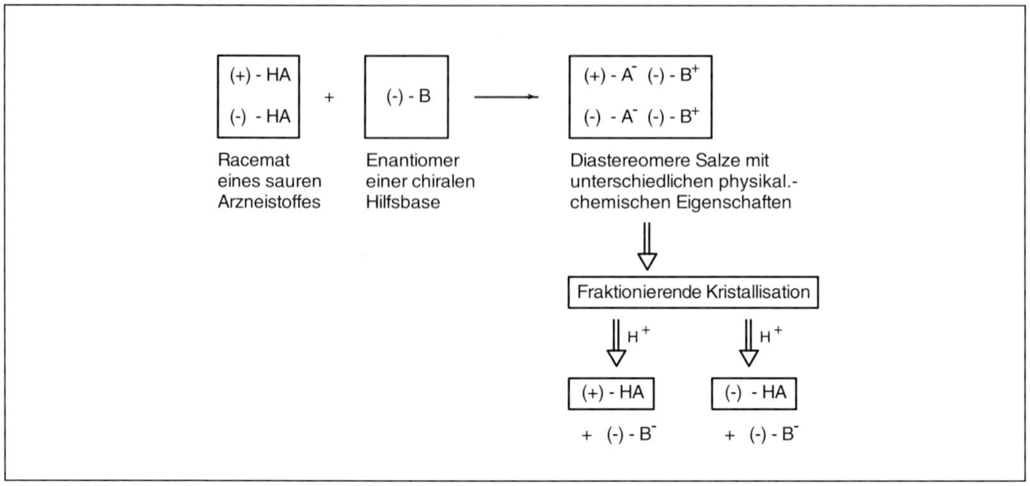

Abb. 7-3: Allgemeines Schema der Enantiomerentrennung durch Bildung diastereomerer Salze.

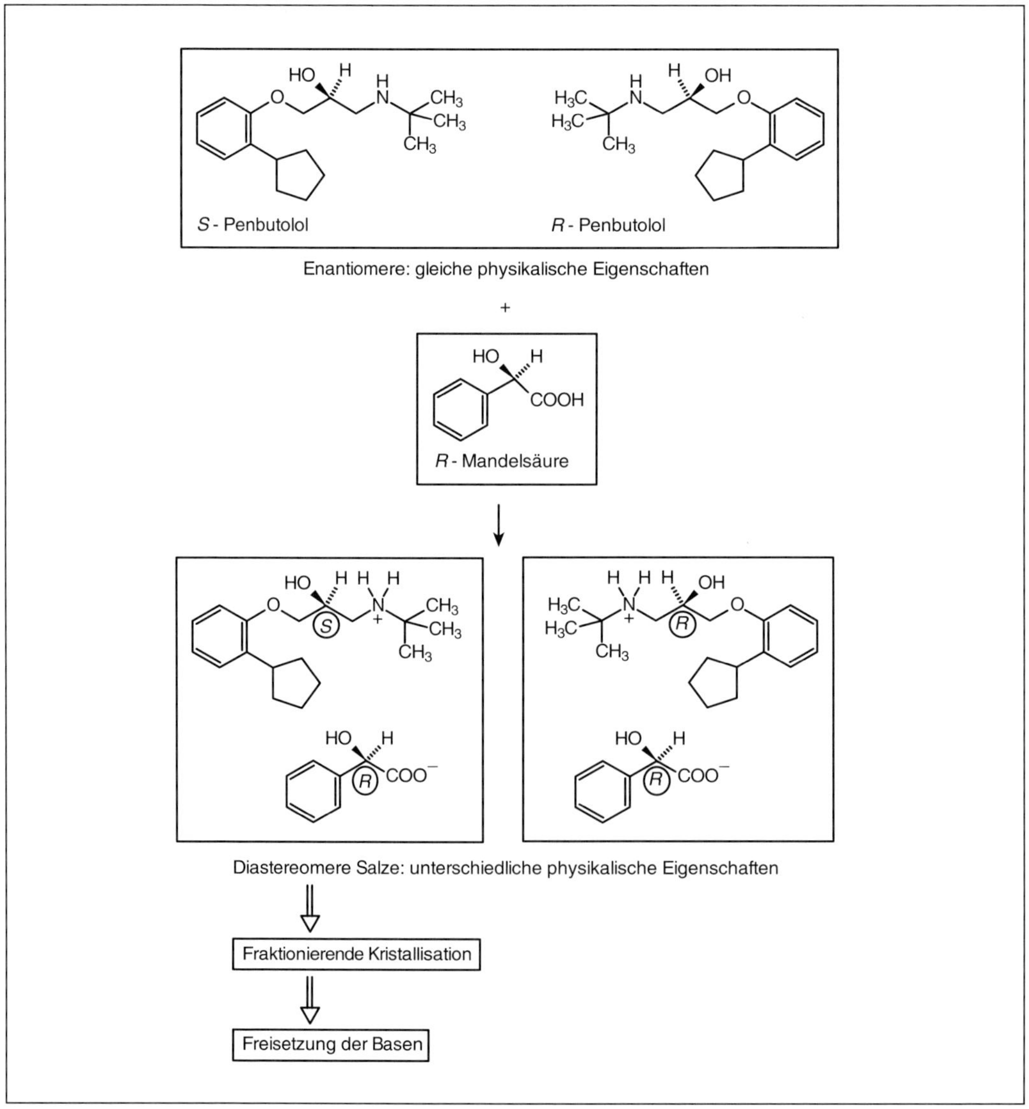

Abb. 7-4: Enantiomerentrennung des Penbutolols mit Hilfe der *R*(–)-Mandelsäure.

Nach erfolgter Trennung wird das Produkt, die enantiomerenreine Säure bzw. Base, wieder freigesetzt. Das allgemeine Prinzip dieser Art der Enantiomerentrennung ist in Abbildung 7-3 anhand einer zu trennenden Säure mit Hilfe einer Base dargestellt. Abbildung 7-4 zeigt die Enantiomerentrennung des β-Blockers Penbutolol (eine Base) mit Hilfe der *R*(–)-Mandelsäure. Das *S*-Enantiomer des Penbutolols wird therapeutisch verwendet. Das Antirheumatikum *S*(+)-Naproxen, ein Arylpropionsäure-Derivat, wird durch Racematspaltung mit Hilfe der Base Cinchonidin enantiomerenrein erhalten (Abb. 7-5).

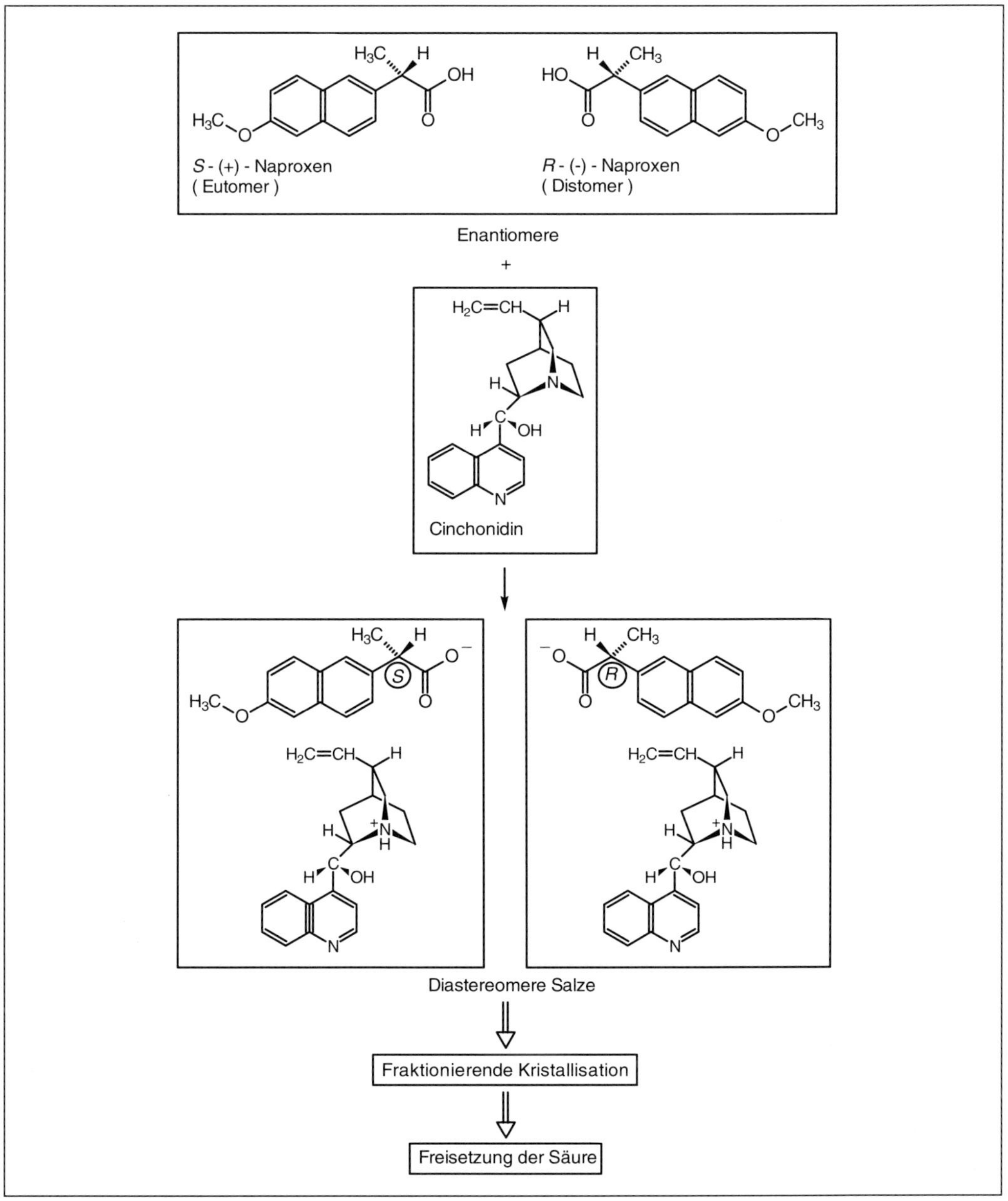

Abb. 7-5: Enantiomerentrennung des Naproxens mit Hilfe von Cinchonidin.

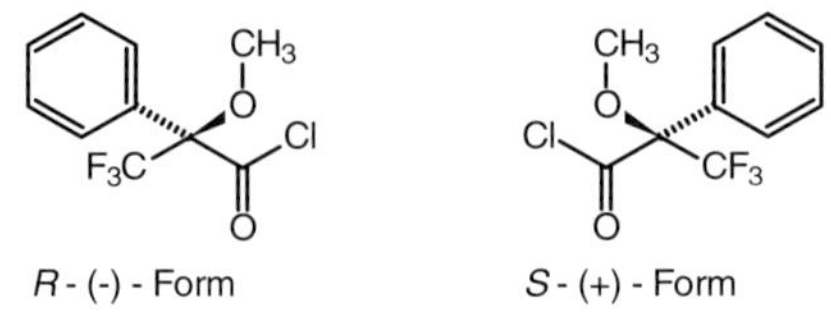

Abb. 7-6: Moshers Säurechlorid: Methoxy-α-trifluormethylphenylessigsäurechlorid (MTPA-Cl), Derivatisierungsreagenz zur Racemattrennung von chiralen Alkoholen und Aminen.

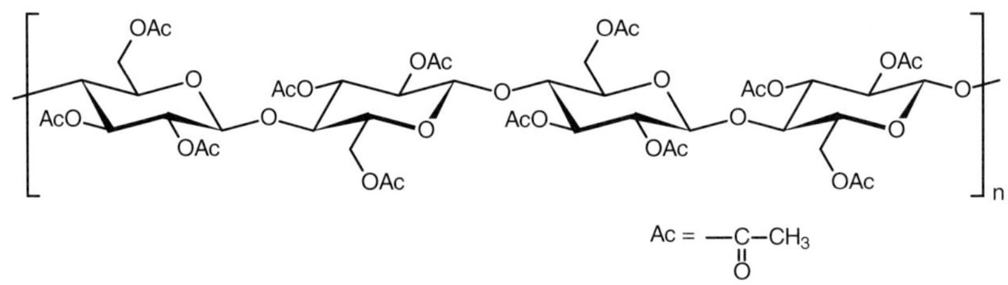

Abb. 7-7: Cellulosetriacetat (Kettenausschnitt).

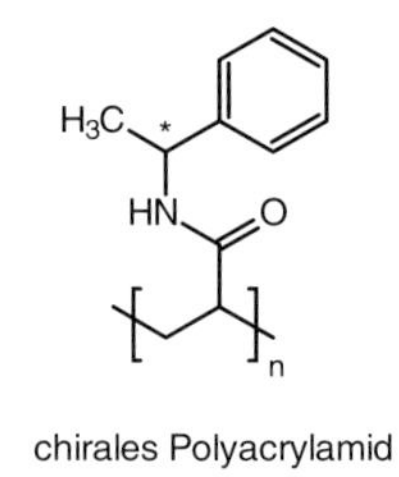

Abb. 7-8: Chirales Polyacrylamid.

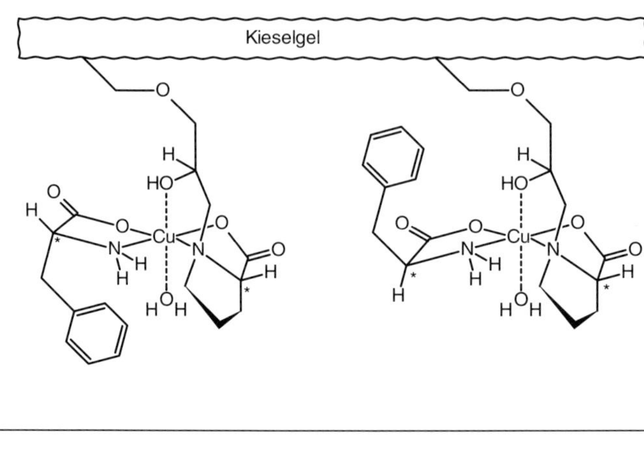

Abb. 7-9: Komplex von D- (links) und L-Phenylalanin (rechts) mit einer Kupfer-beladenen Prolin-derivatisierten Kieselgelphase.

Eine Enantiomerentrennung kann auch auf einer geeigneten Synthesezwischenstufe durchgeführt werden.

7.1.2.2 Kovalente Derivatisierung mit chiralen Reagenzien

Verschiedenste funktionelle Gruppen lassen sich mit chiralen Reagenzien zu diastereomeren Verbindungen derivatisieren. Die diastereomeren Derivate können wiederum aufgrund unterschiedlicher physikochemischer Eigenschaften getrennt werden. Anschließend wird das chirale Hilfsreagenz abgespalten. Beispiele für chirale Derivatisierungsreagenzien zur Racemattrennung von chiralen Alkoholen und Aminen sind die beiden Enantiomere von Moshers Säurechlorid (Abb. 7-6). Die Verbindungen eignen sich auch für die Enantiomerenanalytik (z. B. HPLC-Auftrennung der gebildeten Diastereomere).

7.1.2.3 Bildung diastereomerer Komplexe

Die Komplexbildung von chiralen Verbindungen mit chiralen Partnern zur Enantiomerentrennung wird vor allem bei chromatographischen Verfahren häufig angewandt. Die beiden Enantiomere der zu trennenden Verbindung bilden mit einem chiralen Reaktionspartner Komplexe unterschiedlicher Stabilität. Im Extremfall wird nur ein Enantiomer komplexiert, das andere nicht.

Im Falle der chromatographischen Enantiomerentrennung (z. B. GC, HPLC, DC) stellt die stationäre Phase den chiralen Reaktionspartner dar.

Als chirale stationäre Phasen werden verwendet:

- Cellulose, Cellulose-Derivate (z. B. Cellulosetriacetat, Abb. 7-7)
- Stärke (Abb. 9.11, Kap. 9.2.2)
- Cyclodextrine (Farbabb. 9-1, Kap. 9.4.3)
- Synthetische Polymere (z. B. chirale Polyacrylamide, Abb. 7-8)
- Proteine (z. B. Albumin)
- Metallkomplexe: Beispielsweise kann die Aminosäure L-Prolin kovalent an Kieselgel gebunden werden. Man belädt dann diese stationäre Phase mit Cu^{2+}-Ionen. Racemische Aminosäuren lassen sich an dieser Phase leicht trennen. Die Enantiomere bilden unterschiedlich stabile diastereomere Komplexe (Abb. 7-9) und zeigen daher unterschiedliche R_f-Werte. Dieses Verfahren hat sich besonders zur dünnschichtchromatographischen Trennung der enantiomeren Aminosäuren bewährt.

- Pirkle-Phasen: Die von William H. Pirkle und Mitarbeitern entwickelten Materialien zur Enantiomerentrennung basieren auf der Theorie, daß mindestens drei Wechselwirkungspunkte mit der zu trennenden Verbindung vorhanden sein müssen, wovon mindestens eine Wechselwirkung von der Stereochemie der Verbindung abhängig sein muß (Abb. 7-10).

Weitere Möglichkeiten der chromatographischen Enantiomerentrennung sind die Verwendung chiraler mobiler Phasen, die Verwendung chiraler Additive zur mobilen Phase (z. B. Cyclodextrine oder Ionenpaarbildung etwa durch Zusatz von (+)-10-Camphersulfonsäure zur Trennung von Aminoalkoholen) oder die Bildung von diastereomeren Derivaten des zu trennenden Enantiomerengemisches und anschließende chromatographische Trennung mit achiralen Phasen.

7.1.3 Biochemische Racemattrennung

Enzyme sind chiral und „arbeiten" meist enantioselektiv. Zur Racematspaltung können Enzyme verwendet werden, die nur ein Enantiomer angreifen und dieses abbauen, während das gewünschte Enantiomer erhalten bleibt. Es können auch Mikroorganismen eingesetzt werden, z. B. Bakterien, die nur das eine Enantiomer „auffressen".

Das Antirheumatikum und Analgetikum **Ibuprofen** läßt sich enzymatisch in seine Enantiomeren aufspalten. Der Ibuprofen-Methylester wird hierzu mit Pferdeleber-Esterase behandelt, die preiswert im Handel erhältlich ist. Das Enzym greift stereospezifisch nur das *R*-Enantiomer an, die Estergruppe des *S*-Enantiomers wird nicht hydrolysiert. Man erhält somit ein Gemisch aus (*R*)-Säure und (*S*)-Ester, das sich nun aufgrund der unterschiedlichen physikalischen Eigenschaften leicht trennen läßt. Anschließend wird der *S*-Ibuprofen-Methylester hydrolysiert und man erhält das besser wirksame *S*(+)-Ibuprofen (Abb. 7-11).

7.1.4 Kinetische Trennung

Enantiomere reagieren zwar gleich mit achiralen Partnern, zeigen jedoch unterschiedliche Reaktivität gegenüber chiralen Reaktionspartnern. Die unterschiedliche Reaktionsgeschwindigkeit der Enantiomere mit chiralen Reagenzien kann zur Racematspaltung ausgenutzt werden. Die Reaktion wird abgebrochen, wenn das eine Enantiomer umgesetzt ist, das andere aber noch nicht.

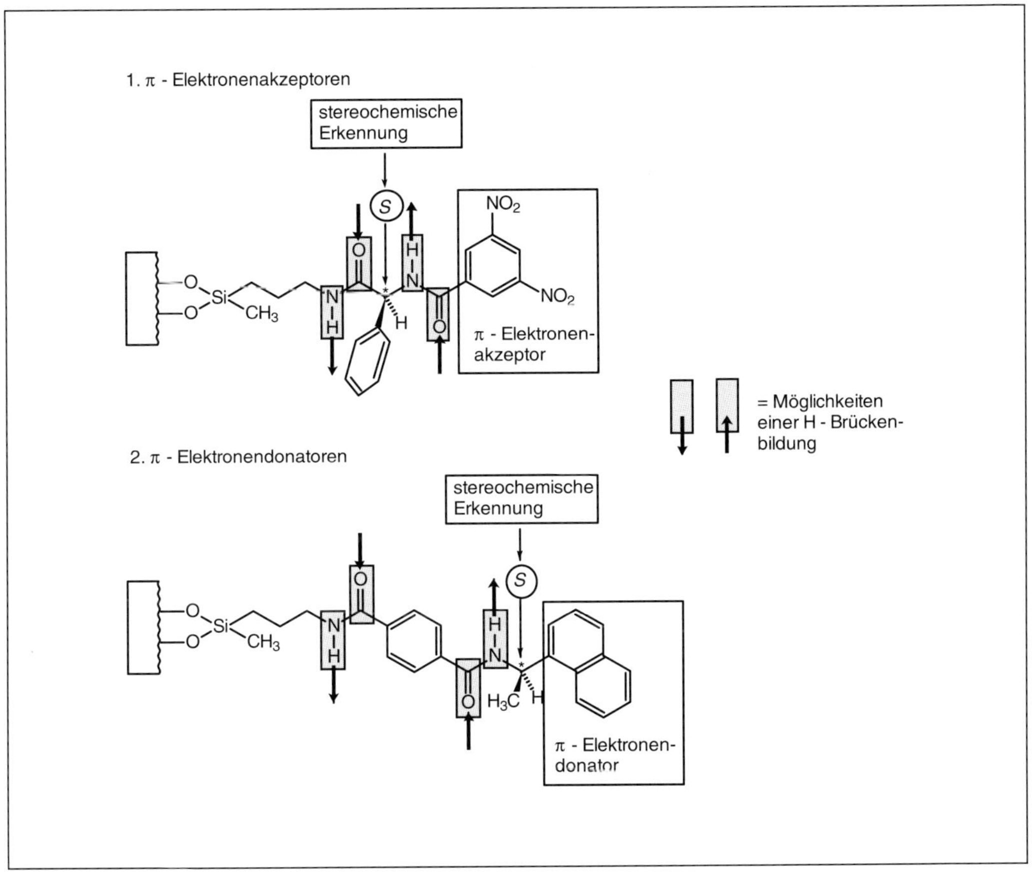

Abb. 7-10. Beispiele für Pirkle-Phasen als Säulenmaterialien zur Enantiomerentrennung.

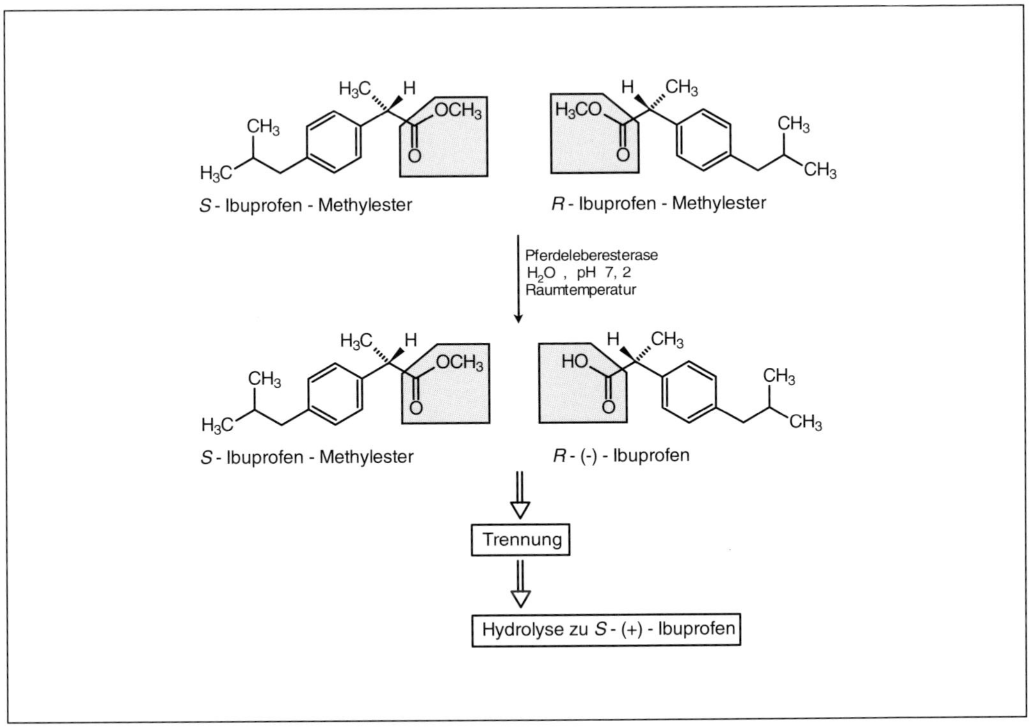

Abb. 7-11: Enzymatische Enantiomerentrennung zur Gewinnung von S-Ibuprofen.

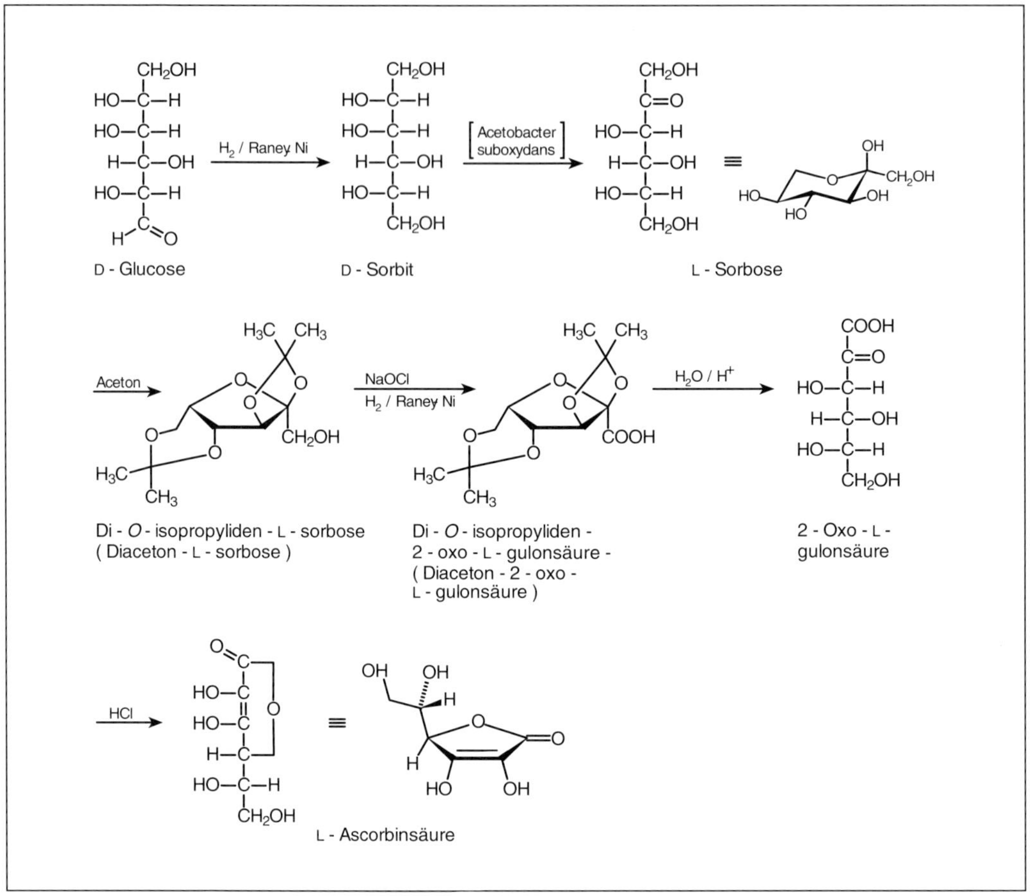

Abb. 7-12: L-Ascorbinsäure-Synthese aus D-Glucose.

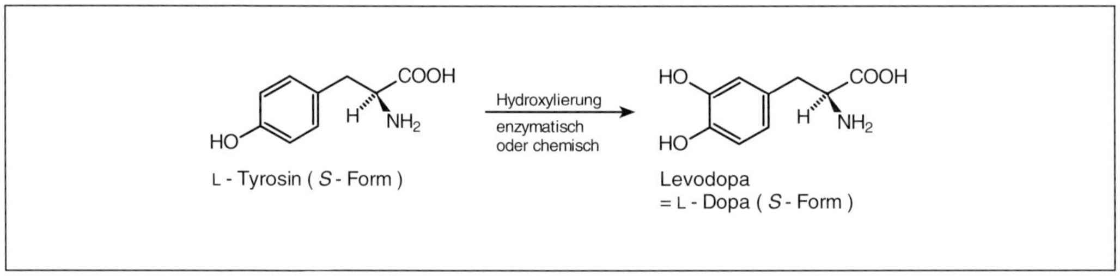

Abb. 7-13: Levodopa-Synthese aus L-Tyrosin.

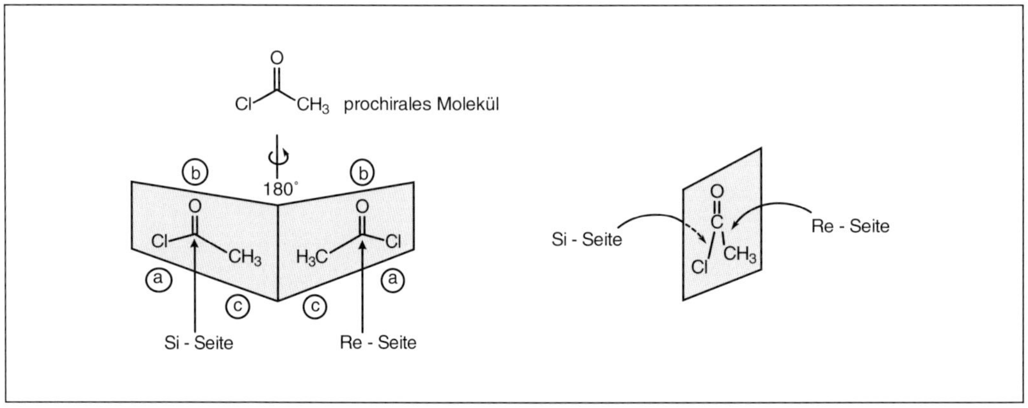

Abb. 7-14: Prochirales Molekül: Ein Angriff kann von der Re- oder der Si-Seite her erfolgen.

7.2 Synthese enantiomerenreiner Arzneistoffe

7.2.1 Chirale Bausteine aus der Natur („chiral pool")

Zur Darstellung enantiomerenreiner Verbindungen bietet sich die Verwendung enantiomerenreiner Vorstufen bzw. Edukte an. Während der Synthese müssen die Bedingungen so gewählt werden, daß keine Racemisierung stattfinden kann. Die Natur stellt ein reiches Angebot an enantiomerenreinen Ausgangsstoffen zur Verfügung. Dieses wird als „chiral pool" bezeichnet. Die wichtigsten Stoffklassen, die in großen Mengen preiswert von der Natur geliefert werden, sind die Aminosäuren, die Zukker sowie zahlreiche Alkaloide und Terpene.

Beispiele für die Nutzung des natürlichen chiralen Pools zur Arzneistoff-Synthese:

- **Ascorbinsäure** (Vitamin C), die zwei asymmetrisch substituierte C-Atome aufweist, läßt sich stereospezifisch aus D-Glucose in einer mehrstufigen Reaktion darstellen (Abb. 7-12).
- **Levodopa**: Zur Synthese von **Levodopa** kann die Aminosäure L-Tyrosin genutzt werden, die enzymatisch oder chemisch hydroxyliert wird (Abb. 7-13).

7.2.2 Asymmetrische Synthese

Eine asymmetrische Synthese ist eine Reaktion, bei der ein achirales, prochirales Molekül in ein chirales Molekül umgewandelt wird und die stereoisomeren Produkte (Enantiomere oder Diastereomere) in ungleichen Mengen entstehen.

Prochirale Moleküle sind, wie schon in Kapitel 4.5. ausgeführt, achirale Verbindungen, die durch **einen** Reaktionsschritt in chirale Verbindungen überführt werden, z. B. durch Ersatz eines Substituenten oder durch Einführung eines neuen Substituenten. Prochirale Moleküle weisen **eine** Symmetrieebene auf (Abb. 7-14).

Für achirale Reagenzien sind die beiden Halbräume rechts und links der Symmetrieebene identisch. Ein Angriff ist von beiden Seiten her gleich wahrscheinlich. Chirale Reagenzien oder Katalysatoren sind jedoch in der Lage, die als Re- und Si-Seiten bezeichneten enantiotopen Halbräume zu unterscheiden. Dies führt zu enantioselektiven Reaktionen.

Die **Re/Si-Nomenklatur** bezieht sich auf das CIP-System (s. Kap. 4.1.4.2) Man betrachtet die Substituenten in der Symmetrieebene und legt die Prioritäten nach den Sequenzregeln fest. Ergibt sich ein Kreis im Uhrzeigersinn (nach rechts), so befindet sich der Betrachter auf der Re-Seite des Moleküls. Die gegenüberliegende Seite ist dann die Si-Seite (siehe Beispiel, Abb. 7-14).

Bei asymmetrischen Synthesen benötigt man diastereomere Übergangszustände. Sie weisen im Gegensatz zu enantiomeren unterschiedliche Energieinhalte auf. Die Produkte werden also in unterschiedlichen Raten gebildet. Bei prochiralen Verbindungen unterteilt eine Symmetrieebene das Molekül und den umgebenden Raum in zwei Halbräume, die zueinander enantiotop sind. Eine chirale Umgebung liegt bei allen biochemischen Prozessen vor. Biochemische Reaktionen sind daher in der Regel asymmetrische, enantioselektive Reaktionen.

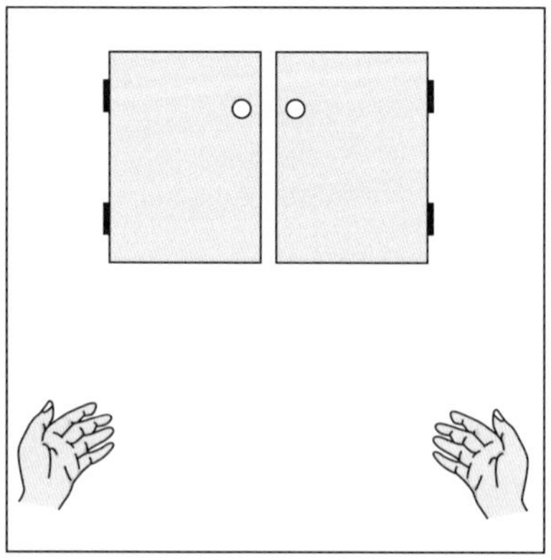

Abb. 7-15: Ein chiraler Reaktionspartner (der Mensch) kann zwischen den beiden Seiten einer achiralen Tür unterscheiden, ein achiraler Reaktionspartner (der Wind) nicht.

Ein geeignetes Bild für die Unterscheidung enantiotoper Halbräume durch chirale Reaktionspartner, nicht aber durch achirale Partner, wurde von Juaristi beschrieben (Abb. 7-15): Man stelle sich eine Schwingtür vor; sie besteht aus zwei identischen Flügeln, einer der Flügel ist mit der Re-, der andere mit der Si-Seite auf den Betrachter gerichtet. Ein achiraler Reaktionspartner, z. B. ein Windstoß, erkennt keinen Unterschied zwischen den beiden Flügeln, beide werden mit gleicher Wahrscheinlichkeit geöffnet. Ein chiraler Reaktionspartner, z. B. ein Mensch, hingegen erkennt die enantiotopen Seiten stereospezifisch: Ein Rechtshänder wird eher die rechte, ein Linkshänder eher die linke Tür öffnen. Bei der asymmetrischen Synthese läuft eine Reaktion ebenfalls bevorzugt in einem der beiden enantiotopen Halbräume ab.

7.2.2.1 Chemische Methoden der asymmetrischen Synthese

Die Verwendung eines chiralen Mediums, z. B. eines chiralen Lösungsmittels, führt nur zu geringen Enantiomerenüberschüssen. Besonders günstig ist es, wenn das chirale Element (die Chiralitätsinformation) möglichst eng mit dem Reaktionszentrum verknüpft ist.

Interne chirale Induktion (Chiralitätsübertragung)
Einen Sonderfall der asymmetrischen Synthese stellt die interne asymmetrische Induktion dar. Wenn ein Molekül bereits ein Asymmetriezentrum mit einer bestimmten Konfiguration aufweist, so kann dieses die Konfiguration eines weiteren, bei einem Syntheseschritt entstehenden Asymmetriezentrums beeinflussen und dadurch die bevorzugte Bildung eines bestimmten Stereoisomers induzieren.

Ein Beispiel hierfür ist die Synthese des Ephedrins ausgehend von Benzaldehyd. Dieser wird im ersten Schritt mit gärender Glucose stereospezifisch zum chiralen Hydroxyketon umgesetzt (enzymatische asymmetrische Synthese). Anschließend erfolgt eine Umsetzung mit Methylamin unter reduzierenden Bedingungen (H_2/Pt). Das erste Chiralitätszentrum induziert hierbei die bevorzugte Bildung der „richtigen" Konfiguration am zweiten Asymmetriezentrum (Abb. 7-16).

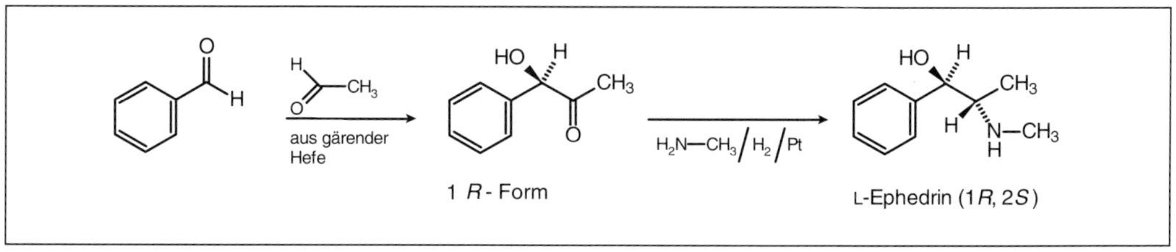

Abb. 7-16: Stereospezifische Synthese von Ephedrin.

Externe chirale Induktion: Asymmetrische Synthese unter Verwendung chiraler Katalysatoren

Neben den natürlichen Biokatalysatoren, den Enzymen, sind zahlreiche chemische, chirale Katalysatoren entwickelt worden. Es handelt sich um Metallkomplexe mit chiralen Liganden. Vor allem bei der industriellen Synthese enantiomerenreiner Arzneistoffe scheinen sich chirale Metallkatalysatoren in vielen Fällen als Methode der Wahl durchzusetzen. Weit verbreitet sind Komplexe von *R*-(+)- oder *S*-(–)-2,2'-Bis(diphenylphosphino)-1,1'-binaphthalen (BINAP), das Chiralität aufgrund seiner Atropisomerie zeigt. *S*-(+)-Naproxen läßt sich beispielsweise durch katalytische Hydrierung der α,β-ungesättigten Carbonsäure mit Hilfe eines BINAP-Ruthenium-Dicarboxylat-Komplexes mit hohem Enantiomerenüberschuß darstellen (Abb. 7-17).

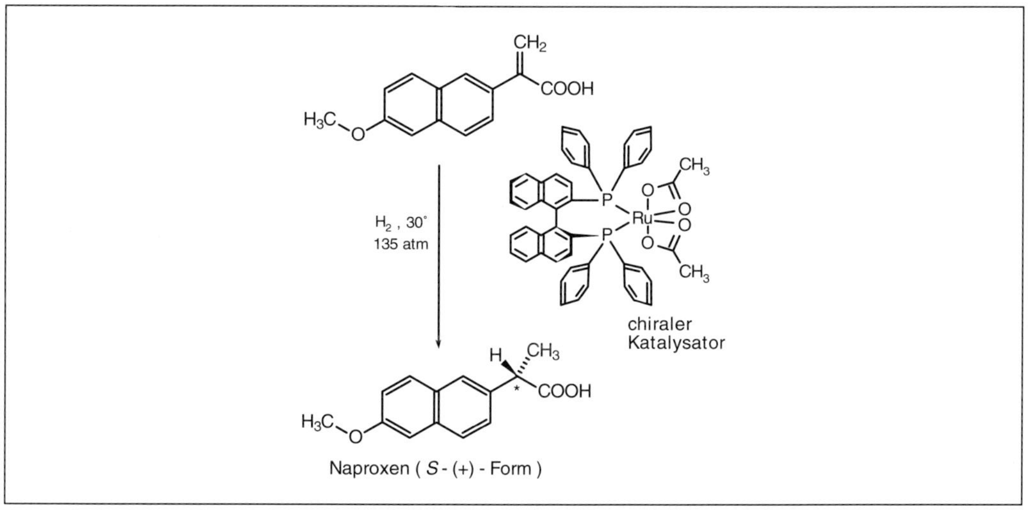

Abb. 7-17: Stereoselektive Hydrierung mit einem chiralen Katalysator zur Darstellung von *S*(+)-Naproxen.

Ein weiteres Beispiel ist die Sharpless-Epoxidierung, deren Entwicklung ein Meilenstein der asymmetrischen Synthese war, und die u. a. für die Darstellung der Ibuprofen-Enantiomeren genutzt worden ist (Abb. 7-18). (*E*)-Zimtalkohol, ein prochiraler, allylischer Alkohol, wird mit *tert.* Butylhydroperoxid unter Zusatz eines 1:1-Gemisches von Titan-Isopropanolat und (*R*,*R*)-Weinsäurediethylester zum chiralen Epoxyalkohol oxidiert. Der Epoxidring wird unter Alkylierung geöffnet, wobei in Abhängigkeit vom Methylierungsreagenz Retention oder Inversion der Konfiguration beobachtet

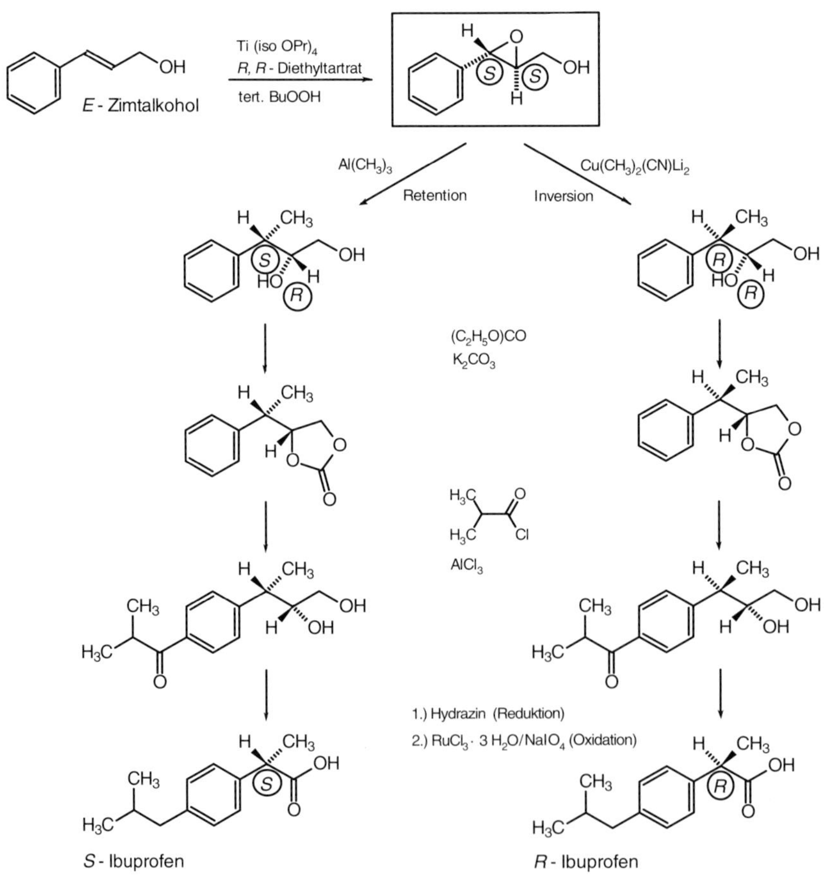

Abb. 7-18: Darstellung der Ibuprofen-Enantiomere mit Hilfe der Sharpless-Epoxidierung.

wird. Mit dieser Synthese sind also beide Enantiomere zugänglich. Solche Synthesen werden als **stereodivergente Synthesen** bezeichnet.

7.2.2.2 Asymmetrische Synthesen mit Enzymen

Enzyme sind Proteine, die ausschließlich aus L-Aminosäuren aufgebaut sind. Daher „arbeiten" sie in der Regel mit hoher Enantioselektivität. Es können die isolierten Enzyme oder auch ganze Mikroorganismen (z. B. Bäckerhefe, Bakterien) für die Synthesen eingesetzt werden. Ihr Nachteil sind die eingeschränkten Anwendungsmöglichkeiten. Mit Hilfe von Enzymen ist in der Regel nur eines der beiden Enantiomere zugänglich. Ein Vorteil enzymatischer Reaktionen besteht darin, daß sie nicht an wässrige Lösungsmittel gebunden sind, sondern oft auch in organischen, nahezu wasserfreien Lösungsmitteln durchgeführt werden können. Nachteile der Enzyme sind ihre Empfindlichkeit gegen hohe Temperaturen, Oxidation und extreme pH-Werte.

7.3 Stereoselektive und enantioselektive Reaktionen

Reaktionen, bei denen **vorwiegend** bzw. **ausschließlich** ein Stereoisomer(es) gebildet oder umgesetzt wird, bezeichnet man als stereo**selektiv** bzw. stereo**spezifisch**. Enantio**selektiv** bedeutet, daß **bevorzugt** ein Enantiomer entsteht oder reagiert. Enantio**spezifisch** heißt, daß **ausschließlich** ein Enantiomer entsteht oder reagiert.

7.3.1 Inversion

Kommt es bei einer Reaktion zur Umkehr der Konfiguration an einem Asymmetriezentrum, wird also die *R*- in eine *S*-Form oder die *S*- in eine *R*-Form überführt, so bezeichnet man diesen Vorgang als Inversion. Jedem Chemiker fällt an dieser Stelle die nach einem S_N2-Mechanismus ablaufende Walden-Umkehr ein. Der Pharmazeutische Chemiker denkt hier beispielsweise an den chiralen Arzneistoff **Ibuprofen** und die Tatsache, daß im In-vitro-Versuch die rechtsdrehende *S*-Form als Cyclooxygenase-Hemmer wesentlich aktiver ist als die linksdrehende *R*-Form, jedoch in vivo kaum Unterschiede in der Pharmakodynamik zwischen *S*-Form und Racemat zu beobachten sind. Der Grund liegt in einer enzymatischen Inversion

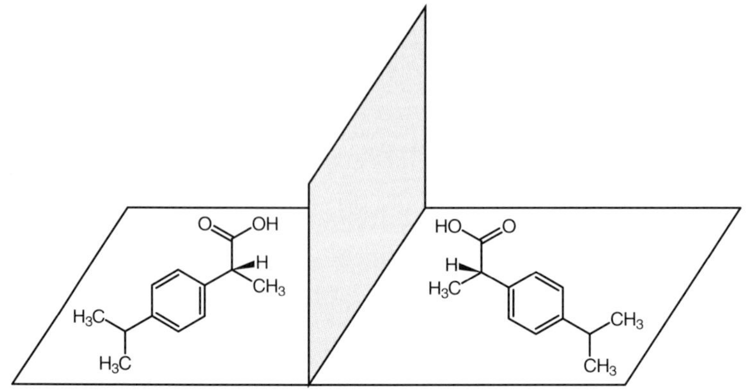

Abb. 7-19: Die Enantiomeren des Ibuprofens.

der *R*-Form in die *S*-Form, während die umgekehrte Inversion, das heißt von der stark wirkenden *S*-Form in die schwach wirkende *R*-Form, nicht zu beobachten ist (Abb. 7-19). Siehe hierzu Kap. 12.4.2 und Abb. 12-17.

7.3.2 Retention

Bleibt bei einer Substitutions-Reaktion die absolute Konfiguration an einem Asymmetriezentrum erhalten, so bezeichnet man diesen Sachverhalt als Retention. Man kann auch von einer stereokonservativen Reaktion sprechen. Beispiel hierfür ist der Übergang von α-Glucose in α-Glucosamin. Doppelte Inversion hat ebenfalls Retention der Konfiguration als Ergebnis zur Folge (Beispiel: Nucleosid-Synthese, Kap. 10.1.1).

7.3.3 Racemisierung

Entsteht aus einer enantiomerenreinen Verbindung bei einer chemischen Reaktion ein äquimolares Gemisch der beiden entgegengesetzt konfigurierten Enantiomeren (der optischen Antipoden), so spricht man von Racemisierung. Der Begriff ist abgeleitet von der Traubensäure (*racema* = Traube), die im Gegensatz zur L-(+)-Weinsäure und der D-(–)-Weinsäure ein racemisches Gemisch darstellt. Racemisierungen treten leicht ein, besonders wenn es am asymmetrisch substituierten C-Atom zur Bildung von Carbenium-Ionen, Carb-Anionen oder Radikalen kommt. Beispiele:

- Racemisierung von Hyoscyamin zu Atropin
- Racemisierung von Carbenicillin etc.

Literatur

Berrisford, D. J., Bohn, C., Sharpless, K. B. Ligandenbeschleunigte Katalyse. Angew. Chem. 107, 1159–1171, 1995.

Brunner, H. Chiralitätsmultiplikation. Enantioselektive Katalyse mit Übergangsmetallkomplexen. GIT Fachz. Lab. 273–277, 1994.

Büchel, K. H., Falbe, J., Hagemann, H., Hanack, M., Klamann, D., Kreher, R., Kropf, H., Regitz, M., Schaumann, E. (Hrsg.) Houben-Weyl, Stereoselective Synthesis, Bd. E 21 der 4. Ausg., Thieme Verlag, Stuttgart 1995.

Döppen, R., Arm, H., Meyer, V. R. Applications and limitations of commercially available chiral stationary phases for high-performance liquid chromatography. J. Chromatography 373, 1–20, 1986.

Enders, D., Hoffmann, R. W. Asymmetrische Synthese. Chemie unserer Zt. 19, 177–190, 1985.

Frahm, A. W. Stereochemie von Arzneistoffen. Pharm. Zeitung 38, 9–15, 1988.

Gais, H.-J., Hemmerle, H. Asymmetrische Synthesen mit Enzymen. Chemie unserer Zt. 24, 239–248, 1990.

Hallpap, P., Stadermann, D. Stereochemie organisch-chemischer Reaktionen. Gustav Fischer Verlag, Stuttgart 1985.

Holzgrabe, U., Bejeuhr, G. Racemate. Ihre Bedeutung in der Arzneimitteltherapie. Deutsche Apotheker Zeitung 134, 2133–2144, 1994.

Jacques, J., Collet, A., Wilen, S. H. Enantiomers, Racemates, and Resolution. John Wiley & Sons, New York 1981.

Juaristi, E. Introduction to Stereochemistry and Conformational Analysis. John Wiley & Sons, New York 1991.

Kagan, H. Asymmetric Synthesis. Thieme Verlag, Stuttgart 1995.

Kagan, H. B., Fiaud, J. C. Kinetic resolution. In: Eliel, E., Wilen, S. H. (Hrsg.) Topics in stereochemistry. John Wiley & Sons, New York, S. 249–330, 1988.

Laird, T. Development of chemistry at its best. Chem. & Ind. 366–367, 1989.

Lübben, S., Martens, J., Roder, B. Enantiomerenreine Arzneistoffe. Nachweis mittels DC. Deutsche Apotheker Zeitung 132, 947–952, 1992.

Nasipuri, D. Stereochemistry of Organic Compounds. Principles and Applications. Wiley Eastern Ltd., Neu Delhi 1991.

Nógrády, M. Stereoselective synthesis. A practical approach. Verlag Chemie, Weinheim, 2. Aufl. 1995.

Nugent, W. A., RajanBabu, T. V., Burk, M. J. Beyond nature's chiral pool: enantioselective catalysis in industry. Science 259, 479–483, 1993.

Pirkle, W. H., Pochapsky, T. C. Considerations of chiral recognition relevant to the liquid chromatographic separation of enantiomers. Chem. Rev. 89, 347–362 1989.

Sonawane, H. R., Bellur, N. S., Ahuja, J. R., Kulkarni, D. G. Recent developments in the synthesis of optically active α-arylpropanoic acids: an important class of non-steroidal anti-inflammatory agents. Tetrahedron Assymmetry 3, 163–192, 1992.

Wainer, I. W. (Hrsg.) Drug stereochemistry. Analytical methods and pharmacology. Marcel Dekker Verlag, New York, 2. Aufl. 1993.

Winterfeldt, E. Stereoselektive Synthese. Prinzipien und Methoden. Vieweg Verlag, Braunschweig 1988.

8 Stereochemische Charakterisierung von Verbindungen

Die Anordnung der Atome im Raum ist nicht nur eine Kuriosität im Laboratorium, sie kann über Leben oder Tod entscheiden.

ROALD HOFFMANN UND PIERRE LASZLO

8.1 Chiroptische Methoden

Chiroptische Methoden sind spektroskopische Meßverfahren, bei denen die beiden Enantiomere einer chiralen Verbindung Meßwerte entgegengesetzter Vorzeichen liefern.

Optische Aktivität

Chirale Moleküle sind optisch aktiv. Die Schwingungsebene von linear polarisiertem Licht wird beim Durchtritt durch ein chirales Medium um einen bestimmten Betrag gedreht, entweder nach rechts (rechtsdrehende Enantiomere, (+)-Formen) oder nach links (linksdrehende Enantiomere, (–)-Formen). Ursache für das Phänomen der optischen Aktivität ist die unterschiedliche Wechselwirkung des rechts- und des linkscircular polarisierten Lichts mit dem chiralen Medium.

8.1.1 Polarimetrie: Bestimmung des Drehwertes

In Abbildung 8-1 ist der Aufbau eines Polarimeters schematisch dargestellt. Zur Messung wird monochromatisches Licht verwendet, also Licht

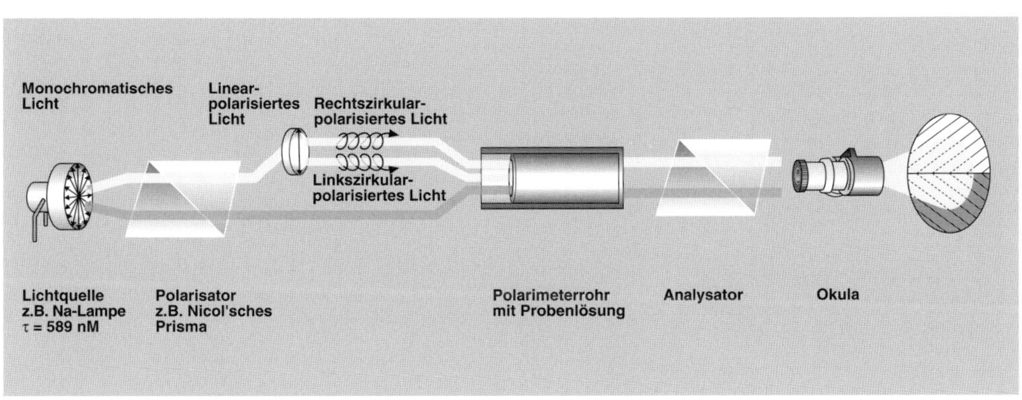

Abb. 8.1: Schematischer Aufbau eines Polarimeters

einer einzigen Wellenlänge – üblicherweise die Natrium-D-Linie (589 nm). Licht breitet sich in Form elektromagnetischer Wellen in allen Richtungen aus. Mit Hilfe eines Polarisators, z. B. eines Nicolschen Prismas (bestehend aus Isländischem Doppelspat, das sind besonders reine $CaCO_3$-Kristalle), wird linear polarisiertes Licht erhalten, das sich nur noch in einer Richtung ausbreitet. Der elektrische Feldvektor des linear polarisierten Lichts schwingt senkrecht zur Ausbreitungsrichtung nur in einer Ebene. Linear polarisiertes Licht ist zusammengesetzt aus einem rechtscircular polarisierten Strahl (rechtshändige Helix) und einem linkscircular polarisierten Strahl (linkshändige Helix). Aufgrund ihrer helicalen Form sind rechts- und linkscircular polarisierte Lichtstrahlen chiral und verhalten sich zueinander wie Bild und Spiegelbild, sind also enantiomer. In achiralem Medium breitet sich links- und rechtscircular polarisiertes Licht mit derselben Geschwindigkeit aus. Beim Durchtritt der chiralen Strahlen durch eine Probelösung mit chiralen Molekülen zeigen sie jedoch unterschiedliche Wechselwirkungen mit dem chiralen Medium, sie können zwischen Enantiomeren differenzieren. Daher bewegen sie sich mit unterschiedlicher Geschwindigkeit durch das chirale Medium. Dieses Phänomen wird als **circulare Doppelbrechung** bezeichnet. Wenn das linkscircular polarisierte Licht stärker gebremst wird als das rechtscircular polarisierte Licht, so kommt es zu einer Drehung der Ebene des linear polarisierten Lichts nach rechts, und umgekehrt. Im Analysator wird der Betrag abgelesen, um den die Ebene des linear polarisierten Lichtes gedreht wurde, sowie die Drehrichtung. Ein positiver Drehwert (Drehung nach rechts, [+]) bedeutet, daß sich die Ebene des polarisierten Lichts im Uhrzeigersinn verändert hat. Die Blickrichtung des Betrachters (Analysators) verläuft dabei vom Ende der Polarimeter-Küvette her auf den Lichtstrahl, der sich von der Lichtquelle durch den Polarisator und die Probe auf den Betrachter zubewegt.

Der gemessene Drehwinkel ist abhängig von:

- der Konzentration des Stoffes,
- der Struktur des Moleküls,
- der Küvettenlänge,
- der Wellenlänge des monochromatischen Lichts (meist die Natrium-D-Linie, 589 nm),
- vom Lösungsmittel und
- von der Temperatur.

Der **spezifische Drehwert** $[\alpha]$ einer Substanz ist eine charakteristische Stoffkonstante und errechnet sich nach folgender Gleichung:

$$[\alpha]_\lambda^T = \frac{\alpha_\lambda^T \cdot 100}{l \cdot c}$$

T: Temperatur [°C]
λ: Wellenlänge, meist Natrium-D-Linie, 589 nm
l: Küvettenlänge [dm]
c: Konzentration [g/100 ml]
α: gemessener Drehwert in Grad
z. B. $[\alpha]_D^{20}$ von D-Glucose in Wasser ist +52,7; D = Natrium-D-Linie (589 nm)

Die Einheit des spezifischen Drehwerts [α] ist demnach nicht Grad (°), wie es in der Literatur häufig zu finden ist, sondern: Grad $\cdot$ $10^{-1} \cdot cm^2 \cdot g^{-1}$. Deshalb sollte der spezifische Drehwert entweder nur als Zahlenwert (ohne Grad) oder aber mit der korrekten Dimension angegeben werden.

Der spezifische Drehwert [α] bezieht sich auf die Gewichtskonzentration. Der **molare Drehwert** [Φ] berücksichtigt die Molekülmasse einer Verbindung, bezieht sich also auf die molare Konzentration einer Verbindung.

$$[\Phi]_\lambda^T = \frac{M_R \cdot \alpha_\lambda^T}{100}$$

M_R = Relative Molekülmasse

Mutarotation

Einige Verbindungen, wie z. B. die Glucose und andere Zucker-Derivate, zeigen das Phänomen der Mutarotation (s. Kap. 9.1.1). Beim Auflösen der Verbindungen ändert sich zunächst der Drehwert kontinuierlich, bis ein konstanter Wert erreicht wird. Dieser Effekt ist auf eine Isomerisierung an einem Asymmetriezentrum zurückzuführen.

Der Drehwert

Der Zusammenhang zwischen dem Drehsinn bzw. dem Drehwert einer Verbindung und seiner Struktur ist komplex. In seltenen Fällen kann sich der Drehsinn bei Messung in verschiedenen Lösungsmitteln oder bei verschiedenen Temperaturen sogar umkehren, was mit Lösungsmittel- bzw. Temperatur-abhängigen Konformationsänderungen und Assoziationsphänomenen erklärt wird. Auch der pH-Wert einer Lösung kann einen großen Einfluß auf den Drehwert einer Verbindung haben. Das Alkaloid Nicotin beispielsweise ist als freie Base linksdrehend (*S*-(–)-Nicotin). Im Sauren, in protonierter Form, ändert sich der Drehsinn der basischen Verbindung. Die Salze des Nicotins sind rechtsdrehend (z. B. *S*-(+)-Nicotinhydrochlorid).

Im allgemeinen findet man bei chiralen niedermolekularen Verbindungen, die keine Chromophore aufweisen, kleine Drehwerte. Doppelbindungen und aromatische Strukturen vergrößern den Drehwert einer Verbindung. Nichtplanare helicale Verbindungen zeigen meist hohe Drehwerte.

Nach van't Hoff setzt sich der optische Drehwert einer Verbindung aus den Beiträgen der einzelnen Chiralitätselemente zusammen und kann im Idealfall aus den Drehwert-Beiträgen dieser Elemente berechnet werden. Abweichungen treten jedoch durch benachbarte Chiralitätszentren auf, die sich gegenseitig beeinflussen („Vicinalwirkung", von lat. *vicinal* = benachbart). Man bezeichnet dieses Phänomen als **Prinzip der optischen Überlagerung**. Die gegenseitige Beeinflussung der einzelnen Chiralitätszentren ist um so kleiner, je weiter diese innerhalb des Moleküls voneinander entfernt sind.

Anwendung der Polarimetrie

Die Polarimetrie findet Verwendung

- zur Gehaltsbestimmung von Verbindungen bei bekannter spezifischer Drehung,
- zur Identitäts- und Reinheitsprüfung (z. B. Glucose Ph. Eur. 1998), es handelt sich um standardisierte Konventionsmethoden,
- zur Bestimmung der prozentualen Zusammensetzung eines Enantiomerengemisches, also zur Bestimmung der optischen Reinheit.

Die Polarimetrie ist jedoch ungeeignet zur Bestimmung der absoluten Konfiguration einer Verbindung.

Die **optische Reinheit** ist ein Maß für das Verhältnis der beiden Enantiomeren. Sie läßt sich mit Hilfe der Polarimetrie bestimmen.

$$\%\ \text{optische Reinheit} = \frac{[\alpha]\ \text{gemessen}}{[\alpha]\ \text{reines Enantiomer}} \times 100$$

Genauer kann die Bestimmung des Enantiomerenverhältnisses ($E_1:E_2$) durch spektroskopische oder chromatographische Verfahren erfolgen. Man gibt meist den Enantiomerenüberschuß (ee = „enantiomeric excess") an.

$$\% \, ee = \frac{[E_1 - E_2]}{[E_1 + E_2]} \times 100$$

wobei:
$E_1 > E_2$.
E_1 = Enantiomer 1; E_2 = Enantiomer 2;
ee = 0%: Racemat
ee = 100%: reines Enantiomer

8.1.2 Optische Rotationsdispersion (ORD)

Die spezifische Drehung einer optisch aktiven Verbindung ist abhängig von der Wellenlänge. Dieser Sachverhalt wird als Rotationsdispersion bezeichnet. Optische Rotationsdispersions-Kurven (ORD-Kurven) erhält man durch Messung des spezifischen Drehwerts [α] bzw. des molaren Drehwerts [Φ] in Abhängigkeit von der Wellenlänge λ. Sofern die Verbindung kein Absorptionsmaximum im Meßbereich aufweist, erhält man sogenannte „schlichte Kurven" (Abb. 8-2). Zeigt die Verbindung ein Absorpti-

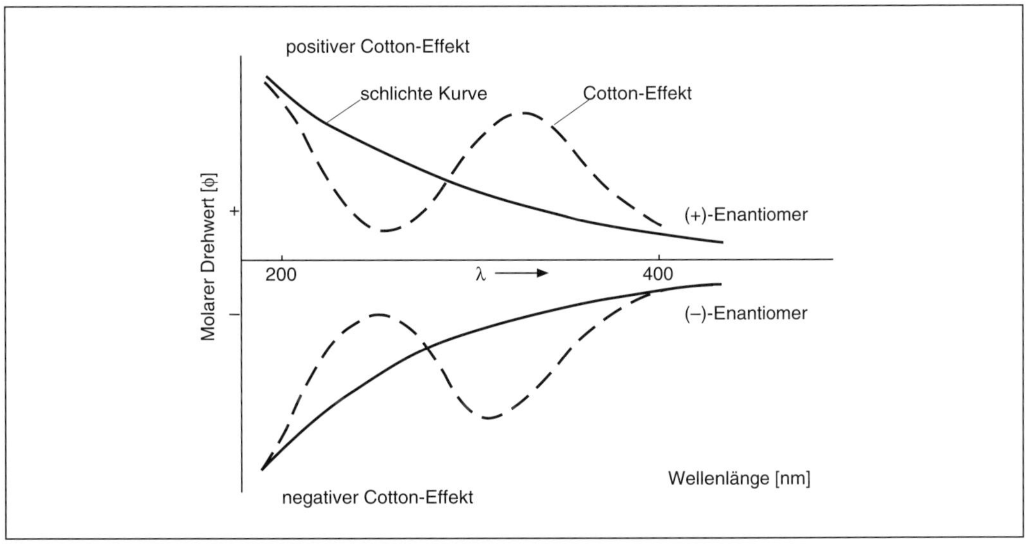

Abb. 8-2: ORD-Kurven von Enantiomeren mit (- - -) und ohne (—) Chromophor.

onsmaximum, so wird die Kurve durch den nach seinem Entdecker benannten „Cotton-Effekt" anomal, d.h. sie zeigt einen Gipfel und ein Tal. Liegt der Gipfel bei höheren Wellenlängen als das Tal, so spricht man von einem positiven, im umgekehrten Fall von einem negativen Cotton-Effekt. Besitzt eine Verbindung mehrere Absorptionsbanden, so ist bei jeder Absorptionsbande ein Cotton-Effekt zu beobachten.

8.1.3 Circulardichroismus (CD)

Rechts- und linkscircular polarisiertes Licht breitet sich in einem chiralen Medium nicht nur unterschiedlich schnell aus, es wird im Bereich einer Absorptionsbande auch unterschiedlich stark absorbiert. Die Absorptionskoeffizienten von linkscircular und rechtscircular polarisiertem Licht unterscheiden sich also. Dieser Effekt wird als Circulardichroismus (CD) bezeichnet. Bei CD-Messungen wird diese Differenz der Absorptionskoeffizienten $\Delta\varepsilon$ einer chiralen Verbindung gemessen (Abb. 8-3).

$$\Delta\varepsilon = \varepsilon_L - \varepsilon_R$$

$\Delta\varepsilon$ = Differenz der Absorptionskoeffizienten
ε_L = Absorptionskoeffizient bei Messung mit linkscircular polarisiertem Licht
ε_R = Absorptionskoeffizient bei Messung mit rechtscircular polarisiertem Licht

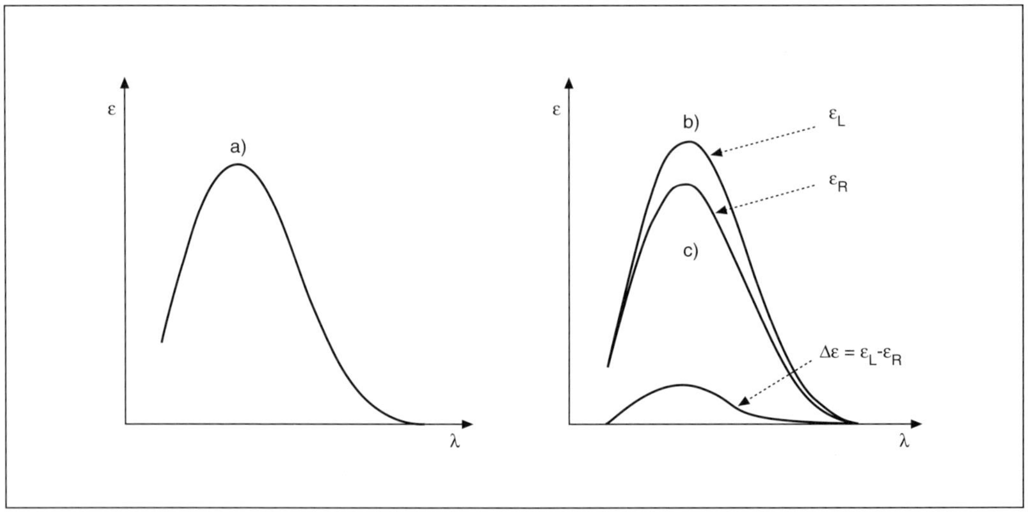

Abb. 8-3: UV-Spektrum einer chiralen Verbindung:
a) gemessen mit linear polarisiertem Licht,
b) gemessen mit linkscircular polarisiertem Licht,
c) gemessen mit rechtscircular polarisiertem Licht.

Im Falle einer positiven Differenz ($\Delta\varepsilon > 0$) spricht man von einer positiven CD-Bande, im Falle einer negativen Differenz ($\Delta\varepsilon < 0$) von einer negativen CD-Bande. Anstelle von $\Delta\varepsilon$ wird oft auch die Elliptizität Θ bzw. die molare Elliptizität $[\Theta]$ angegeben. Eine Überlagerung von rechts- und linkscircular polarisiertem Licht mit ungleicher Amplitude ergibt nämlich elliptisch polarisiertes Licht: Die Spitze des elektrischen Feldvektors beschreibt eine verzerrte Helix im Raum. Es gelten folgende Beziehungen:

$$[\Theta] = \frac{\Theta}{l \cdot c} \cdot \frac{M_R}{100}$$

l = Küvettenlänge [mm]
c = Konzentration [g/100 ml]
M_R = relative Molekülmasse

$$\Delta\varepsilon = \frac{[\Theta]}{3300}$$

Zusammenhang zwischen ORD und CD

CD-Banden und Cotton-Effekte treten bei den gleichen Wellenlängen auf, nämlich dort, wo das chirale Molekül ein Absorptionsmaximum aufweist. Eine positive CD-Bande entspricht einem positiven Cotton-Effekt und umgekehrt.

Anwendungsgebiete für ORD und CD

ORD- und CD-Messungen sind zur Aufklärung der Konfiguration von chiralen Naturstoffen (z. B. Steroiden) durch Vergleich mit analogen Verbindungen bekannter Konfiguration geeignet. Darüber hinaus können sie zu Untersuchungen der Konformation chiraler Moleküle herangezogen werden. Neuere Anwendungsgebiete von ORD und CD sind die Charakterisierung komplexer Naturstoffe wie Proteine, Nucleinsäuren und Kohlenhydrate sowie die Wechselwirkungen von Arzneistoffen mit diesen

Verbindungen. Aufgrund der relativ einfachen Technik gewinnen chiroptische Verfahren zunehmend an Bedeutung (Abb. 8-4).

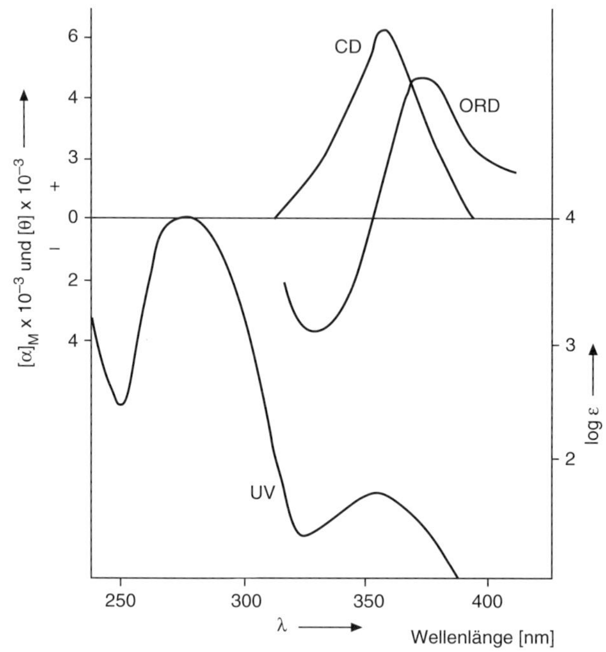

Abb. 8-4: UV-, ORD- und CD-Spektren eines Steroid-Derivates.

8.2 Weitere Methoden der Strukturbestimmung

8.2.1 Röntgen-Kristallstrukturanalyse

Zur direkten Beobachtung von Strukturen lassen sich Methoden verwenden, die über eine geeignete Auflösung im atomaren Bereich verfügen. Diffraktion von Röntgenstrahlung der technisch üblichen Wellenlänge von 1,542 Ångström (Å) gestattet eine Aussage über die relative räumliche Anordnung der Atome eines Moleküls zueinander. Röntgenstrahlen werden an den Elektronen eines Objektes gestreut, die atomare Streuungsintensität ist deshalb proportional zur Anzahl der Elektronen und damit zur Ordnungszahl. Um meßbare Effekte zu erreichen, müssen möglichst viele streuende Strukturelemente räumlich gleichmäßig angeordnet sein. Ihre Elektronendichten summieren sich zu einem beobachtbaren Streuungseffekt auf. Dies wird am einfachsten in Kristallen erreicht. Die Grundeinheit eines Kristalls ist seine **Einheitszelle**, aus der bei wiederholter Translation in allen drei Raumrichtungen ihrer Achsen das charakteristische **Kristallgitter** entsteht. Die Einheitszelle kann mehr als ein Molekül enthalten. Wenn mehrere Moleküle miteinander über die gleichen Symmetrien verbunden sind, die auch die Einheitszelle bestimmen, wenn also ihre Symmetrieachsen zusammenfallen, wird die Einheitszelle als **kristallographisch symmetrisch** bezeichnet. Die kleinste Einheit, die nach wiederholter Symmetrieoperation die Einheitszelle ergibt, heißt **asymmetrische Einheit.**

Das Ziel der Röntgen-Kristallstrukturanalyse ist die Rekonstruktion eines detaillierten Strukturbildes aus dem Diffraktionsmuster. Das ist aber nicht ohne weiteres möglich. Da Röntgenstrahlung nicht fokussierbar ist, läßt sich die in Sinusfunktionen zerbrochene Struktur im Gegensatz zu mikroskopischen Techniken nicht mehr direkt aus den Sinusfunktionen rekombinieren. Statt dessen muß das Streuungsmuster selbst aufgezeichnet und ausgewertet werden. Es enthält aber nur die Intensitäten, nicht die Phasen der Sinusfunktionen. Dieser Verlust wird als **Phasenproblem** der Kristallographie bezeichnet.

Die Anwendung auf die Strukturbestimmung chiraler Verbindungen ist deshalb nur für die Erkennung relativer Konfigurationen möglich. Absolute Konfigurationen können mit der normalen Röntgenstrukturanalyse gar nicht oder nur indirekt beim Vorliegen eines zweiten asymmetrischen Zentrums, dessen absolute Konfiguration bekannt ist, bestimmt werden.

Zur Bestimmung der absoluten Konfiguration muß man sich einer Technik bedienen, die als **anomale Röntgenstreuung** bezeichnet wird und von Bijvoet und Mitarbeitern eingeführt wurde. Die inneren Elektronen von Schweratomen erzeugen durch Resonanz ihrer natürlichen Oszillation mit der durch die Röntgenenergie induzierten Vibration eine Anomalie. Wenn die Position der Schweratome mit Hilfe der normalen Röntgenstrukturanalyse fixiert wurde, kann über die durch Resonanzeffekte verursachten minimalen Änderungen der Streuungsintensitäten auf die Phase zurückgeschlossen werden. Auf diese Weise gelingen mit der Bijvoet-Methode direkte Bestimmungen der absoluten Konfiguration. Bijvoet bewies so 1951 zum erstenmal eindeutig die richtige, aber zufällig erfolgte Zuordnung des Glycerinaldehyds nach der Fischer-Nomenklatur an der absoluten Konfiguration des Natrium-Rubidiumsalzes der 2*R*,3*R*-(+)-Weinsäure.

8.2.2 Kernresonanzspektroskopie

Die kernmagnetische Resonanzspektroskopie (abgekürzt NMR, aus engl. „nuclear magnetic resonance") liefert ein weniger exaktes Strukturbild als die Röntgenstrukturanlyse; dies hauptsächlich deshalb, weil sie routinemäßig in Lösung und in normaler Umgebungstemperatur stattfindet. Diese Bedingungen erzeugen eine statistische Verteilung der molekularen Konformationseigenschaften. Ein Kernresonanzspektrum erzeugt man, indem man eine Probe in ein magnetisches Feld bringt und mit Radiofrequenzimpulsen bestrahlt. Dadurch wird die **Gleichgewichtsmagnetisierung** aller Kerne gestört, die einen von Null verschiedenen Spin besitzen. Kehrt das gestörte System zu seinem Ursprung zurück, entsteht ein transientes **Zeitdomänensignal**, das von einem Empfänger aufgezeichnet wird. Die Fourier-Transformation des Signals erzeugt ein **Frequenzdomänensignal** (R. Ernst, Nobelpreis 1992), das durch die Auftragung der Resonanzsignale gegen die Frequenzen ein **NMR-Spektrum** erzeugt. Die Resonanzfrequenzen der verschiedenen radioempfindlichen Kerne in einem Molekül werden als **chemische Verschiebung** bezeichnet. Sie sind extrem abhängig von der stereoelektronischen Umgebung des jeweiligen Kerns, weil diese ihn beispielsweise vor eingestrahlten Radiofrequenzen abschirmen kann. Die Kenntnis dieser Gesetzmäßigkeiten erlaubt die Interpretation der Struktur des beobachteten Moleküls aus seinem Spektrum.

Sensitive Kerne sind nicht nur die Wasserstoffatome (^{1}H), sondern auch Isotope des Kohlenstoffs (^{13}C) und des Stickstoffs (^{15}N), sowie eine Reihe weiterer Elemente, die aber für Arzneistoffe kaum Bedeutung haben.

Ausnahmen sind die als Kontrastmittel für die Kernspintomographie oder Magnetic Resonance Imaging (MRI) verwendeten Elemente. Bildgebender Kern in der MRI ist das Wasserstoffatom. Die entscheidenden Parameter für ein Signal sind die Protonendichte des Gewebes sowie die Relaxationszeiten, die bestimmen, wie schnell das kernmagnetische Resonanzsignal nach einer Anregung abklingt, bzw. wie schnell die Kerne wieder anregbar werden. Kontrastmittel verbessern die Signalintensitätsdifferenz zweier Gewebe durch Veränderung des lokalen Magnetfeldes und damit der Relaxationszeiten. Als **positive Kontrastmittel** finden paramagnetische Kerne, also diejenigen, die das Kernresonanzsignal verstärken, Anwendung. Meist sind dies Metallionen wie Co^{2+}, Co^{3+}, Fe^{2+}, Fe^{3+}, Gd^{3+}, Mn^{2+} und Ni^{3+}. Das Lanthanoid **Gadolinium** wird am häufigsten eingesetzt. Um die Toxizität der Metallionen zu maskieren, werden sie als (Chelat-)Komplexe verabreicht. Die Komplexierung gibt gleichzeitig die Möglichkeit eines „targetings". Niedermolekulare Gadoliniumkomplexe verteilen sich im extrazellulären Raum und sind in der Bildgebung den iodhaltigen Röntgenkontrastmitteln vergleichbar. Hochmolekulare Gadoliniumkomplexe (durch Bindung an Albumin, Polylysin oder auch Liposomen) stellen nur die Blutgefäße dar, da sie nur sehr langsam oder gar nicht die Kapillarschranke passieren. Lipophile Gadolinium-, Mangan- und Eisenkomplexe reichern sich gezielt in Hepatozyten an. Tumorspezifische Kontrastkomplexe mit monoklonalen Antikörpern und Lymphknoten-spezifische Kontrastmittel aus Eisenoxidpartikeln sind noch im Entwicklungsstadium.

Neben der chemischen Verschiebung der Kerne ist der Energieaustausch zwischen zwei sensitiven Kernen, die **Kopplung,** das zweite fundamentale Prinzip zur Interpretation von NMR-Spektren. Die Gesetzmäßigkeiten der Kopplung entlang der Bindungen oder durch den Raum schränken die möglichen Zustände und damit die Struktur soweit ein, daß NMR-Spektren zum idealen Werkzeug der Stereochemie, zumindest normaler organischer Moleküle, geworden sind. Die Unterscheidung von Diastereomeren oder von diastereotopen Wasserstoffatomen z. B. von Prochiralitätszentren ist heute Routine.

Die verwendete Technik benutzt den Nuclear-Overhauser-Effekt (NOE). Er beschreibt quantitativ eine Dipol-Dipol-Wechselwirkung (Kopplung) zwischen zwei Kernen, die einen bestimmten räumlichen Abstand voneinander haben. Im Gegensatz zu den anderen Kopplungsarten des Kernresonanzexperiments ist für den NOE keine kovalente Bindung der Kopplungspartner erforderlich. Als Grenzbedingung findet man in der Realität einen räumlichen Abstand unterhalb von 5 Ångström, weil eine Reihe anderer physikalischer Effekte, wie beispielsweise die unkoordinierte langsame Eigenrotation großer Moleküle, die Beobachtung zunichte machen kann. Die Größe des Effektes ist unter Idealbedingungen proportional r^{-6}, wobei r der Abstand der koppelnden Kerne ist.

Zusammen mit der Information aus der kovalenten Kopplung lassen sich über NOEs Geometrien sehr komplexer Moleküle analysieren. Während die spektralen Muster für kovalente Strukturen vorgegeben sind, gelingt mit Hilfe der NOEs die Lokalisierung dieser Muster. Auf diese Weise können beispielsweise bei Proteinen die Aminosäuren identifiziert und in ihrer Abfolge und in ihrer räumlichen Auffaltung zugeordnet werden. Da für NOEs keine kovalente Bindung erforderlich ist, lassen sich ebenfalls Proteindimerisierungen oder Protein-Ligand-Wechselwirkungen dynamisch studieren.

Dynamische NMR-Spektroskopie durch Variation der Aufnahmetemperatur gestattet die Erkennung und Unterscheidung **diastereomerer Konformere**. Aus der Kenntnis der starken Einflüsse der Umgebung auf die Resonanz der sensitiven Kerne hat man elegante Werkzeuge gerade für die Stereochemie entwickelt. Löst man ein Racemat in einem optisch aktiven Lösungsmittel, das z. B. aus einem Enantiomer besteht, so bilden sich durch die Solvatation diastereomere Komplexe, wodurch sich die Enantiomere der Probe unterscheiden lassen. Solche diastereomeren Komplexe werden auch mit **chiralen Verschiebungsreagenzien** gebildet. Lanthanoide wie Europium, das von einer chiralen Ligandensphäre umgeben ist, können aufgrund ihrer Lewis-Acidität an Heteroatome der Enantiomere in der Probe binden. Die entstehenden diastereomeren Komplexe haben unterschiedliche chemische Eigenschaften. Der Vorteil der Lanthanoide liegt in der starken elektronischen Abschirmung der benachbarten Gruppen. Die chemischen Verschiebungen im gebundenen Enantiomer ändern sich drastisch, differieren aber für beide Enantiomere aufgrund der unterschiedlichen Komplexierung und der daraus resultierenden unterschiedlichen Umgebung.

Die Anwendung der Kernresonanzspektroskopie auf stereochemische Probleme bei Arzneistoffen hat den enormen Vorteil, daß sie als Lösungsmethode der physiologischen Realität sehr nahe steht. Dies gilt um so mehr, als es moderne Verfahren erlauben, den Proteinteil bei der Arzneistoffwirkung, also **das** Enzym oder **den** Rezeptor, gleichzeitig zu beobachten. Man erhält aus diesen komplexen Messungen Bilder des Protein-Ligand-Komplexes bei der Arzneistoffwirkung. Beispiele sind die Wechselwirkung des Immunsuppressivums **Ciclosporin** mit seinem Rezeptor **Cyclophilin** oder die Anlagerung des Glucocorticoid-Rezeptors an die DNA.

8.2.3 Massenspektrometrie

Die Erzeugung von Ionen, deren Beschleunigung und anschließende massenabhängige Detektion ist das Grundprinzip der Massenspektrometrie. Geeignete Ionen aus der Untersuchungssubstanz lassen sich mit Elektronen über Stoßwechselwirkungen erzeugen (EI, electron ionization), ebenso über chemische Ionisierung (CI, chemical ionization), sowie verschiedene Spezialverfahren, die besonders im Zusammenhang mit neueren Meßanforderungen, wie Proteinmassenspektrometrie, Anwendung finden. Zu nennen sind hier Feldionisation (FI) und Felddesorption (FD), Photoionisation, „fast atomic bombardment" und, besonders wichtig für biologische Makromoleküle, die *Soft ionization*-Methoden. Zu letzteren zählen im besonderen die Laserdesorption aus Matrices, Elektrospray-Verfahren oder Plasmadesorption.

Flugzeit-Massenspektrometer (TOF, *time of flight*) messen letztendlich die Zeit, die ein Ion mit bekannter kinetischer Energie benötigt, um von der Ionenquelle zum Detektor zu fliegen. Das Verfahren eignet sich besonders für gepulste Ionenfreisetzung, wie beispielsweise Laserdesorption. Bei kontinuierlicher Ionenerzeugung (z. B. EI) werden die Ionen mittels elektrischer Felder für sehr kurze Zeit akkumuliert und dann gepulst aus der Quelle entlassen. In einem Quadrupol-Massenanalysator sorgt eine Anordnung von vier parallelen, diagonal gleichsinnig polarisierten, elektrisch leitenden Stäben für ein oszillierendes Feld vor dem eigentlichen Analysator. Das oszillierende Feld kann über Resonanzbedingungen die Flugbahn der Ionen beeinflussen und korreliert mit dem Verhältnis Masse zu Ladung. Auf diese Weise kann jedes Masse/Ladungsverhältnis gezielt herausgefiltert und detektiert werden. Beide Analysemethoden beherbergen jeweils noch eine Reihe von Spezialverfahren, die es erlauben, die Reaktion im Massenspektrometer gezielt und zeitlich korreliert zu untersuchen.

Während man früher dachte, daß aufgrund des Ionisierungsprozesses Stereoisomere grundsätzlich gleiche Massenspektren ergäben, weiß man heute, daß die chemischen Reaktionen, die im Massenspektrometer ablaufen, ebenfalls stereochemischen Einflüssen unterworfen sind. Die innere Energie des erzeugten Molekülions ist der entscheidende Parameter für die anschließend ablaufenden chemischen Reaktionen. Im wesentlichen finden Umlagerungen über Atomverschiebungen in benachbarte Bindungen statt. Dort werden stereochemisch günstigere Bedingungen zu energetisch niedrigen Wegen und einer energetisch günstigeren Lage eines Übergangszustandes führen und deshalb bevorzugt sein.

Stereochemische Effekte lassen sich nicht nur in cyclischen Verbindungen beobachten, sondern auch, sicherlich weniger zu erwarten, in acyclischen gesättigten Isomeren. Dort sollten eigentlich die freien Drehbarkeiten einer Einfachbindung sterische Effekte bei einer Reaktion kompensieren können. Oft ist aber das Gegenteil der Fall.

Beispielsweise läßt sich D,L-2,3-Dibrombutan im Massenspektrum von seinem meso-Isomer anhand der geringeren Intensität des Hauptfragmentpeaks unterscheiden. Dieser stellt das $(M–Br)^+$-Ion dar, welches durch Eliminierung eines der beiden Bromatome entsteht. Die Bildung des Ions ist bei der meso-Verbindung erleichtert, weil durch anchimere Unterstützung des anderen Bromatoms in der Art eines nucleophilen Rückseitenangriffs die Elimination beschleunigt wird (Abb. 8-5). Der gleiche Prozeß ist bei der „Lösungschemie" dieser Verbindungen bekannt und demonstriert die Übertragbarkeit vieler ihrer Effekte auf die Chemie des Massenspektrometers.

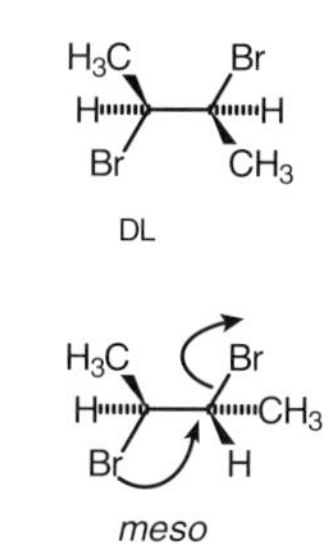

Abb. 8-5: Eliminierung von Brom aus DL- und meso-Dibrombutan.

Ungesättigte und cyclische Isomere ergeben wesentlich stärkere Effekte. Hauptsächlich sind hierbei intramolekulare Wechselwirkungsunterschiede zwischen *cis*- und *trans*-Konfiguration für die differierenden Spektren verantwortlich. Maleinsäure und Fumarsäure zeigen beispielsweise sehr verschiedene Massenspektren. Das gleiche gilt für eine ganze Reihe von *E*/*Z*-Isomeren.

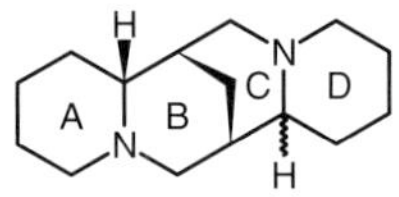

Abb. 8-6: Spartein, Isospartein.

Von besonderem pharmazeutischem Interesse ist dabei die Strukturaufklärung von Naturstoffen. Das Antiarrhythmikum **Spartein** und einige seiner Metaboliten können mittels Massenspektrometrie stereochemisch unterschieden werden. Die in der Spektrometerreaktion entstehenden Fragmente sind im wesentlichen von der Stereochemie der Ringe A – D abhängig, so daß für unterschiedliche Isomere Bindungsbrüche und Rekombinationen an verschiedenen Stellen erfolgen (Abb. 8-6).

8.2.4 Computer-Aided Molecular Design (CAMD)

Die Methode des CAMD hat sich im Verlauf der letzten Dekade zu einem unentbehrlichen Werkzeug entwickelt. Eigentlich ist sie ein ganzer Strauß computerunterstützter Verfahren, die um die graphische Darstellung von Molekülen und ihrer Eigenschaften herumgruppiert sind.

Entwickelt haben sich viele Methoden aus der Notwendigkeit der Kristallographen zur Berechnung und Darstellung der Raumkoordinaten ihrer Moleküle. Für größere Strukturen ist dies nur mit erheblichem Computeraufwand machbar. Die gleichzeitige Entwicklung von Hochleistungshardware in den 70er Jahren trug synergistisch zur Lösung des Problems bei.

Im Kontext der Thematik dieses Buches soll das Kapitel einen Akzent auf geometrische Eigenschaften setzen und weniger die Bereiche Quantenchemie, Dynamiksimulation, QSAR (Quantitative Structure Activity Relationships) und Drug Design berücksichtigen.

Berechnung und Darstellung geometrischer Eigenschaften von Molekülen geschieht heute in der Regel auf *Workstations*, die sich in den äußeren Dimensionen kaum noch von Personalcomputern unterscheiden. Sie gestatten jedoch aufgrund spezieller Graphik-Hard- und Software eine zeitechte, dreidimensionale, farbige, bewegte Darstellung von Molekülen. Die Strukturen können auf dem Bildschirm wie mit einem Modellbaukasten gehandhabt werden. Der Vorteil des CAMD gegenüber beispielsweise Dreidingmodellen liegt in der Automatisierung bestimmter Abläufe, wie Energieminimierung oder Datenbankzugriff, in der Manipulierbarkeit größerer flexibler Strukturen, in der Speicherung der Daten und der direkten Verfügbarkeit der Modellierungshistorie.

Die Darstellung der Strukturen erfolgt entweder direkt aus ihren Koordinaten, mit denen sie in Datenbanken gespeichert sind, was sich für große Moleküle empfiehlt, oder sie werden am Bildschirm aus Fragmenten zusammengesetzt. Letzteres geschieht über einen „chemisch intelligenten" Struktureditor. Dort sind beispielsweise in einer Fragmentdatenbank Substituenten, Atomgruppen und kleine Moleküle wie Cyclohexan oder Pyrrol gespeichert. Ihre Struktur und Geometrie stammt aus tausenden von Kristallstrukturdaten, ist also empirisch gesichert. Der Struktureditor verfügt über einen Satz chemischer Regeln, die es ihm ermöglichen, Hybridisierung, Einfachbindungen, Doppelbindungen, Aromaten, Chiralität etc. zu erkennen. Auf diese Art gelingt es einfach und schnell, Atome und Atomgruppen miteinander zu dem gewünschten Molekül zu verknüpfen.

Die so entstandene Struktur muß aber noch nichts mit der Realität gemein haben. Bindungswinkel, Bindungsabstände und Torsionswinkel können beim Aufbau der Struktur Werte annehmen, die unrealistisch sind. Um negative bindungsbedingte und räumliche Wechselwirkungen auszuschließen, optimiert man die Geometrie des erzeugten Moleküls gewöhnlich mit einem Energieminimierungsprogramm. Man geht in diesem Fall von der Vorstellung aus, daß in einem abgeschlossenen System die miteinander verknüpften Atome Raumpositionen einnehmen werden, in denen sich Attraktion und Repulsion die Waage halten, das Molekül also einen energetisch möglichst günstigen strukturellen Kompromiß sucht. Umlagerungen oder Abbau sind verboten.

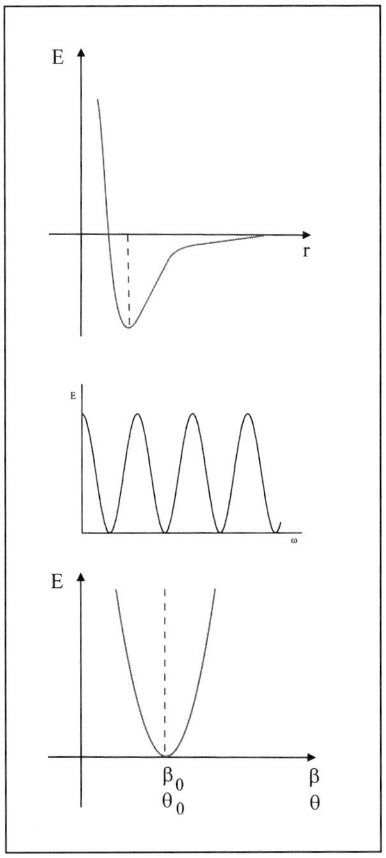

Um dieses Ziel zu erreichen, behandelt man das Molekül als System aus Teilchen mit einer definierten Masse, die über Spiralfedern miteinander verbunden sind. Die Zahl der Federn wird durch den Hybridisierungsgrad bestimmt. Tetraedrischer Kohlenstoff (sp^3) trägt vier Spiralfedern, trigonal planarer (sp^2) entsprechend drei Federn.

Analog dem Hookschen Gesetz simuliert die Stärke der Federn die Stärke der Bindung zwischen zwei Atomen. Die Anwendung dieser Gesetzmäßigkeiten auf die Einfachbindung liefert ein symmetrisches Potential (Farbabb. 8-1, S. 297), dessen Minimum die Ruhelage, d.h. den optimalen interatomaren Abstand oder auch die „Gleichgewichtslage" angibt. Die Kenntnis der Gleichgewichtslage stammt wiederum aus Kristalldaten oder anderen spektroskopischen Daten, mit deren Hilfe sich atomare Abstände vermessen lassen. Die konsequente Anwendung auf Bindungswinkel, Torsionswinkel, Wasserstoffbrücken und nicht-kovalente Wechselwirkungen erzeugt auf diese Weise einen Satz erlaubter Gleichgewichtslagen für jede Atomkombination (Farbabb. 8-1, S. 297).

Aus infrarotspektroskopischen Messungen lassen sich nun Kraftkonstanten gewinnen, die angeben, wie steil die Potentiale gewählt werden müssen, um realistische Geometrien zu erhalten. Ein anderes empirisches Verfahren ist die theoretische Abschätzung der Kraftkonstanten. Dort beginnt man mit einem Schätzwert und ändert diesen so lange, bis die berechnete Struktur der experimentell oder quantenchemisch bestimmten Struktur im Rahmen reproduzierbarer Verhältnisse möglichst ähnlich ist.

Damit existiert ein „empirisches Kraftfeld", das nach Aufsummierung

$$E = \frac{1}{2}\sum_{bonds} k_b(b - b_0)^2 + \frac{1}{2}\sum_{angles} k_\theta(\theta - \theta_0)^2 + \frac{1}{2}\sum_{dihedral} k_\omega\left[1 + cos(n\omega - S)\right] + \sum_{Coulomb}\frac{q_1 q_2}{D\,r} + \sum_{nb}\left[\frac{A}{r^{12}} + \frac{B}{r^6}\right] + \sum_{H\text{-}bonds}\left[\frac{C}{r^{12}} - \frac{D}{r^{10}}\right]$$

Abb. 8-7: Analytische Form eines Kraftfeldes.

aller Einzelpotentiale die Energielage und damit die wahrscheinliche Existenz der momentanen Molekülgeometrie abschätzen kann (Abb. 8-7).

Ein Kraftfeld ist nur so gut wie der Satz an Molekülen, aus dem es empirisch aufgebaut wurde. Bestanden diese im wesentlichen aus Aminosäuren, Proteinen und Peptiden, wird es im allgemeinen unsinnig sein, dieses Kraftfeld auf andere Moleküle anzuwenden. Es gibt eine Reihe dieser Spezialkraftfelder neben den Allzweckkraftfeldern in den käuflichen Programmsammlungen, und man tut gut daran, sich über Testrechnungen und das Studium unabhängiger Literatur von der Qualität der Kraftfelder zu überzeugen.

Zur Optimierung der Molekülgeometrie läßt sich ein Kraftfeld an einen Minimierungsalgorithmus koppeln. Zur Bewertung der Vor- und Nachteile verschiedener Minimierungsstrategien und verschiedener Kraftfeldansätze sei auf weiterführende Spezialliteratur verwiesen. Der Minimierungsalgorithmus hat die Aufgabe, Bindungen, Bindungswinkel, Torsionswinkel und nicht-kovalente Kontakte so lange zu variieren, bis das Molekül mit möglichst niedrigem Energieinhalt existiert. Bei der Anzahl der Möglichkeiten in einem vielatomigen Molekül ist die Lösung ziemlich komplex. Man wird deshalb kaum das absolute, globale Minimum erreichen. Es stellt sich zudem die Frage, ob dies unter dem Aspekt einer optimalen Wechselwirkungsgeometrie für biologisch aktive Moleküle von entscheidender Bedeutung ist. Sehr viel interessanter für diesen Zweck ist die Kenntnis der Konformation im Lösungsmittel und der gebundenen Konformation. Solche Daten erhält man meist aus spektroskopischen Experimenten, wie Kernresonanzspektroskopie oder Röntgenstrukturanalyse (s. Kap. 8.2.1). Ein eher theoretisches Verfahren ist die Ableitung der Konformationen aus Wirkstrukturen, die am gleichen Ort binden, aber rigide Molekülgerüste haben. Morphin und die endogenen Enkephaline sind das Paradebeispiel für dieses Vorgehen. Für beide Molekültypen sollte der Pharmakophor (s. Kap. 12.3) die gleiche Gestalt haben. Damit ist der Satz der erlaubten Konformationen des flexiblen Wirkstoffs schon sehr stark eingeschränkt (s. auch Kap. 6).

Ausgehend von diesen einfachen Grundlagen verzweigt sich CAMD in die weitesten Gebiete. Mit Hilfe von molekularen Eigenschaftsbeschreibungen auf der van-der-Waals-Oberfläche, wie Hydrophobie oder elektrostatisches Potential (s. Kap. 4.4), die ebenfalls wieder über empirische Ansätze gewonnen werden, lassen sich Moleküle miteinander vergleichen, die strukturell nur sehr wenig miteinander zu tun haben. Das ist wohl neben der Modellierung des Protein-Ligand-Komplexes (s. Kap. 11) der wichtigste Aspekt im Hinblick auf die Richtung **C**omputer **A**ided **D**rug **D**esign (CADD). Die empirischen Kraftfelder haben heute einen Qualitätsstandard erreicht, mit dem Strukturen von hoher Realitätsnähe bis hin zur Homologie-Modellierung von Proteinen erzeugt werden können, die wertvolle theoretische Studien gestatten.

Literatur

Zitat

Hoffman, R., Laszlo, P. Darstellungen in der Chemie – die Sprache der Chemiker. Angew. Chem. 103, 1–116, 1991.

Chiroptische Methoden:

Bähr, W., Theobald, H. Organische Stereochemie, Begriffe und Definitionen. Springer Verlag, Berlin, Heidelberg 1973.

Buß, V. Chiralität, optische Aktivität und chiroptische Meßverfahren. Pharmazeutische Zeitung 140, 287–298, 1995.

Christen, H. R., Vögtle, F. Organische Chemie. Salle-Sauerländer-Verlag, Frankfurt, Aarau 1990.

Djerassi, C. Optical rotatory dispersion. Application to organic chemistry. McGraw-Hill, New York 1960.

Drake, A. F. Optical Activity and the Spectroscopy of Chiral Molecules. Eur. Spectroscopy News 69, 10–17, 1986.

Jones, C., Mulloy, B., Thomas, A. H. (Hrsg.). Microscopy, Optical Spectroscopy, and Macroscopic Techniques. Methods in Molecular Biology 22, Humana Press, Totowa, New Jersey 1994.

Juaristi, E. Introduction to Stereochemistry and Conformational Analysis. John Wiley & Sons, New York 1991.

Nasipuri, D. Stereochemistry of Organic Compounds. Principles and Applications. Wiley Eastern Ltd., Neu Delhi 1991.

Snatzke, G. Chiroptische Methoden in der Stereochemie, Teil I. Chemie unserer Zt. 15, 78–87, 1981.

Snatzke, G. Chiroptische Methoden in der Stereochemie, Teil II. Chemie unserer Zt. 16, 160–168, 1982.

Testa, B. Grundlagen der Organischen Stereochemie. Verlag Chemie, Weinheim 1983.

Kernresonanzspektroskopie und Röntgenstrukturanalyse:

Creighton, Th. E. Proteins, Structures and Molecular Properties. W. H. Freeman and Co., New York 2. Aufl. 1993.

Günther, H. NMR-Spektroskopie, Georg Thieme Verlag, Stuttgart, 1992.

Fribolin, H. Ein- und zweidimensionale Kernresonanzspektroskopie. Verlag Chemie, Weinheim 1988.

Knöchli, V. D., Marincek, B. Wie funktioniert MRI. Springer Verlag, Berlin, Heidelberg 1994.

Perutz, M. Protein Structure. New Approaches to Disease and Therapy. W. H. Freeman and Co., New York 1992.

Taylor, J. B., Kennewell, P. D. Modern Medicinal Chemistry. Ellis Horwood, New York 1993.

Testa, B. Grundlagen der Organischen Stereochemie. Verlag Chemie, Weinheim 1983.

Krischner, H. Einführung in die Röntgenfeinstrukturanalyse. Vieweg Verlag, Braunschweig, 3. Aufl. 1987.

Wölfel, E. R. Theorie und Praxis der Röntgenstrukturanalyse. Vieweg Verlag Braunschweig, 3. Aufl. 1987.

Massenspektrometrie

Splittler, J. S., Turecek, F. Applications of Mass Spectrometry to Organic Stereochemistry. Verlag Chemie, Weinheim, New York 1994.

Molecular Modelling

Böhm, H. J., Klebe, G., Kubinyi, H. Wirkstoffdesign. Spektrum Akademischer Verlag, Heidelberg 1996.

Höltje, H.-D., Folkers, G. Molecular Modelling. Basic Principles and Applications. Verlag Chemie, Weinheim, New York 1996.

9 Stereochemie pharmazeutisch interessanter Zucker

As it happens, molecules in general possess little or no symmetry and their shapes are far from anything remotely recognizable as spherical.

E. Heilbronner und J. Dunitz

Zucker sind Polyhydroxycarbonyl-Verbindungen. Es handelt sich um optisch aktive Substanzen, die in der Natur in enantiomerenreiner Form, und zwar fast ausschließlich in der D-Konfiguration, zu finden sind. Tabelle 9-1 zeigt eine Übersicht pharmazeutisch relevanter Zucker und Zuckerderivate.

9.1 Monosaccharide

Die stereochemische Nomenklatur der Zucker erfolgt, ähnlich wie bei den Aminosäuren, meist nach der Fischer-Konvention (s. Kap. 4.1.4.2). Die Zuordnung zur D– oder L-Reihe bezieht sich auf den D-(+)- bzw. L-(–)-Glycerinaldehyd, wobei das am weitesten von der Carbonylfunktion entfernte asymmetrisch substituierte C-Atom im Zuckermolekül betrachtet wird (Abb. 9-1). Natürliche Monosaccharide gehören der D-Reihe an (entspricht hier der *R*-Konfiguration am fraglichen asymmetrisch substituierten C-Atom, z. B. dem C(5)-Atom der Glucose bzw. dem C(4)-Atom der Ribose). Zufälligerweise stellte sich die zunächst willkürlich getroffene Zuordnung des (+)-Glycerinaldehyds und der (+)-Glucose zur D-Reihe nach Fischer als richtig heraus, was durch Röntgenstrukturanalyse des Natrium-Rubidiumtartrats gezeigt werden konnte (s. Kap. 2 und 8.2.1).

Eine Auswahl von Monosacchariden ist in Abbildung 9-2 in der ringoffenen Fischer-Schreibweise dargestellt. Nach der Anzahl der C-Atome unterteilt man Monosaccharide in Triosen, Tetrosen, Pentosen, Hexosen und Heptosen. Die wichtigsten natürlichen Monosaccharide sind die Pentosen und die Hexosen.

Die Konfiguration am C(3)-Atom der Tetrosen, am C(4)-Atom der Pentosen bzw. am C(5)-Atom der Hexosen ist ausschlaggebend für ihre Zuordnung zur D- oder L-Reihe nach Fischer. Die Konfiguration an den weiteren asymmetrisch substituierten C-Atomen ist durch den (Trivial-)Namen

Struktur	Beispiele
Triosen	▪ Glycerinaldehyd: Bedeutung für die Fischer-Nomenklatur ▪ Dihydroxyaceton: zur künstlichen Bräunung der Haut
Tetrosen	▪ Erythrose/Threose: Bedeutung für die erythro/threo-Nomenklatur
Pentosen	▪ Ribose: Bestandteil zahlreicher Naturstoffe wie FAD, Coenzym A, RNA ▪ Desoxyribose: in DNA, Virustatika ▪ Arabinose: in Virustatika
Hexosen	▪ Glucose ▪ Fructose ▪ Galactose: in Antibiotika, wie Aminoglykosid-Antibiotika, Erythromycin, Anthracyclinen usw. ▪ Glucuronsäure: Glucuronide (Metabolisierung) ▪ Heparine: Iduronsäure, Glucuronsäure, Glucosamin ▪ Zucker in Herzglykosiden: Digitoxose, Digitalose, Diginose, Cymarose, Rhamnose, Thevetose, Oleandrose ▪ Thioglucose: in Auranofin, Aurothioglucose u. a. Arzneistoffen
Disaccharide	▪ Saccharose (Rohrzucker): Technologie ▪ Lactose: Laxans, Technologie ▪ Lactulose: Laxans ▪ Sucralfat: Ulkustherapeutikum
Oligo- und Polysaccharide	▪ Stärke und Stärkederivate, z. B. Hydroxyethylcellulose: Technologie ▪ Dextrane: Plasmaersatzmittel ▪ Cyclodextrine: Technologie, Analytik (Enantiomerentrennung) ▪ Cellulose und Derivate: Technologie, Analytik (Enantiomerentrennung) ▪ Guanan (in Guarmehl): Diabetestherapeutikum ▪ Heparin
O-Glykoside	▪ Lactitol ▪ Herzglykoside ▪ Erythromycin u. a. Makrolid-Antibiotika ▪ Anthracyclin-Zytostatika ▪ Aminoglykosid-Antibiotika ▪ Etoposid/Teniposid
N-Glykoside	▪ Nucleoside, Nucleotide, Nucleinsäuren u. a. Coenzym A, Cobalamin ▪ Lincosamide ▪ Virustatika
Zucker-Derivate und Analoge	▪ Zuckeralkohole: Glycerol, Sorbitol, Mannitol ▪ Acarbose ▪ Inositole

Tab. 9-1: Pharmazeutisch relevante Zucker und Zucker-Derivate.

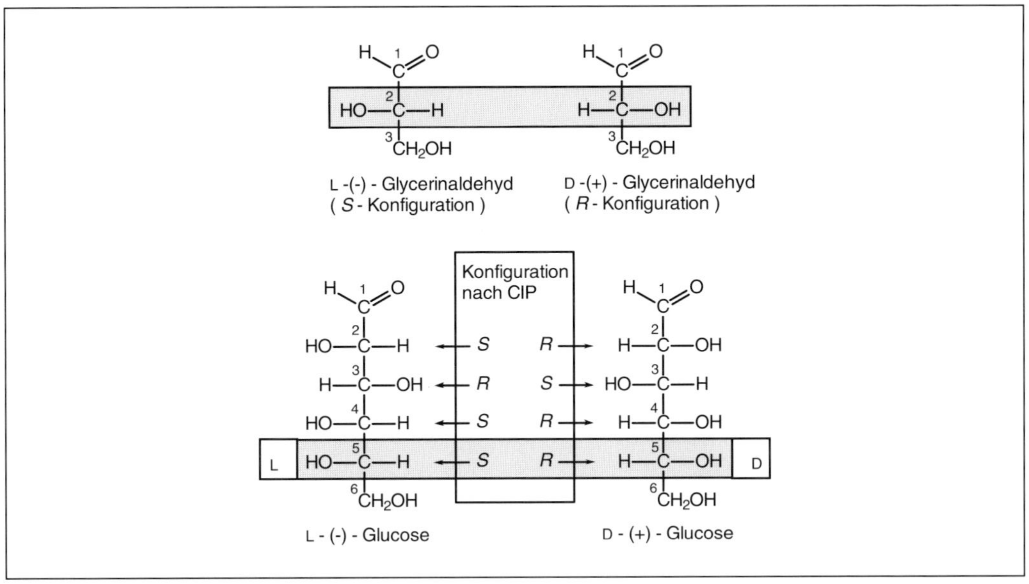

Abb. 9-1: Fischer-Schreibweise von Glycerinaldehyd und Glucose. D- und L-Form sind an allen asymmetrisch substituierten C-Atomen „entgegen" konfiguriert und daher Enantiomere.

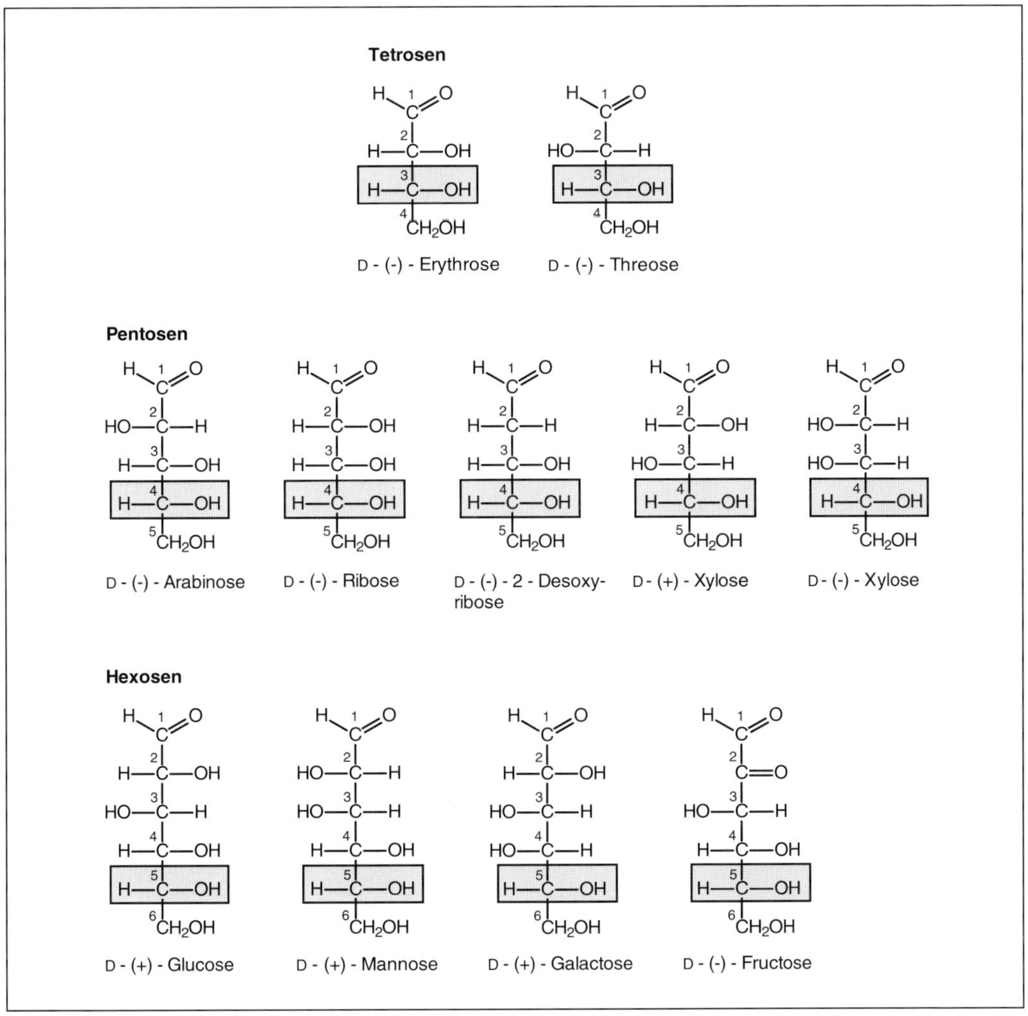

Abb. 9-2: Fischer-Konfigurationsformeln einiger wichtiger Monosaccharide.

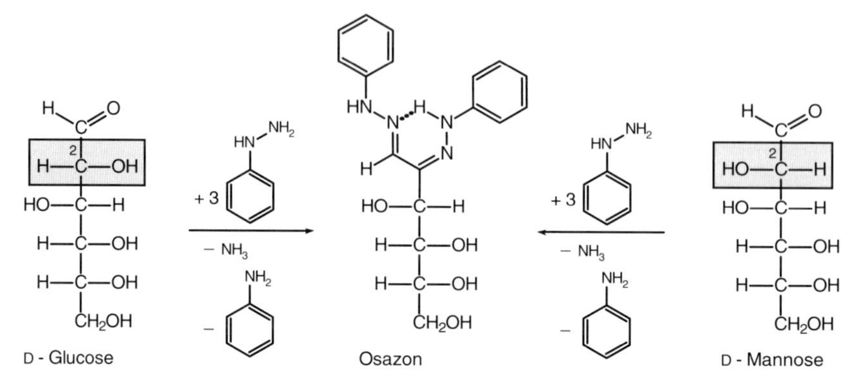

Abb. 9-3: Osazonbildung: C(2)-epimere Zucker bilden mit Phenylhydrazin das gleiche Osazon.

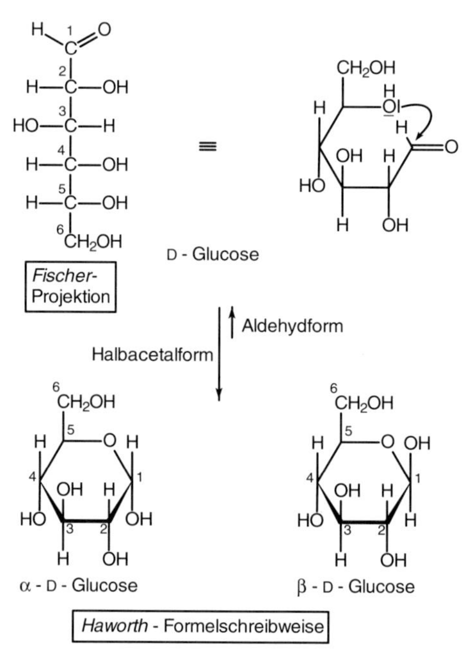

Abb. 9-4: Anomere Zucker: α- und β-D-Glucose (Haworth-Formeln).

des Zuckers (z. B. Arabinose, Ribose, Xylose usw.) festgelegt. Ein D-Zucker und der korrespondierende L-Zucker gleichen Namens (z. B. D- und L-Glucose, Abb. 9-1) sind konventionsgemäß Enantiomere, d. h. sie sind an **allen** asymmetrisch substituierten C-Atomen umgekehrt konfiguriert und zeigen daher spiegelbildliche Struktur. Stereoisomere Zucker mit unterschiedlichen Namen (z. B. Ribose/Xylose/Arabinose oder Glucose/Mannose/Galactose) sind Diastereomere, also Stereoisomere, die sich nicht wie Bild und Spiegelbild verhalten.

Diastereomere Zucker, die sich nur in der Konfiguration an *einem* asymmetrisch substituierten C-Atom unterscheiden, werden als **Epimere** bezeichnet (z. B. Glucose und Mannose: C(2)-epimer; Glucose und Galactose: C(4)-epimer). C(2)-Epimere sind dadurch charakterisiert, daß sie mit Phenylhydrazin dasselbe Osazon bilden. Die Ketose D-Fructose bildet ebenfalls dasselbe Produkt (Abb. 9-3) wie Glucose oder Galactose.

Epimere sind Diastereomere, die sich nur an einem von mehreren Chiralitätszentren unterscheiden. Der Begriff ist nicht auf die Zucker beschränkt.

Epimerisierung ist der Vorgang einer Konfigurationsumkehr an einem von mehreren Chiralitätszentren.

Die Zucker liegen in Wirklichkeit nicht offenkettig vor, wie es in der Fischer-Schreibweise vereinfacht dargestellt ist, sondern sie sind ringgeschlossen, wobei die Aldehydfunktion mit einer Hydroxylgruppe unter Halbacetal-Bildung reagiert. Entstehende Sechsringe (Pyran-Derivate) werden als **Pyranosen**, Fünfringe (Furan-Derivate) als **Furanosen** bezeichnet. Durch den Ringschluß entsteht ein neues asymmetrisch substituiertes C-Atom C(1), das wiederum in zwei unterschiedlichen Konfigurationen vorliegen kann. Diese werden als α– und β-Konfiguration bezeichnet (Abb. 9-4). α- und β-Formen eines Zuckers sind Diastereomere. In Lösung liegen sie im Gleichgewicht vor. Die Umwandlung erfolgt über die offenkettige Aldehyd-Struktur (Oxo-Cyclo-Tautomerie).

Diastereomere Monosaccharide, die sich nur in der Konfiguration am C(1)-Atom unterscheiden (α- und β-Konfiguration), werden als **Anomere** bezeichnet. Das C(1)-Atom heißt auch **„anomeres C-Atom"**.

Neben den Fischer-Projektionsformeln werden bei Zuckern häufig die Haworth-Formeln verwendet, die besonders übersichtlich sind. Man erkennt, welche Substituenten unterhalb und welche oberhalb der Ringebene liegen (Abb. 9-4). Hierfür wird der Ring waagerecht in die Ebene gelegt. Die Kohlenstoffkette wird in Form eines Sechsecks angeordnet, so daß das C(1)-Atom an der rechten Spitze steht. Alle OH-Gruppen, die in der Fischer-Projektion rechts der Hauptachse stehen, sind in der Haworth-Formel unterhalb, alle, die links stehen, sind oberhalb der Ringebene zu finden.

Die Ringe liegen jedoch in Wirklichkeit nicht planar, sondern in der energetisch günstigen Sesselkonformation vor (s. Kap. 6). Die Konformationsformeln geben die räumliche Struktur wieder, die der Realität am nächsten kommt (Abb. 9-5). Durch Umklappen des Sessels werden äquatoriale Substituenten zu axialen und umgekehrt. Energetisch am günstigsten ist die äquatoriale Anordnung großer Substituenten, da axiale Reste sich sterisch behindern. (Auch ein einzelner großer Substituent strebt in die äquatoriale Konfiguration, um die Pitzer-Spannung abzubauen, die in der axialen Position besteht).

Die beiden Konformationen, die durch Umklappen des Sechsringes bei Zuckern zustande kommen, werden als $^1C_4$- und $^4C_1$-Konformationen bezeichnet (Abb. 9-5), je nachdem, ob das C(1)-Atom oder das C(4)-Atom oberhalb der gerasterten Bezugsebene C (**C** von **c**hair) steht. Die $^1C_4$-Konformation der Glucose ist energetisch ungünstiger, da hier viele große, voluminöse Substituenten axial angeordnet sind, was zu sterischen Wechselwirkungen führt.

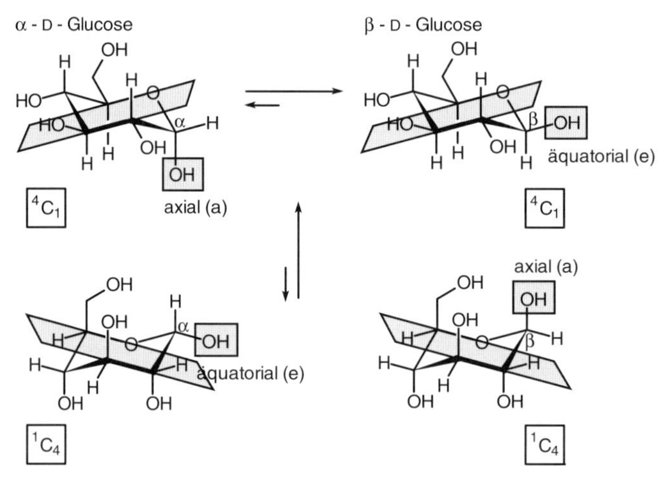

Abb. 9-5: Konformationen der α- und β-D-Glucose.

9.1.1 Mutarotation

Unter Mutarotation versteht man die Änderung der optischen Drehung einer Verbindung aufgrund einer Epimerisierung.

Frisch zubereitete Lösungen von Zuckern (z. B. α-D-Glucose) ändern ihre optische Drehung beim Stehenlassen kontinuierlich, bis schließlich ein konstanter Wert erreicht wird. Die Geschwindigkeit der Gleichgewichtseinstellung ist stark abhängig von der Temperatur und vom pH-Wert der Lösung; in alkalischer Lösung und bei erhöhter Temperatur erfolgt sie sehr schnell. Die Mutarotation beruht auf dem schnellen Öffnen und Schließen der Halbacetal-Struktur. Beim Auflösen von beispielsweise α- oder β-D-Glucose in Wasser erhält man nach einiger Zeit einen konstanten Drehwert von +52,5 bis +52,7. Es handelt sich um ein Gleichgewicht zwischen den beiden Anomeren, das bei etwa 64% β-D-Glucose ($[\alpha]_D$ = 18,7) und 36% α-D-Glucose ($[\alpha]_D$ = 112,2) liegt. Bei der β-Glucose sind alle benachbarten Substituenten *trans*-ständig. Die β-Form überwiegt, da hier die OH-Gruppe in Position 1 in der energetisch günstigeren äquatorialen Konformation vorliegt, wie alle anderen Substituenten auch. Man findet aber auch α-konfigurierte D-Glucose. Diese Tatsache läßt sich mit der elektrostatischen Abstoßung der äquatorialen OH-Gruppe und des Ringsauerstoffatoms erklären („**anomerer Effekt**").

9.1.2 Derivate der Monosaccharide

Reduktionsprodukte der Monosaccharide sind vicinale Polyalkohole. Die korrespondierenden Reduktionsprodukte von Glycerinaldehyd, D-Glucose und D-Mannose sind **Glycerol** (achiral), **D-Sorbitol** und **D-Mannitol** (Abb. 9-6). Glycerol und Sorbitol werden als osmotisch wirksame Laxantien verwendet (rektale Applikation). Sorbitol und Mannitol wirken bei parenteraler Gabe als osmotische Diuretika. Als Derivat eines Zuckeralkohols, des Ribitols (Reduktionsprodukt der D-Ribose, auch als Adonitol bekannt, da es in Adonisröschen vorkommt), kann das **Riboflavin** (Vitamin B_2) aufgefaßt werden (Abb. 9-7).

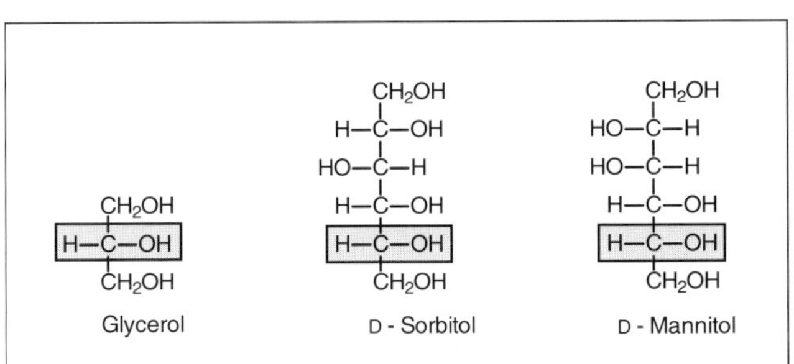

Abb. 9-6: Zuckeralkohole und Reduktionsprodukte der Zucker.

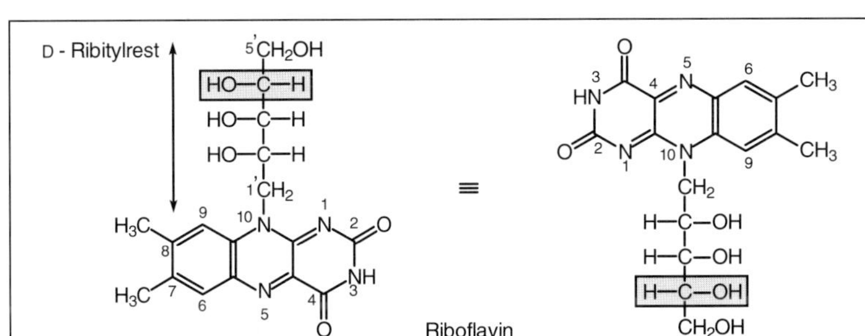

Abb. 9-7: Riboflavin, ein Ribitol-Derivat.

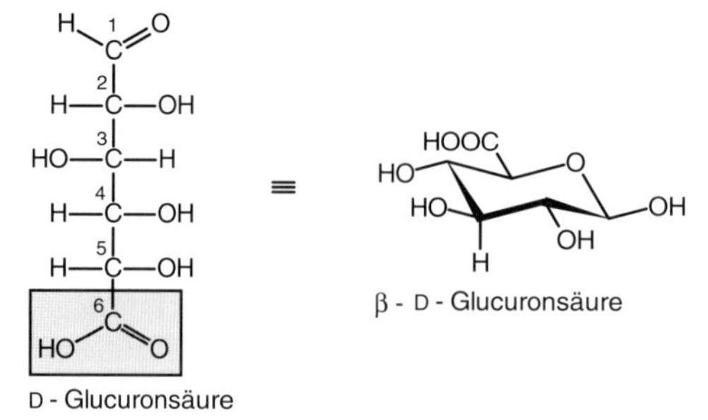

Abb. 9-8: Glucuronsäure, ein Oxidationsprodukt der D-Glucose.

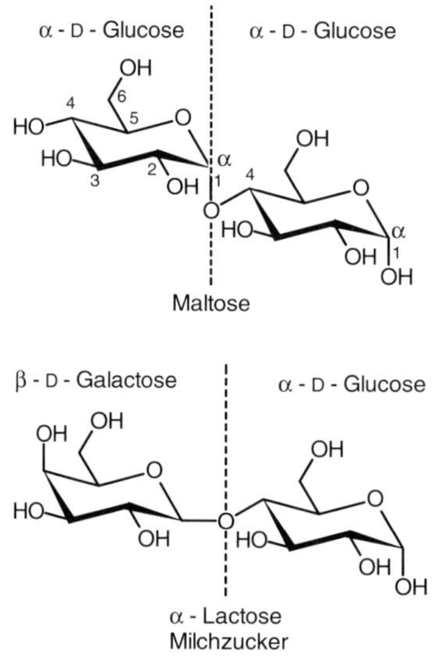

Abb. 9-9: Zwei reduzierende Disaccharide vom Maltosetyp.

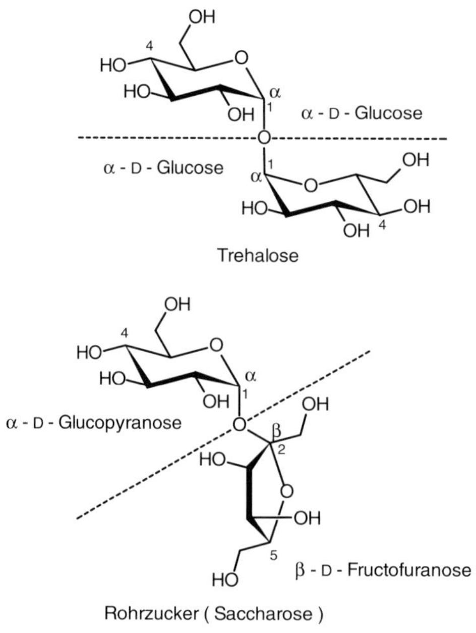

Abb. 9-10: Zwei nichtreduzierende Disaccharide.

Wichtige Oxidationsprodukte der Monosaccharide sind die Uronsäuren. Die natürlich vorkommende **Glucuronsäure**, ein Oxidationsprodukt der D-Glucose, hat eine bedeutende Funktion bei der Metabolisierung von Xenobiotika. Viele Arzneistoffe werden mit Glucuronsäure konjugiert (Phase-II-Metabolisierungsreaktion), um die Wasserlöslichkeit der Verbindungen zu erhöhen und damit eine renale Elimination zu ermöglichen (Abb. 9-8).

9.2 Disaccharide, Oligosaccharide, Polysaccharide

In der Natur sind die Monosaccharide häufig mit weiteren Zuckermolekülen oder anderen chemischen Strukturen verbunden.

9.2.1 Disaccharide

Sie bestehen aus zwei Monosacchariden, welche acetalartig miteinander verbunden sind.

Der **Maltose-Typ** zeigt eine 1,4-Verbindung. Es handelt sich um reduzierende Disaccharide, da eine Ringöffnung zum Aldehyd noch möglich ist (Abb. 9-9).

Der **Trehalose-Typ** zeigt eine 1,1-Verbindung, die bewirkt, daß der Ring nicht mehr zum Aldehyd geöffnet werden kann. Disaccharide vom Trehalose-Typ haben daher keine reduzierenden Eigenschaften mehr.

Saccharose (Rohrzucker), ein Disaccharid aus D-Glucose (Aldose mit Carbonylfunktion in Position 1) und D-Fructose (Ketose mit Carbonylfunktion in Position 2) ist 1,2-verbunden und zeigt ebenfalls keine reduzierenden Eigenschaften mehr (Abb. 9-10).

9.2.2 Oligo- und Polysaccharide

Oligo- und Polysaccharide bestehen aus mehreren bis vielen Monosaccharid-Einheiten, die acetalartig verbunden sind. Homoglykane wie z. B. Stärke und Cellulose sind aus gleichen Zuckermolekülen (D-Glucose) aufgebaut, während Saccharide, die aus unterschiedlichen Zuckermolekülen bestehen, als Heteroglykane bezeichnet werden.

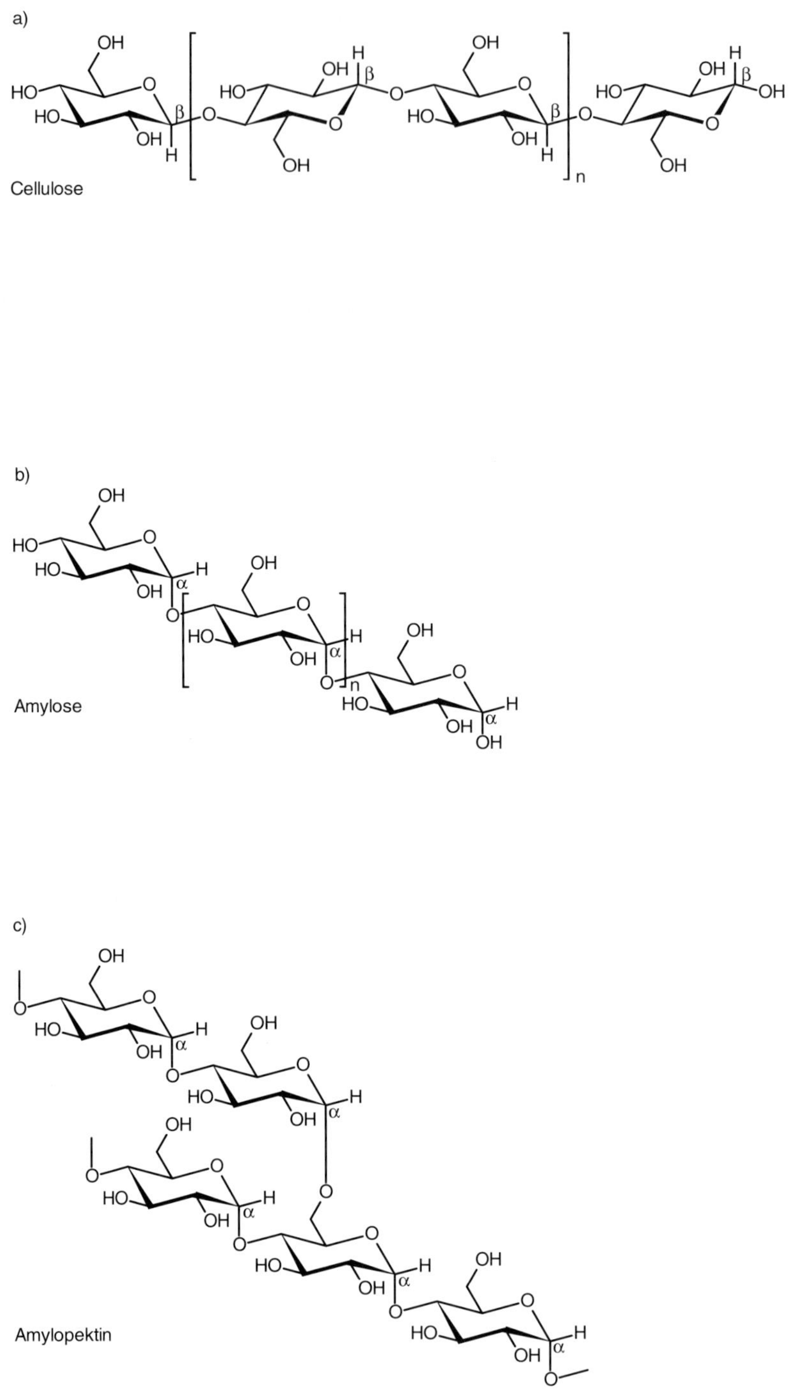

Abb. 9-11: Ausschnitte aus Molekülen von a) Cellulose, b) Amylose und c) Amylopektin.

Cellulose

Bei der Cellulose handelt es sich um ein Polysaccharid, das aus β-D-Glucose-Einheiten durch 1,4-Verknüpfung (äquatorial-äquatorial) aufgebaut ist (Abb. 9-11a). Cellulose ist in Wasser und organischen Lösungsmitteln unlöslich. Die kettenförmige Struktur ist durch inter- und intramolekulare Wasserstoffbrücken zwischen den Hydroxylfunktionen und Sauerstoffatomen stabilisiert. Durch partielle Derivatisierung der OH-Gruppen der Cellulose, z. B. Veretherung, wird die Fähigkeit zur Ausbildung von H-Brücken verringert und die Löslichkeit oder Quellfähigkeit in Wasser und organischen Lösungsmitteln verbessert. Cellulose-Derivate, wie beispielsweise Methylcellulose und Carboxymethylcellulose, werden als pharmazeutische Hilfsstoffe verwendet.

Stärke und Glykogen

Stärke ist ein Gemisch zweier unterschiedlicher Polysaccharide, die beide aus D-Glucose-Einheiten aufgebaut sind. Sie besteht zu 80% aus Amylopektin und zu 20% aus Amylose. In der Amylose sind die Glucose-Moleküle 1,4-α-verknüpft (axial-äquatorial) (Abb. 9-11b). Durch Wasserstoffbrücken-Stabilisierung entsteht eine antiparallele Doppelhelix-Struktur.

Amylopektin zeigt die gleiche Grundstruktur wie Amylose, weist aber darüber hinaus Seitenketten auf, die in Position 6 angeknüpft sind (1,6-α-Verknüpfung, axial-äquatorial) (Abb. 9-11c).

Glykogen, das die „Reserveform" der Glucose in der Leber darstellt, ist ebenfalls ein aus D-Glucose aufgebautes Polysaccharid, in dem die Glucose-Moleküle α-1,4-glykosidisch verknüpft sind. Verzweigungen kommen durch zusätzliche α-1,6-glykosidische Verknüpfungen in etwa einem von zehn Glucose-Molekülen zustande.

Säugetiere besitzen nur solche Glucosidasen, welche α-verknüpfte Glucose (z. B. Stärke) spalten können. Cellulose (β-verknüpftes Glucose-Polymer) hingegen wird nicht angegriffen. Der Mensch kann also nur Stärke verwerten, nicht aber Cellulose. Cellulose-spaltende Enzyme (Cellulasen) sind in Schimmelpilzen und Mikroorganismen verbreitet. Bei Wiederkäuern sind Cellulose-abbauende Mikroorganismen im Pansen vorhanden, so daß große Mengen an Cellulose zu Glucose abgebaut werden und dem Organismus als Energiequelle zur Verfügung stehen.

Substituent	Derivat
$-NH_2$, $-N(CH_3)_2$, $-NHSO_3^-$	Aminozucker
$-SH$, $-SCH_3$	Thiozucker
$-OCH_3$	Ether
$-OSO_3^-$	Sulfate
$=O$	Ketone
$-H$	Desoxy-Zucker
$-CH_3$	Desoxy-methyl-Zucker
(bzw. allgemein: –R)	(substituierte Desoxy-Zucker)

Tab. 9-2: Ungewöhnlich substituierte Zucker.

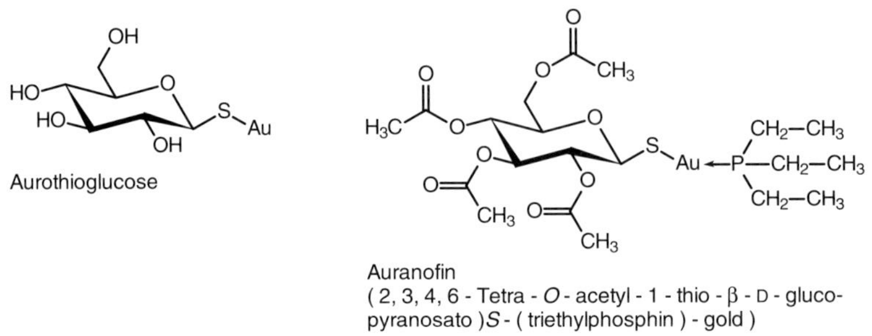

Abb. 9-12: Thioglucose-Gold-Komplexe.

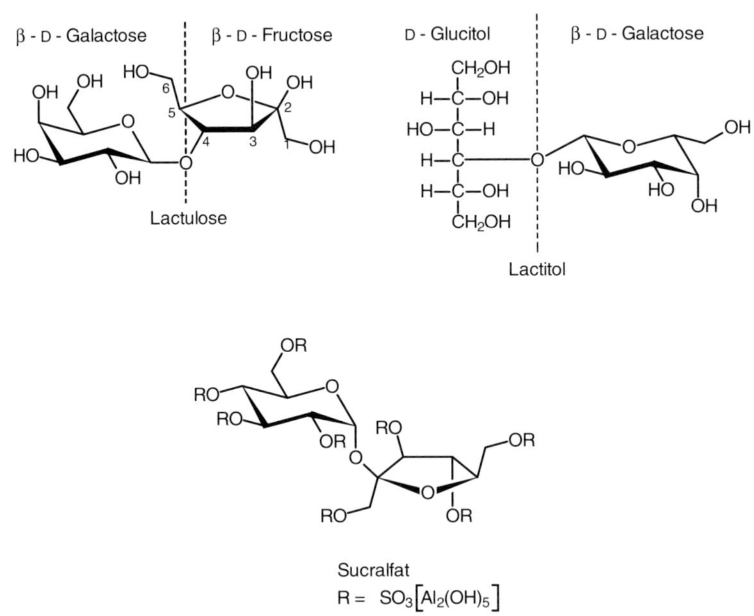

Abb. 9-13: Disaccharide und ein Pseudodisaccharid als Arzneistoffe.

9.3 Glykoside

Glykoside sind Verbindungen aus einem oder mehreren Zuckern, die mit Nichtzucker-Molekülen (Aglykonen) verknüpft sind. Die Bindung kann über ein Sauerstoffatom erfolgen, wie bei den Oligo- und Polysacchariden; man spricht in diesem Fall von O-Glykosiden. Beispiele hierfür sind die Herzglykoside. Herzglykoside sind Steroide, die mit Zuckerresten O-glykosidisch verknüpft sind (Abb. 9-16). Erfolgt die Verknüpfung zwischen Zucker und Nichtzucker über ein Stickstoffatom, wie bei den Nucleosiden, so spricht man von N-Glykosiden (s. Nucleoside, Kap. 10).

Zahlreiche pharmakologisch aktive Zucker und Zucker-Derivate (Glykoside) enthalten z. T. ungewöhnlich substituierte Zucker als Bausteine. Es handelt sich meist um Pentosen oder Hexosen, bei denen eine oder mehrere Hydroxylfunktionen u. a. durch unterschiedliche Reste substituiert sein können (Tab. 9-2).

9.4 Zucker und Zucker-Derivate als Arzneistoffe

9.4.1 Monosaccharide

Aurothioglucose, Auranofin
Der Thiozucker dient bei diesen Goldverbindungen als chemischer „Carrier" des Gold-Ions, das die antirheumatische Wirkung entfaltet (Abb. 9-12). Die Thiolfunktion wird für die gute Bindung des Gold-Ions benötigt, der Glucoserest bewirkt eine hohe Wasserlöslichkeit des Komplexes. Während Aurothioglucose nur parenteral angewendet werden kann, zeigt Auranofin hohe perorale Stabilität. Die Acetylierung der Zucker-Hydroxylgruppen garantiert darüber hinaus eine hohe Lipophilie und damit gute Resorption; die Estergruppen werden in vivo schnell hydrolysiert.

9.4.2 Disaccharide

Lactulose und **Lactitol** sind Analoge der **Lactose** (Abb. 9-9). Lactitol ist kein Disaccharid, sondern das O-Galactosid (O-Glykosid) eines Zuckeralkohols. Alle drei Verbindungen werden als osmotische Laxantien verwendet (Abb. 9-13).

Sucralfat, ein Saccharose- (= „Sucrose-") Derivat, hat Magenschleimhaut-protektive Wirkung und wird bei Magengeschwüren gegeben (Abb. 9-13).

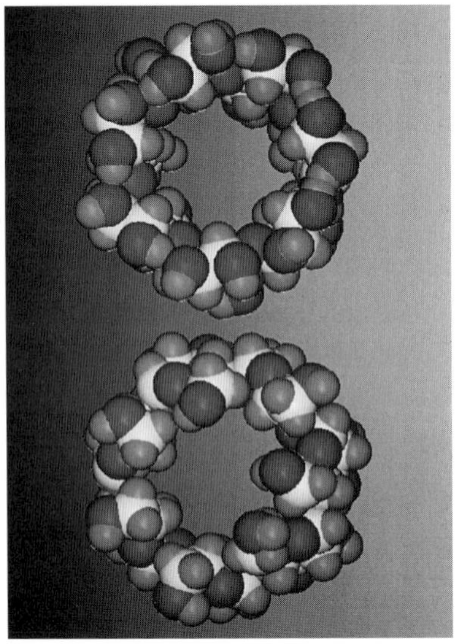

9.4.3 Oligosaccharide

Die **Cyclodextrine** sind cyclische Oligosaccharide, aufgebaut aus sechs, sieben oder acht Glucose-Einheiten, die entsprechend als α-, β- und γ-Cyclodextrine bezeichnet werden (Farbabb. 9-1, S. 298). Da alle freien OH-Gruppen auf der Außenseite des Rings angeordnet sind, zeigen die Verbindungen eine gute Wasserlöslichkeit. Sie bilden leicht Einschlußverbindungen mit „Gastmolekülen", die in den inneren Hohlraum des Moleküls passen („Host-Guest-Komplexe") und haben zahlreiche Anwendungen in der Technologie und der Analytik gefunden, z. B. als chirale Säulenmaterialien zur Enantiomerentrennung (vgl. Kap. 7.1.3).

9.4.4 Polysaccharide

Heparin ist ein Polysaccharid, aufgebaut aus 2-Aminozuckern und Uronsäuren, die 1,4-glykosidisch verknüpft sind. Die 2-Amino- und die Hydroxylgruppen können Sulfonsäurereste tragen, wodurch das Molekül stark sauren Charakter aufweist und unter physiologischen Bedingungen vielfach negativ geladen ist (Abb. 9-14).

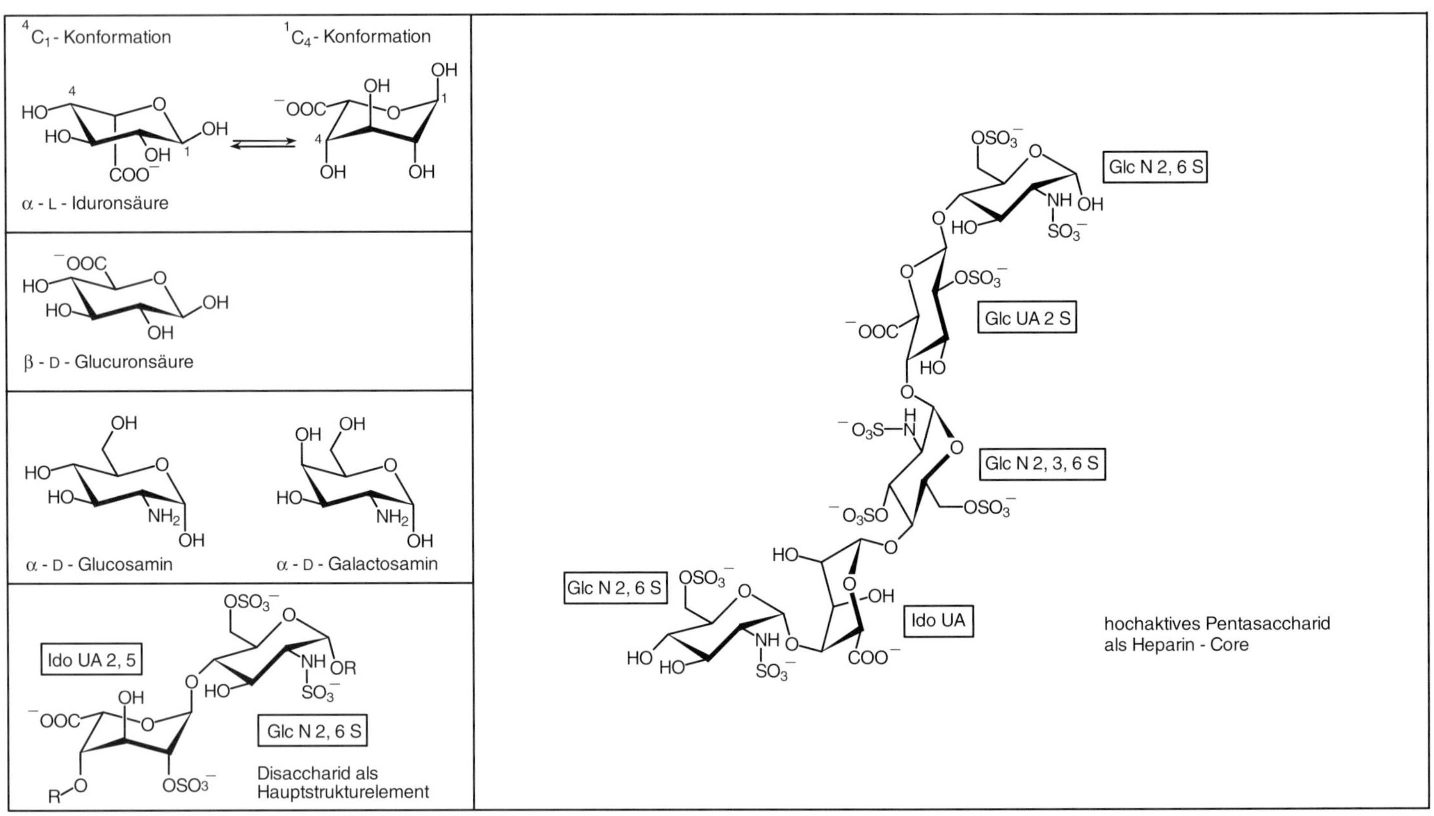

Abb. 9-14: Bausteine und Partialstruktur der Heparine.

Dextrane sind Polysaccharide, die durch Hydrolyse von Stärke erhalten werden und einen hohen Anteil an 1,6-α-verknüpften D-Glucose-Einheiten aufweisen. Sie werden als Blutersatzmittel („Plasmaexpander") verwendet.

Das Polysaccharid **Guanan**, ein Galactomannan mit der in Abbildung 9-15 dargestellten Struktur, ist aufgebaut aus 1,4-β-verknüpften D-Mannose-Einheiten, die in Position 6 mit D-Galactose 1,6-α-verknüpft sein können. Guar-Präparate (Stammpflanze: *Cyamopsis tetragonolobus* (L.) TAUB., Fabaceae) dienen als Adjuvans bei der Therapie des Diabetes mellitus.

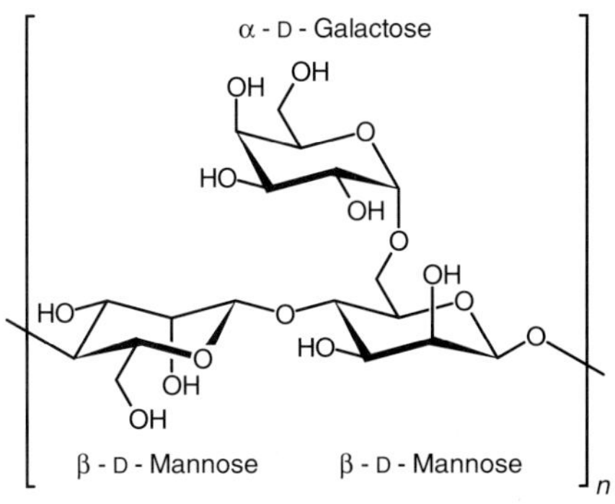

Abb. 9-15: Partialstruktur des Guanans.

9.4.5 Glykoside

O-Glykoside

Die positiv inotrop wirksamen „**Herzglykoside**" bestehen aus einem Steroidgerüst, das in Position 3 mit einem Oligosaccharid O-glykosidisch verknüpft ist. Beispiele werden in Abbildung 9-16 vorgestellt. Die wichtig-

Abb. 9-16: Strukturen einiger Herzglykoside.

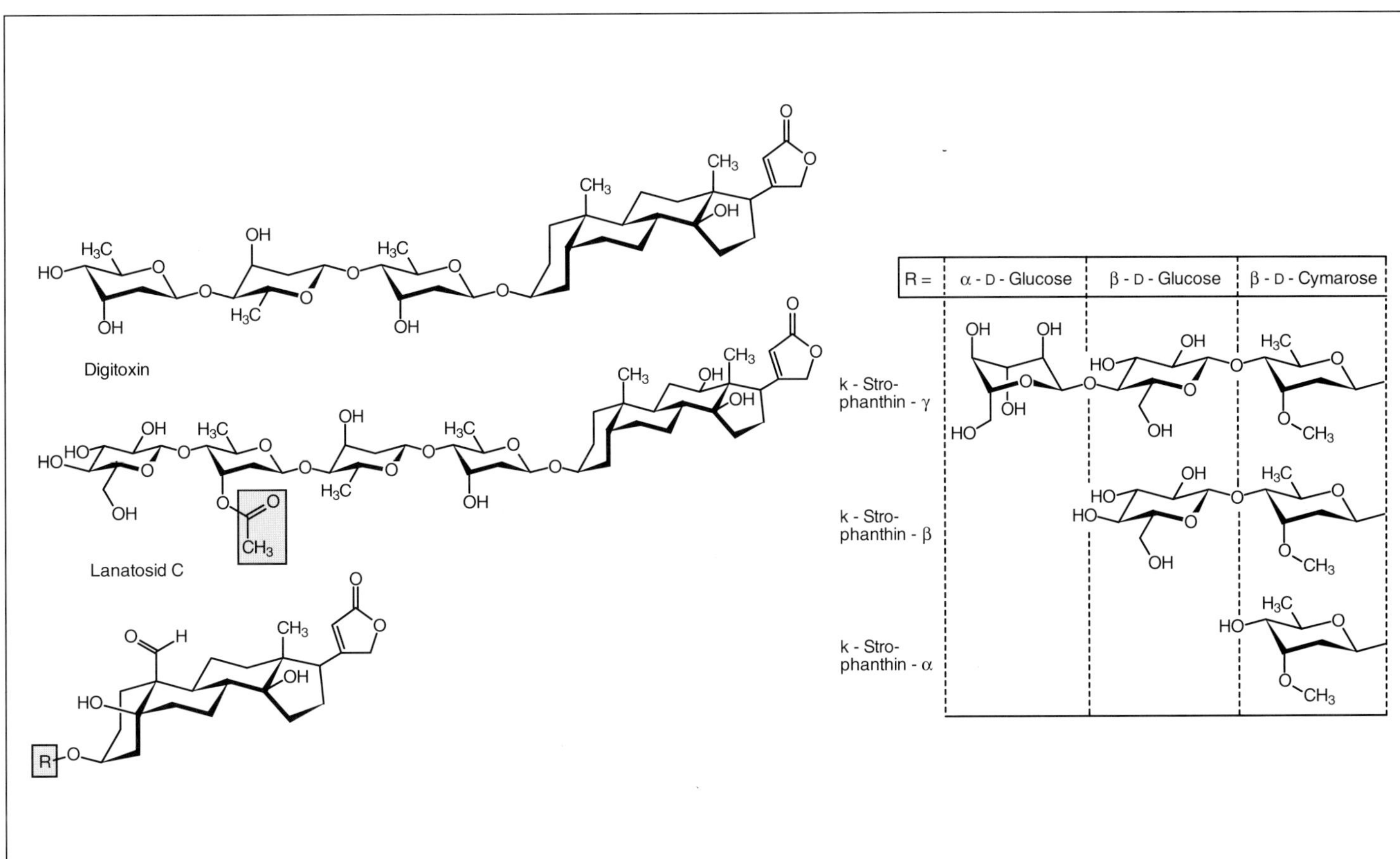

sten, in Herzglykosiden vorkommenden, seltenen Zucker sind aus Abbildung 9-17 zu ersehen.

Weitere O-Glykoside mit ungewöhnlichen Zuckern findet man in den Substanzklassen der Antibiotika und Zytostatika.

Aminoglykosid-Antibiotika enthalten, wie der Name schon sagt, Aminozucker. Eine Auswahl therapeutisch verwendeter Verbindungen ist in Abbildung 9-18 dargestellt. Aglykone sind Cyclite bzw. Amino-Inositole (s. Kap. 5.8)

Die typischen, in den Aminoglykosid-Antibiotika anzutreffenden Zucker sind in Abbildung 9-19 zusammengestellt.

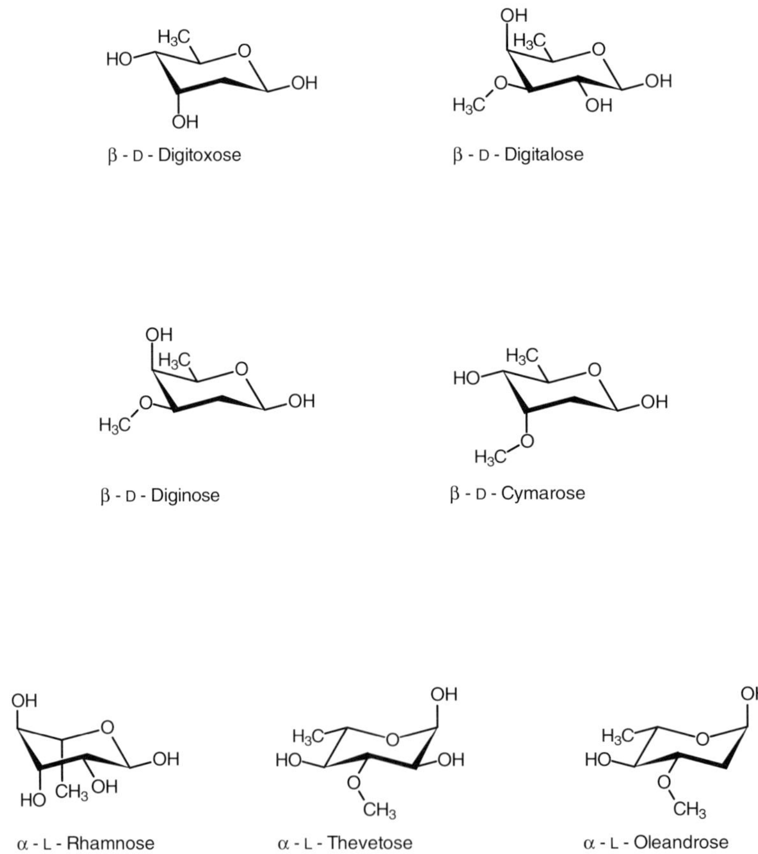

Abb. 9-17: Die typischen Zucker der Herzglykoside.

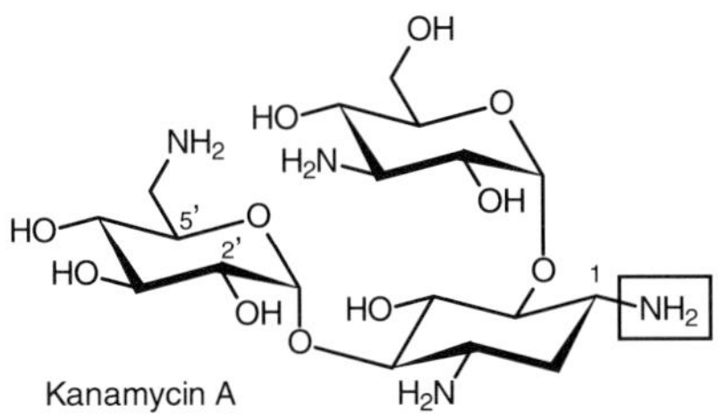

Kanamycin A

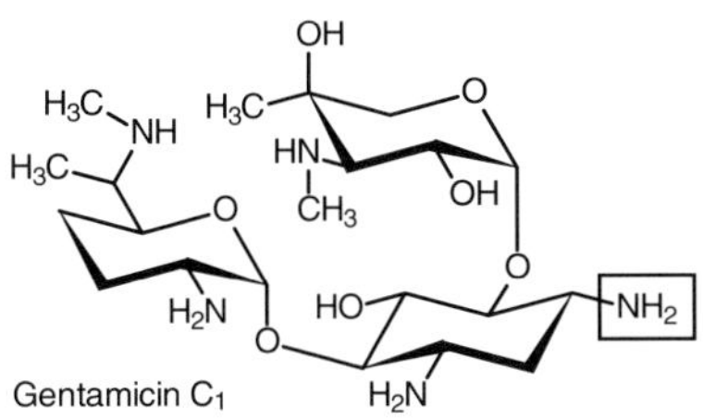

Gentamicin C_1

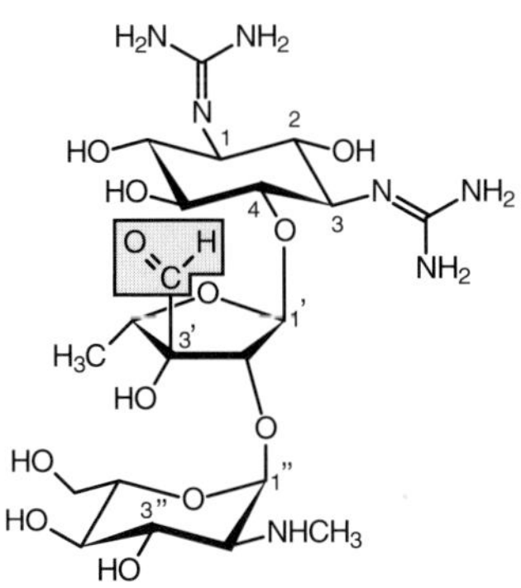

Streptomycin

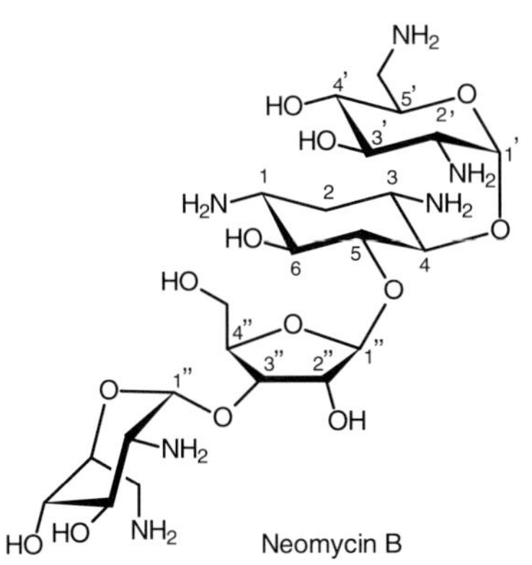

Neomycin B

Abb. 9-18: Vier Typen von Aminoglykosid-Antibiotika.

		R^1	R^2	R^3
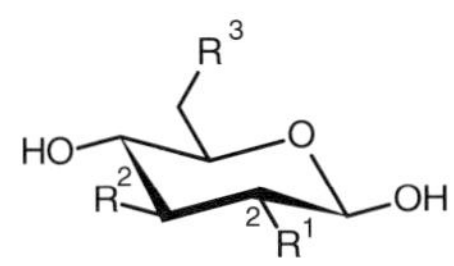	2 - D - Glucosamin	NH_2	OH	OH
	= (2 - Amino - 2 - desoxy - D - glucose)			
	3 - D - Glucosamin = 3 - D - Kanosin	OH	NH_2	OH
	= (3 - Amino - 3 - desoxy - D - glucose)			
	6 - D - Glucosamin	OH	OH	NH_2
	= (6 - Amino - 6 - desoxy - D - glucose)			
	2, 6 - D - Glucosodiamin = Neosamin C	NH_2	OH	NH_2
	= (2, 6 - Diamino - 2, 6 - didesoxy - D - glucose)			
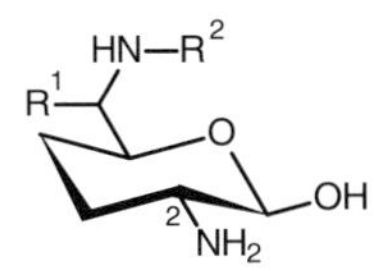	Purpurosamin A	CH_3	CH_3	
	Purpurosamin B	CH_3	H	
	Purpurosamin C	H	H	
	Purpurosamin D	H	CH_3	
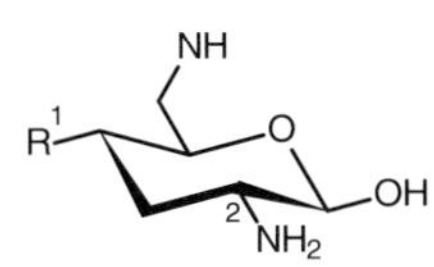	Nebrosamin	OH		
	4 - Desoxy - neosamin	H		

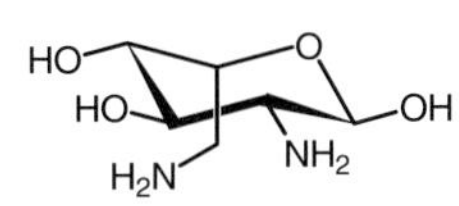

Neosamin B

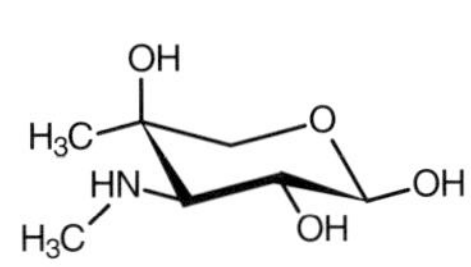

Garosamin

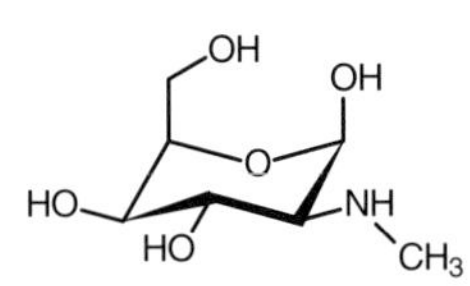

N - Methyl - L - 2 - glucosamin

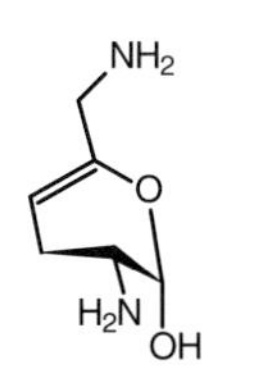

4,5 - Dehydro - purpurosamin C = Sisosamin

Abb. 9-19: Typische Aminozucker der Aminoglykosid-Antibiotika.

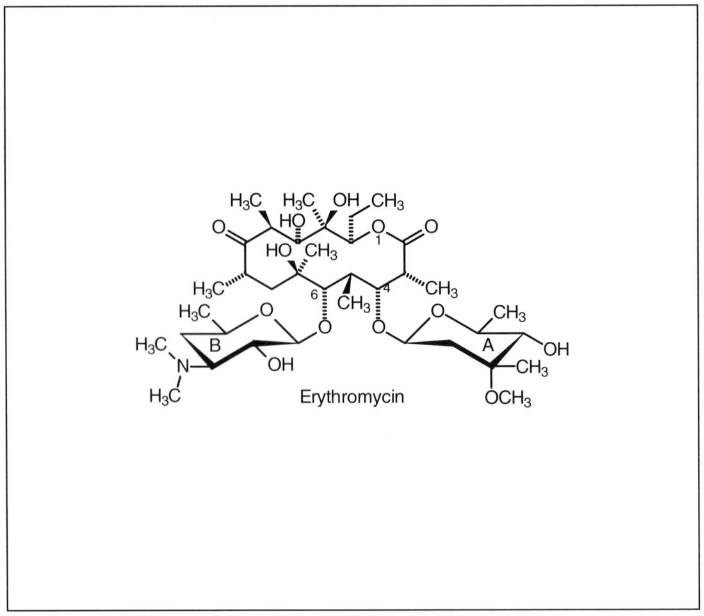

Abb. 9-20: Erythromycin, ein makrocyclisches Lacton aus Streptomyces-Arten, das mit zwei Zuckern verknüpft ist.

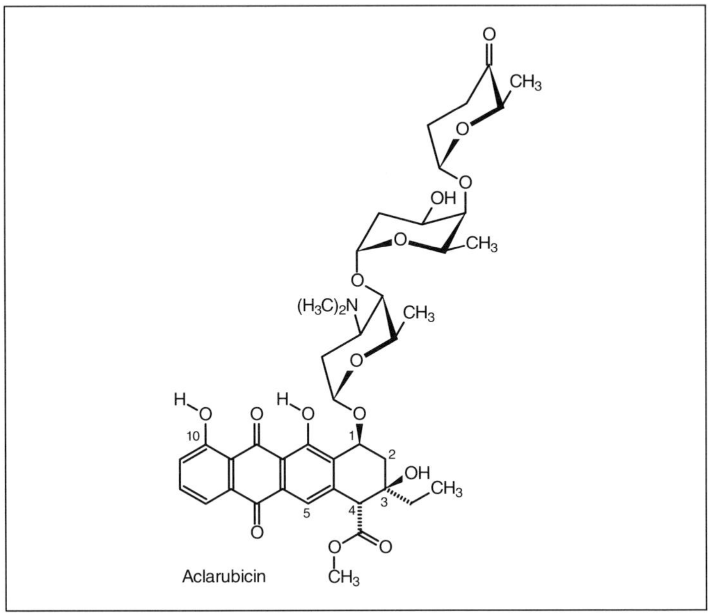

Abb. 9-21: Aclarubicin, ein Anthracyclin.

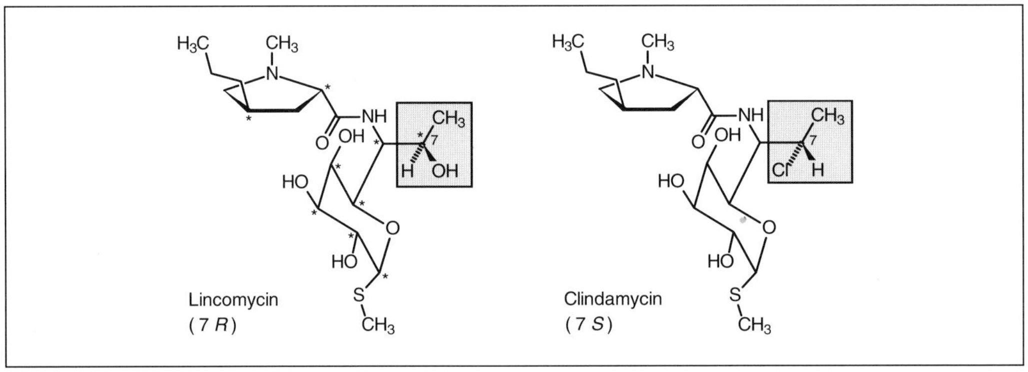

Abb. 9-22: Lincosamide.

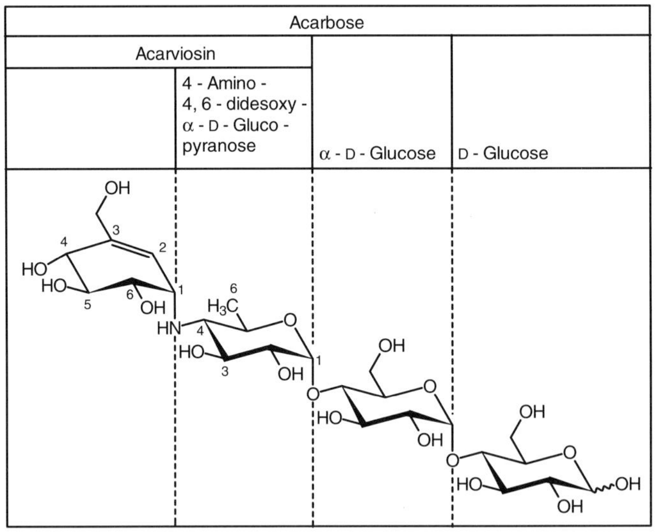

Abb. 9-23: Acarbose, ein α-Glucosidase-Inhibitor.

Eine weitere Antibiotika-Klasse mit Glykosid-Struktur sind die Makrolide, deren Hauptvertreter das **Erythromycin** darstellt (Abb. 9-20).

Eine Gruppe von interkalierenden Zytostatika sind die **Anthracycline**, die ebenfalls erstmals aus Streptomyces-Arten isoliert wurden. Das Anthracyclin-Grundgerüst ist O-glykosidisch mit einem oder mehreren Aminozukkern verknüpft (Abb. 5-41 und 9-21).

S-Glykoside

Ebenfalls Glykosid-Antibiotika aus Streptomyces-Arten sind die Lincosamide **Lincomycin** und das partialsynthetisch daraus gewonnene **Clindamycin**, die zu den S-Glykosiden gehören und eine ungewöhnliche peptidartige Verknüpfung aufweisen (Abb. 9-22).

Untersuchungen zu Struktur-Wirkungs-Beziehungen haben ergeben, daß bei Austausch der OH-Gruppe in Position 7 gegen Chlor bei Erhalt der Konfiguration die antibiotische Wirkung auf das Zweifache gesteigert wird, während bei Inversion der Konfiguration, wie bei Clindamycin geschehen, eine etwa fünffache Wirkungssteigerung eintritt.

N-Glykoside

Die therapeutisch wichtigsten N-Glykoside sind die **Nucleoside**, die in Kapitel 10 separat beschrieben werden.

Acarbose

Die Acarbose ist ein Pseudotetrasaccharid, das die intestinalen α-D-Glucosidasen und Saccharasen hemmt. Sie wurde aus Kulturen von *Actinoplanes*-Stämmen isoliert. Acarbose enthält drei 1,4-O-glykosidisch verknüpfte Glucosemoleküle, die über eine NH-Gruppe an ein Cyclohexen-Derivat gebunden sind. Acarbose wird als oral wirkendes Antidiabetikum angewandt (Abb. 9-23).

9.5 Zuckerähnliche Verbindungen

Strukturelle Verwandtschaft zu den Monosacchariden weist unter anderem Ascorbinsäure auf. **L-Ascorbinsäure (Vitamin C)** ist das γ-Lacton der 2-Oxo-L-Gulonsäure. Eine gängige Synthese der L-Ascorbinsäure geht von D-Glucose aus (Abb. 7-12, Kap. 7.2).

Inositol und Inositolphosphate

Inositole, die auch als Inosite, Cyclite oder Cyclitole bezeichnet werden, sind formal betrachtet ringgeschlossene Zuckeralkohole, also Verbindungen, die sich von den Zuckern durch Reduktion der Aldehyd- zur Hydroxyfunktion ableiten. Da sie Hexahydroxy-Cyclohexane darstellen, werden sie in Kapitel 5.8 (S. 122 ff.) unter „Monocyclen" abgehandelt.

Literatur

Beyer, H., Walter, W. Lehrbuch der Organischen Chemie, S. Hirzel Verlag, Stuttgart, 22. Auflage 1991.

Dannhardt, G. Polysaccharide als Arznei- und Hilfsstoffe. Deutsche Apotheker-Zeitung 128, 67–75, 1988.

Eisenbrand, G., Schreier, P. (Hrsg.). Römpp Lexikon Lebensmittelchemie. Thieme Verlag, Stuttgart, New York 1995.

Eliel, E. Stereochemie der Kohlenstoffverbindungen. Verlag Chemie, Weinheim 1966.

Eliel, E. L., Wilen, S. H., Mander, L. N. Stereochemistry of Organic Compounds. John Wiley & Sons, New York 1994.

El Khadem, H. S. Carbohydrate Chemistry. Monosaccharides and their oligomers. Academic Press, San Diego 1988.

Kennedy, J. F. (Hrsg.). Carbohydrate Chemistry. Clarendon Press, Oxford 1988.

Nuhn, P. Naturstoffe. Mikrobielle, pflanzliche und tierische Naturstoffe. Wissenschaftliche Verlagsgesellschaft, Stuttgart, 2. Aufl. 1990.

Rimpler, H. Biogene Arzneistoffe. Thieme Verlag, Stuttgart, New York 1990.

Roth, H. J., Fenner, H. Arzneistoffe. Struktur-Bioreaktivität-Wirkungsbezogene Eigenschaften. Georg Thieme Verlag, Stuttgart, New York, 2. Aufl. 1994.

10 Stereochemie der Nucleinsäuren und ihrer Bauelemente

Je komplexer eine Struktur, desto geringer ist im allgemeinen ihr Grad an Symmetrie.

T. Mayer-Kuckuck

Nucleoside sind aus einem stickstoffhaltigen Heterocyclus und einem Zuckerrest aufgebaut, wobei der Zucker in Position 1 mit einem Stickstoffatom des Heterocyclus, also „N-glykosidisch", verknüpft ist. Bei den wichtigsten natürlich vorkommenden Nucleosiden handelt es sich um Riboside

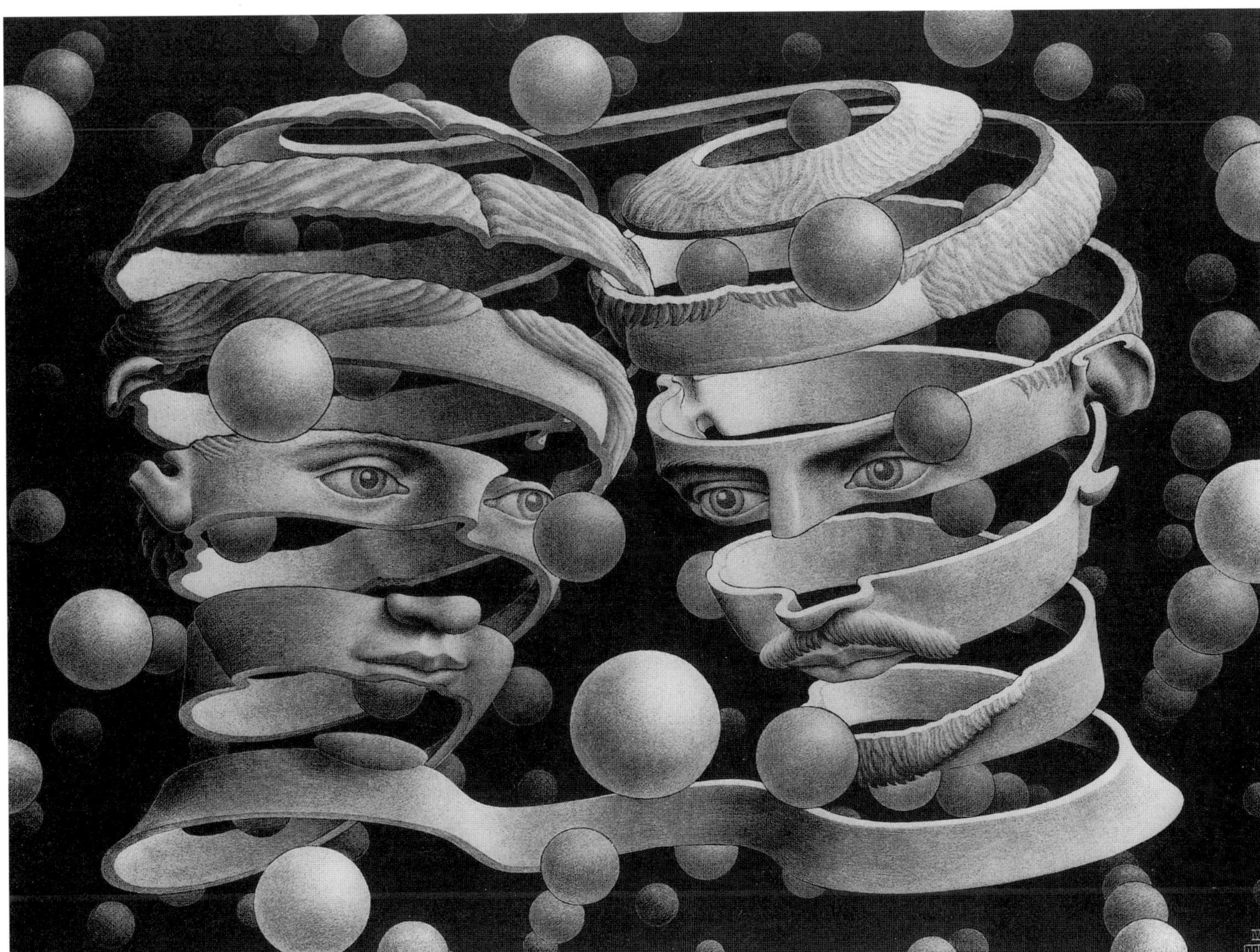

Abb. 10-1: Lithographie „Band ohne Ende" (© 1996 M. C. Escher/Cordon Art, Holland): Die rechtsgängige Helix (rechts) geht in eine linksgängige Helix (links) über. Die beiden gegenläufigen Helices stellen den Kopf einer Frau und eines Mannes dar.

bzw. 2'-Desoxyriboside von Purinen und Pyrimidinen (Abb. 10-2). Als **Nucleotide** werden die Phosphorsäureester der **Nucleoside** bezeichnet. Aus diesen sind die Nucleinsäuren RNA oder RNS (ribonucleic acid, Ribonucleinsäure) und DNA oder DNS (desoxyribonucleic acid, Desoxyribonucleinsäure) aufgebaut.

In Abbildung 10-3 sind exemplarisch einige physiologisch wichtige Nucleotide aufgeführt. Die Natur nutzt einige wenige Verbindungen für viele verschiedene Zwecke, wobei die Strukturen je nach Funktion variiert sein

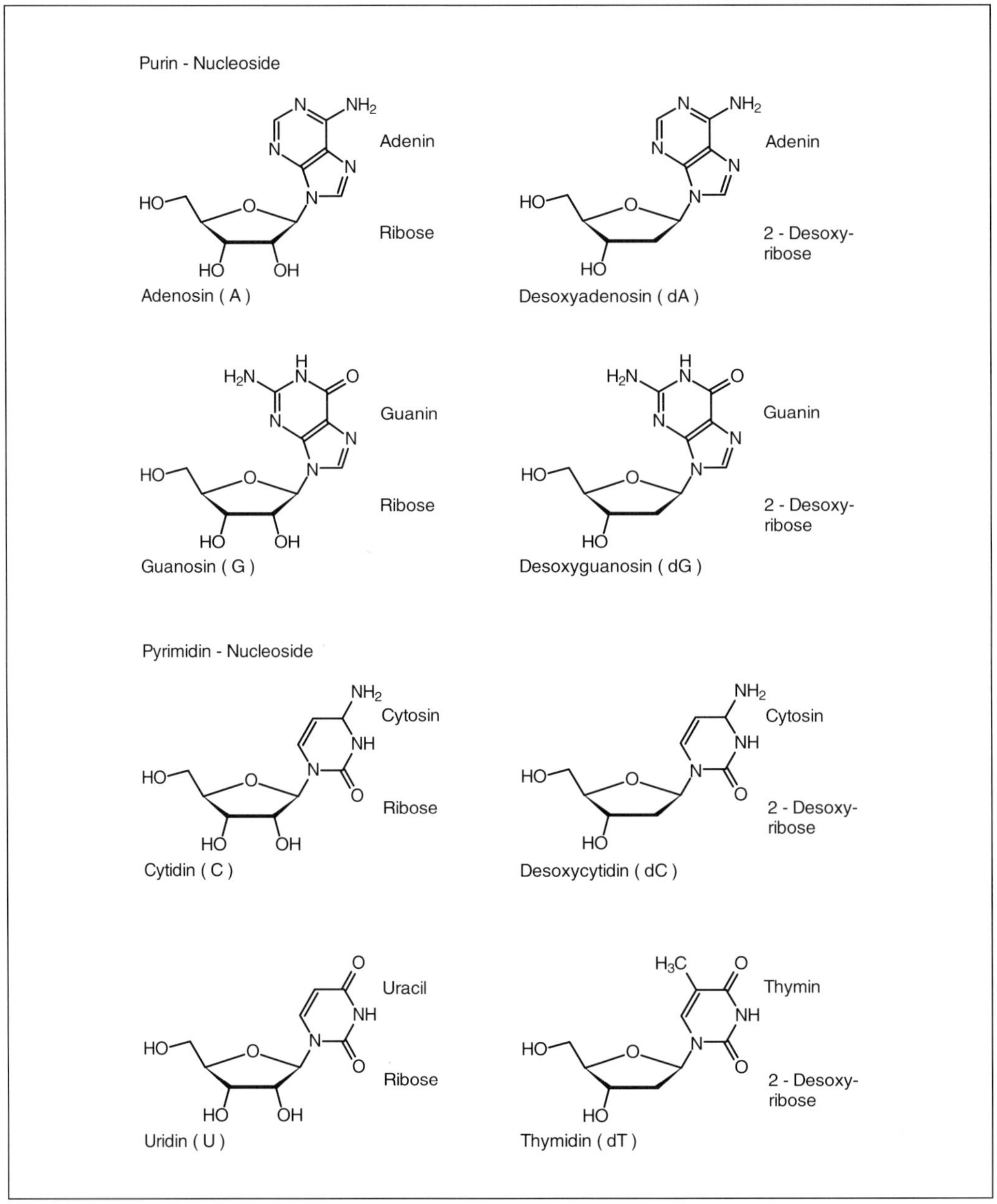

Abb. 10-2: Nucleoside: Bausteine der Nucleinsäuren.

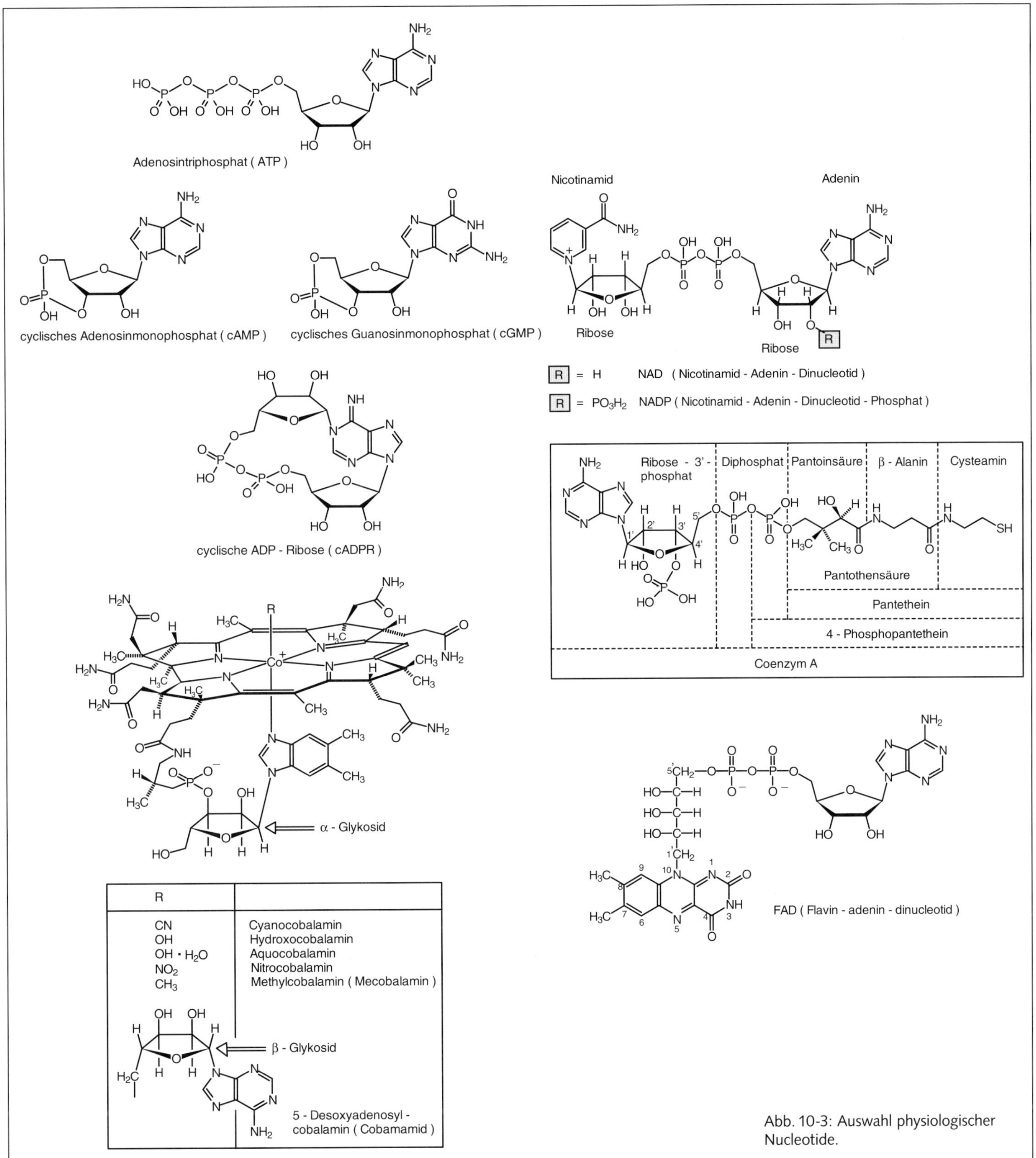

Abb. 10-3: Auswahl physiologischer Nucleotide.

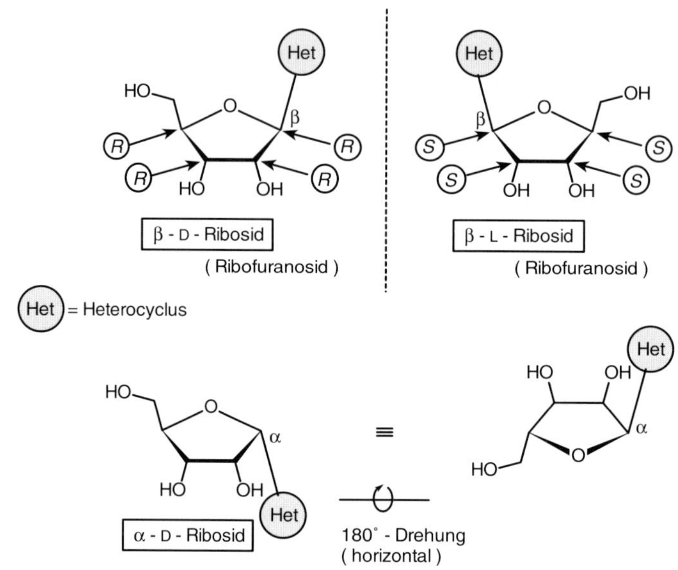

Abb. 10-4: Struktur und Konfiguration der natürlichen Nucleoside: β-D-Ribofuranoside (im Vergleich).

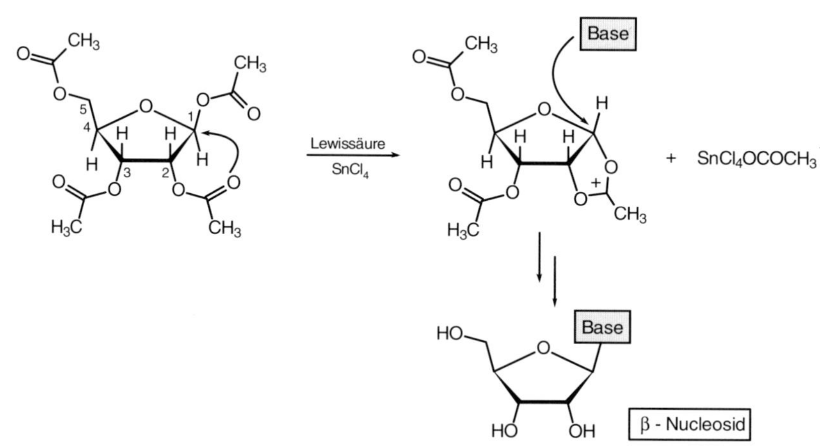

Abb. 10-5: Der Nachbargruppeneffekt bewirkt die selektive Bildung von β-konfigurierten Ribonucleosiden.

können; dadurch arbeitet sie sehr ökonomisch. Beispielsweise fungiert das Nucleosid Adenosin über die Bindung an Membranrezeptoren (Adenosinrezeptoren) als Neuromodulator, ist aber gleichzeitig Baustein der Nucleotide ADP und ATP, die über Nucleotid-spezifische Membranrezeptoren eine Cotransmitter-Funktion ausüben. ATP ist darüber hinaus Energiequelle und Energiespeicher für Zellen. Die Adenosin-Partialstruktur findet sich in weiteren biologisch aktiven Molekülen, wie den *second messengern* cAMP und cADPR (cyclische ADP-Ribose), dem Coenzym A sowie den Nucleinsäuren.

10.1 Konfiguration der Nucleoside

Was die Konfiguration der Nucleoside anbelangt, so hat die Natur hier keine Variationen zugelassen, sondern jeweils nur ein Stereoisomer ausgewählt (Homochiralitäts-Prinzip, s. Kap. 3). Es handelt sich um die D-Ribose bzw. die 2-Desoxy-D-ribose (nach der bei Zuckern gebräuchlichen Fischer-Konvention), die in der Regel β-glykosidisch mit der Base bzw. dem stickstoffhaltigen Heterocyclus verknüpft ist (Abb. 10-4). Die Zucker liegen in der Furanose-Form vor.

10.1.1 Der Nachbargruppeneffekt

Die stereoselektive Synthese von β-Nucleosiden ist im Falle der Riboside einfach durchzuführen. Ein gängiges Verfahren zur Darstellung von β-Ribosiden ist die Umsetzung von geschützten 1-Halogenzuckern (Halogenosen) bzw. 1-O-Acetylribose-Derivaten, z. B. 1,2,3,5-Tetra-O-acetylribofuranose, mit einer silylierten Base unter Zusatz einer Lewis-Säure, wie z. B. $SnCl_4$. Man beobachtet einen Effekt des Substituenten in Position 2 der Ribose, indem sich zunächst ein cyclischer Übergangszustand in Form eines Acyloxoniumsalzes bildet. Der nucleophile Angriff der Base führt dann selektiv zum β-konfigurierten Nucleosid (Abb. 10-5). Die Retention der Konfiguration am C(1) der Ribose resultiert aus einer doppelten Inversion. Bei der Umsetzung von Basen mit 2-Desoxyribose-Derivaten erhält man hingegen in der Regel Gemische von α- und β-Nucleosiden, da kein Nachbargruppeneffekt auftreten kann.

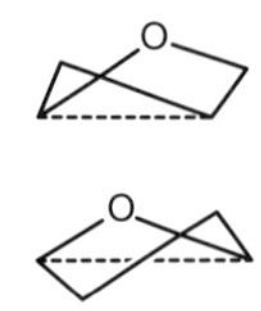

Abb. 10-6: Energetisch günstige Konformationen des Ribofuranose-Ringes in Nucleosiden.

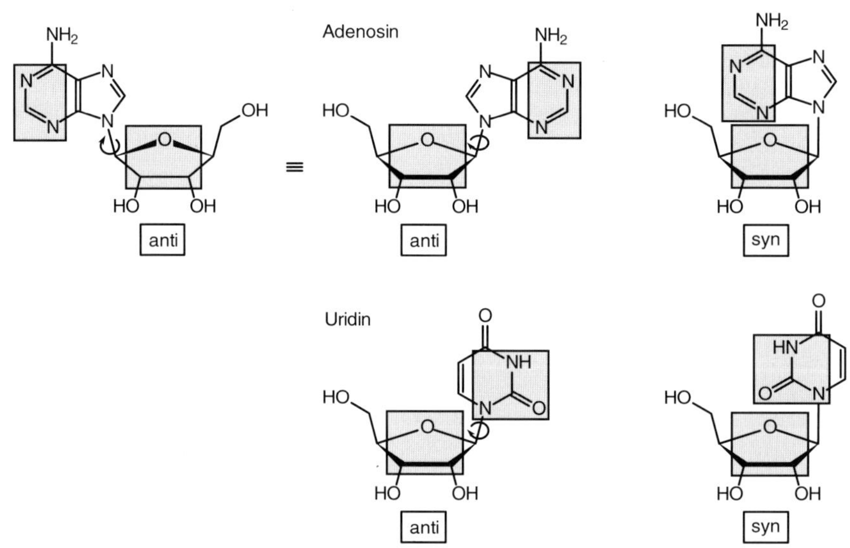

Abb. 10-7: Die Nucleoside Adenosin (Purin) und Uridin (Pyrimidin) in *syn*- und *anti*-Konformation.

Tab. 10-1: Beispiele für Nucleoside als Arzneistoffe.

1. **Modifizierte Base:**
   - Ersatz der 5-Methylgruppe durch Ethyl, Trifluormethyl oder Iod: Thymidin-Analoga (Abb. 10-8)
2. **Modifizierter Zucker** (Abb. 10-9):
   - Arabinose statt Desoxyribose: Vidarabin, Cytarabin
   - 3'-Desoxy-3'-azido-Derivat: Zidovudin (Azidothymidin)
     Aufgeschnittener Zucker: Aciclovir, Ganciclovir
3. **Modifizierter Zucker und modifizierte Base** (Abb. 10-10):
   - 2-Fluor-Substitution („up"-Position, analog Arabinose) und 5-Iod-Substitution des Cytidins: Fluoriodaracytosin (FIAC)
   - 2,3-Desoxyribose und Hypoxanthin als Base: Didanosin

10.2 Konformation der Nucleoside

10.2.1 Die Konformation des Zuckerrings („Sugar-Puckering")

Bei den Nucleosiden ist die übersichtliche Haworth-Formelschreibweise für den Zuckerrest gebräuchlich, obwohl die Konformation des Zuckers keinesfalls eben ist. Der Realität näher kommt die Konformationsformel. Ribose- und Desoxyribose-Ring sind beweglich (vgl. Kap. 6, Konformation von Cyclopentan). Es gibt eine Vielzahl möglicher Konformationen, die nur geringe Energieunterschiede aufweisen. Das Substitutionsmuster kann hier einen Einfluß auf die Bevorzugung bestimmter Konformationen haben. Bei Ribose und 2-Desoxyribose sind zwei Konformationen vorherrschend:

- die Briefumschlag-(envelope-)Form, bei der eine Ecke, C(2) oder C(3), umgeklappt ist, und
- die Halbsessel-(twist-)Form, bei der eine Ecke, C(2) oder C(3), nach oben, die andere nach unten geklappt ist (Abb. 10-6).

10.2.2 Die nucleosidische Bindung

Die Base ist mit dem Zuckermolekül über eine frei drehbare Einfachbindung verknüpft, die als **nucleosidische Bindung** bezeichnet wird. Durch eine Drehung dieser Bindung ergeben sich verschiedene Stellungen der Base in Relation zum Zucker. Die Orientierung der Substituenten an der nucleosidischen Bindung wird als bedeutsam für die Wirkung einer Verbindung erachtet. Man unterscheidet zwei Hauptkonformationen:

- die *anti*-Konformation, bei der die Stickstoffatome des Pyrimidinrings (des Uracils oder des Purins) vom Zucker weggedreht sind,
- und die *syn*-Konformation, bei der sie über dem Zuckermolekül angeordnet sind (Abb. 10-7).

10.3 Nucleoside als Arzneistoffe

Analoga der physiologischen Desoxyribonucleoside werden als Zytostatika und als Virustatika verwendet (Tab. 10-1). Die wirksamen Verbindungen sind strukturell so abgewandelt, daß sie anstelle der natürlichen Nucleoside in die DNA eingebaut werden, aber deren Funktion (z. B. Basenpaarung, Kettenverlängerung usw.) nicht mehr erfüllen können. Darüber hinaus kann es zu einer Hemmung verschiedener Enzyme des Nucleosid-/Nucleotid-/Nucleinsäure-Stoffwechsels kommen (Abb. 10-8 bis 10-10).

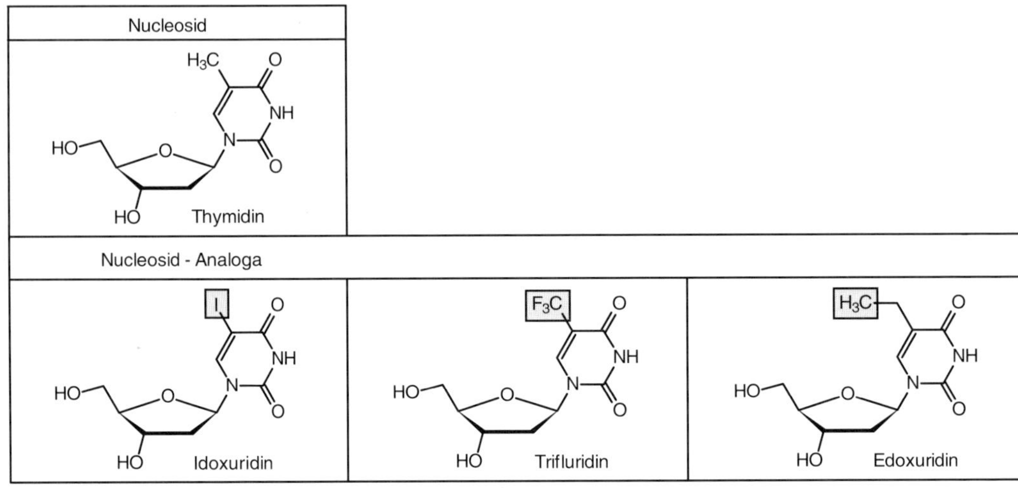

Abb. 10-8: Nucleoside mit modifizierter Base.

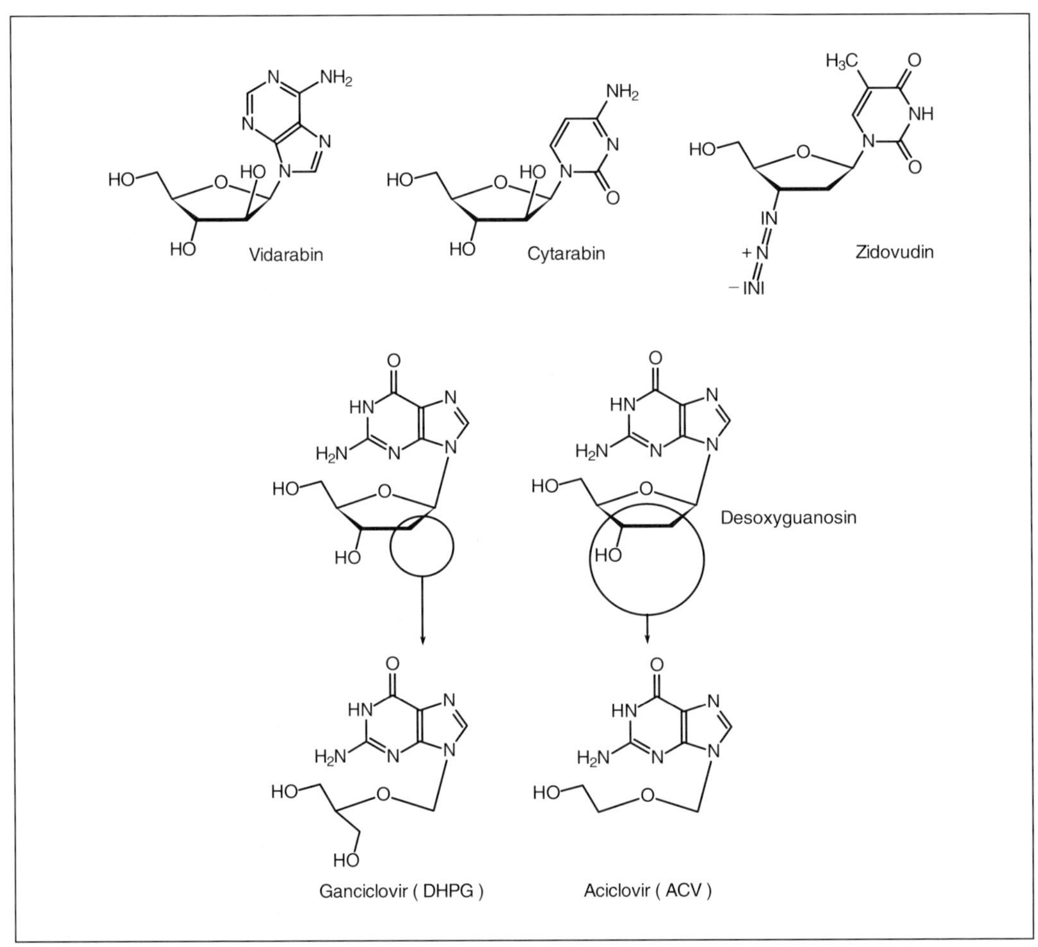

Abb. 10-9: Nucleoside mit modifiziertem Zucker.

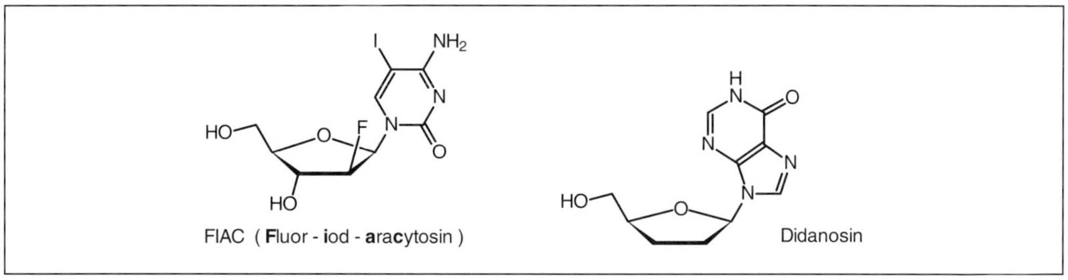

Abb. 10-10: Nucleoside mit modifiziertem Zucker und modifizierter Base.

10.4 Phosphorthionat-Analoga von Nucleotiden

Nucleotide sind Phosphorsäureester der Nucleoside. Wird an einer Phosphorsäureester-Gruppe eines Nucleotids ein nicht-verbrückendes Sauerstoffatom gegen ein Schwefelatom ausgetauscht, so gelangt man zu den Phosphorthionat-Analoga der Nucleotide. Sofern zwei ungleiche Reste mit der Phosphorthionat-Gruppe verbunden sind, z. B. bei α-Thio- oder β-Thio-Nucleotidtriphosphaten (Abb. 10-11), erhält man ein neues Asymmetrie-

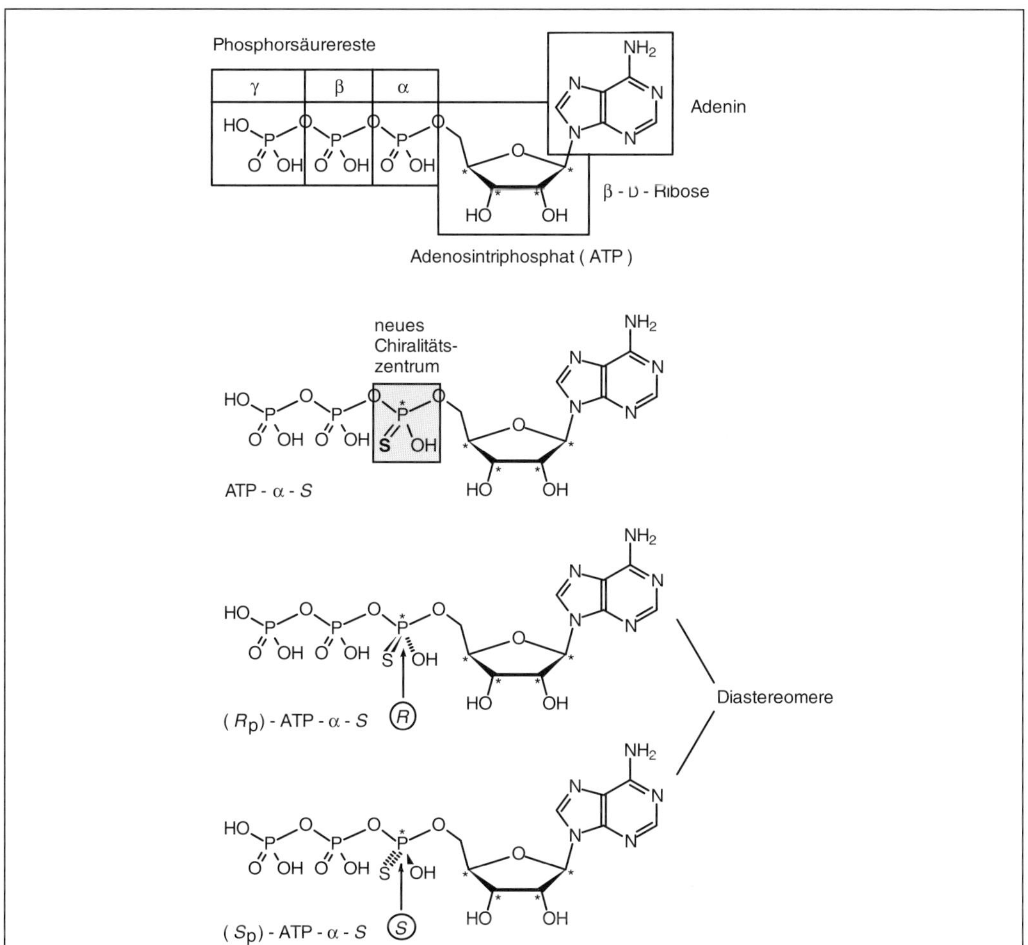

Abb. 10-11: Chirales Phosphorthionat-Analogon von Adenosintriphosphat (ATP).

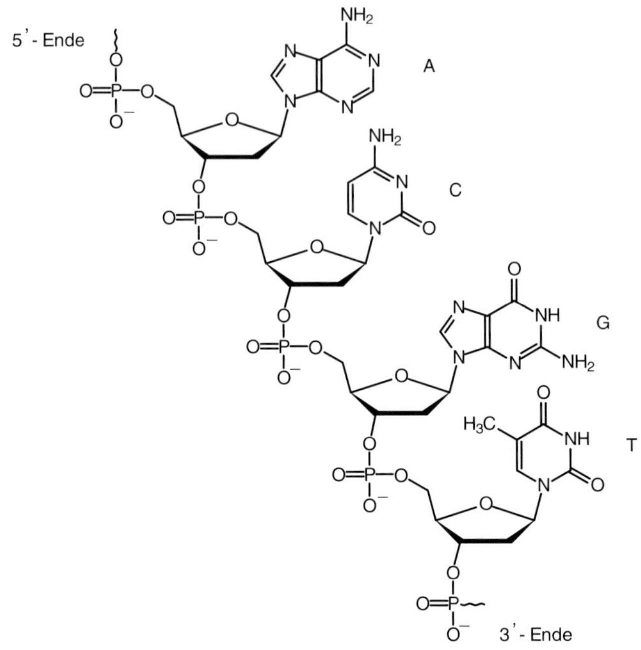

Abb. 10-12: 3',5'-Verknüpfung der Nucleotide im DNA-Strang.

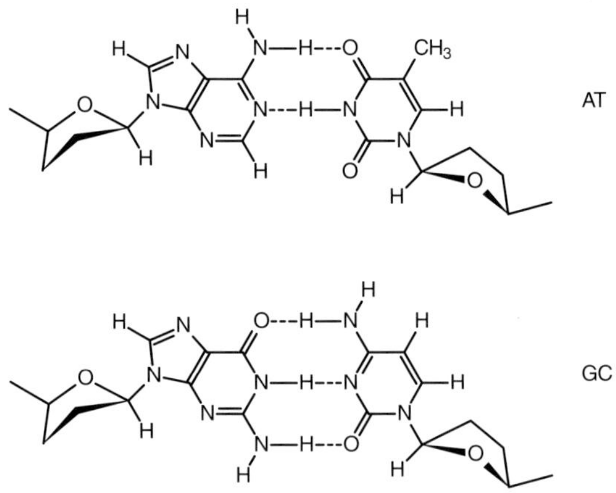

Abb. 10-13: Die Watson-Crick-Basenpaarung zwischen den Nucleinsäure-Basen Adenin und Thymin sowie Guanin und Cytosin.

zentrum im Molekül, und zwar am Phosphoratom. Phosphorthionate sind im allgemeinen stabiler gegen hydrolytische Spaltung als die entsprechenden Phosphate. Aufgrund der Chiralität am Phosphoratom können sie zur Untersuchung des stereochemischen Verlaufs enzymatischer Reaktionen verwendet werden. Man beobachtet beispielsweise, daß DNA-Polymerasen nur das am Phosphoratom *S*-konfigurierte (S_P-Isomer) Isomer von α-Thio-Desoxynucleotid-Triphosphaten (dNTPαS) als Substrat akzeptieren. Beim Einbau der Verbindungen in die DNA ist eine Inversion der Konfiguration am Phosphoratom zu beobachten.

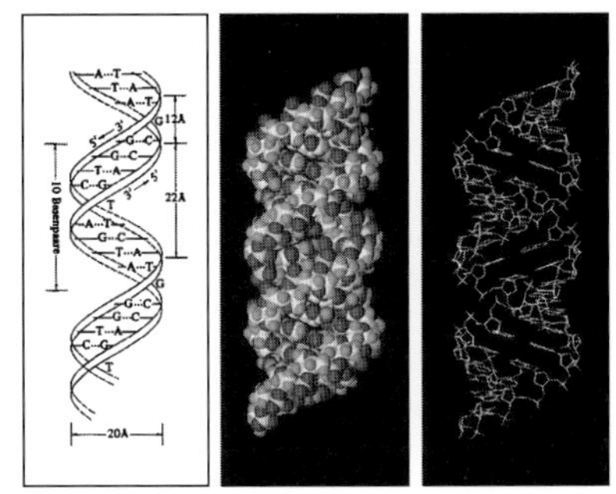

10.5 Nucleinsäuren

Die Verknüpfung von Nucleosiden über Phosphorsäureester-Brücken in Position 3′ und 5′ der Ribose bzw. Desoxyribose führt zu den Nucleinsäuren **R**ibo**n**uclein**s**äure (RNS oder RNA von engl. **r**ibo**n**ucleic **a**cid) bzw. **D**esoxyribo**n**uclein**s**äure (DNS oder DNA). *Watson* und *Crick* erhielten im Jahre 1962 den Nobelpreis für die Aufklärung der DNA-Struktur, die ihnen im Jahre 1953 gelungen war.

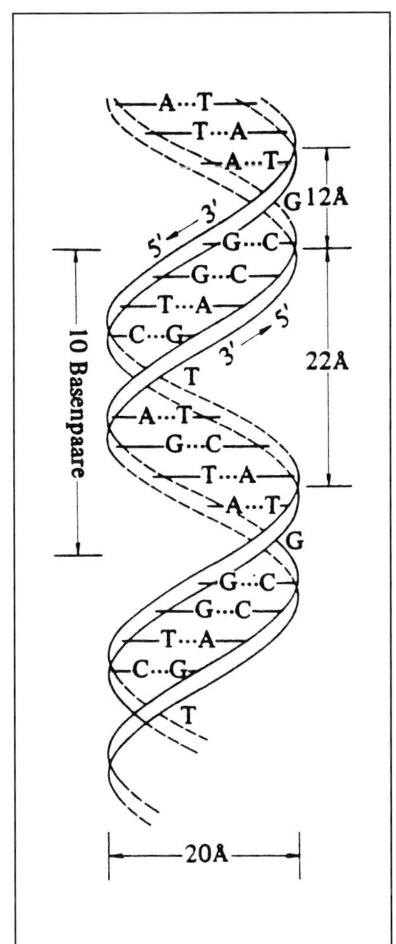

Merkmale der DNA sind

- die 3′,5′-Verknüpfung der Nucleotide (Abb. 10-12),
- ein konstantes Verhältnis von Adenin zu Thymin und Guanin zu Cytosin und
- die helicale Struktur (rechtshändige Doppelhelix aus zwei antiparallel angeordneten Nucleinsäure-Strängen), die durch Röntgenstrukturanalyse erkannt wurde.

Die Doppelhelix-Struktur wird durch Wasserstoffbrücken zwischen den Basen der beiden Nucleotidstränge stabilisiert, die sogenannte Watson-Crick-Basenpaarung (Abb. 10-13). Die Basenpaare sind übereinander gestapelt im Abstand von 3,4 Å mit rechtshändiger Rotation um 36° zwischen verknüpften Basenpaaren. Dadurch ergibt sich eine Doppelhelix mit zehn Basenpaaren pro Windung (360°). Durch die Verdrehung der Stränge entsteht eine große Furche (22 Å) und eine kleine Furche (12 Å) (Farbabb. 10-1, S. 299). Inzwischen ist eine Reihe weiterer Sekundärstrukturen von DNA beschrieben worden, die sich in Abhängigkeit der Umgebung (Ionen, Wasser) bilden können. Man hat sogar eine linkshändige DNA-Doppelhelix gefunden. Die hier beschriebene Konformation der doppelsträngigen DNA, die in der Zelle hauptsächlich vorliegt, wird als B-DNA bezeichnet.

DNA-Doppelhelices können darüber hinaus Überstrukturen bilden, sogenannte Superhelices. Die Ausbildung solcher superhelicaler Strukturen kann durch Enzyme, die Topoisomerasen, katalysiert werden. Die RNA-Doppelhelix-Struktur ist analog der DNA-Doppelhelix aufgebaut.

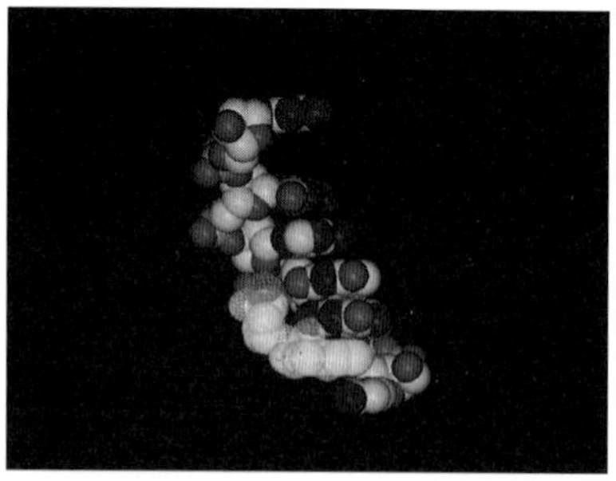

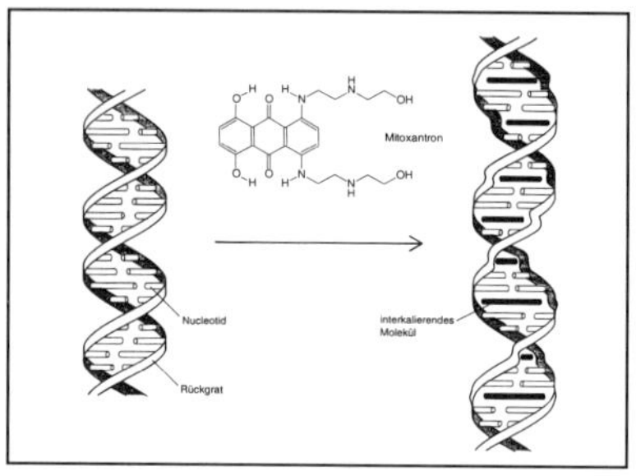

10.6 Interkalierende Zytostatika

Eine Gruppe von Zytostatika wird in die DNA- und RNA-Doppelhelix zwischen zwei Basenpaaren eingelagert, stört dadurch die Replikation der Erbinformation und somit das Wachstum der Zellen. Es handelt sich generell um planare ausgedehnte (hetero-) aromatische Strukturen. Die Sekundärstruktur der Nucleinsäuren wird gestört; die Nucleinsäuren sind damit nicht mehr funktionsfähig. Auch Enzyme, die an der DNA „arbeiten", z. B. Topoisomerasen oder DNA-Polymerasen, können ihre Funktion nicht mehr ausüben. Beispiele für interkalierende Verbindungen sind die Anthracycline (Abb. 5-41) und das Mitoxanthron (Farbabb. 10-2, S. 300). Viele Kanzerogene entfalten ihre Effekte u. a. durch DNA-Interkalation.

10.7 Alkylanzien

Eine weitere Gruppe von Zytostatika, die reaktiven Alkylanzien, bindet kovalent an DNA bzw. RNA. Es kann zu einer Quervernetzung des Doppelstranges kommen, wodurch die Sequenz nicht mehr abgelesen werden kann. In Abbildung 10-14 ist die Quervernetzung („cross-linking") eines DNA-Doppelstranges durch ein Stickstoff-Lost-Derivat dargestellt.

10.8 Gentherapie und Therapie mit Oligonucleotiden

Ein neues Therapiekonzept, das sich noch in der Entwicklungsphase befindet, ist die Anwendung von Oligo- bzw. Polynucleotiden. Mit der Gabe von Nucleotiden, die z. B. ein bestimmtes Protein codieren, soll es zum einen möglich sein, Gendefekte zu heilen. Durch kurze synthetische Nucleinsäure-Sequenzen (Oligonucleotide), die sich an bestimmte *messenger*-RNA- (*m*-RNA-) Abschnitte anlagern, zu denen sie komplementär sind („Antisense-Oligonucleotide"), soll zum andern die Biosynthese von Proteinen gezielt gestoppt werden. Aus diesem zweiten Ansatz heraus erhofft

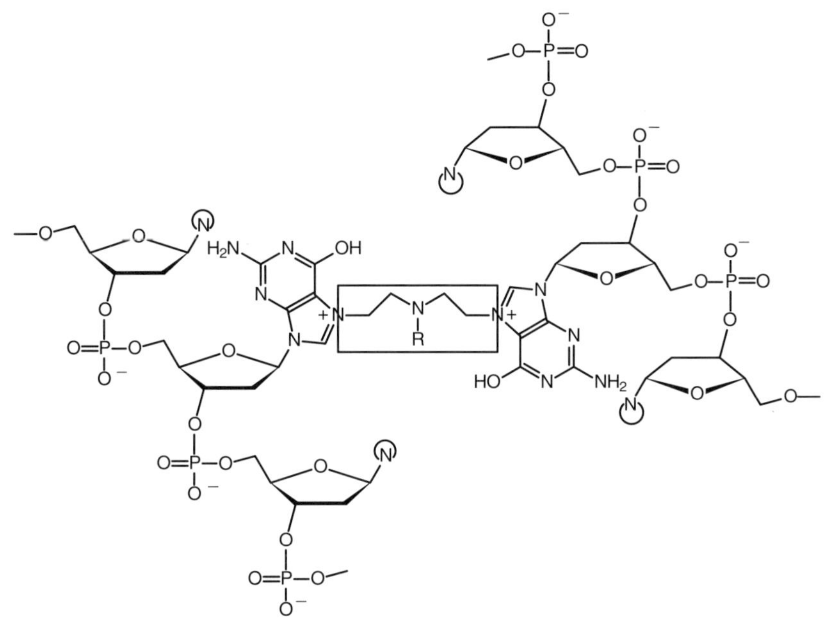

Abb. 10-14: Quervernetzung (Crosslinking) eines DNA-Doppelstranges durch ein N-Lost-Derivat.

man sich neue Arzneistoffe gegen virale (z. B. AIDS) und neoplastische Erkrankungen.

Es wurden auch Oligonucleotide entwickelt, die sich an bestimmte DNA-Abschnitte anlagern, mit diesen eine Tripelhelix bilden und so das Ablesen eines DNA-Abschnitts, die Transkription, behindern.

Verschiedene Oligonucleotide (z. B. 2',5'-Oligoadenylate) und Analoga zeigen zytostatische und virustatische Aktivität *in vitro*. In vielen Fällen sind die genauen Wirkungsmechanismen der Nucleotide noch unbekannt.

Ein Problem der Therapie mit Nucleotiden ist ihr stark saurer und polarer Charakter. Unter *In-vivo*-Bedingungen liegen sie deprotoniert vor und können die Zellmembranen nicht passieren. Um Oligonucleotide zu Arzneistoffen entwickeln zu können, muß dieses Problem gelöst werden. Ein Ansatz hierzu ist die „Verkapselung" der Nucleotide in Liposomen.

Gen- und Oligonucleotidtherapie sind vielversprechende neue Ansätze für die Behandlung von Krankheiten, die bisher in vielen Fällen als unheilbar oder nur symptomatisch therapierbar gelten.

Literatur

Eckstein, F. Phosphorthionat-Analoga von Nucleotiden – Werkzeuge zur Untersuchung biochemischer Prozesse. Angew. Chemie 95, 431–514, 1983.
Eschenmoser, A. Loewenthal, E. Chemistry of potentially prebiological natural products. Chem. Soc. Rev. 1–16, 1992.
Kaul, R. Nukleosidanaloga als antivirale Arzneimittel. Deutsche Apotheker Zeitung 135, 2107–2119, 1995.
Pindur, U., Haber, M., Sattler, K. Interkalationsmodelle von Cytostatika mit der B-DNA. Pharmazie unserer Zt. 21, 21–36, 1992.
Roth, H. J., Fenner, H. Arzneistoffe. Struktur-Bioreaktivität-Wirkungsbezogene Eigenschaften. Georg Thieme Verlag, Stuttgart, New York, 2. Auflage 1994.
Saenger,W. Principles of nucleic acid structure. Springer-Verlag, Berlin, Heidelberg 1988.
Silverman, R. B. Medizinische Chemie. Verlag Chemie, Weinheim 1995.
Schreier, H. The new frontier: gene and oligonucleotide therapy. Pharm. Acta Helv. 68, 145–159, 1994.
Schröder, H. C., Müller, W. E. G., Pfleiderer, W. Mit Oligoadenylaten und intrazellulärer Immunität gegen Retroviren. Nachr. Chem. Tech. Lab. 40, 1352–1360, 1992.
Sundaralingam, M. Structure and conformation of nucleosides and nucleotides and their analogs as determined by x-ray diffraction. Ann. N. Y. Acad. Sci. 255, 3–42, 1975.
Zell, R. A. Gentherapie. Medizin der Zukunft? Deutsche Apotheker Zeitung 133, 2457–2465, 1993.

11 Stereochemie der Proteine und ihrer Bauelemente

So doth the woodbine the sweet honeysuckle gently entwist ...

W. Shakespeare

11.1 Chirale Bausteine des Lebens, die Aminosäuren

In der gesamten belebten Natur sind Proteine und Peptide aus der Kombination von einigen L-Aminosäuren aufgebaut. Beschränken wir uns auf den Menschen als Objekt der Therapie, findet sich ein Satz von 20 verschiedenen Aminosäuren, die bis auf eine, die kleinste, Glycin, Chiralität aufweisen und nur in ihrer L-Form vorkommen.

Die Entscheidung der Natur für homochirale Bausteine ist in den einleitenden Kapiteln bereits diskutiert worden. Asymmetrie als generelles Prinzip zur sicheren Vermittlung von Informationen in hoher Dichte auf kleinstem Raum und daher mit minimalem Energieaufwand war ebenfalls Gegenstand der einleitenden Diskussion. Die Vorteile homochiraler Bausteine in der Natur zeigen sich deutlich:

Strukturen in lebendigen Systemen entstehen nicht aus sich selbst und für sich selbst, sondern sie erfüllen einen Zweck. Den Beweis bilden die vielfältig erkennbaren Struktur-Funktionsbeziehungen, nicht zuletzt im Wirkstoffbereich. Wenn asymmetrische Strukturen eine spezielle Funktion wahrnehmen, ist die Asymmetrie ein wichtiger Bestandteil dieser Funktion. Bilden dann homochirale Bausteine eine höherorganisierte Struktur, wie ein Protein, das als Enzym arbeitet, übergeben sie ihre Funktion auf eine höhere Hierarchie. Das Protein ist ebenfalls wieder stereospezifisch. Proteine assoziieren zu Rezeptoren, die zwar in ihrer äußeren Gestalt Symmetrien aufweisen (man kennt sie bisher nur als Cartoons, nicht in atomarer Auflösung, und der Cartoonist Mensch neigt zur symmetrischen Darstellung), von denen man aber glaubt, daß sie nur dann funktionieren, wenn ihre Bindungsstellen wiederum asymmetrische Gestalt haben. Erkennen also Rezeptoren stereospezifisch Liganden und bauen Enzyme beispielsweise ausschließlich D-Zucker zusammen, dann ist die fehlerfreie Wiederholbarkeit unerläßliche Voraussetzung für das Funktionieren des Gesamtorganismus. Läge beim Aufbau der Proteine die Auswahl zwischen

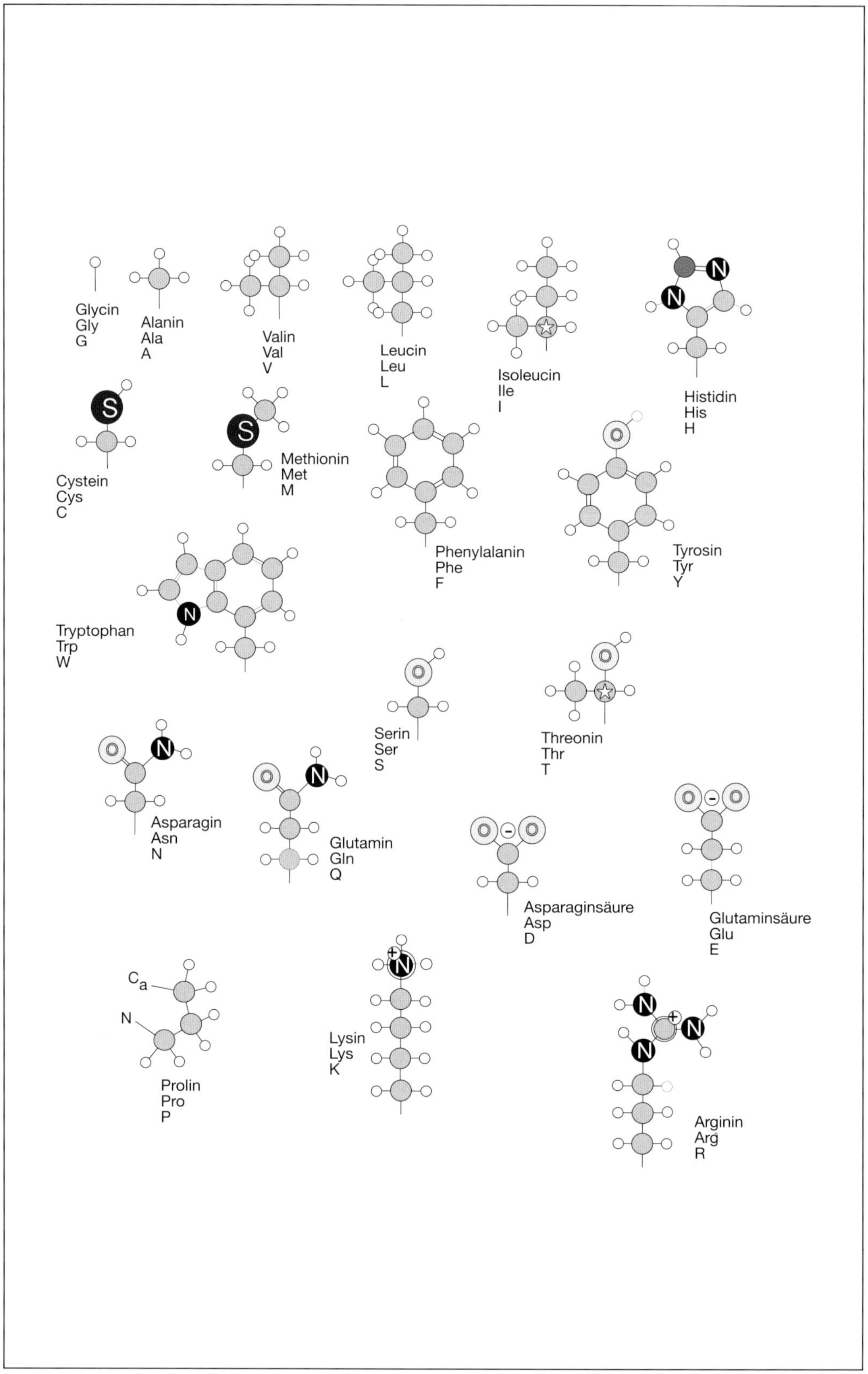

Abb. 11-1: Zusammenstellung der Aminosäuren mit Struktur der Seitenkette, Dreibuchstaben- und Einbuchstaben-Code. (Kleine offene Kreise symbolisieren Wasserstoffatome, geschlossene Symbole Kohlenstoff, Stickstoff, Sauerstoff oder Schwefel).

D- und L-Aminosäuren vor, so müßte in einem komplizierten Korrekturleseprozeß jeder neue Baustein sortiert werden. Anderenfalls erhielte man automatisch eine partielle Zerstörung der Asymmetrie und damit ein Protein, das nicht funktionsfähig wäre. Theoretisch ist eine aus D- und L-Aminosäuren aufgebaute Asymmetrie natürlich auch vorstellbar, es wäre aber der komplizierteste Ansatz, um zu einem ähnlichen Ergebnis zu kommen. Solche Lösungen haben in der Natur keine Chance.

So haben wir es offensichtlich auf vielen Organisationsebenen mit einer bedingungslosen Komplementarität zu tun: L-Proteine synthetisieren D-Zucker, D-Proteine sollten demnach nur L-Zucker produzieren können. Ähnliche Wechselbeziehungen wurden kürzlich experimentell in der Klasse der Proteasen bewiesen.

11.2 Die Eigenschaften der natürlichen Aminosäuren

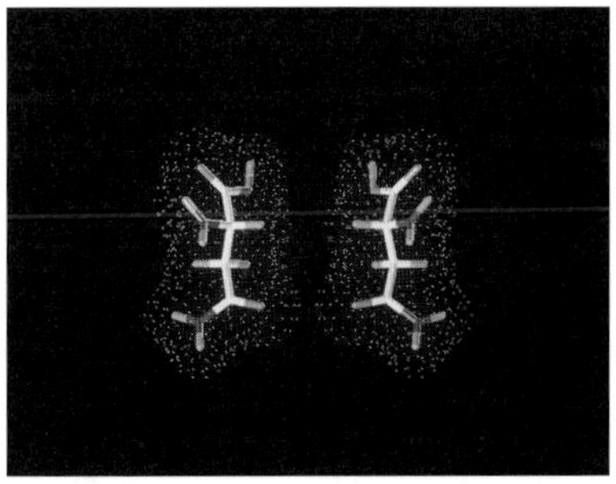

Die korrekte Bezeichnung für Aminosäuren ist α-Aminocarbonsäuren, da sie am gleichen Kohlenstoffatom eine primäre Aminogruppe (Ausnahme ist das über die Aminofunktion ringgeschlossene Prolin) sowie einen Carbonsäurerest tragen. Der tetraedrische Kohlenstoff ist weiterhin mit einer variablen Seitenkette, die die Eigenschaften der Aminosäure bestimmt, sowie einem Wasserstoffatom substituiert (Farbabb. 11-1, S. 301).

Das Substitutionsmuster definiert einen chiralen Kohlenstoff. Alle natürlichen Aminosäuren, die im Menschen zum Aufbau von Peptiden und Proteinen, zur Energiespeicherung, als Botenstoff oder als essentieller Nahrungsbestandteil gebraucht werden, sind L-konfiguriert nach dem Nomenklaturschema von Emil Fischer, bzw. *S*-konfiguriert nach der Cahn-Ingold-Prelog-Regel (Ausnahme: Cystein ist wegen formaler CIP-Prioritätsregeln *R*-konfiguriert, s. Kap. 4.1.4.2) Ein mnemotechnischer Trick zum Behalten des dreidimensionalen Aufbaus ist die CORNCRIB-Regel von Jane Richardson (Farbabb. 11-2, S. 301). Die Ausnahme ist Glycin. Der Substituent, der die Eigenschaften bestimmt, ist ein zweiter Wasserstoff. Die auftretende Symmetrieebene bricht die Chiralität.

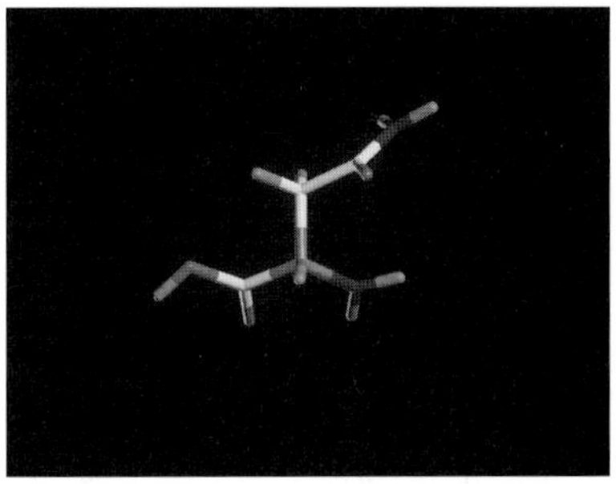

Die 20 natürlichen Aminosäuren (Abb. 11-1) lassen sich bezüglich ihrer Seitenkette in drei chemische Klassen einteilen:

- **unpolare** Seitenketten haben Alanin, Valin, Leucin, Isoleucin, Methionin, Prolin, Phenylalanin und Tryptophan,
- **polare, ungeladene** Seitenketten besitzen Serin, Threonin, Asparagin, Glutamin (Tyrosin mit einer phenolischen Hydroxylgruppe) und Cystein,
- **geladene** Seitenketten haben Lysin, Arginin, Histidin, Asparaginsäure und Glutaminsäure.

Das Vorkommen der verschiedenen Aminosäuren in Proteinen entspricht keiner statistischen Verteilung. Tryptophan mit sehr großem aromatischen Rest findet man nur zu etwa 1%, während Alanin als häufigste Aminosäure zu fast 10% angetroffen wird.

Neben diesen 20 natürlichen Aminosäuren, die auch als Standard-Aminosäuren bezeichnet werden, gibt es eine Reihe spezieller Derivate, die aber bis auf eine Ausnahme alle erst nach dem Aufbau der Polypeptidkette generiert werden. Die prominentesten Beispiele sind 4-Hydroxy-Prolin und 5-Hydroxy-Lysin als Bestandteile des Collagens. Die Ausnahme ist Selenocystein. Dieses Spurenelementderivat wird von einem eigenen Triplet codiert und in spezielle Selenoproteine, oft Bestandteil der nicht-radikalischen Metabolisierungskette, eingebaut.

Alle anderen nicht-natürlichen Aminosäuren spielen ihre eigentliche Rolle in biochemischen Transmitter- oder Speicherprozessen, nicht im Aufbau von Proteinen. Die eingangs betonte strenge Selektion für L-Aminosäuren schließt natürlich nicht aus, daß D-Aminosäuren existieren. Sie sind im Gegenteil besonders in Mikroorganismen recht weit verbreitet. Allerdings stammen sie alle aus einer eigenen Biosynthese. Es wird nicht der Standardsyntheseweg für die Proteinbausteine benutzt, da eine eventuelle Vermischung für den Organismus katastrophale Folgen hätte. D-Aminosäuren dienen nämlich hauptsächlich der Verteidigung des Mikroorganismus. Aufgrund der chiralen Erkennung stellen D-Aminosäuren, wie im ersten Kapitel ausgeführt, unter Umständen kompetitive Inhibitoren ihrer natürlichen Enantiomeren dar. Man findet sie daher vornehmlich in Bakterienzellwänden, wo sie als Peptidase-Inhibitoren die Zellwand weniger empfindlich gegen lysierende Enzyme machen, besonders aber in den speziellen bakteriellen Sekundärmetaboliten, den Antibiotika. Beispiele für letztere sind Actinomycine, Echinomycin, Gramicidin oder die Lantibiotika (Farbabb. 11-3, S. 302).

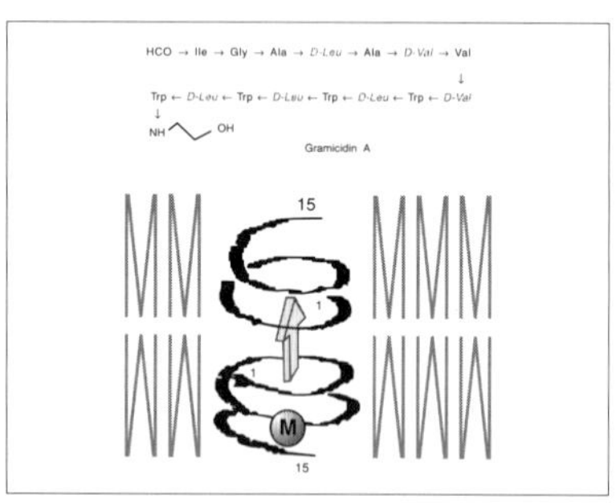

11.3 Proteine und Peptide, kombinatorische Vielfalt

Primärstruktur	Sequenz der Aminosäuren in der Polypeptidkette eines Proteins.
Sekundärstruktur	Die durch Faltung der Peptidkette entstehende und durch Wasserstoffbrücken stabilisierte Geometrie. Es entstehen α-Helices mit bis zu 30 Aminosäuren und β-Faltblattstrukturen mit bis zu 10 Aminosäuren. Diese Grundelemente sind durch „*turns*" verschiedener Geometrie und Aminosäureanzahl miteinander verknüpft.
Tertiärstruktur	Assoziation der Sekundärstrukturelemente zu einer reproduzierbar räumlich definierten Anordnung des Proteinstrangs. Die Umgebung bestimmt wesentlich die Gestalt. Es entstehen kugelsymmetrische cytosolische Proteine oder die anisotropen Strukturen der membranständigen Rezeptorproteine.
Quartärstruktur	Aufbau einer funktionellen Einheit aus Proteinuntereinheiten, die nicht durch kovalente Bindung zusammengehalten werden. Die Oligomerisierung ist durch die gleiche Proteinuntereinheit (Homo-) oder durch verschiedene Untereinheiten (Hetero-di/tri/tetramere) möglich.

Proteine und Peptide des menschlichen Organismus sind aus dem Standardsatz der 20 L-Aminosäuren aufgebaut. Mit Hilfe von 20 verschiedenen Seitenketten gelingt es, eine außerordentliche Vielfalt zu erzeugen. Allein die Mitochondrien bergen über eintausend verschiedene Proteine, die bis auf wenige cytosolisch produziert und dann ins Innere der Mitochondrien transportiert werden.

Der kombinatorische Algorithmus umfaßt die Anzahl der Reste (es gibt Proteine mit weniger als einhundert, aber auch mit weit über eintausend Aminosäuren) und die Wiederholung desselben Restes. Die Polypeptidketten falten in einer ersten Hierarchiestufe zur sogenannten Sekundärstruktur auf. Die Sekundärstrukturelemente assoziieren zu Domänen, deren Zusammenlagerung schließlich die endgültige Proteinstruktur, die Tertiärstruktur, ergibt. Die soweit resultierende dreidimensionale Gestalt der Proteine ist damit inhärenter Bestandteil der Aminosäuregeometrie und des Einflusses der Umgebung (z. B. hydrophobe Membran oder hydrophiles Cytosol). Aminosäuren werden über Peptidbindungen zu Ketten

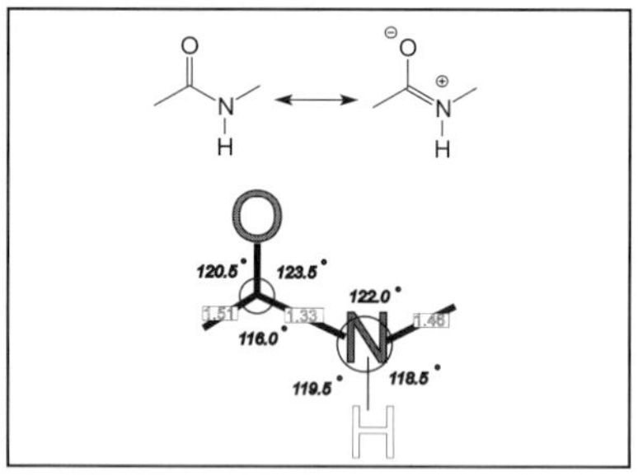

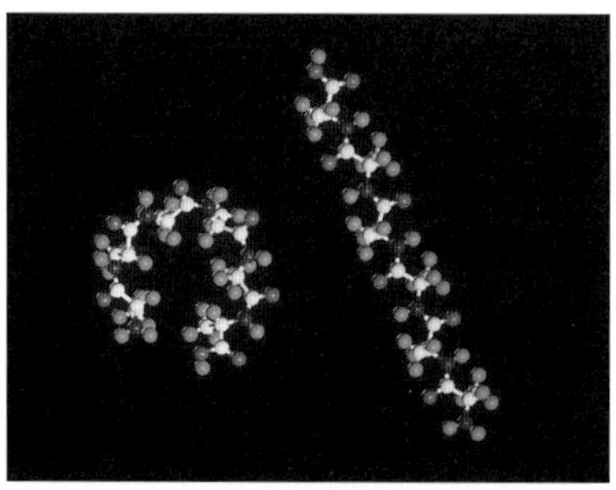

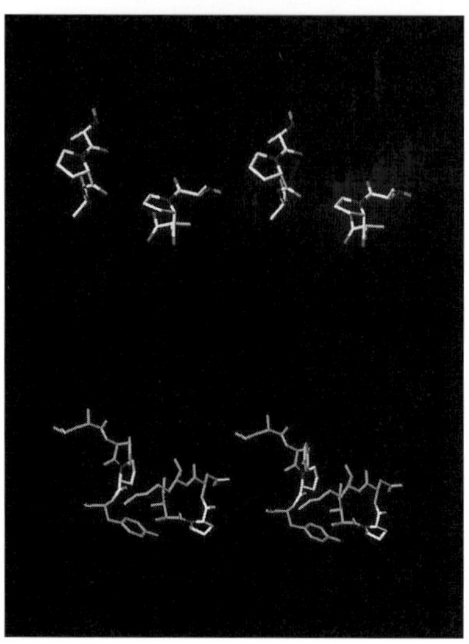

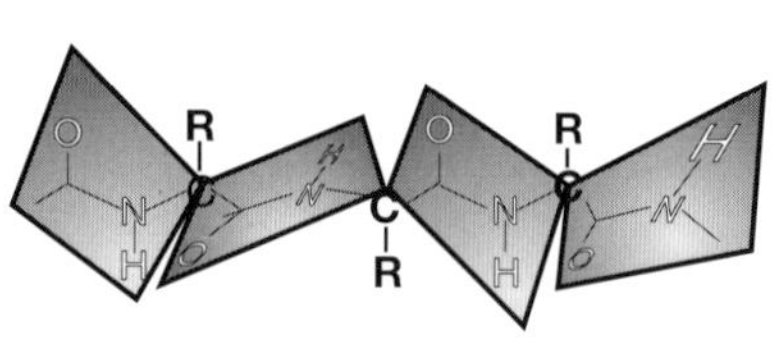

verknüpft. Letztere besitzen spezielle stereochemische Eigenschaften, die bedeutenden Einfluß auf die Natur der Proteine haben (Farbabb. 11-4, S. 302).

Aufgrund der Mesomeriestabilisierung entsteht ein etwa 50%iger Doppelbindungscharakter, der die Substituenten durch die behinderte Rotation entweder auf entgegengesetzten Seiten (*trans*) oder auf der gleichen Seite (*cis*) fixiert. Energetisch mit etwa 10 kJ/Mol bevorzugt ist die *trans*-Peptidbindung. Da somit nur zwei Einstellungsarten für die Substituenten an der Peptidbindung möglich sind, reduziert sich die Geometrie derselben auf eine Fläche. Peptidbindungen sind planar. Die Energiebarriere zwischen *cis* und *trans* ist mit etwa 80 kJ/Mol hoch. Sie vermeidet spontane Isomerisierungen. Letztere würden in einem Polymer, also dem Protein, aufgrund der Kombinatorik eine Zufallsstruktur erzeugen. Es entstünden redundante neben völlig unbrauchbaren Strukturen. Es wäre ein eigener Selektionsprozeß zu schaffen, um die nicht geeigneten Proteine zu erkennen und wieder abzubauen. Dies ist aber aus der Sicht einer strikten und energiesparenden Organisation der Natur zu teuer. Die Beschränkung nur auf die *cis*-Form ist ebenfalls nicht sinnvoll. Hier tritt der gegenteilige Effekt auf. Bei einem Dipeptid ist der Unterschied in der Geometrie des gesamten Moleküls zwischen *cis* und *trans* nicht sehr groß, weil sich die Reste in einer Konformation anordnen können, die sterische Konflikte vermeidet. Wird aber eine Polypeptidkette ausschließlich aus *cis*-Isomeren aufgebaut, reduziert sich der mögliche Konformationsraum zu stark, da jeder Rest die Kette weiter in sich zurückfaltet (Farbabb. 11-5, S. 303).

Nur für die Aminosäure Prolin existiert eine Ausnahme (Farbabb. 11-6, S. 303). Wegen der Ringfaltungsmöglichkeiten (*puckering*) ist die Energiebarriere für die Isomerisierung auf 50 kJ/Mol abgesenkt. Auch der Energieunterschied zwischen *cis*- und *trans*-Isomer ist geringer als die oben erwähnten 10 kJ/Mol, weil die sterische Hinderung für beide Isomere nahezu die gleiche ist. Besonders in cyclischen Peptiden, aber auch in einigen Proteinen findet man *cis*-Proline, wenn spezielle geometrische Bedingungen zu erfüllen sind.

Eine Polypeptidkette kann deshalb als eine Aneinanderreihung von Flächen betrachtet werden, die jeweils über eine Ecke miteinander verbunden sind und die nur über diese Ecke gegeneinander verdreht werden können. Der Drehpunkt der Peptidbindungsflächen gegeneinander ist der jeweilige (α)-Kohlenstoff, der die Seitenkette der Aminosäure trägt (Farbabb. 11-7, S. 304).

Der Winkel, den die Peptidbindungsflächen einschließen, wird als **Torsionswinkel**, bzw. sein um 180° verschobenes Analogon als **Diederwinkel** bezeichnet. Dieser Winkel ist somit charakteristisch für die Auffaltung des

Proteins. Er setzt sich aus den Beiträgen der zwei Bindungen links und rechts vom α-Kohlenstoff zusammen. Schreibt man, wie international vereinbart, die Polypeptidkette von links nach rechts mit dem N-Terminus links beginnend, so bezeichnet man den Torsionswinkel links vom α-Kohlenstoff als PSI (ψ), rechts davon als PHI (ϕ) (Farbabb. 11-8, S. 304).

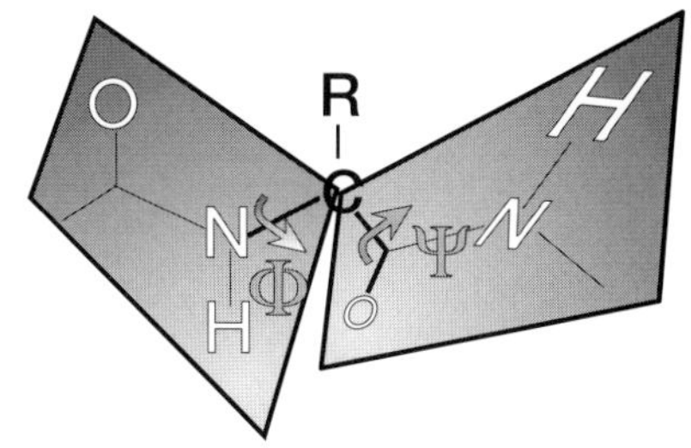

Es leuchtet ein, daß die Seitenkettengröße bei der Einstellung des Torsionswinkels eine limitierende Rolle spielt. Bei Resten, die größer als Wasserstoff sind, können viele Winkel aufgrund sterischer Hinderung nicht eingenommen werden. Systematische Auftragung der PHI- und PSI-Winkel aus Röntgenstrukturen von Proteinen gegeneinander erzeugt eine Karte der erlaubten Einstellungen der Peptidflächen, ein – nach seinem Erfinder benanntes – Ramachandran-Diagramm (Abb. 11-2).

Nur der kleinste Teil der möglichen Torsionsfreiheitsgrade innerhalb des Diagramms ist durch reale Strukturen belegt. Die Stereochemie der Peptidbindung in Kombination mit der Stereochemie der Seitenketten reduziert die möglichen 3D-Auffaltungen. Trotzdem sind alle Winkelkombinationen enthalten, die wir in experimentellen Bestimmungen der Struktur auf Sekundärstrukturebene, also der ersten Hierarchiestufe, wiederfinden. Die energetischen bzw. sterischen Restriktionen erlauben einen beschränkten Satz von Sekundärstrukturgeometrien. Man unterscheidet Helix-, Faltblatt- und *turn*-Geometrie. Die spezielle Stereochemie der Aminosäuren ist damit ein Selektionsfaktor. Er verhindert eine zu große Variabilität der Struk-

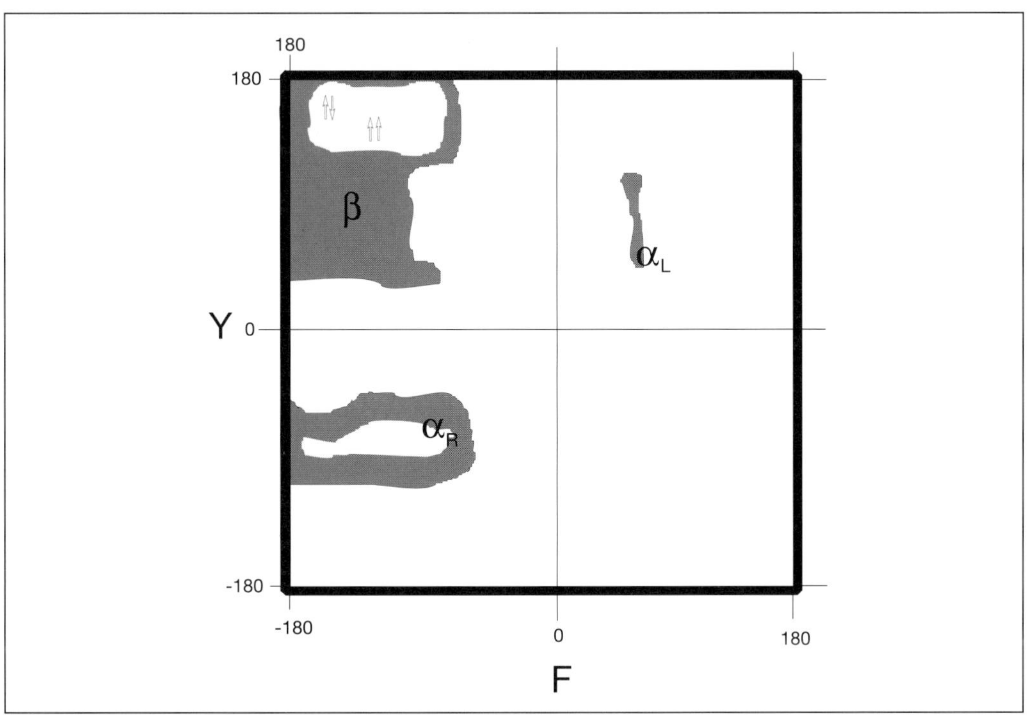

Abb. 11-2: Ramachandran-Diagramm zeigt erlaubte Geometriebereiche für die Sekundärstrukturen in Polypeptiden (s. Kap. 11.4.).

turen und begrenzt die Bausteine auf eine gut überschaubare Anzahl, deren Kombinatorik noch genügend Freiheit läßt, um allen Bedürfnissen der Informationsverarbeitung eines komplexen Systems, wie einem lebenden Organismus, gerecht zu werden.

Als Prinzip läßt sich aus dieser Beobachtung ableiten, daß die Stereochemie der Bausteine die geometrische Eigenschaft hierarchisch höherer, aus ihnen zusammengesetzter Strukturen bestimmt. Die Komplexität der Stereochemie spielt dabei eine wichtige Rolle. Während aus LEGO-Steinen mit ihrem hochsymmetrischen Charakter eine große Vielfalt verschiedener Strukturen gebaut werden kann (und gerade das ist die Absicht), schränken komplexere Bausteine die Anzahl der möglichen Strukturen ein.

Der Einfluß der Stereochemie der Aminosäuren auf hierarchisch höhere Strukturen, die aus ihnen aufgebaut werden, ist innerhalb ihrer Klasse aber nicht linear. Während Glycin mit der „Seitenkette" Wasserstoff nicht asymmetrisch und auch nicht sterisch anspruchsvoll ist, erzeugen Aminosäuren wie Prolin oder Tryptophan aufgrund ihrer speziellen Eigenschaften eine bestimmte Umgebung. Prolin ändert den Verlauf der Aminosäurenkette, Tryptophan paßt mit seinem großen heteroaromatischen Rest nur in bestimmte Positionen (Abb. 11-3).

Geladene und/oder polare, verzweigte Seitenketten erzeugen eine zusätzliche Möglichkeit zum Aufbau bzw. zur Stabilisierung von ausgesuchten Geometrien. Aufgrund ihrer Ladung oder ihres „aciden" Wasserstoffs sind diese Aminosäuren in der Lage, direkte Coulombsche Wechselwirkungen durch Anziehung oder gleichnamige Abstoßung aufzubauen, oder aber Wasserstoffbrücken auszubilden. Die geometrische Sensibilität einer Wasserstoffbrücke, bedingt durch ihre vektoriellen Eigenschaften, ist bereits in den Anfangskapiteln diskutiert worden. Hier benutzt die Natur dieses Element zum Aufbau spezieller Sekundärstrukturen und deren Organisation zu hierarchisch höheren Strukturen (Abb. 11-4).

Es lassen sich sechs Hierarchiestufen für die Faltung und Organisation einer Polypeptidkette definieren (Abb. 11-5).

Die Sequenz ist die niedrigste Stufe. In der nächsten Stufe erfolgt die Auffaltung zu Sekundärstrukturen, die in der dritten Hierarchiestufe zu Supersekundärstrukturen assoziieren. Supersekundärstrukturen schließen sich in größeren Proteinen zu stabilen Domänen zusammen, die oft funktionelle Einheiten darstellen. Darüber steht dann schließlich die eigentliche komplette Proteinstruktur. Für komplexe Aufgaben, beispielsweise bei der Polymerisierung und Speicherung der DNA, entstehen physikalische, nicht kovalente Aggregate, die aus bis zu zehn gleichen oder auch verschiedenen Proteinen zusammengesetzt sein können.

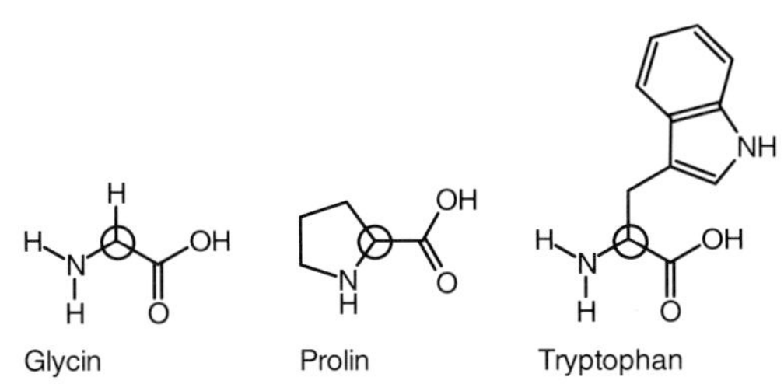

Abb. 11-3: Seitenkettenstruktur der Aminosäuren Glycin, Prolin und Tryptophan.

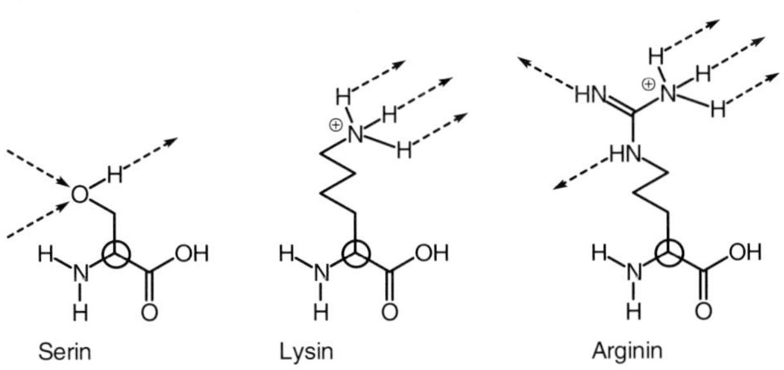

Abb. 11-4: Seitenkettenstruktur der Aminosäuren Arginin, Serin und Lysin. Ihre jeweilige Fähigkeit zur Ausbildung von Donator- und Akzeptorwasserstoffbrücken ist durch Pfeile versinnbildlicht.

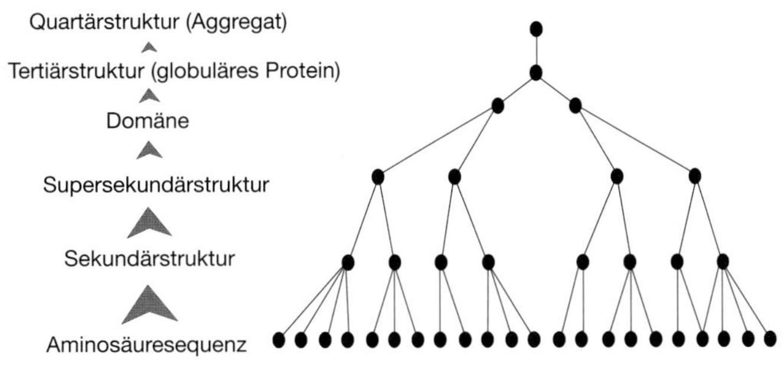

Abb. 11-5: Faltungshierarchie einer Polypeptidkette.

11.4 Sekundärstrukturen in Peptiden und Proteinen

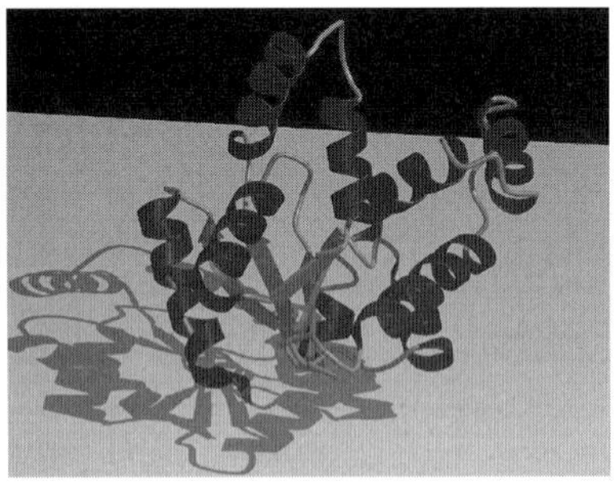

Sekundärstrukturen lassen sich definieren als regelmäßige Anordnungen der Peptidkette ohne Berücksichtigung von Typ und Geometrie der Aminosäurenseitenkette (Farbabb. 11-9, S. 305). Angeschaut wird also nur das sogenannte „Peptidrückgrat" (Backbone). Die englischsprachige Bezeichnung **Backbone** hat sich als Terminus technicus eingebürgert und wird hier gegebenenfalls weiterverwendet. Aus dieser Betrachtung resultieren drei Sekundärstrukturen, die sich in der Praxis in Röntgenstrukturanalysen wiederfinden lassen: Helix, Faltblatt und Umkehrschleife (*reversed turn*). Jede dieser Strukturen entspricht einem bestimmten Bereich in der Ramachandran-Karte.

Helices als eine wahrscheinliche Stereochemie der Polypeptidkette wurden bereits sehr früh von Pauling aus theoretischen Überlegungen heraus postuliert. Die Vorstellungen fanden eine glänzende Bestätigung durch die im gleichen Jahr von Perutz publizierte Kristallstrukturanalyse des Hämoglobins. Die Bezeichnung α und β für Helix- bzw. Faltblattstruktur entstand aus der zufälligen Einteilung der Meßdiagramme der Röntgenmessungen in zwei unterschiedlich auftretende Muster, die sich nachher als charakteristisch für die molekulare Geometrie erwiesen. α-Helices sind charakterisiert durch die Steigung und die Chiralität. Die Steigung ergibt sich aus der Anzahl der Aminosäuren pro vollendeter Windung der Spirale multipliziert mit dem Vorschub pro Aminosäurerest entlang der Helixachse (Abb. 11-6).

Ihre Stabilität erhält die Helix durch Wasserstoffbrücken-Bindungen des NH-Wasserstoffs der Peptidbindung zum Carbonylsauerstoff der darüberliegenden Peptidbindung, der ihm aufgrund der *trans*-Konfiguration der

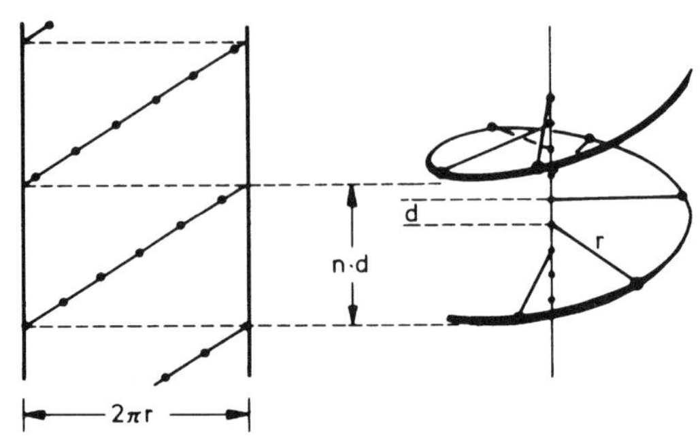

Abb. 11-6: Helixsteigung und Zylinderabwicklung (verändert nach G. E. Schulz und E. Schirmer): n = Aminosäuren pro Windung, d = axialer Vorschub pro Aminosäure, n × d = Steilheit der Helix, r = Helixradius. Die Zylinderabwicklung wird durch Projektion der Helix auf eine coaxiale Oberfläche und einen Schnitt parallel zur Helixachse erreicht. Die Zylinderabwicklung erlaubt die systematische Analyse der einzelnen Aminosäurereste. Sie erleichtert beispielsweise die Erkennung bestimmter Ladungsmuster auf der betrachteten Helix. Blickt man von der Rückseite auf die Zylinderabwicklung, so erhält man automatisch das Spiegelbild. Die Technik wird für Geometrievergleiche verwendet.

Peptidbindung in optimaler Distanz entgegensteht. Nach diesem Muster lassen sich Helices verschiedener Öffnung denken, je nachdem ob die H-Brücke zwischen den Aminosäuren i und i+2; i und i+3 oder i und i+4 erfolgt. Erstere wird als 3_{10} Helix bezeichnet, die zweite ist die α-Helix und die dritte Möglichkeit die π-Helix.

In der Natur kommt fast ausschließlich die rechtshändige α-Helix mit durchschnittlich 3,6 Aminosäuren pro Windung vor. Daneben existiert als Spezialfall die rechtshändige Superhelix des Kollagens, die aus drei linkshändigen, sehr gestreckten einzelnen Helices aufgebaut ist. Ihre chemische Zusammensetzung ist sehr speziell auf ihre Faserfunktion ausgerichtet und hat Kombinationen von Glycin-Prolin bzw. Hydroxyprolin als wesentliches Strukturelement.

Eine rechtshändige α-Helix ist eine sehr stabile Struktur. Im Ramachandran-Diagramm ist sie durch die Winkelkombination PHI/PSI = –60/–45 charakterisiert. Diese relative Positionierung der Aminosäureebenen zueinander (s. oben) garantiert minimale sterische Hinderung durch Seitenketten, maximal regelmäßige Ausrichtung der Wasserstoffbrücken i, i+3 und optimale Packungsdichte, die auch Anziehungseffekte durch das Innere der Helix erlaubt. Dieser sehr regelmäßige und stabile Aufbau dient nicht nur der mechanischen Stabilisierung der Proteinfaltung. In zytosolischen Proteinen, meist Enzymen, wahrscheinlich aber auch in Rezeptorproteinen werden Helices mit amphiphilen Eigenschaften zur Konstruktion verwendet. Aufgrund der i, i+3 Periodizität lassen sich alle hydrophilen Seitenketten entlang einer Helix auf der einen Seite anordnen, alle hydrophoben auf der gegenüberliegenden Seite. In der zweidimensionalen Projektion (Abb. 11-7) entsteht ein Kreis, auf dessen Umfang die Aminosäuren er-

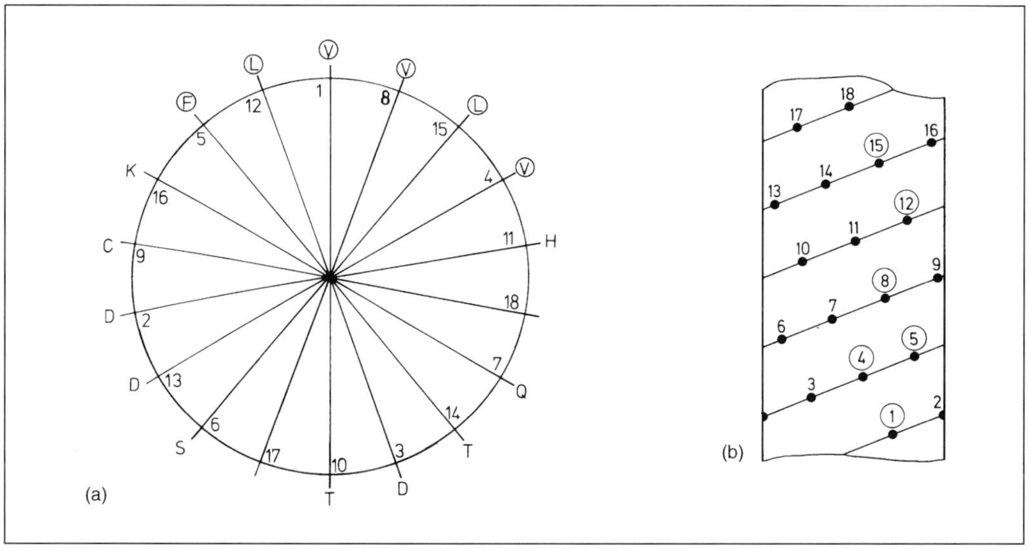

Abb. 11-7: Helical wheel und Zylinderabwicklung (verändert nach G. E. Schulz und E. Schirmer).
a) Die radähnliche Darstellung einer Helix („helical wheel" ist der international verwendete Terminus technicus und sollte auch nicht-übersetzt erhalten bleiben) entsteht durch Projektion aller Seitenkettenpositionen entlang der Helixachse in die Ebene. Auch diese Darstellung dient wie die vorherige der Mustererkennung. Alle unpolaren Reste sind hier beispielsweise mit einem Kreis versehen. Sie liegen alle auf der oberen Hälfte der Helix und markieren eine Amphiphilie.
b) Abbildung zeigt die Position der unpolaren Seitenketten in der Zylinderabwicklung (vergl. Abb. 11-6).

scheinen und der linken bzw. rechten Kreishälfte bezüglich ihrer chemischen Eigenschaften zugeordnet sind. Entgegen dem Uhrzeigersinn windet sich die Helix in der i, i+3 Periodizität. In der Zylinderabwicklung entsteht entsprechend ein „hydrophober Streifen“ entlang der Helixachse.

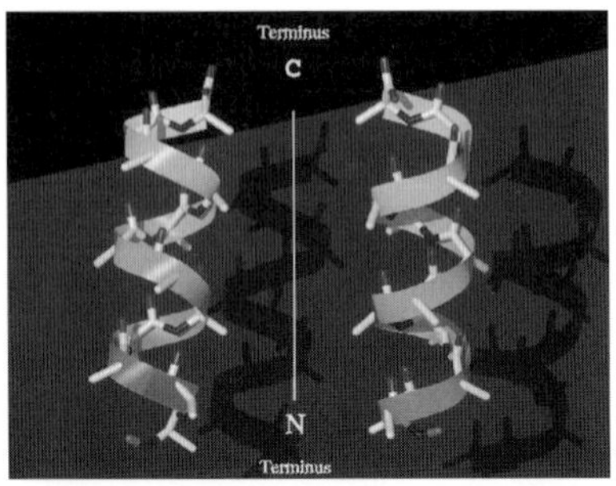

Linkshändige Helices wurden bisher nie beobachtet. Theoretisch sollte die Chiralität ein energetisch äquivalentes Isomerenpaar erzeugen. Die Chiralität bezogen auf die Richtung der Helixwindung ist aber nur ein Teil der Beschreibung, weil die Bausteine der Helix ebenfalls chiral sind. Sie stellt also eigentlich ein Diastereomer dar. Die Umkehrung der Windungsrichtung erzeugt eine Struktur, die energetisch aufgrund der sterischen Hinderung durch die Seitenketten der Aminosäuren viel weniger stabil ist. Das korrekte Spiegelbild wäre die linkshändige Helix aus D-Aminosäuren (Farbabb. 11-10, S. 305). Es wurde durch Synthese bewiesen, daß diese in der Tat mit gleicher Stabilität existiert (s. unten).

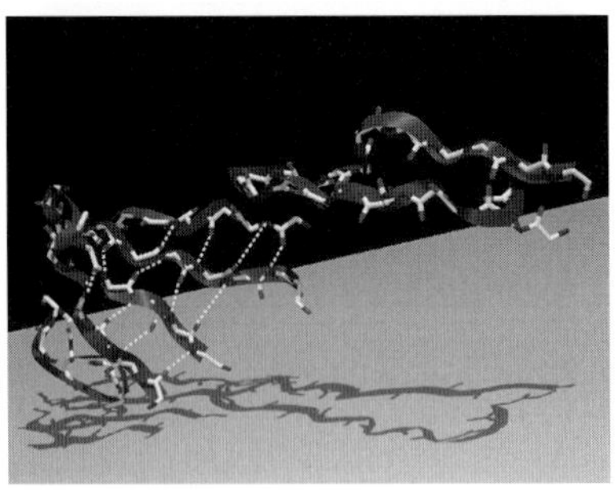

β-Faltblatt-Strukturen bestehen aus maximal gestreckten Polypeptidketten. Sie weisen mit n = 2 pro kompletter Windung zwei Reste auf und haben damit eine planare Struktur. Völlige Planarität wird allerdings in der Realität kaum beobachtet. Die aus den einzelnen Strängen wiederum durch H-Brücken vom NH---OC-Typ entstehenden Faltblätter sind entlang ihrer Achse leicht verdrillt (twisted). Die Einzelstränge zeigen daher ein gewisses Maß an Kooperativität, das sie vom Idealwinkel 180° abweichen läßt (Farbabb. 11-11, S. 306).

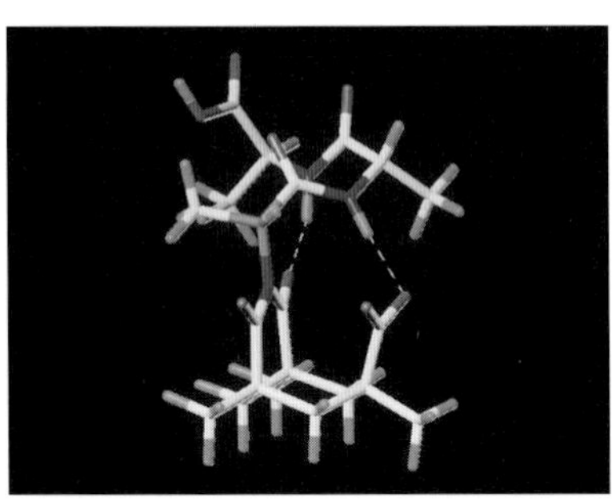

Anhand neuer eleganter synthetischer Experimente beginnt man, den inneren Aufbau der Helix zu verstehen. Peptide können in helikale Konformation gezwungen werden, wenn sie N-terminal an ein rigides nicht peptidisches Molekül gebunden sind, das aufgrund seiner Stereochemie rechtshändige Helices zu induzieren vermag. Im bicyclischen Glutarimid-Derivat (Farbabb. 11-12, S. 306) sind die Carbonyl- bzw. Carboxylat-Sauerstoffe dreidimensional so angeordnet, daß sie über Wasserstoffbrückenbindungen mit einem darüber angeordneten Peptid wechselwirken. Computermodelle zeigen nun in völliger Übereinstimmung mit Kristallstruktur-, Kernresonanz- und CD-Daten, daß die erste Aminosäure, die an das Imid bindet, D-Konfiguration haben muß. Nur dann entsteht aus der restlichen L-Aminosäurenkette eine rechtshändige α-Helix. Die epimere all-L-Kette zeigt gravierende sterische Interaktionen mit der Imidstruktur und faltet völlig unterschiedlich. Achirale Synthone in der Position 1 bedürfen eines chiralen Zentrums im Bicyclus selbst, um chiral induzierend auf die Peptidkette zu wirken.

Aufgrund der bilateralen Symmetrie sind zwei Typen von Faltblättern zu erwarten, parallel und antiparallel orientiert, die auch beide von Pauling vorhergesagt wurden. Beide Typen werden häufig in Proteinen gefunden.

Sie bestehen im Mittel aus sechs Aminosäuren pro Einzelstrang, vier bis sechs Stränge assoziieren am häufigsten zu einem Faltblatt. Gemischt parallele/antiparallele Faltblätter werden ebenfalls beschrieben. Faltblätter in zytosolischen Proteinen bestehen signifikant häufig aus hydrophoben Aminosäuren. Sie sind meist im Inneren des Proteins lokalisiert und machen oft essentielle Teile der Active Site aus. Der Twist der Faltblätter ist leicht aus lokalen Geometrieoptimierungen im Protein und im Faltblatt selbst zu verstehen. Die gebogene Oberfläche ist dazu wieder asymmetrisch und stellt damit wiederum ein Selektionskriterium für die Enzymreaktion dar.

Umkehrschleifen (reversed turns) sind in Geometrie und Notwendigkeit aus dem bisher Besprochenen unmittelbar einsichtig. Rückfaltung der Peptidkette zu einem antiparallelen Faltblatt bedingt beispielsweise eine 180°-Umkehr an der Proteinoberfläche (Abb. 11-8). Demzufolge werden die meisten dieser Turns an Oberflächen gefunden. Sie sind durch mindestens eine Wasserstoffbrücke zwischen hin- und zurücklaufendem Strang bei O_i und N_{i+3} stabilisiert und werden in drei Typen klassifiziert.

Die „Spiegelbilder" (bezüglich ihrer Faltung) aller drei Typen sind mit einer Häufigkeit unter 10% in den bisher bekannten Kristallstrukturen recht selten. Dies ist durch die sterische Hinderung der Seitenketten der L-Aminosäuren leicht zu verstehen.

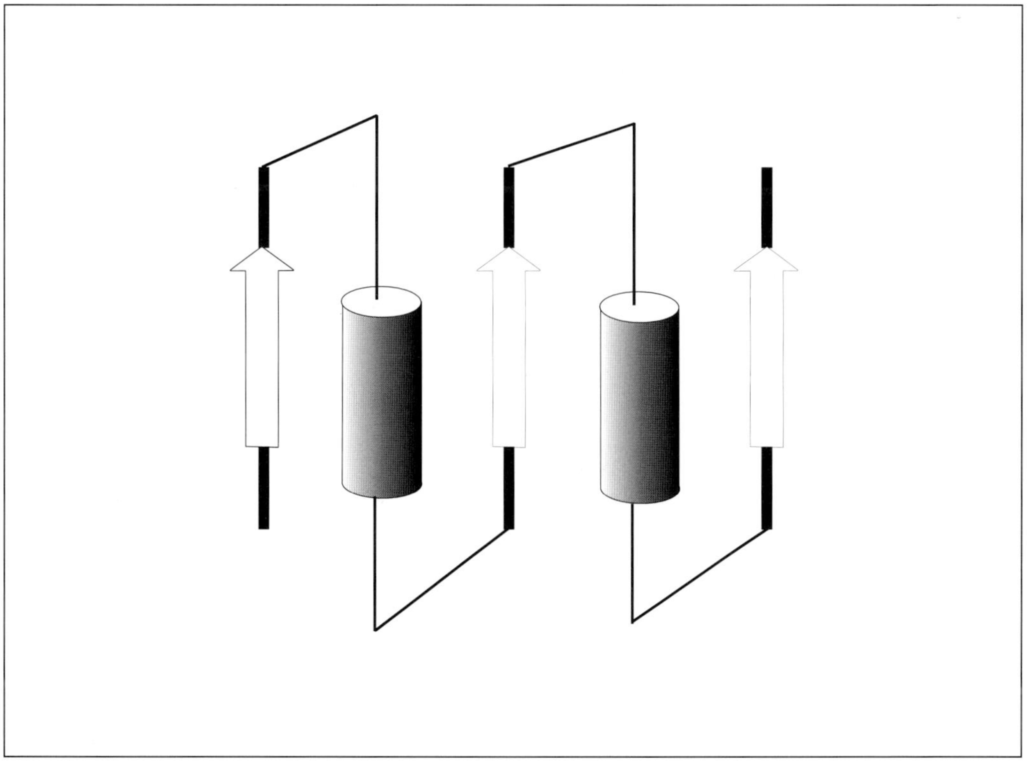

Abb. 11-8: Sekundärstrukturschema eines Rossman Folds (vergl. auch Farbabb. 11-13).

Nächste Hierarchiestufe ist die Supersekundärstruktur. Auch dort wird das stereochemische Grundmuster der Aminosäuren wirksam. Eine der wichtigsten und einfachsten Geometrien soll hier stellvertretend für viele komplexe Strukturen besprochen werden: der Rossmann Fold. Benannt nach ihrem Entdecker M. Rossmann ist die Struktur eine regelmäßige Abfolge von α- und β-Sekundärstrukturen. Fünf sind alternierend verbunden zu einer β-α-β-α-β-Einheit (Abb. 11-8). Die Minimaleinheit als Baustein ist β-α-β.

Ohne Ausnahme ist die beobachtete Faltung des β-α-β-Bausteins rechtshändig. Auch dies ist wieder aus der stereochemischen Präferenz der Aminosäuren zu verstehen. Faltblattstränge sind, wie oben gezeigt, nicht ideal planar, sondern verdrillt. Dieser Twist wird in der Entstehung einer Supersekundärstruktur wie β-α-β wiederum verdrillt. Für eine rechtshändige Verdrillung entsteht dabei eine entspanntere Struktur als für die linkshändige. Erstere ist also energetisch bevorzugt.

11.5 Symmetrie in Proteinen

In der nächsten Hierarchiestufe finden sich die Supersekundärstrukturen zu funktionellen Einheiten, den Domänen zusammen. Domänen stellen bei Enzymen häufig das Protein dar, oder sie verbinden sich mit einer oder mehreren identischen Domänen zur Proteintertiärstruktur. Auf beiden Stufen findet man bevorzugt symmetrische Gebilde, sowohl bei der Assoziation von Supersekundärstrukturen wie auch bei der Assoziation von Domänen. Dieser Befund widerspricht in keiner Weise den anfangs abgeleiteten Regeln über Asymmetrie und Erkennung, bzw. Asymmetrie und Informationsinhalt. Auf der Stufe der Domänen oder der Tertiärstruktur sind wir meistens schon über die Struktur der katalytischen Arbeitseinheit hinaus. Die Supersekundärstruktur, wie der Rossmann Fold, ist selbst asymmetrisch und schafft eine asymmetrische Bindungsumgebung. Seine symmetrische Assoziation zu einer höheren Einheit hat Stabilitätsgründe. Die eigentlichen Arbeitseinheiten in Proteinen müssen in geeigneter Weise in ihre Umgebung eingepaßt und stabilisiert werden. Entscheidendes Prinzip einer Stabilisierung ist oft kovalente Dimerisierung oder Oligomerisierung unter Aufbau hochsymmetrischer Einheiten. Hochsymmetrische Strukturen stellen meistens gleichzeitig energetische Minima dar. Kristalle liefern das beste Beispiel. Wie bei vielen Naturstoffen, die beispielsweise „Spielkartensymmetrie" aufweisen, aber nicht als Gesamtstruktur wirksam sind, geht es auf dieser Organisationsstufe der Proteine um das „Überleben" der 3D-Struktur.

Ein sehr schönes Beispiel stellt die Lactatdehydrogenase (LDH) dar. Ihre NAD-Bindungsdomäne besteht aus zwei Rossmann Folds, die, wie oben gezeigt, selbst asymmetrisch, in der LDH aber spiegelsymmetrisch zueinander angeordnet sind (Farbabb. 11-13, S. 307). Die NAD-Bindungsregion der LDH weist eine hohe Symmetrie auf, die Bindung des Substrates ist aber natürlich nicht symmetrisch.

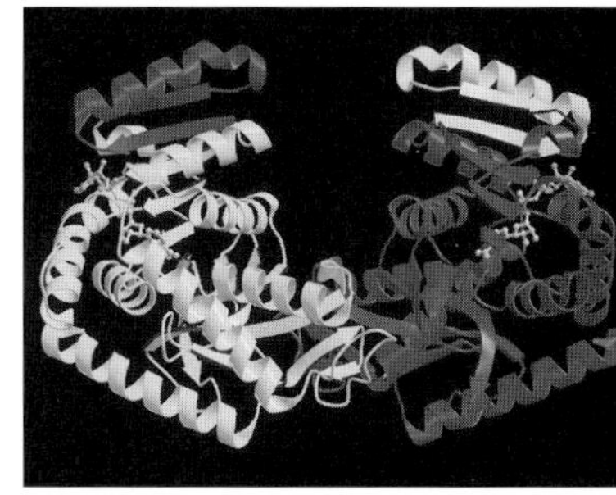

11.6 Pseudosymmetrie in Proteinen

Innerhalb des Satzes der 20 natürlichen Aminosäuren sind die Eigenschaften wie Basizität, Wasserstoffbrücken-Akzeptor oder -Donator, mehrfach kodiert. Deshalb können Aminosäuren sich gegenseitig austauschen, ohne identisch sein zu müssen. Dieses Phänomen führt zu einer Nicht-Eindeutigkeit in der Beziehung zwischen Sequenz und 3D-Struktur. Letztere ist nicht mit absoluter Bestimmtheit aus der Sequenz vorherzusagen. Umgekehrt gibt es identische 3D-Strukturen, die aus unterschiedlichen Sequenzen aufgebaut sind. Solche Systeme können auch innerhalb einer Sequenz vorkommen. Dort falten zwei unterschiedliche Teilsequenzen zu zwei identischen 3D-Slrukluren auf und sind kovalent mitcinander verknüpft. Es existieren zwei gleiche Domänen unterschiedlicher Sequenz. Diese Domänen können zusätzlich miteinander in Symmetriebeziehung stehen. Wahrscheinlich ist diese Symmetriebeziehung sogar begünstigt, da sie, wie oben erwähnt, für eine Absenkung der Energie sorgt. Ein exzellentes Beispiel ist die Kristallstruktur eines Trypsin-Inhibitors aus Vigna radiata (L.) WILCZEK (syn. *Phaseolus aureus* ROXB.), der Mungobohne. Der Inhibitor, ein pflanzliches Protein, ist in der Lage, gleichzeitig zwei Proteasen kompetitiv zu inhibieren. Dazu hat es zwei asymmetrische Bindungsloops aus fünf Aminosäuren entwickelt, die die jeweilige Protease, meist Trypsin oder Chymotrypsin, in der Active Site blockieren. Solche Inhibitoren werden nach ihren Entdeckern als Bowman-Birk-Inhibitoren bezeichnet. Beide asymmetrischen Einheiten sind im Inhibitorprotein über eine 180° Rotation zueinander symmetrisch angeordnet (Abb. 11-9). Die Sequenz der beiden inhibitorischen Bindungsloops ist allerdings nicht identisch, obwohl die Aminosäuren ähnliche, bezogen auf ihre Inhibitorfähigkeit sogar gleiche Eigenschaften besitzen. Strukturell betrachtet ist dies Pseudosymmetrie. Die äußere Gestalt des Inhibitorproteins gleicht einem Sphäroid, an dessen Enden der Längsachse je eine Protease gebunden wird. Der entstehende ternäre Komplex ist wiederum rotationssymmetrisch, jeder Teilkomplex asymmetrisch.

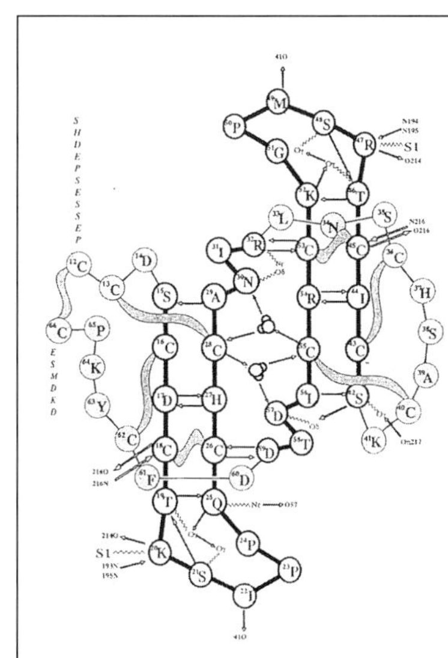

Abb. 11-9: Schematische Darstellung des Trypsin-Inhibitorproteins aus Mungobohnen (G. Lin et al, 1995). Die Bindungsloops Ⓣ oben und unten haben unterschiedliche Aminosäuresequenz, aber sehr ähnliche Eigenschaften. Die S-förmigen Kurven stellen Disulfidbrücken dar.

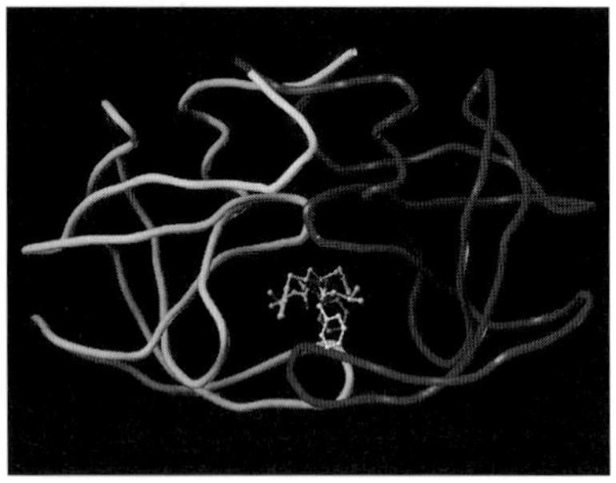

11.7 Dimerisierung und Oligomerisierung

Die bisher auf kovalenter Ebene beschriebenen Phänomene treten auch bei nicht-kovalent assoziierenden Proteinstrukturen auf. Die HIV-Protease arbeitet als Homodimer (Farbabb. 11-14, S. 307). Die Active Site besteht aus zwei Hälften, die in je einer Subeinheit lokalisiert sind. Das Homodimer weist C_2-Symmetrie auf. Ein elegantes, aber sehr aufwendiges Experiment mit der HIV-Protease beweist die Einzigartigkeit der Faltung und Assoziation. Wenn die bisher abgeleiteten Regeln stereochemischer Zusammenhänge bei Proteinen richtig sind, sollte ein völlig aus D-Aminosäuren aufgebautes Protein die spiegelbildliche Faltung und die spiegelbildliche Quartärstruktur aufweisen. Spiegelbildliche Mechanismen können erwartet werden, wenn das vorherige zutrifft, sind aber nicht notwendige Bedingung. Denn es gibt keinen spiegelbildlichen Zeitverlauf der Reaktion, und weiter ist eine Umkehrung nur dann zu erwarten, wenn auch eine signifikant chirale Erkennung auftritt. Letzteres muß nicht der Fall sein (s. Inhibitoren und Antagonisten, Kap. 12.3). Der Aufbau des 99 Aminosäuren langen D-enantiomeren Proteins gelang vollsynthetisch. Die Kristallstruktur zeigt das perfekte Spiegelbild des L-Homodimers. Damit war experimentell gezeigt, daß zumindest Sequenz und Umgebung reproduzierbar ein und dieselbe Proteinstruktur auffalten und daß die Bausteine ihren Einfluß auf die höhere Hierarchiestufe transferieren können. Die beobachtete C_2-Symmetrie war der Ansatz für die Entwicklung C_2-symmetrischer Inhibitoren.

11.8 Asymmetrische Räume, die „Active Site"

Die von der HIV-Protease gebildete C_2-Symmetrie und die Kenntnis der geteilten Active Site verleiteten zu dem Schluß, daß C_2-symmetrische Inhibitoren ideale Paßform und daher hohe Aktivität aufweisen sollten. Diese Strategie sollte sich als richtig erweisen, funktioniert aber nur in speziellen Fällen wie bei der HIV-Protease. Vergleicht man mit anderen Proteasen, ist die HIV-Spielart in die Klasse der Aspartyl-Proteasen einzuordnen. Zu diesen gehören beispielsweise auch Pepsin oder Renin. Die beiden letzteren haben die Active Site ebenfalls in zwei unterschiedlichen Domänen. Diese sind aber kovalent verknüpft. Sie zeigen vom dreidimensionalen Bau her tatsächlich eine C_2-Symmetrie; inspiziert man aber die Active Site im Detail, stellt sich heraus, daß linke und rechte Hälfte eine völlig verschiedene Sequenz aufweisen. C_2-Symmetrie der Inhibitoren wäre in diesem Fall sinnlos. Anders verhält es sich bei Homodimeren mit geteilter Active Site. Hier sind beide Hälften der Active Site chemisch identisch. Es lohnt sich also, Ausschau zu halten nach symmetrischen Inhibitoren. Ein Beispiel eines solchen Inhibitors, der aus β-Lactam-Antibiotika entwickelt wurde, zeigt Farbabbildung 11-15, S. 308. Die beiden Dreiecke symbolisieren die identischen Hälften der Active Site, die in einem Molekül HIV-Protease lokalisiert sind. Aspartate und Isoleucine binden in fast gleicher Form über Wasserstoffbrücken, bzw. wasservermittelt. Die beiden Schenkel der Dreiecke, die der gemeinsamen Seite gegenüberstehen, werden von hydrophoben Aminosäuren gebildet.

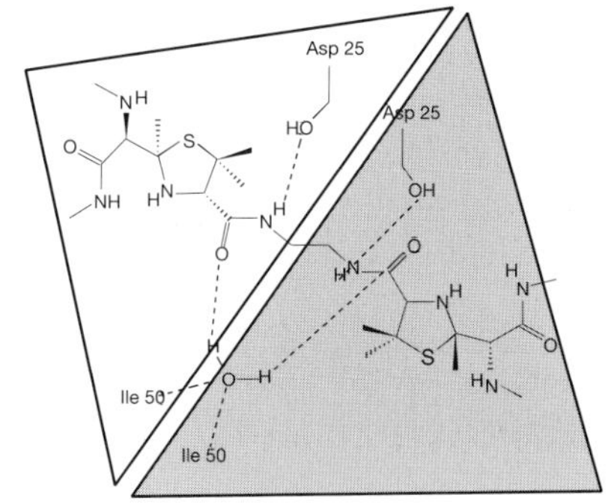

Die Besonderheit der HIV-Protease-Inhibition mit symmetrischen Inhibitoren liegt in ihrer nicht-kovalenten Dimerisierung. Jede der beiden gleichen Hälften für sich betrachtet ist natürlich asymmetrisch und bindet auch den Wirkstoff asymmetrisch. Symmetrische hochpotente Substratinhibitoren nutzen also in diesem Fall nur die besondere Form des Homodimers mit geteilter Active Site (ein Homodimer mit isolierten, einzelfunktionellen Active Sites repräsentiert die Lactathydrogenase (LDH), die in Kapitel 11.5 besprochen wurde). Die genaue Betrachtung verschiedener Röntgenstrukturen führt aber auch bei diesem hochsymmetrisch erscheinenden Dimeren zu der Erkenntnis, daß die beiden Hälften tatsächlich nicht identisch sind. Während die Auffaltung der Kette der beiden Dimerhälften zueinander C_2-symmetrisch ist, unterscheiden sich die Wasserstoffbrückenmuster für die Bindung des Inhibitors in jeder Hälfte. Dies ist schon allein dadurch erklärbar, daß die stabilste Ionisationsstufe der Bindungsstelle −1 ist. Die beiden katalytischen Asparaginsäuren müssen notwendigerweise zeitlich und räumlich im Wasserstoffbrückenmuster und Protonierungszustand differieren (Farbabb. 11-16, S. 308).

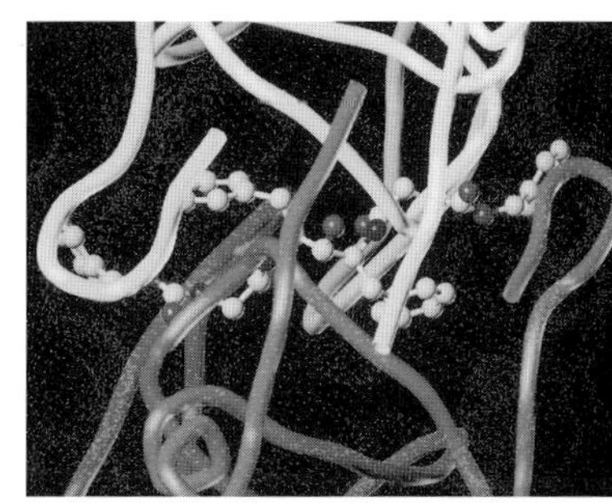

11.9 Peptide, Maximierung der asymmetrischen Bindungsgeometrie

Peptide haben im allgemeinen die Freiheit, sich in Lösung in verschiedenste Geometrien zu falten. Sie können damit auch hochsymmetrische Zustände annehmen. Diese werden in Wasser jedoch nur selten beobachtet. Der Grund ist die ungeordnete Umgebung, die die Wassermoleküle um die Peptide herum aufbauen. Symmetrische Strukturen, wie beispielsweise eine α-Helix, verlangen aufgrund der regelmäßigen Ausrichtung ihrer Wasserstoffbrücken eine Reduktion ihrer Anzahl vom Übergang der ungeordneten Wechselwirkung in die symmetrische Wechselwirkung. Dies ändert

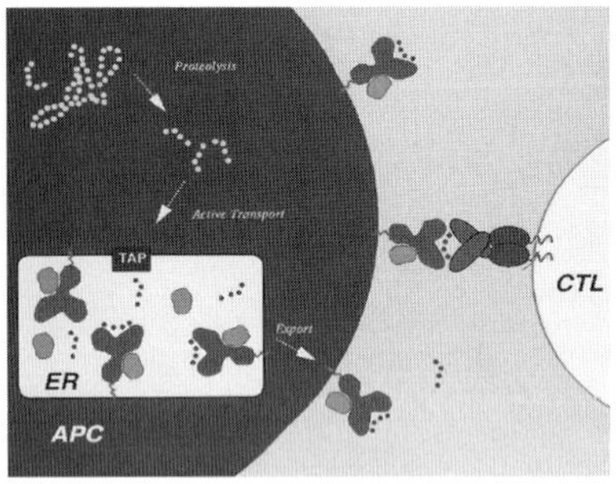

sich bei der Zunahme nicht-wasserstoffbrückenfähiger Lösungsmittelmoleküle in der Umgebung der Peptide. Fügt man der wäßrigen Lösung Trifluorethanol hinzu, überwiegt schließlich die Anzahl intramolekularer H-Brücken im Peptid und es rollt sich zur Helix auf. Die Umgebung spielt also eine strukturprägende Rolle, wenn keine sterischen Einschränkungen wie bei Cyclopeptiden vorliegen. Der Gedankengang läßt sich auf die Peptidrezeptorsituation übertragen. Die Immunreaktion auf T-Zell-Basis beruht auf einem Erkennungsschritt in einem ternären System aus T-Zellrezeptor, Antigen und Antigen-präsentierender Zelle (Farbabb. 11-17, S. 309). Entgegen früheren Annahmen weiß man heute, daß die Antigenpeptide mit einer Kettenlänge von acht oder neun Resten asymmetrisch in diesen ternären Komplex gebunden werden.

Position 2, 3 und 9 des Peptids sind wichtig für die Erkennung und Bindung an die Antigen-präsentierende Zelle, 4 und 5 nehmen Kontakt mit dem T-Zellrezeptor auf, die anderen Positionen sind *Spacer*-Gruppen vorbehalten. Daraus entsteht eine völlig unregelmäßige Bindungsgeometrie.

Diese Asymmetrie garantiert maximale Ausnutzung der Erkennung auf kleinstem Raum. Nur Liganden, die zu dieser komplexen Ausrichtung ihrer Seitenketten befähigt sind, binden an diesen Typ des Immunmoleküls und lösen einen Effekt aus. Moleküle wie diese Peptide, vielleicht aber auch generell flexible Moleküle, maximieren ihre Asymmetrie, bevor sie an das Rezeptorprotein binden.

Literatur

Birk, Y. The Bowman-Birk inhibitor: trypsin and chymotrypsin inhibitor from soybeans. Int. J. Peptide Res. 25, 113–131, 1985.

Creighton, Th. E. Proteins, Structures and Molecular Properties. W. H. Freman and Co., New York, 2. Aufl. 1993.

Jung, G. Proteine aus der D-chiralen Welt. Angew. Chemie 104, 1484–1486, 1992.

Lin, G., Bode W., Huber R., Chi C., Engh, R. A. The 0.25-nm-X-ray structure of the Bowman-Birk-type inhibitor from mung bean in ternary complex with porcine trypsin. Eur. J. Biochem. 212, 549–555, 1993.

Milton, R. C. de L., Milton S. C. F., Kent, S. B. H. Total chemical synthesis of a D-enzyme: The enantiomers of HIV-1 protease show demonstration of reciprocal chiral substrate specifity. Science 256, 1445–1448, 1992.

Müller, K., Obrecht D., Knierzinger A., Stankovc C., Spiegler C., Bannwarth, W., Trzeciak, A., Englert, G., Labhardt, A. M., Schönholzer, P. Building blocks for the induction or fixation of peptide conformations. In: Testa, B., Kyburz, E., Fuhrer, W. Giger, R. (Hrsg.). Perspectives in Medicinal Chemistry, Verlag Helvetica Chimica Acta, Basel, und Verlag Chemie, Weinheim, S. 513–531, 1993.

Narayana Bhat, T., Baldwin, E. T., Liu, B., Cheng Y.-S. E., Erickson, J. W. Crystal structure of a tethered dimer of HIV1-proteinase complexed with an inhibitor. Structural Biology 1, 552–556, 1994.

Pauling, L., Corey, R. B., Branson, H. R. The structure of proteins: two hydrogen bonded helical configurations of the polypeptide chain. Proc. Natl. Acad. Sci. USA 37, 205–211, 1951.

Rao, S. T., Rossmann, M. G. Comparison of supersecondary structures in proteins. J. Mol. Biol. 76, 241–256, 1973.

Rognan, D., Scapozza, L., Folkers, G., Daser, A. Rational design of non-natural peptides as high--affinity ligands for the HLA-B* 2705 human leukocyte antigen. Proc. Natl. Acad. Sci. USA 92, 753–757, 1995.

Schulz, G., Schirmer, E. Principles of protein structure. Springer Verlag, Berlin, Heidelberg 1985.

Storer, R., Cammack, N., Cobley, K., Evans, D., Hann, M., Humber, D., Mistry, A., Orr, D., Weingarten, G., Wonacott, A. Synthesis and structure activity relationships of a series of penicillin-derived C2-symmetric inhibitors of HIV-1 proteinase. In: Testa, B., Kyburz, E., Fuhrer, W., Giger, R. (Hrsg.). Perspective in medicinal chemistry. Verlag Helvetica Chimica Acta, Basel, und Verlag Chemie, Weinheim, S. 61–72, 1993.

12 Stereochemische Aspekte des Arzneistoff-Schicksals

Um ein Bild zu gebrauchen will ich sagen, daß Enzym und Substrat wie Schloß und Schlüssel zueinander passen müssen, um eine chemische Reaktion ausüben zu können.

E. Fischer

Der gewaltige Fortschritt in der Strukturaufklärung von Biopolymeren mit Hilfe von Kernresonanzspektroskopie und Röntgenstrukturanalyse hat es möglich gemacht, die Arzneistoffwirkung auf molekularer Ebene abzubilden. Das Postulat Emil Fischers, daß der Wirkstoff, ein kleines Molekül, mit einem großen Biopolymer wie „Schlüssel und Schloß" zusammenpassen müsse, wurde durch die dreidimensionale Beschreibung von Protein-Ligand-Komplexen glanzvoll bestätigt. Dieses Paradigma beinhaltet einen spezifischen Erkennungsschritt: Schlüssel und Schloß müssen zueinander komplementär sein, um ihre Aufgabe erfüllen zu können. Man unterscheidet Wechselwirkungen von kleinen Molekülen mit Enzymen einerseits und mit Rezeptoren andererseits. Beide stellen Familien komplizierter Proteinstrukturen dar, die aufgrund ihrer vielfältigen Funktionen in sehr viele Unterfamilien aufgegliedert sind. Der dreidimensionale Bau der Enzyme und Rezeptorproteine ist bestimmend für die Wechselwirkung mit einer bestimmten, natürlich vorkommenden oder endogenen Molekülklasse. Die Komplementaritätsbedingung auf Proteinebene scheint erfüllt, da es einen Ausschluß von ungeeigneten Strukturen gibt. Insofern stimmt das Bild von Schlüssel und Schloß (Farbabb. 12-1, S. 309).

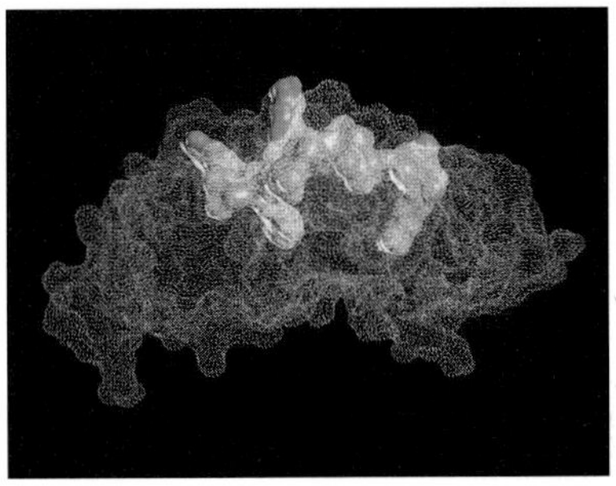

> Arzneistoffe wirken dadurch, daß sie im Körper, nachdem sie an eine bestimmte Stelle gelangt sind, dort mit den biologischen Strukturen Informationen austauschen, oder aber diese blockieren. Der Austausch der Informationen geschieht über Bindung des Arzneistoffmoleküls bzw. des endogenen Liganden an das komplementäre biologische System: das Rezeptorprotein, die Membran, ein Enzym oder auch an die DNA.

Geometrische Komplementarität, auf die eleganteste Weise und in der kleinsten Einheit ausgedrückt, findet man bei chiralen Molekülen, die in geometrisch spiegelbildliche Enantiomeren aufspalten. Setzt man voraus, daß im Zuge der Evolution die Wirkungsweise von endogenen und exogenen biologisch aktiven Molekülen über Protein-Ligand-Komplexe entwikkelt wurde, muß man konsequenterweise annehmen, daß sich auch stereoselektive Interaktionen mit nur einem Enantiomer herausgebildet haben.

12.1 Stereochemische Phänomene sinnlicher Wahrnehmung

Unsere Sinnesorgane fungieren als Rezeptoren für die Welt nach außen. Wenn es enantioselektive Erkennungsphänomene gibt, sollten sie sich in unserer Sinneserfassung manifestieren. Unsere tägliche Erfahrung ist tatsächlich so, nur sind wir uns dessen in den seltensten Fällen bewußt. Die Nase ist der feinste Biosensor, der unmittelbar erkennbar stereoselektiv arbeitet.

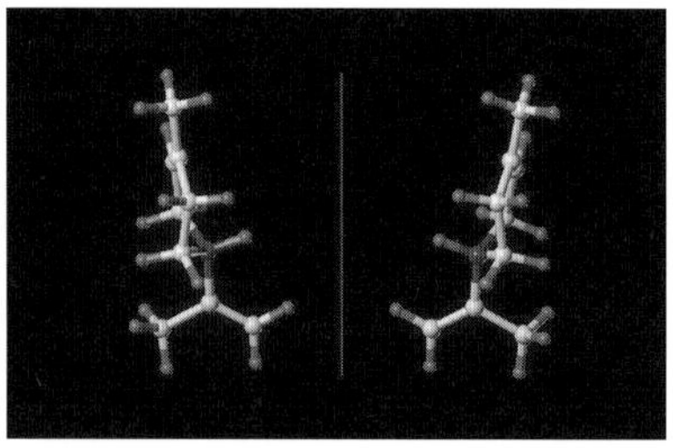

Limonen spaltet aufgrund eines asymmetrischen Zentrums in eine (+)- und eine (–)-Form auf (Farbabb. 12-2, S. 310). Der Geruchseindruck des einen Enantiomers ist der eines kühlen, nach Zitronen duftenden Raumes, erzeugt also eine positive Grundstimmung. Der Geruch des anderen, spiegelbildlichen Moleküls ist am Anfang ein wenig apfelsinenartig, ändert sich aber schnell zum technischen Gummigeruch, wie von Autoreifen, wird dann unangenehm faulig-warm und bewirkt eine Abwendung der Nase.

Olfaktorische Eindrücke sind äußerst komplex in ihrer Entstehung, weil sie auch mit einem Erfahrungsmuster gekoppelt sind, und die Abbildung im Gehirn entsprechend individuell gefärbt ist. Ein wesentlicher Schritt des Geruchserlebnisses ist aber stets die Wechselwirkung eines kleinen Moleküls, hier Limonen, mit einem Membranprotein, das diese Wechselwirkung als Reizempfindung weitergibt. Für den komplexen Eindruck „Geruch" müssen eine Reihe von Rezeptorproteinen zusammenarbeiten. Das sind sogenannte G-Protein-gekoppelte-Rezeptoren (GPCR), deren Konstruktionsweise eine große Erkennungsvielfalt erlaubt. Mehrere Signale verschiedener GPCRs werden wie bei der Fernsehbildentstehung (RGB-Technik) zu einem Gesamteindruck kombiniert.

Geruch stellt demnach, wie Ladung, Geometrie, Verteilungskoeffizient usw., eine andere Art der physikochemischen Eigenschaftsbeschreibung von Molekülen dar. Das Besondere daran ist jedoch, daß hier physikochemisch, durch Bindungsphänomene an ein Protein, offensichtlich zwischen Bild- und Spiegelbild eines Moleküls unterschieden werden kann.

Bemüht man weiter die Evolutionstheorie, kann man sich klarmachen, daß es keine Notwendigkeit gibt, das Phänomen chiraler Erkennung auf die Nase zu beschränken. In der Tat finden sich überall in unserem Körper stereoselektive Erkennungsmechanismen, von denen sehr viele enantioselektiv arbeiten.

Geruchserlebnisse aus der Welt der Naturstoffe helfen uns, ein weiteres Prinzip molekularer Erkennung zu verstehen: Je komplexer der geometrische Aufbau, um so differenzierter die Botschaft, die ich mitteilen kann. Fügt man nämlich ein Asymmetriezentrum hinzu, entstehen vier Stereoisomere, deren Geruchseindrücke ein breiteres Spektrum abdecken und detaillierter zu beschreiben sind. Dadurch sind sie auch spezifischer. Ein Beispiel dafür ist das Methylpropyl-Oxathian (Farbabb. 12-3, S. 310).

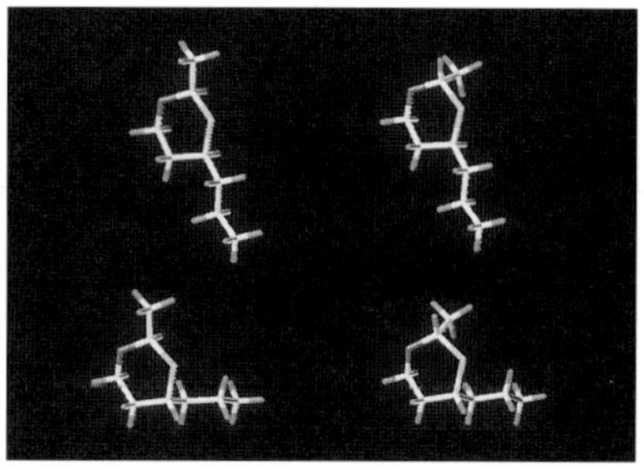

Pheromone

Die Bedeutung der Sinneseindrücke für die evolutionäre Entwicklung ist ungeheuer groß. Der Mensch erhält Informationen über seine Umwelt hauptsächlich durch Auge und Ohr. Für die meisten anderen Lebewesen gilt das nicht. Dort ist die chemische Veränderung der Umgebung der dominante Informationsgeber. Beispielsweise bewegen sich Bakterien entlang eines molekularen Pfades zielgerichtet auf bestimmte chemische Informationsquellen zu.

Die Arbeiten von Adolf Butenandt führten zu einer der ersten Entdekkungen eines chemischen Signalstoffs, dem Sexuallockstoff des Seidenspinners, Bombykol (Abb. 12-1). Die *Z,E*-Konfiguration der Doppelbindungen und die Faltung der Kette werden vom Rezeptor für das Bombykol in den Antennen des männlichen Seidenspinners exakt erkannt. Die Isomeren lösen erst bei milliardenfacher Überkonzentration einen Reiz aus.

Etwa zur gleichen Zeit, Ende der dreißiger Jahre unseres Jahrhunderts, wurde der Begriff **Pheromon** geprägt, der ein Kunstwort aus *Hormon* („bewegen, antreiben") und *pherein* („tragen") darstellt. Pheromone sind sehr spezielle chemische Signale. Ihre Botschaft ist speziesspezifisch, sie wird nur innerhalb der Art erkannt und verstanden. Die molekulare Konstruktion muß einen hohen Sicherheitsstandard besitzen und demnach hochverschlüsselt sein. Der Informationsgehalt eines Pheromons muß sich ganz eindeutig von einer großen Menge allgemeiner Geruchsmitteilungen, die an viele Spezies gerichtet sind, unterscheiden. Faulgeruch muß bei-

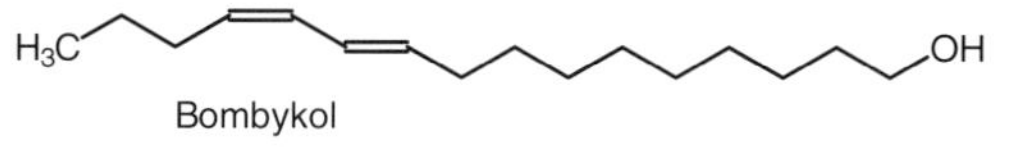

Abb. 12-1: Bombykol, der Sexuallockstoff des Seidenspinners.

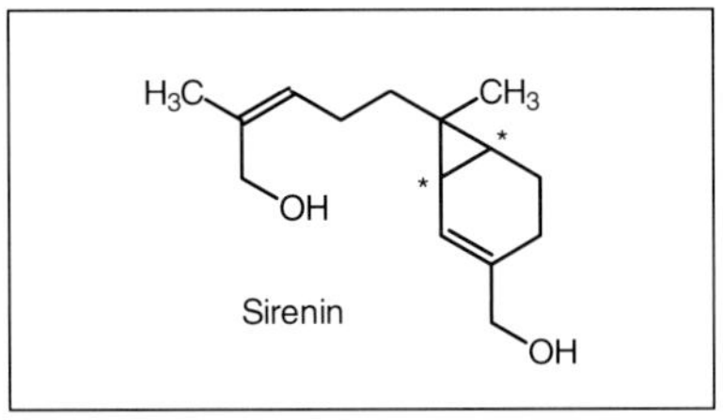

Abb. 12-2: Sirenin, der Sexuallockstoff der im Wasser lebenden *Allomyces*.

spielsweise für Parasiten sehr genau von dem Alarmsignal für einen potentiellen Fraßfeind zu unterscheiden sein. Pheromon-Moleküle haben deshalb meistens eine sehr komplexe Struktur, die nicht notwendigerweise sehr groß sein muß, und binden an sehr spezifische Erkennungsorte, die ihre Botschaft erkennen, weiterleiten und verarbeiten.

Das Sexualhormon der im Wasser lebenden Schimmelpilze der Gattung *Allomyces* ist Sirenin (Abb. 12-2) und wird von den weiblichen Gameten ausgeschieden (was die allegorische Namensgebung verständlich macht). Die männlichen Gameten schwimmen entlang eines Konzentrationsgradienten zum Sender.

Die Pheromone des Blasentangs (Abb. 12-3) sind ebenfalls recht kleine Moleküle. Sie weisen jedoch alle irgendwelche stereochemischen Besonderheiten auf, wie z. B. kleine gespannte Ringe, chirale Zentren oder große ungesättigte Ringe.

Der kalifornische Borkenkäfer bedient sich der Biochemie einer mit ihm symbiontisch lebenden Bakterienart, um die Inhaltsstoffe einer kalifornischen Kiefernart, wie z. B. das Myrcen, in seine Signalstoffe umzuwandeln (Abb. 12-4). Dabei wird ein zusätzliches chirales Zentrum eingeführt, was die Komplexität der Verbindung entsprechend erhöht und sie spezifischer macht.

Bei großen Säugetieren oder beim Menschen ist das Verhalten gegen Düfte wesentlich vielschichtiger. Dennoch zeigen sich beispielsweise beim Hirsch klare Funktions-Geometrie-Beziehungen in den Lockstoffmolekülen. Hirschlacton muß als *Z*-Isomer vorliegen (Abb. 12-5). Die Dihydroverbindung ist unwirksam, das *E*-Isomer millionenfach schwächer.

Das menschliche Geruchsempfinden zeichnet sich vor allem dadurch aus, daß die mentale Verarbeitung äußerst komplizierte Eindrücke, Bilder und Erinnerungen produzieren und verwerten kann. Einzelsubstanzen werden deshalb zwar erkannt und klassifiziert, das eigentliche Signal besteht jedoch aus einem komplizierten, dynamischen Gemisch. Einen „menschlichen Lockstoff" mit nachvollziehbaren Struktur-Wirkungs-Beziehungen gibt es (glücklicherweise) nicht, er ist bisher nur Gegenstand von Träumen oder Horrorvisionen (s. auch Stanislaw Lem und Patrick Süskind). Gleichwohl ist die psychologische (und physiologische) Wirkung von Duftstoffen beim Menschen unumstritten. Sie findet Verwendung von der Parfümerie bis zur Heilkunde, in der die Aromatherapie eine immer stärkere Rolle bei den alternativen Therapieansätzen spielt.

In der Parfümerie sind Moschus und Zibet von alters her Bestandteile von Parfüms. Als tierische Lockstoffe wirken sie in der Natur tatsächlich signalgebend. Ihre Struktur ist weitläufig abgewandelt worden, so daß sich eine ganze Richtung „Chemie der Moschusartigen" entwickelt hat. Man unterscheidet Aromaten und Nicht-Aromaten, die jeweils wieder in chemische Klassen unterteilt werden und einen großen Bereich der Strukturchemie überstreichen (Abb. 12-6).

Chemische Kommunikation ist für Insekten und Säugetiere offensichtlich am wichtigsten, da sie ein wesentliches Element ihrer sozialen Organisation darstellt. Ein Grundproblem in der wissenschaftlichen Analyse liegt aber sowohl in der Komplexität der Gemische, wie auch der äußerst geringen Menge, die bei hochorganisierten Lebewesen Reaktionen erzeugen.

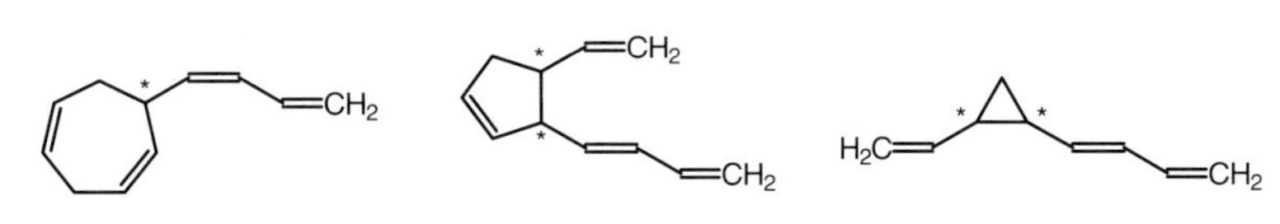

Abb. 12-3: Die Pheromone des Blasentangs.

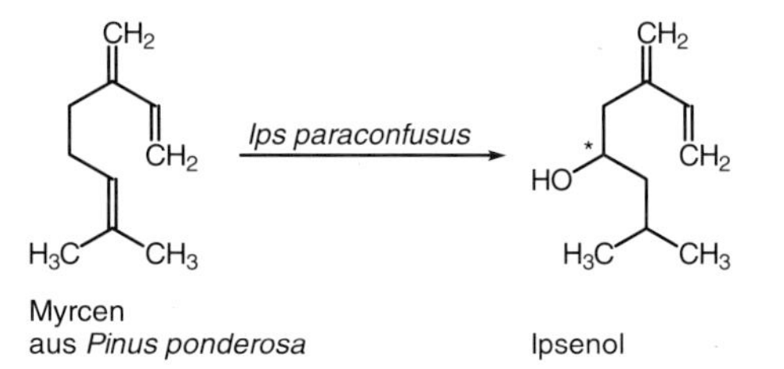

Abb. 12-4: Symbiontische Ipsenol-Synthese für den kalifornischen Borkenkäfer.

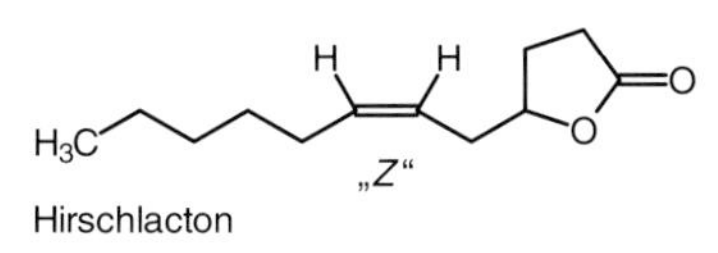

Abb. 12-5: Das *Z*-Isomer des Hirschlactons.

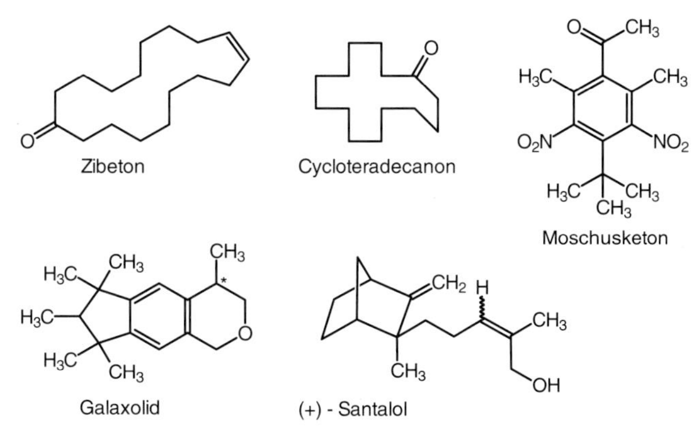

Abb. 12-6: Die verschiedenen Strukturen mit moschusartigem Geruch geben einen Eindruck von der Heterogenität der molekularen Erkennung.

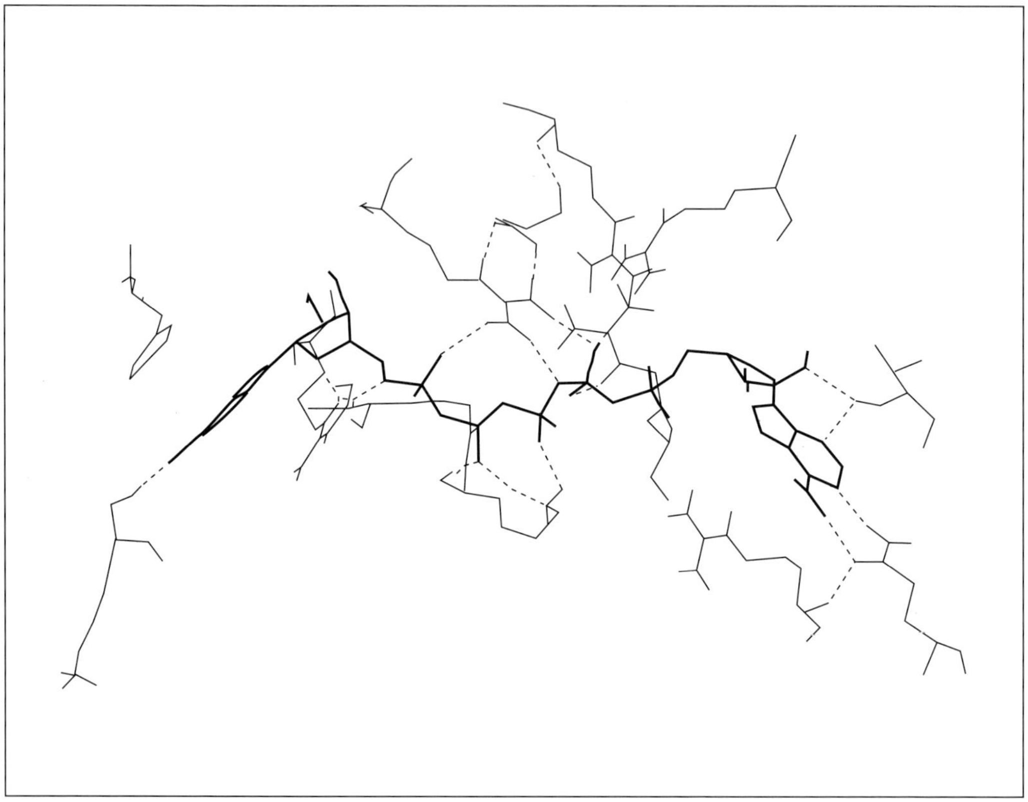

Abb. 12-7:
a) Wasserstoffbrücken (unterbrochene Linien) bei der Bindung des Inhibitors Diadenosinpentaphosphat (Ap_5A) in der Bindungstasche des Enzyms Adenylatkinase.

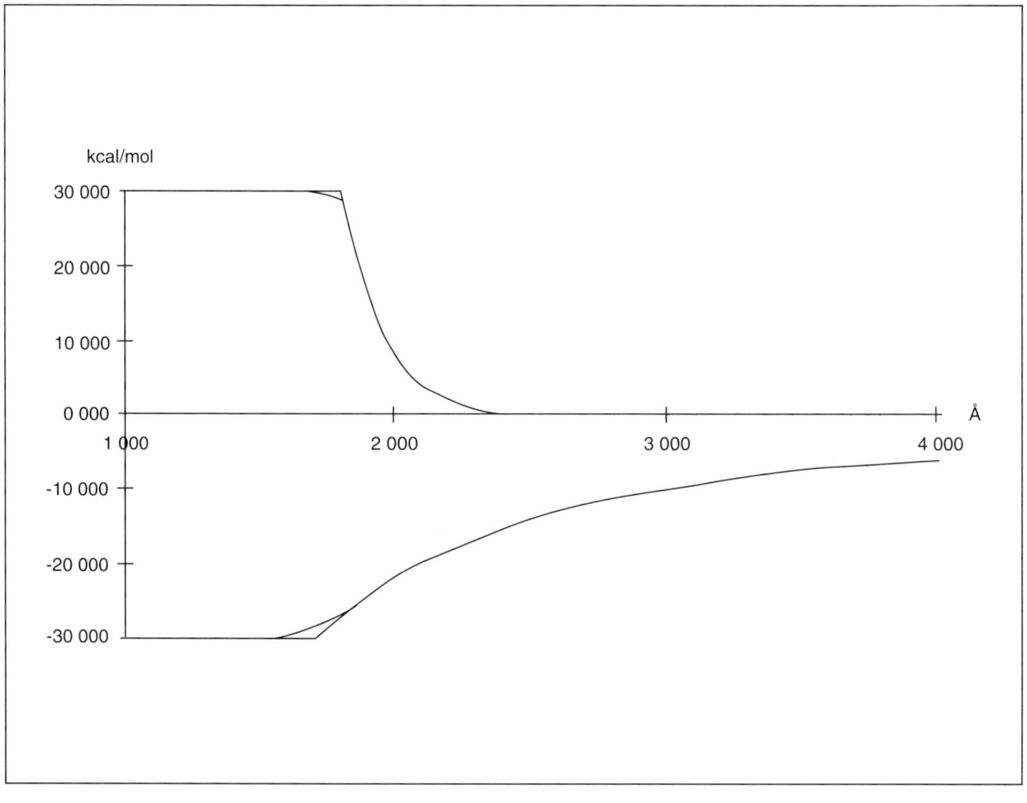

b) Van-der-Waals- (sterische) Abstoßung (oben) und Coulombsche Anziehung (unten) als Potentialkurven für eine starke Wasserstoffbrückenwechselwirkung zwischen einem Phosphatrest des Inhibitors Ap_5A und einem Arginin der Bindungsstelle.

Analytisch sind Picogrammengen handhabbar, Reaktionen werden jedoch bereits im Femtogrammbereich oder noch tiefer erwartet. Dies spricht für die hohe Spezifität der Kommunikationssysteme und der „Einmaligkeit" der beteiligten Moleküle. Von der Strukturaufklärung der olfaktorischen Rezeptoren, die 1991 identifiziert wurden, sind zwar spannende Aufschlüsse zu erwarten, sie vermitteln uns jedoch noch keine Vorstellungen, wie die Signale im Gehirn zu den nachhaltigen Eindrücken, die wir mit Gerüchen verbinden, verarbeitet werden.

12.2 Stereoselektive Erkennung bei Rezeptoren und Enzymen

Die Wechselwirkungen zwischen Rezeptorprotein und Ligand oder zwischen Enzym und Inhibitor sind physikochemischer Natur und in drei Klassen einzuteilen:

- elektrostatische Wechselwirkungen (Anziehung von positiv und negativ geladenen Spezies, Abstoßung von gleichnamig geladenen Spezies, Wasserstoffbrückenbindungen),
- sterische Wechselwirkungen (dreidimensionale Passform),
- weitere Wechselwirkungen (hydrophobe Effekte, Dispersionswechselwirkungen, Charge-transfer-Komplexe usw.).

Innerhalb dieser drei Klassen muß für stereochemische Betrachtungen zwischen gerichteten und ungerichteten Wechselwirkungen unterschieden werden. Elektrostatische Effekte sind kugelsymmetrischer Natur, nicht jedoch die daraus resultierenden Wasserstoffbrückenbindungen. Die Polarisierung eines Wasserstoffatoms durch ein Heteroatom, meist N oder O, ist maximal in Richtung der Bindungsachse. Der Kontakt mit dem gegenüberliegenden Heteroatom ist am stärksten, wenn alle drei Wechselwirkungspartner einen Winkel von 180° bilden. Die Energie einer Wasserstoffbrücke sinkt mit der Abweichung des eingeschlossenen Winkels von 180°. Wasserstoffbrücken haben also vektorielle Eigenschaften und sind deshalb sehr empfindlich gegen Geometrieänderungen. Ein zweiter Umstand erhöht die Empfindlichkeit noch: Die optimale Wechselwirkungsdistanz einer Wasserstoffbrücke liegt bei einem Heteroatomabstand von 2,9 Å (Abb. 12-7).

Außerhalb dieser Distanz nimmt die Zeit ihrer Existenz rasch ab, d. h. sie stellt keine wesentliche Bindungsenergie mehr zur Verfügung. Wasserstoffbrücken finden also immer dann Anwendung, wenn in einem Protein-

Ligand-Komplex eine besonders exakte Ausrichtung erforderlich ist. Mit maximal 17 kJ/Mol ist der Beitrag zur Bindung nicht sehr hoch, wenn aber bis zu acht Wasserstoffbrücken einen kleinen Liganden einspinnen, können die resultierenden 80 bis 120 kJ sogar zu Geometriedeformationen führen (s. u.).

Sterische Wechselwirkungen stellen ein hartes Ausschlußkriterium dar. Zwei Atome können sich einander bis auf einen optimalen Abstand nähern. Versuchen sie diesen Abstand zu unterschreiten, steigt die dazu benötigte Energie exponentiell an (Abb. 12-8). Die resultierende Abstoßungsenergie ist so groß, daß sie bei Körpertemperatur nicht von den anderen anziehenden Kräften wie Wasserstoffbrücken und elektrostatischen Wechselwirkungen kompensiert werden kann.

Überträgt man diese Wechselwirkungstypen auf Bild und Spiegelbild eines Wirkstoffmoleküls, so wird klar, daß nur eines von beiden Enantiomeren Wasserstoffbrücken in der richtigen Geometrie ausbilden kann (B), und nicht mit einem zusätzlichen Substituenten eine sterische Abstoßung provoziert (A) (Abb. 12-9).

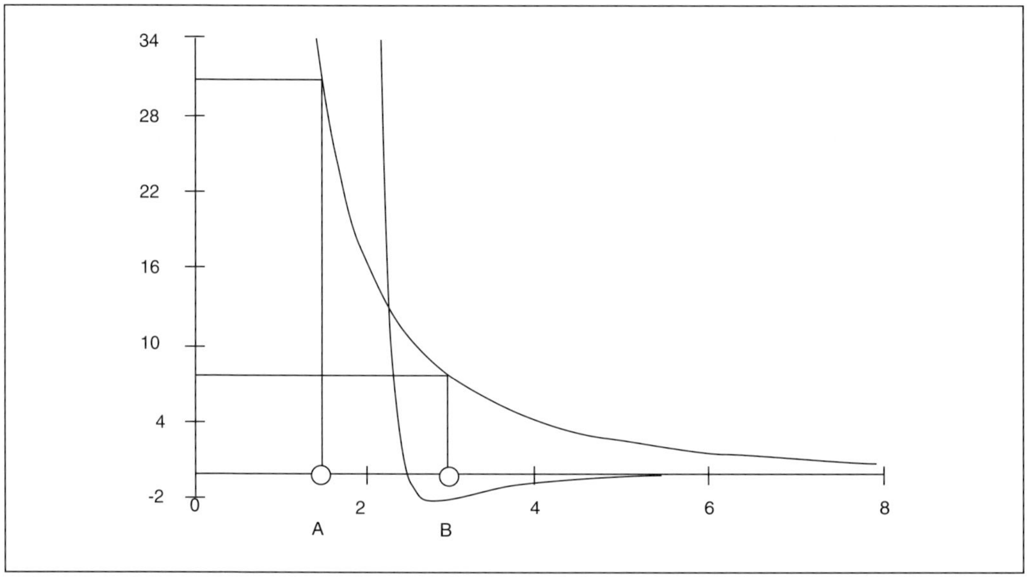

Abb. 12-8: Graphische Darstellung des Lennard-Jones-Potentials, das die sterischen (steil ansteigende Kurve), sowie des Coulomb-Potentials, das die elektrostatischen Wechselwirkungen beschreibt. A und B seien zwei sich einander nähernde Atome.

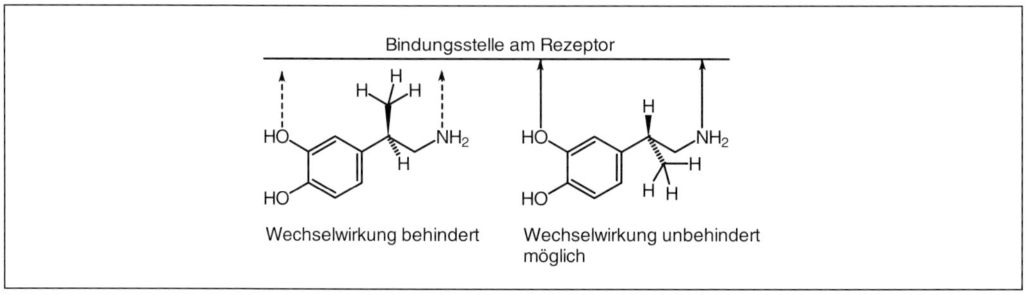

Abb. 12-9: Schematisierung möglicher stereospezifischer Wechselwirkungen der Phenylethylamine.

Dies bedeutet gleichzeitig, daß die Anlagerungsstelle für den Liganden, sei es die katalytische Bindungsstelle eines Enzyms oder die Erkennungsregion eines Rezeptors, immer, zumindest in Teilen, stereospezifisch ist. Dies ist bei Biopolymeren um so leichter verständlich, wenn man bedenkt, daß sie selbst wieder aus asymmetrischen Untereinheiten, Aminosäuren und/ oder Zuckern aufgebaut sind (s. u.). Offensichtlich, dies ist unsere experimentelle Erfahrung, verleihen die Aminosäuren als Bausteine ihre Symmetrie dem Protein als Gesamteigenschaft. Wenn demnach eine Bindung stattfindet, kann diese zwei Eigenschaften haben: Sie kann spezifisch oder unspezifisch sein. Spezifische Bindungen sind logischerweise dann zu fordern, wenn die Identität eines Moleküls erkannt werden muß. Erkennung ist erforderlich für die chemische Bearbeitung eines Moleküls an einem Enzym oder die Übertragung einer Information, wie beim olfaktorischen Rezeptor in der Nase. Unspezifische Bindung, die oft mit ansteigender Affinität korreliert ist, verhindert eine Erkennung an einem Rezeptor oder die chemische Reaktion an einem Enzym. Klassische Inhibitoren sind oft unspezifische Binder. Sie blockieren die katalytischen Regionen für die Substrate. Unspezifisch ist hier nicht im pharmakologischen Sinne gebraucht, sondern im strukturellen Sinn. Es gibt natürlich spezifische Wechselwirkungen des Inhibitors mit einem bestimmten Zielprotein. Sie zeigen aber ein anderes Muster als das der Substrate (s. u., Definitionen der Spezifität und der Selektivität). Aus Symmetrieüberlegungen läßt sich ableiten, daß man im dreidimensionalen Raum und bei statischer Betrachtung ein Minimum von drei voneinander verschiedenen Wechselwirkungspunkten und jeweils einem Bezugspunkt benötigt, um enantioselektive Erkennung zu erzeugen. Asymmetrische Kohlenstoffe enthalten vier verschiedene Substituenten und erfüllen deshalb diese Minimalbedingung. Man darf sie als chiral bezeichnen, da sie bei Spiegelung an einer Ebene in nicht durch Symmetrieoperationen ineinander überführbare Spezies aufspalten, die Enantiomere.

Der Satz an Wechselwirkungsmöglichkeiten ist begrenzt. Durch die Vorgabe der 20 natürlichen Aminosäuren ist auch die Zahl der wechselwirkenden Partner in einem Komplex aus Protein und Arzneistoffligand begrenzt. Es müssen deshalb verschiedene Wechselwirkungstypen, wie die Wasserstoffbrücke, mehrmals verwendet werden. Dies führt zu einer Nichteindeutigkeit der Rezeptoroberfläche bzw. der katalytischen Bindungsstellen eines Enzyms. Gleichzeitig ist die Bindung aus energetischen Gründen und wegen knapper Ressourcen reversibel zu halten. Die praktische Auswirkung ist die: Wenn der korrekte Ligand einen Konkurrenten erhält, beispielsweise sein Enantiomer, das zwar anders gebaut ist, aber eine Dreipunkterkennung mit dem gleichen Satz an Wechselwirkungen erzielt, kann der Rezeptor beide Konkurrenten nicht unterscheiden. Vorstellbar ist im ersten Fall eine N-H-O Wasserstoffbrücke, im zweiten Fall eine O-H-O Wasserstoffbrücke (Abb. 12-10). Beide werden sich energetisch unterscheiden, aber je nach den restlichen Interaktionen kaum zu einem drastischen Energieunterschied zwischen den Enantiomeren führen. Nach der Cheng-Prusoff-Gleichung werden für Enzyminhibitoren immerhin etwa 10 kJ/Mol an zusätzlicher Bindungsenergie benötigt, um eine einhundertfach verstärkte Bindung des Liganden und damit eine beginnende Selektivität zu erzeugen. Energetische Unterschiede dieser Größenordnung entsprechen etwa der Existenz einer zusätzlichen Wasserstoffbrücke. Die Energiedifferenz kann aber auch leicht z. B. durch hydrophobe Wechselwirkungen einer Gruppe, die zusätzlich beiden Enantiomeren gemeinsam ist, kompensiert werden. Ein Beispiel dafür ist der Verlust der Stereoselektivität bei synthetischen Opioidpeptiden. Der Einbau einer Tetralin-derivatisierten Aminosäure anstelle von Phenylalanin erzwingt offensichtlich eine starke hydrophobe Bindung am Rezeptor. Die Stereoselektivität, die für das Phenylanalogon noch etwa drei Größenordnungen betragen hat, wird überkompensiert (Abb. 12-11).

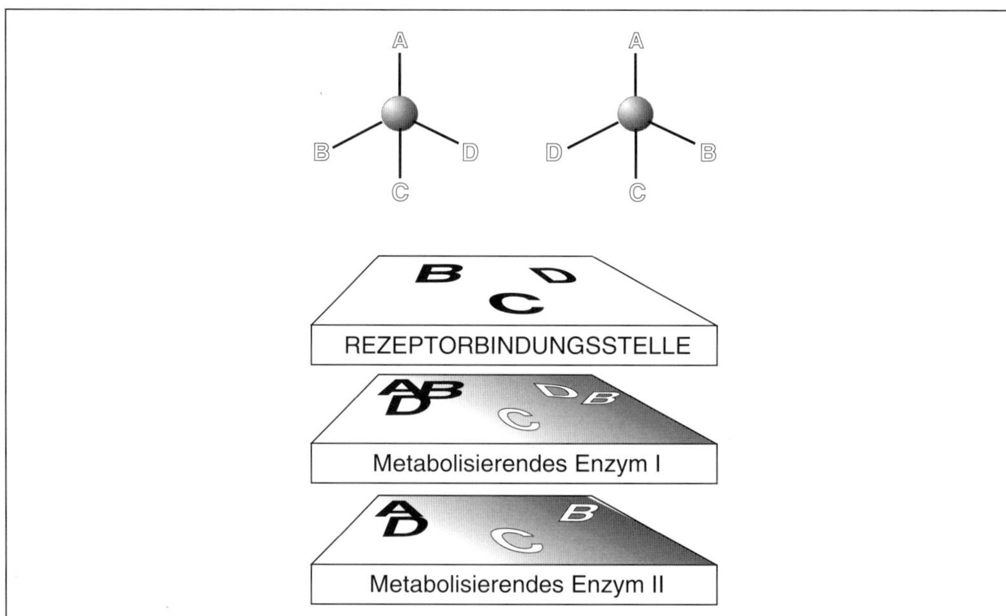

Abb.12-10: Schematische Darstellung stereospezifischer Interaktionen von Arzneistoffen während ihres Aufenthaltes im Organismus. An der Bindungsstelle kann nur die linke Struktur korrekt binden, nicht aber ihr Enantiomer. Dieses könnte aber durch Wechselwirkung mit den zwei verbleibenden Wechselwirkungspunkten C und B trotzdem die Bindungsstelle besetzen und so inhibitorisch wirken.
Die nachfolgenden Metabolisierungsschritte können ebenfalls stereoselektiv ablaufen. Während im obigen Beispiel an Enzym I das linke Substrat korrekt eingepaßt und daher bevorzugt umgesetzt würde, trifft dies bei Enzym II für die rechte Struktur zu. Beide Strukturen sind theoretisch wiederum Inhibitoren der jeweiligen Umsetzung ihres Enantiomeren.

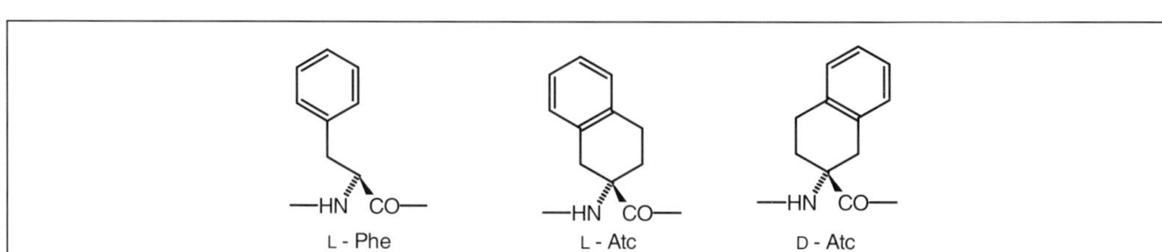

Abb. 12-11: L-Phenylalanin (Phe) und L/D-2-Aminotetralin-2-carbonsäure (Atc).

Viele Bindungsstellen sind gegenüber den Enantiomeren deshalb nur *ideal* enantioselektiv, nicht aber *real*. Entscheidend ist also die Summe der Wechselwirkungen, und ob das Molekül seine Chiralität tatsächlich am Rezeptor zur Geltung bringen kann. Im oben zitierten Beispiel tragen zwei Elemente zu diesem Effekt bei. Einmal die Erhöhung der hydrophoben Bindung durch den Übergang zum Tetralinsystem, zum anderen die sterische Fixierung. Durch die sterische Fixierung oder Rigidisierung des Phenylrings wird seine Beweglichkeit eingeschränkt. Es muß also weniger Energie aufgebracht werden, um den sonst flexiblen Phenylrest in eine bestimmte räumliche Position zu drehen. Diese „Einsparung" kann die Bindungsenergie verstärken. Der zusätzliche hydrophobe Bindungsbeitrag verstärkt die gesamte Bindungsenergie nochmals. Dadurch erreicht der Ligand einen Zustand, in welchem mehr Bindungsenergie über nicht-chirale Determinanten erzeugt wird, als über solche, die durch das chirale Zentrum geometrisch streng geordnet, nur in bestimmter geometrischer Lage einen Bindungsbeitrag erbringen, wie beispielsweise Wasserstoffbrücken. Die „unspezifische" hydrophobe Bindung ist in der Summe stärker als die geometrisch sensiblen Wasserstoffbrücken. Letztere können also ohne Verlust an Affinität aufgehoben werden. Damit verliert der Ligand aber seine exakte räumliche Ausrichtung und seine Stereospezifität.

Die Natur kennt allerdings auch den umgekehrten Fall einer chiralen Erkennung einer nicht-chiralen nicht-asymmetrischen Verbindung. Alexander Ogston erkannte 1948 aus Studien des Citratcyclus, daß „ein asymmetrisches Enzym, das ein symmetrisches Substrat bindet, in der Lage ist, identische Gruppen in diesem Molekül zu unterscheiden". Verantwortlich für eine Asymmetrie ist natürlich die räumliche Lage der Substituenten. Die Symmetrieregel, die eine optische Aktivität definiert, ist also verschieden von der, die die Nichtunterscheidbarkeit der Substituenten beschreibt. Bindet demnach ein substituiertes Kohlenstoffatom des Typs CH_2XY mit den beiden Substituenten X und Y eindeutig an die Oberfläche eines Proteins und wird dann eines der Wasserstoffatome ebenfalls an diese Oberfläche gebunden, so daß die Dreipunktregel erfüllt ist, können die beiden Wasserstoffatome sofort als gebunden und nicht-gebunden unterschieden werden (Abb. 12-12).

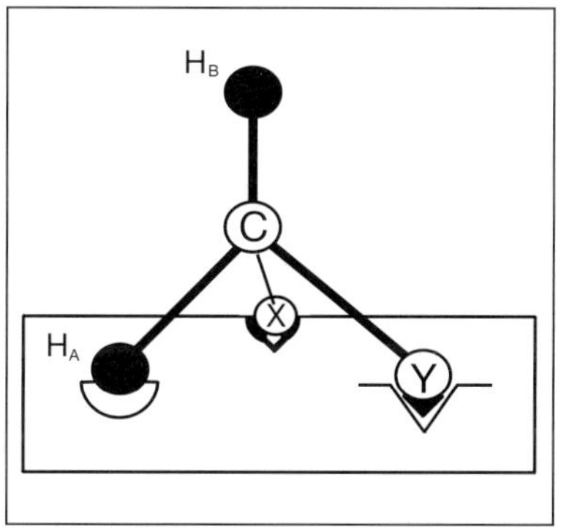

Abb. 12-12: H^a und H^b sind sterisch nicht equivalent, wenn das Substrat CH_2XY in drei Punkten an der Oberfläche des Rezeptorproteins gebunden wird.

Die beiden Wasserstoffe werden als **prochiral** bezeichnet. Prochiralität (s. Kap. 4.5.3) ist charakterisiert durch mangelnde Händigkeit, optische Inaktivität und die Möglichkeit, in einem Schritt in eine chirale Spezies umgewandelt zu werden. Optische Aktivität ist deshalb eine nicht hinreichende Bedingung zur Vorhersage asymmetrischer Protein-Ligand-Wechselwirkungen. Die stereospezifische Wasserstoffübertragung der Alkoholdehydrogenase ist ein gutes Beispiel dafür. Das als Coenzym fungierende

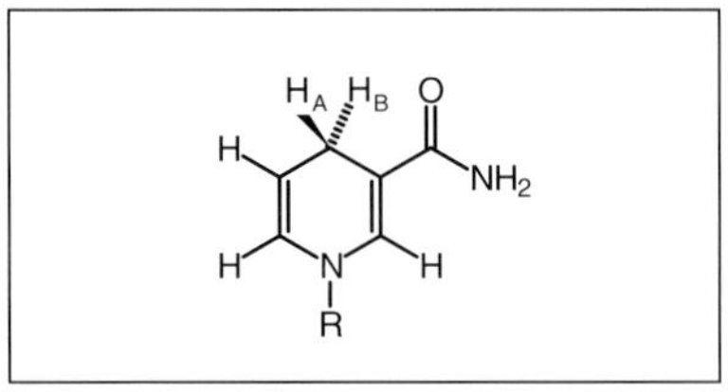

Abb. 12-13: Der Nicotinamidteil des NADH. Die unterschiedliche Lage der Wasserstoffe A und B, oberhalb und unterhalb der Ringebene, führt zur Unterscheidbarkeit durch das angreifende Enzym Alkoholdehydrogenase. Der Kohlenstoff stellt somit ein prochirales Zentrum dar.

NADH besitzt in seiner reduzierten Form ein prochirales Zentrum an C(4) (Abb. 12-13). Der Kohlenstoff ist im Nicotinamidteil koplanar fixiert und lokalisiert die Wasserstoffe A und B oberhalb bzw. unterhalb der Ringebene. Bezüglich der Amidseitenkette sind damit chemisch identische Gruppen topologisch unterscheidbar geworden. Deuterierungsexperimente beweisen, daß die Alkoholdehydrogenase nur eines der Wasserstoffatome für ihre Umsetzungen verwendet und somit stereoselektiv an einer prochiralen Spezies arbeitet.

Andere Dehydrogenasen, die das gleiche Cosubstrat verwenden, zeigen jedoch Vorliebe für das andere Wasserstoffatom in Position B. Es existieren demnach A- und B-spezifische Dehydrogenasen. Die 3D-Struktur der Proteine zeigt für die B-spezifischen Dehydrogenasen eine um 180° gedrehte Bindung des Nicotinamidrings.

Die Bindung eines Liganden an ein Protein ist demnach in den meisten Fällen stereospezifisch. Die Strenge der Stereoselektion differiert innerhalb der Arzneistoffklassen und der Wirkungsmechanismen, z. B. Agonist, Antagonist, Substrat, Substratinhibitor oder allosterischer Inhibitor. Bei der klassischen Enzymhemmung über kompetitive Inhibitoren müssen diese Inhibitoren nicht in der gleichen Orientierung binden wie das strukturanaloge Substrat. Diese Tatsache wird als multipler oder alternativer Bindungsmodus bezeichnet. Dies impliziert, daß die Entwicklung strukturanaloger Inhibitoren nicht immer mit dem Erhalt der Grundstruktur des Substrates einhergehen muß. Es ist nicht vorhersagbar, ob das Analogon in der gleichen Weise bindet. Ein Beispiel dafür ist die Inhibition der Dihydrofolatreduktase durch Methotrexat (Abb. 12-14). Das Strukturanalogon

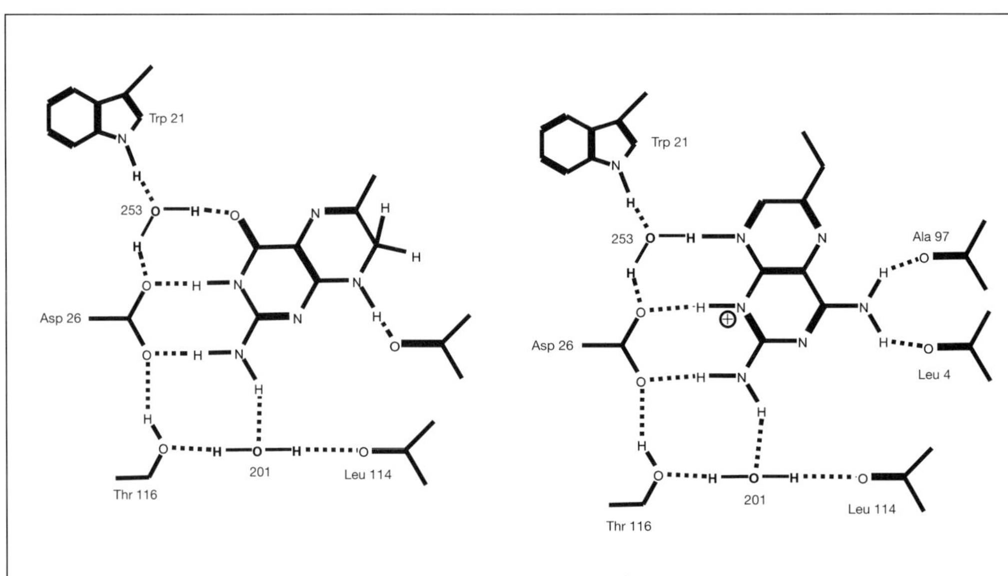

Abb. 12-14: Bindung des Substrats (oben) und des Inhibitors Methotrexat (unten) in der Active Site der Dihydrofolatreduktase. Der Vergleich der beiden Bindungsmodi zeigt, daß der Inhibitor Methotrexat durch seine andere Bindungsgeometrie zusätzliche Bindungsstellen ausnützt (Ala 97), bzw. andere Bindungstypen ausbildet, wie beispielsweise eine geladene H-Brücke zum Asp 26.

des nativen Substrats Folsäure bindet in inverser Orientierung an das Enzym und blockiert dadurch die Übertragung eines C_1-Bausteins auf Uracil-Monophosphat, aus dem Thymidin-Monophosphat entstehen würde. Für Rezeptoren wird dieses Phänomen des alternativen Bindungsmodus noch essentieller. Kompetitiver Antagonismus, der in einem *In-vitro*-Rezeptorassay gemessen wurde, bedeutet nicht unbedingt, daß der Antagonist eine dem Agonisten verwandte Struktur aufweisen muß und an dieser Stelle bindet, wie beispielsweise die Antagonisten der Neurokinine am NK-1 Rezeptor oder anderer G-Protein-gekoppelter Rezeptoren zeigen.

12.3 Konformation und Arzneistoffwirkung – das Pharmakophor-Konzept

Wenn man im Bild der Schlüssel-Schloß-Beziehung zwischen Arzneistoffligand und Rezeptorprotein bleiben möchte, stellt sich unwillkürlich die Frage nach der Dimension der kleinstmöglichen chemischen Gruppierung, die eine Reaktion am Enzym oder am Rezeptor auszulösen vermag. Wie klein kann der Bart des Schlüssels sein, damit er noch selektiv schließt? Möglichst hohe Selektivität ist die wichtigste Forderung, sie allein garantiert eine gewisse Sicherheit in der Wirkung.

> Die minimal notwendige Anzahl der chemischen Gruppen und ihre zeitliche Position im Raum, die einen meßbaren biologischen Effekt auslösen, wird als **Pharmakophor**, Träger der Wirkeigenschaften des Moleküls, bezeichnet.

Berücksichtigt man die von der Evolution geprägte Ökonomisierung der natürlichen Entwicklung, vermag man einzusehen, daß die Geometrie des Pharmakophors mit einem maximalen Informationsgehalt korreliert sein sollte. Aus den Betrachtungen zur Entwicklung der Homochiralität ließ sich ableiten, daß hoher Informationsgehalt mit asymmetrischen Strukturen verbunden ist. Die aus asymmetrischen Elementen, den Proteinen, zusammengesetzten Bindungsstellen tragen sehr stark zur asymmetrischen Wechselwirkung bei. Es wäre konsequent, maximale Asymmetrie auch vom wechselwirkenden Liganden zu verlangen. Diese Asymmetrie bezieht sich nicht auf die gesamte Geometrie des Moleküls, sondern nur auf den Pharmakophor. Die Anordnung aller pharmakophoren Elemente sollte möglichst asymmetrisch sein, um maximale Selektivität und Spezifität zu gewährleisten. Diese Forderung scheint in der Natur erfüllt. Die Betrachtung der Eigenschaften von Naturstoffen zeigt für diejenigen, bei denen die Struktur des Wechselwirkungskomplexes bekannt ist, tatsächlich eine hohe Asymmetrie des Pharmakophors, verbunden mit einer hohen spezifischen Wirkung; in dem Fall ist es unerheblich, ob es sich um Toxizität oder den gewünschten pharmakologischen Effekt handelt.

Mit Hilfe der Kernresonanzspektroskopie (NMR) lassen sich die strukturellen Eigenschaften der Liganden an ihrer Bindungsstelle untersuchen. Für einige der folgenden Beispiele ist dies getan worden. Die abgebildeten Geometrien zeigen also physikalische Realität. Die verwendete Technologie basiert auf dem Nuklear-Overhauser-Effekt (NOE), der für Protonenabstände unter 5 Ångström sensitiv ist. Beobachtet man eine Reihe von NOEs innerhalb eines Moleküls, so ist man in der Lage, aufgrund der bekannten Gesetzmäßigkeiten diese Abstände zu quantifizieren. Für die Wasserstoffatome in flexiblen Molekülen entsteht auf diese Weise ein Netzwerk an intramolekularen Abständen. Diese Abstände lassen sich in ein Molekülmodell eingeben (am bequemsten im Computer) und falten dadurch die dreidimensionale Struktur des Moleküls in der Lösung auf. Gibt man nun ein Protein hinzu, an welches das zu beobachtende Molekül bindet, wird es entweder in der gleichen Konformation, die im Lösungsmittel vorherrscht, gebunden, oder es kommt zu einer Konformationsänderung, einer Änderung des Pharmakophors, die eine Bindung ermöglicht. Die eigentliche Bindung wird im NMR-Signal durch eine Inversion der Signale sichtbar. Eine Verschiebung der Signale zeigt an, ob und welche Konformationsänderung stattgefunden hat.

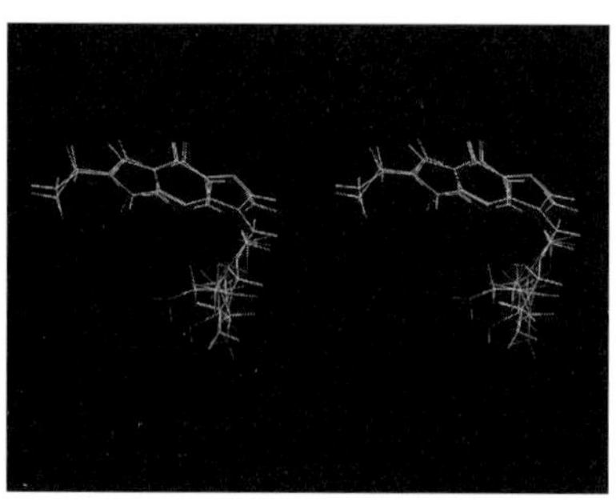

Beispiele hierfür sind die Nucleosid-bindenden Proteine (Farbabb. 12-4, S. 311) oder die immunsuppressiven Wirkstoffe Ciclosporin und FKB 506.

Die gezeigten Röntgenstrukturen bzw. NMR-Spektren stammen von Protein-Ligand-Komplexen, die nicht membranständig sind und damit nicht als klassische Rezeptoren bezeichnet werden.

Eine Hierarchiestufe näher an der Situation der klassischen Rezeptoren ist die Betrachtung der allosterisch geregelten cytosolischen Steroidrezeptoren. Für Glucocorticoidrezeptoren ist die Struktur und Wechselwirkung der DNA-bindenden Domäne bekannt. Mit diesem Teil des Proteins, der durch die Bindung eines Glucocorticoids an anderer Stelle allosterisch aktiviert worden ist, binden die Steroidrezeptoren an ihre Erkennungssequenz auf der DNA und katalysieren die Ablesung eines Proteins. Die Erkennungssequenz ist eine Abfolge von bestimmten Nucleobasen und entspricht dem oben definierten Pharmakophor. Diese Erkennungssequenz hat noch eine Besonderheit. Damit es aus Sicherheitsgründen nicht zu Falschablesungen kommt, müssen zwei Glucocorticoidrezeptoren an die

DNA binden (Farbabb. 12-5, S. 311). Die effizienteste Form ist die Bindung eines Homodimers. Letzteres ist naturgemäß spiegelsymmetrisch. Demzufolge ist auch die Erkennungssequenz spiegelsymmetrisch, d. h. sie stellt ein Palindrom dar. Jeder einzelne Rezeptor liest die asymmetrische Hälfte der Information. Das addierte Signal führt zur Reaktion.

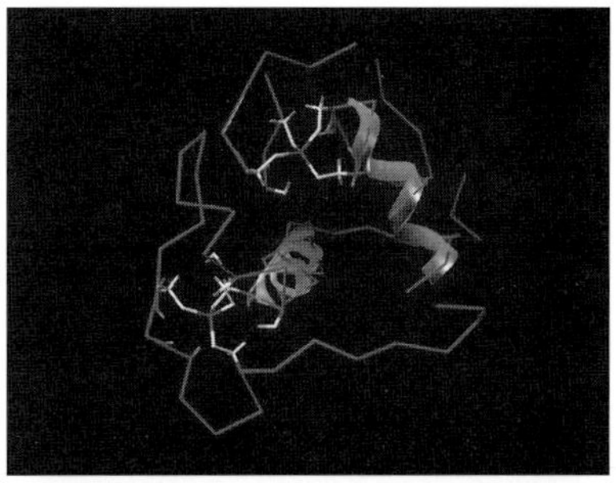

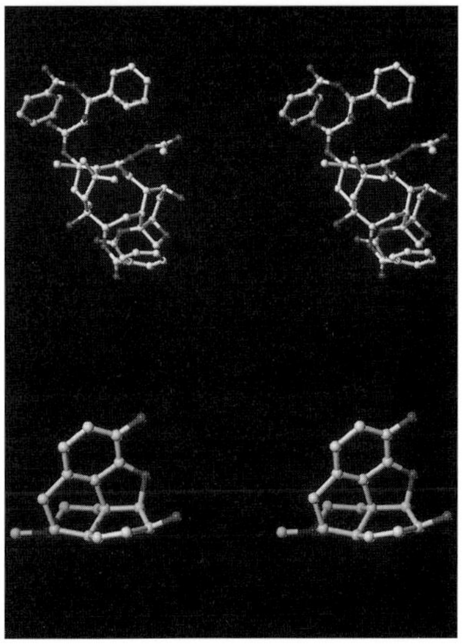

Es scheint die Regel zu sein, daß beim Vorliegen einer Symmetrie im Liganden der Pharmakophor asymmetrisch ist, oder der Ligand bindet an zwei unterschiedliche Bindungsstellen, die jede für sich wieder asymmetrisch ist.

Einige Naturstoffe, deren Wirkungen wir seit geraumer Zeit sorgfältig studieren, aber deren Rezeptoren strukturell noch nicht bekannt sind, erfüllen die Bedingungen der möglichst großen Asymmetrie ideal: Taxol ist gleichzeitig starr und hoch asymmetrisch. Das gleiche gilt für Morphin (Farbabb. 12-6, S. 312).

Bestimmte klassische Pfeilgifte, Alkaloide mit hoher spezifischer Toxizität, können ebenfalls als Beispiel dienen. Sowohl die afrikanischen Pfeilgifte aus Strophanthusarten, die Steroidderivate darstellen, wie auch die südamerikanischen Pfeilgifte des Curaretyps sind starre asymmetrische Strukturen. Ein Wort zu den Curarealkaloiden: Sie weisen in ihrer Molekülgestalt eine sehr schöne „Spielkartensymmetrie“ auf, sind also rotationssymmetrisch. Sie zerfallen in zwei Untereinheiten, deren jede für sich asymmetrisch ist. Es handelt sich also um kovalente Homodimere. Wie bei den oben zitierten Beispielen ist anzunehmen, daß sie ihre pharmakologische Wirkung nur über eine asymmetrische Hälfte entfalten, und daß diese den Pharmakophor darstellt.

Agonisten fixieren die informationsaktive Konformation des Rezeptors, Antagonisten die informationspassive Konformation.

Dies bedeutet, daß Agonisten und Antagonisten funktionell kompetitiv sind, nicht aber unbedingt strukturell. Agonisten und Antagonisten müssen an Membranrezeptoren nicht notwendigerweise an die gleiche Stelle binden, wie für den Neurokininrezeptor vor kurzem gezeigt wurde. Wahrscheinlich liegen aber ihre Bindungsstellen in naher Nachbarschaft oder überlappen sich zum Teil. Sie müssen deshalb auch nicht die gleiche oder eine ähnliche Struktur haben. Antagonisten müssen nicht Derivate der Agonisten sein, obwohl dies häufig der Fall ist und auch sehr viele Suchstrategien von dieser Hypothese aus starten. Durch die Bindung fixieren Ant-/Agonisten die veränderte Gestalt des Rezeptorproteins. Ob sie selber auch eine Konformationsänderung auslösen, ist nicht vollständig geklärt und vielleicht von der Arzneistoffklasse abhängig. Für eine Reihe von Membranrezeptoren wird auch eine natürliche aktive Form beobachtet, die keine Aktivierung über den Agonisten braucht. Die Regelung der Rezeptoraktivität ist damit ähnlich dem allosterischen Effekt der nicht-kompetitiven Ant-/Agonisten. Dort bindet ein Ligand nicht in der Bindungsstelle des Agonisten, sondern in einer gewissen Distanz von ihm. Seine Bindung verändert aber die Konformation des Rezeptorproteins in einer Weise, daß der Agonist nicht mehr an seine ursprüngliche Bindungsstelle binden kann. Um effizient (= selektiv und spezifisch) zu sein, sollten beide Typen möglichst starr (Einsparung der inneren Rotationsenergie) und asymmetrisch sein (hohe Informationsdichte) und hohe Affinität besitzen.

Die Blockierung von Enzymen kann sehr gut mit einer direkten Konkurrenz (competition) zweier Moleküle um eine gemeinsame Bindungsstelle erklärt werden.

Beide Moleküle müssen nach der Pharmakophor-Definition nicht dieselben oder ähnliche Strukturen besitzen. Wenn sie beide Substrate sind und durch die Konkurrenz um den Reaktionspartner die natürliche Reaktion hemmen (Substratinhibitoren), müssen sie aber während einer gewissen Zeit eine ähnliche Anordnung ihrer pharmakophoren Gruppen gewährleisten, sonst werden sie nicht erkannt. Das gleiche gilt für Inhibitoren des Zwischenzustands der Enzymreaktion. Zudem sollte eine hohe Affinität vorhanden sein, die normalerweise durch entsprechende Lipophilie gewährleistet ist. Die Eigenschaften entsprechen einem Ant-/Agonisten.

Kompetitive Enzyminhibitoren, die das katalytische Zentrum blockieren, müssen nicht notwendigerweise den strukturellen Erfordernissen der Substrate entsprechen. Sie müssen vor allem hohe Affinität besitzen. Wie kürzlich gezeigt wurde, sind beispielsweise Neuroleptika vom Butyrophenontyp in der Lage, die HIV-Protease zu inhibieren. Solche Inhibitoren weisen meist einen alternativen Bindungsmodus auf, ihre Geometrie und Bindungsart ist oft völlig verschieden von der der Substrate. Die Inhibition der Dihydrofolatreduktase (DHFR) durch Methotrexat zeigt einen solchen alternativen Bindungsmodus.

Struktureller Antagonismus, d.h. Kompetition zweier Moleküle um die gleiche Bindungsstelle an einem Membranrezeptor, folgt den gleichen Gesetzen wie ein kompetitiver Inhibitor am Enzym. Dafür gilt primär die Regel der möglichst hohen Affinität. Ein alternativer Bindungsmodus ist zu erwarten. Hier wie auch bei den Enzymen ist es nicht möglich, über Vorteile hoher Asymmetrie zu spekulieren. Es ist eher zu erwarten, daß eine sehr langsame Dissoziation auch bei sehr ungenauer Erkennung von antagonistischem Vorteil ist.

Die Unterscheidung zwischen funktionellem und strukturellem kompetitiven Antagonismus ist in der Datenanalyse eines biochemischen Experiments wie z. B. dem Scatchard-Plot aufgrund der allosterischen Effekte, also der Konformationsänderung des Rezeptorproteins, kaum zu treffen. Es kann nicht ohne weiteres nach den Rezeptorkinetiken entschieden werden, ob Antagonisten die gleiche oder verschiedene Bindungsstellen am Membranrezeptor besetzen. Die Analyse der Strukturanforderungen für Antagonisten ist deshalb weitgehend empirisch (Farbabb. 12-7, S. 312). Das Wechselspiel von Synthese und Testung einer breiten Variation von Strukturen bringt hier nach wie vor die besten Ergebnisse. Erst die in jüngster Zeit routinemäßig verfügbare, gezielte Mutagenese des Rezeptors, bei der die bindenden Aminosäuren ausgetauscht werden, gibt Aufschluß über das allosterische Bindungsverhalten. Dort können für alle nach rationalen Überlegungen hergestellten Mutanten des Rezeptors die Bindungsvoraussetzungen für die Liganden im biochemischen Experiment abgeprüft werden.

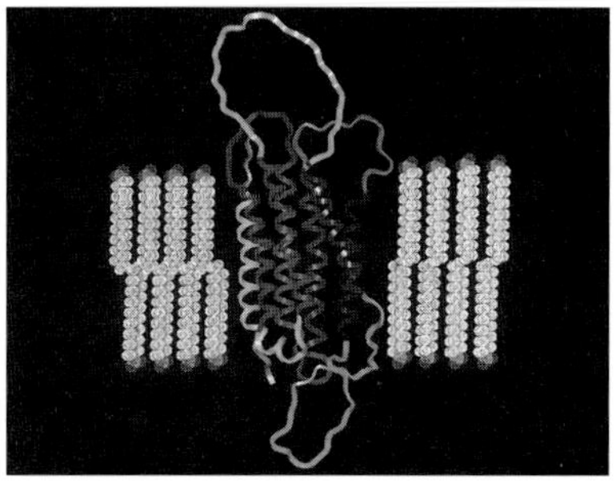

12.4 Implikationen für die Pharmakodynamik und Pharmakokinetik

Die Pharmakodynamik von Enantiomeren, definiert als der entscheidende Schritt zur Ausbildung des Protein-Ligand-Komplexes, kann sehr unterschiedlich sein. Ein schönes experimentelles Beispiel dafür ist Propoxyphen. Als Pseudoderivat des Morphins kann man ihm mindestens zwei Wirkqualitäten zuweisen, Analgesie und antitussive Eigenschaften. Das Molekül entfaltet auch beide Wirkqualitäten, aber assoziiert mit unterschiedlichen Geometrien, nämlich den Enantiomeren (Abb. 12-15). Das

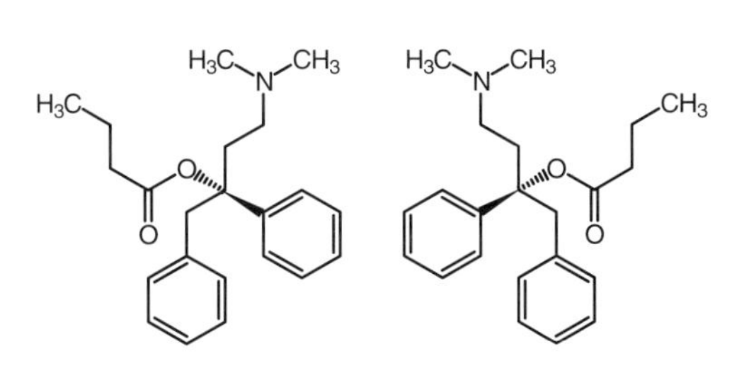

Abb. 12-15: Die Enantiomeren des Propoxyphens. Die linke Struktur (DARVON) ist das rechtsdrehende Isomer und wirkt analgetisch, während sein Spiegelbild (NOVRAD) antitussive Wirkung vermittelt.

rechtsdrehende Molekül ist hauptsächlich analgetisch wirksam, während die linksdrehende Spezies über antitussive Aktivität verfügt. Man muß dies mit einer stereospezifischen Interaktion an – selbst wieder stereospezifischen – Rezeptoren erklären. Die Wahl spiegelbildlicher Namen für die Arzneispezialitäten (DARVON/NOVRAD) beweist einen intelligenten Humor und hebt sich positiv von der üblichen plakativen Benennung ab.

Propoxyphen stellt jedoch einen Spezialfall dar, der höchst selten auftritt. Die Natur hält sich nicht an die gewünschte Systematik, einer Struktur immer nur eine Wirkung zuzuordnen. Dies hängt mit dem Unterschied der realen und idealen Enantioselektivität zusammen, der bereits kurz aufgezeigt wurde. Zwischen den beiden Extremen, Bild und Spiegelbild, liegt die gesamte Palette an denkbaren Möglichkeiten:

- Beide Enantiomere haben dieselben pharmakodynamischen Eigenschaften,
- beide Enantiomere haben dieselben pharmakodynamischen Eigenschaften, besitzen aber unterschiedliche Wirkungsstärke,
- nur eines der Enantiomere vereinigt alle pharmakodynamischen Effekte auf sich, das andere ist biologisch inaktiv,
- beide Enantiomere sind biologisch aktiv, zeigen aber qualitativ verschiedene pharmakodynamische Eigenschaften.

12.4.1 Enantiomeren-Interaktionen

Wendet man die oben genannten Sätze auf die Wechselwirkung mit einer Proteinstruktur, einem Rezeptor oder einem Enzym an, entstehen eine Reihe von Konsequenzen, die von Bedeutung für die klinische Beobachtung sind.

Eine unterschiedliche biologische Wirkung zweier Enantiomere kann auch den gegenseitigen Antagonismus beinhalten. Dafür gibt es mindestens zwei Erklärungsmöglichkeiten. Zum einen kann das nicht aktive Enantiomere wie oben beschrieben, dennoch eine hohe Affinität zum Rezeptor haben, so daß es nicht strukturspezifisch das andere, das aktive Enantiomer, aus der Bindungsstelle verdrängt.

β-Blocker gehören zu den Arzneistoffklassen, bei denen dieses Verhalten auftritt. Es wurde bereits sehr früh von Ariens für Isoprenalin beschrieben, dessen α-adrenerge Wirkung seines (–)-Isomers vom (+)-Enantiomer kompetitiv antagonisiert wird. Experimentell manifestiert sich dieser Wirkungsmechanismus an der geringeren Wirkung des Racemats gegenüber der Verabreichung der Einzelsubstanzen.

Zum anderen ist eine Bindung an eine außerhalb liegende regulatorische Region vorstellbar, die in Art einer allosterischen Beeinflussung die Bindung des aktiven Stereoisomer verhindert.

Häufiger sind Fälle einer qualitativ verschiedenen Wirkung, die aber trotzdem zu einer gegenseitigen Beeinflussung führt. Wieder kann die Klasse der gut untersuchten β-Blocker als Beispiel dienen. *S*-Propranolol erzeugt verminderten Blutdurchfluß in der Leber. Daraus resultiert eine verminderte Clearance seines Enantiomers, wenn der Wirkstoff als Racemat verabreicht wird.

Solche Effekte lassen sich aber auch positiv nutzen. Der β-Blocker Labetolol hat zwei chirale Zentren und spaltet demnach in vier Stereoisomere (Enantiomere und Diastereomere) auf. Das Arzneimittel Labetolol enthält alle vier Isomere und stellt demnach eigentlich ein komplexes Kombinationspräparat dar (Abb. 12-16).

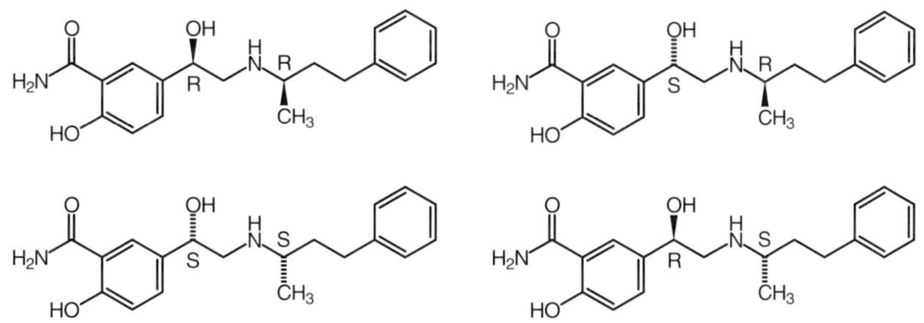

Abb. 12-16: Die Stereoisomeren des Labetolols.

Labetolol ist nicht cardioselektiv und zeigt sowohl α- wie auch β-Blokkade. Selektive α_1-Blockade mit geringerem peripheren Widerstand scheint dem *R,S*-Isomer assoziiert zu sein, wogegen das *R,R*-Isomer eine nicht strukturspezifische β-Blockade hervorruft. Die Inhibition beider Rezeptortypen ist unterschiedlich stark und differiert zusätzlich aufgrund kinetischer Effekte bei intravenöser oder oraler Applikation. Für das *R,R*-Isomer wird in höheren Dosen Lebertoxizität vermutet. Deswegen wird das Diastereomer nicht als Einzelsubstanz angewandt. Die Kombination der α- und β-Blockade scheint für viele Patienten ein Positivum darzustellen. Die Blutdrucksenkung von Labetolol ist schneller als bei allen anderen β-Blockern.

Bei den Enantiomeren der Calciumantagonisten vom Dihydropyridintyp läßt sich teilweise sogar an demselben Rezeptorsystem funktioneller Antagonismus beobachten. Ein Enantiomer ruft eine Calciumkanalblockade hervor, während das andere den Calciumkanal aktiviert. Die Effekte wurden bei Derivaten der Dihydropyridine beobachtet.

12.4.2 Metabolisierung, Transport und Verteilung

Die Wechselwirkung mit dem Zielprotein ist nur ein kleiner, wenn auch entscheidender Ausschnitt im Leben eines Arzneistoffs im Organismus. Alle metabolischen Prozesse beruhen auf einem chemischen Umbau des Liganden und sind deshalb prinzipiell einer stereoselektiven Erkennung unterworfen. Wann letztere zum Tragen kommt, ist nicht bis ins Detail geklärt. Die Enthydroxylierung von Glucocorticoiden am Mineralocorticoid-Rezeptor durch eine 11-β-Dehydroxygenase ist enantioselektiv. Der Grund hierfür ist eine überlebensnotwendige Regulierung der Mineralocorticoid-Aktivität. Man beobachtet aber auch eine unterschiedliche Stereoselektivität im First-pass-Metabolismus von Verapamil, nicht nur zwischen Spezies, sondern auch intraspezifisch zwischen Geschlechtern und sogar Individuen. Die klinische Praxis zeigt, daß es einer drei- bis viermal höheren Dosis an Verapamil bei oraler Gabe bedarf als bei intravenöser Gabe. Der enantioselektive First-pass-Metabolismus führt zu einer geringeren Bioverfügbarkeit des aktiveren *S*-Enantiomers nach oraler Gabe. Die abgeleiteten „klinischen Faustregeln" gelten aber nicht mehr bei Interaktionen mit anderen Arzneistoffen. Wird gleichzeitig Cimetidin verabreicht, so ist die Bioverfügbarkeit des *S*-Verapamils drastisch verändert. Cimetidin blockiert stereoselektiv den Metabolismus des *S*-Verapamils und reduziert die Ausscheidung des N-desalkylierten Metaboliten. Die Metabolisierung des *R*-Enantiomers bleibt unverändert.

β-Blocker werden nach gleichem Muster stereospezifisch metabolisiert, ebenso das Antiphlogistikum/Antirheumatikum Ibuprofen. Dort ist die metabolische Racemisierung besonders interessant, da sie eine kovalente Kupplungsreaktion an Coenzym A voraussetzt. Verabreicht wird das Racemat; das pharmakologisch inaktive *R*(–)-Enantiomer kuppelt an Coenzym A (CoA) und unterliegt dann einer Isomerisierung zum pharmakologisch wirksamen *S*(+)-Enantiomer. Letzteres unterliegt dagegen keiner Kupplungsreaktion an CoA und ist daher vor einer inaktivierenden Isomerisierung seinerseits geschützt (Abb. 12-17). Dies stellt den (bis jetzt) seltenen

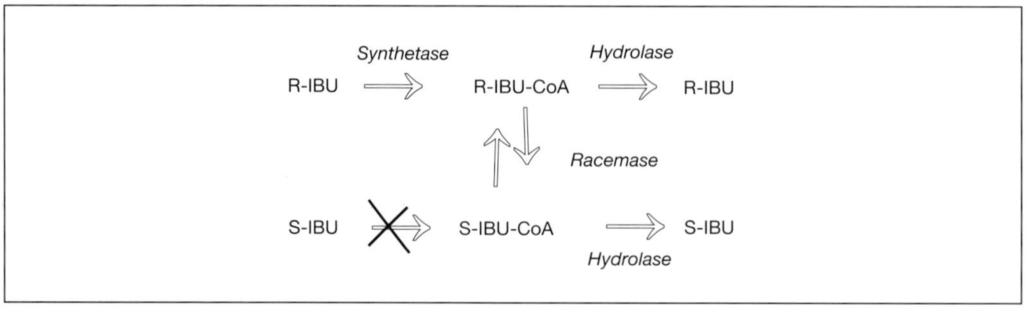

Abb. 12-17: Stereoselektive Metabolisierung des Ibuprofens (IBU).

Fall einer doppelt stereoselektiven Aktivierung eines Prodrugs dar und demonstriert die Komplexität stereoselektiver Eingriffe in die Metabolisierung von Wirkstoffen.

> *Efficacy* ist – im Unterschied zur reinen Bindungsfähigkeit – die Eigenschaft eines Wirkstoffmoleküls, am Rezeptor eine biologische Antwort auszulösen.

„Efficacy" und Toxizität einer Substanz hängen aber zusätzlich noch von ihrer Gewebeaffinität und von Transportphänomenen ab. In Kombination mit dem eigentlichen chemischen Metabolismus ergibt sich für viele chirale Arzneistoffe ein sehr komplexes Bild, das noch der Detaillierung bedarf und bisher eher phänomenologisch beschrieben wird.

Ein Beispiel dafür ist **Gossypol**, der Fertilitätshemmer für Männer (Abb. 12-18). Der Naturstoff weist eine spezielle Art der Chiralität auf, die nicht durch ein asymmetrisches Kohlenstoffatom, sondern durch gehinderte Drehbarkeit um eine zentrale Bindung entsteht, die in diesem Fall zwei symmetrische Reste miteinander verknüpft. Diese Form der Chiralität wird als Achsenchiralität oder Atropisomerie bezeichnet (s. Kap. 4.1.5). Während die *in-vitro*-Aktivität für beide Enantiomere gleich ist, erweist sich *in vivo* nur das (–)-Gossypol als wirksam. (–)-Gossypol hat gleichzeitig eine 25mal geringere Halbwertszeit als sein Spiegelbild, d. h. die aktive Verbindung wird am raschesten eliminiert. Solche Beobachtungen lassen auf die Existenz aktiver Metabolite schließen. Der Unterschied zwischen *in-vitro*- und *in-vivo*-Daten kann nämlich in diesem Fall nur noch über metabolische Prozesse, die an der Quantität der „efficacy" beteiligt sind, erklärt werden. Da nach dem *in-vitro*-Test eine gleich starke Wirkung für die unveränderte Substanz gemessen wird, muß man annehmen, daß der erste Metabolit des (–)-Gossypols ebenfalls aktiv ist, während der Metabolit seines Enantiomers eventuell inaktiv ist.

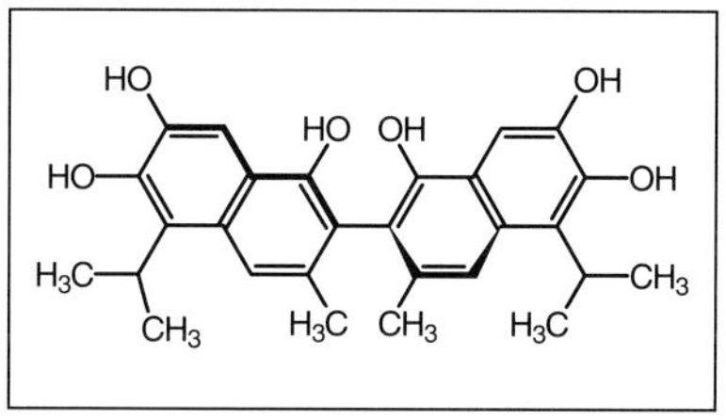

Abb. 12-18: Struktur des Gossypols. Aufgrund der sterischen Interaktionen der zur Biphenylbindung orthoständigen Methyl- und Hydroxylgruppen sind der rechte und der linke Molekülteil gegeneinander verdreht. Die Verbindung spaltet in Atropisomere auf.

Unterschiede von klinischer Bedeutung zwischen den Enantiomeren treten auch in der Plasmaproteinbindung auf. Für Arylpropionsäuren und ihre Derivate ist eine gegenseitige Verdrängung aus der Plasmaeiweißbindung beschrieben. Dieser Effekt kann sowohl allosterisch, also durch Konformationsänderung der Bindungsstelle durch Einwirkung einer benachbarten Bindung, als auch kompetitiv, durch Konkurrenz beider Enantiomere um die gleiche Bindungsstelle, erklärt werden. Die Beobachtung, daß die Enantiomere des Verapamils völlig unabhängig voneinander an Plasmaproteine binden, scheint eher die Ausnahme zu sein.

12.4.3 Toxizität

Ganz im Gegensatz zur positiven Stereoselektion des Ibuprofens sorgt die Toxizität eines Enantiomers des Analogons **Naproxen** dafür, daß dieses in enantiomerenreiner Form verabreicht werden muß. Verknüpft mit stereoselektivem Metabolismus kann Toxizität auch durch eine Giftungsreaktion des Körpers entstehen. Beispiel dafür ist **Benoxaprofen**, ein Antirheumatikum mit sehr langer Halbwertszeit. Akkumulation der Substanz in älteren Patienten führte zu katastrophalem Nierenversagen (Abb. 12-19). Die wahrscheinliche Erklärung dafür ist, daß eines der Enantiomeren die Glucoronidierungsreaktion des anderen inhibiert und so zu einer Akkumulation führt. Gleichzeitig erzeugte die reduzierte renale Ausscheidung der älteren Patienten eine erhöhte Inversionsrate, so daß eine autokatalytische Situation entstand, die sich schnell dramatisierte.

Einer der tragischsten Fälle in der Geschichte der Arzneimittelentwicklung war das schlafinduzierende Glutarimidderivat **Thalidomid** (Abb. 12-20). Während das eine Enantiomer untoxisch war, löste das andere schwere teratogene Effekte aus. Eine Gabe des sicheren Enantiomers verbietet sich hier, da dieses durch metabolische Racemisierung *in vivo* in das toxische Enantiomer umgewandelt wird. Zur Zeit erforscht man die Möglichkeit einer molekularen Stabilisierung gegen die metabolische Racemisierung, da Thalidomid eine sehr günstige antiinfektive Wirkung bei Lepra aufweist.

Timolol, ebenfalls eine Substanz aus der häufig zitierten und als Racemate angewandten Klasse der β-Blocker, wird als Enantiomer vermarktet. Die *R*-Form zeigte unerwünschte Nebenwirkungen in der Dauertherapie, die blutdrucksenkende Aktivität ist im Verhältnis 40 : 1 der *S*-Form zuzuord-

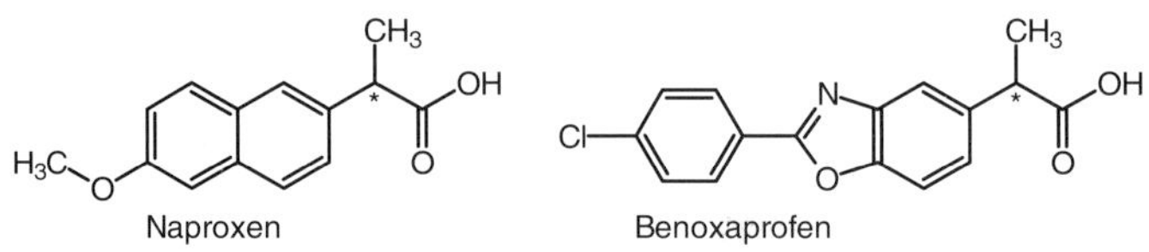

Abb 12-19: Naproxen und Benoxaprofen.

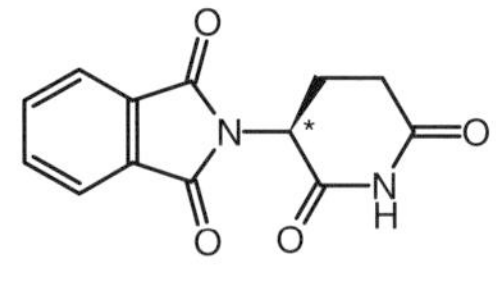

Abb. 12-20: Thalidomid.

nen. Timolol wird allerdings auch zur Behandlung des Engwinkelglaukoms eingesetzt. Dort ist das eudismische Verhältnis vernachlässigbar klein, *R* und *S* können beide zur topischen Behandlung eingesetzt werden. Allerdings erzeugt das *S*-Enantiomer bei systemischer Resorption aus dem Augenbereich unter Umständen Bronchokonstriktion als Nebenwirkung der starken β-Blockade. Zur Glaukomtherapie wäre deshalb der trotz Nebenwirkungen unproblematischere Einsatz der *R*-Form interessant gewesen.

Einen positiven Effekt der Toxizität gibt es auch beim **Verapamil**. Racemisches Verapamil erhöht signifikant die *in-vitro*-Zytotoxizität von Vinca-alkaloiden gegenüber Tumorzellen. Aufgrund der geringeren cardiovaskulären Aktivität des *R*-Enantiomers könnte man an einen Einsatz dieser Substanz in der Tumortherapie denken.

Literatur

Duftstoffe, Pheromone

Agosta, W. C. Dialog der Düfte, Chemische Kommunikation. Spektrum Verlag, Heidelberg 1994.

Jellinek, P., Jellinek, J. (Hrsg.). Die psychologischen Grundlagen der Parfümerie. Hüthig Buch Verlag, Heidelberg, 4. Aufl. 1994.

Lem, S. Der futurologische Kongreß. Suhrkamp Taschenbuch 534, Frankfurt, 2. Aufl. 1979.

Süskind, P. Das Parfüm. Diogenes Verlag, Zürich 1985.

Teisseire, P. J. Chemistry of Fragant Substances. Verlag Chemie, Weinheim 1994.

Rezeptor-Ligand-Wechselwirkungen

Buchbauer, G., Selos, S. Wie arbeitet der Geruchsinn? Dtsch. Apoth. Ztg. **137,** 3719–3736, 1997

Fong, T. M., Cascieri, M. A., Hong Yu, A., Bansal, C., Swain, C., Strader, C. D. Amino-aromatic interaction between histidine 197 of the neurokinin-1 receptor and CP96345. Nature 362, 350–352, 1994.

Schwartz, Th. W. Locating ligand-binding sites in 7TM receptors by protein engineering. Curr. Opinion Biotech. 5, 434–444, 1994.

Schiller, P. W. Rational design of peptidomimetics. In: Wermuth, C. G. (Hrsg.). Medicinal chemistry for the 21st century. Blackwell Scientific Publications, London 1992, S. 215 ff.

Testa, B. Drug metabolism. In: Wolff, M. E. (Hrsg.). Burger's Medicinal Chemistry & Drug Discovery. 5th edition. John Wiley & Sons, New York, 1995.

Pharmakokinetik

Crom, W. R. Effect of chirality on pharmacokinetics and pharmacodynamics. Am. J. Hosp. Pharm. 49, Suppl. 1, 8–11, 1991.

Knoche, B., Blaschke, G. Stereoselectivity of the in vitro metabolism of thalidomid. Chirality 6, 221–224, 1994.

Kroemer, H. K., Gross, A. S., Eichelbaum, M. Enantioselectivity in drug action and drug metabolism: influence on dynamics. In: Cutler, N. R., Sramek, J. J., Narang, P. K. (Hrsg.). Pharmacodynamics and drug development: perspectives in clinical pharmacology. John Wiley, Chichester 1994, S. 101 ff.

Wainer, I. W. Three-dimensional view of pharmacology. Am. J. Hosp. Pharm. 49, Suppl. 1, 4–8, 1992.

Williams, K. M. Molecular asymmetry and its pharmacological consequences. In: Augst, J. T., Anders, M. W., Murad, F. (Hrsg.). Advances in pharmacology. Academic Press, San Diego, Vol. 22, 1991, S. 58 ff.

Wu, D.-F., Yu, Y. W., Tang, Z. M., Wang, M. Z. Pharmacokinetics of (+/–)-, (+)-, and (–)-gossypol in humans and dogs. Clin. Pharmacol. Ther. 39, 613–618, 1986.

13 Glossar

Absolute Konfiguration
Tatsächliche räumliche Anordnung der Substituenten in einem chiralen Molekül.

Algorithmus
Rechenverfahren, mit dem nach einem genau festgelegten, auch wiederholbaren Schema eine bestimmte Rechenaufgabe in einer Kette von endlich vielen, einfachen Rechenschritten gelöst wird. (Abgeleitet vom Namen des persisch-arabischen Mathematikers Al Charismio und in Anlehnung an das griechische Wort für Zahl „arithmós".)

Allosterie
Im Gegensatz zu isosteren Proteinen erhält man in der Enzymkinetik der allosteren Proteine sigmoide Sättigungskurven. Die Affinität des Liganden variiert also mit seiner Konzentration. Der allosterische Effektor beeinflußt durch seine Bindung entweder die Konformation des Zielproteins oder die Wechselwirkung und relative Position von Proteinuntereinheiten im Fall dimerer oder oligomerer Zielproteine. Dies führt zu einer Aktivierung oder Desaktivierung des Zielproteins gegenüber seinen Liganden. Ein Beispiel ist Hämoglobin, das aus vier identischen Untereinheiten besteht, die um so besser Sauerstoffmoleküle binden, je mehr der vier Bindungsstellen besetzt sind. In diesem Fall liegt positive Kooperativität und Homotropie (gleicher Effektor, gleiche Untereinheiten) vor. Es sind aber auch entgegengesetzte Beispiele, wie negative Kooperativität mit Heterotropie (verschiedene Untereinheiten, verschiedene Effektoren) sowie Zwischenkombinationen in der Natur bekannt. Der allosterische Effekt wurde von J. L. Monod gefunden und benannt.

Anomere
Diastereomere Zucker und Derivate, die sich in der Konfiguration an einem C-Atom, dem sogenannten „anomeren C-Atom" (C(1) bei Aldosen, C(2) bei 2-Ketosen) unterscheiden.

Anomerer Effekt
Bevorzugte Anordnung (Konformation) eines Substituenten in Position 1 der Glucopyranose in axialer Stellung aufgrund der elektrostatischen Abstoßung des äquatorialen Substituenten und des Ringsauerstoffatoms. Der Begriff wird heute allgemeiner auch auf analoge Verbindungen angewendet.

Antipode
Synonym: Enantiomer; veralteter Begriff, sollte nicht mehr verwendet werden.

Asymmetrie/asymmetrisch
Alle Moleküle, die weder Symmetrieebenen, Symmetriezentren, Drehspiegelachsen noch Symmetrieachsen aufweisen, sind asymmetrisch. Sie weisen keinerlei Symmetrieelemente auf (außer der Identität) und gehören zur Punktgruppe C_1.

Asymmetrische Synthese
Synthese einer chiralen Verbindung, von achiralen Verbindungen ausgehend, wobei bevorzugt ein Enantiomer bzw. Stereoisomer gebildet wird;

spezieller:

Stereoselektive Synthese:	bevorzugte Bildung eines Stereoisomers
Enantioselektive Synthese:	bevorzugte Bildung eines Enantiomers
Diastereoselektive Synthese:	bevorzugte Bildung eines Diastereomers.

Asymmetrisches Kohlenstoffatom
Asymmetrisch substituiertes C-Atom; C-Atom, das vier verschiedene Substituenten trägt; analog: asymmetrisch substituierte Heteroatome.

Atropisomere
Isolierbare Stereoisomere aufgrund gehinderter Rotation um Einfachbindungen.

Baeyer-Spannung
Synonym: Winkelspannung; entsteht durch Abweichung vom Tetraederwinkel (109°28') in cyclischen Kohlenwasserstoffen.

Cheng-Prusoff-Gleichung
Die Cheng-Prusoff-Gleichung verknüpft die beobachteten IC_{50}-Werte mit der Inhibitionskonstante K_i, bzw. der Dissoziationskonstante (K_D) eines Protein-Ligand-Komplexes ($IC_{50} = K_i\ (1+F/K_D)$; F = Konzentration des Liganden). Damit läßt sich die Bindungsenergie abschätzen nach $\Delta G = RT. \ln K$ bzw. $\Delta G = 2{,}3\ RT \log K_i$. Ein Unterschied von etwa 10 kJ/Mol bedeutet eine einhundertfach schlechtere Bindung des Liganden an sein Zielprotein.

Chiralität
Synonym: Händigkeit; chiral sind Moleküle, die sich wie Bild und Spiegelbild verhalten und dabei nicht zur Deckung zu bringen sind. Chiralität ist die Eigenschaft eines Objekts, sich von seinem Spiegelbild zu unterscheiden.

Chiraler Pool (chiral pool)
Chirale enantiomerenreine Verbindungen aus der Natur, z. B. Aminosäuren und Zucker. Diese können als Bausteine zur Synthese enantiomerenreiner (Arznei-)Stoffe verwendet werden.

Chiroptische Methoden
Optische Verfahren, wie z. B. Polarimetrie, Optische Rotationsdispersion (ORD) und Circulardichroismus (CD), mit denen zwischen den Enantiomeren einer chiralen Verbindung unterschieden werden kann und die zur Charakterisierung von Enantiomeren verwendet werden.

CIP
Von R. S. **C**ahn, C. **I**ngold und V. **P**relog entwickeltes Nomenklatursystem zur eindeutigen Benennung von Stereoisomeren (z. B. *R*/*S*- bzw. *E*/*Z*-Konfiguration) basierend auf speziellen Sequenzregeln.

Circulardichroismus (CD)
Unterschiedliche Absorption von links- und rechtscircular polarisierten Lichtstrahlen durch ein Enantiomer.

Circular polarisiertes Licht
Elektromagnetische Strahlung, die so gefiltert wird, daß die Spitze ihres elektrischen Feldvektors eine Helix entlang der Achse der Fortbewegungsrichtung beschreibt.

***cis-/trans*-Isomere**
Geometrische Isomere bei Ringsystemen, bei planar-quadratischen oder oktaedrischen Komplexen.

Clearance
Die Clearance beschreibt dasjenige Plasmavolumen, das in der Niere pro Zeiteinheit von einer Substanz „befreit" wird.

Cotton-Effekt
Beobachteter Effekt bei ORD- oder CD-Messungen im Bereich einer UV-/VIS-Absorptionsbande eines Enantiomers.

DGE
Deutsche Gesellschaft für Ernährung.

Diastereomere
Stereoisomere, die nicht enantiomer zueinander sind und chiral oder achiral sein können. Sie besitzen im Unterschied zu Enantiomeren unterschiedliche physikalische Eigenschaften.

Dispersionswechselwirkungen
London-Kräfte. Zwischenmolekulare Kräfte vom Typ der Van-der-Waals-Kräfte, die besonders zwischen apolaren Atomen und Molekülen wirksam

sind. Sie beruhen auf zeitlichen Veränderungen der Ladungsverteilung innerhalb an sich neutraler und mit keinem oder nur einem sehr geringen Dipolmoment behafteter Atome oder Moleküle, wobei diese durch die intramolekulare Ladungsverschiebung jeweils für Sekundenbruchteile zu Dipolen werden und ihre Nachbaratome oder Moleküle anzuziehen vermögen.

Dissymmetrie/dissymmetrisch
Dissymmetrisch sind Moleküle, die zwar eine Symmetrieachse aufweisen, aber keine Symmetriezentren, Symmetrieebenen oder Drehspiegelachsen besitzen. Dissymmetrische Moleküle sind wie asymmetrische Moleküle chiral. Der zu „chiral" synonym gebrauchte Begriff ist obsolet und sollte nicht mehr verwendet werden.

Distomer
Bezeichnung für das schwächer wirkende oder stärker mit Nebenwirkungen belastete Enantiomer bei unterschiedlichem Wirkprofil eines Enantiomerenpaares (s. Eutomer).

endogen
Von innen kommend, innerhalb entstehend. In Biologie und Medizin: im Körper entstehend, durch Faktoren im Inneren des Organismus bedingt.

Enantiomere
Stereoisomere mit der Gestalt von Bild und Spiegelbild, die sich mit Ausnahme ihrer optischen Aktivität nicht in ihren physikalischen Eigenschaften unterscheiden.

Enantioselektivität/enantioselektiv
Reaktionen, bei denen von zwei Enantiomeren **eines bevorzugt** gebildet oder umgesetzt wird, sind enantioselektiv.

Enantiospezifität/enantiospezifisch
Reaktionen, die **ausschließlich** zu **einem** der beiden möglichen Enantiomeren führen, sind enantiospezifisch.

Epimere
Diastereomere, die sich nur an einem von mehreren Chiralitätszentren (in der Regel asymmetrisch substituierten C-Atomen) unterscheiden. So sind beispielsweise α- und β-D-Glucose Epimere.

Epimerisierung
Konfigurationsumkehr an einem von mehreren Chiralitätszentren.

Eudismisches Verhältnis
Quotient aus Eutomer und Distomer (s. dort).

Eutomer
Bezeichnung für das stärker oder besser wirksame Enantiomer bei unterschiedlichem Wirkprofil eines Enantiomerenpaares (s. Distomer).

***E/Z*-Isomere**
Synonym: *cis/trans*-Isomere; alte Bezeichnung: geometrische Isomere. Stereoisomere (Diastereomere) durch eingeschränkte Rotation aufgrund von Doppelbindungen.

Fischer-Projektion
Projektion dreidimensionaler Moleküle in die Ebene nach E. Fischer. Die längste Kohlenstoffkette wird vertikal angeordnet und das höher oxidierte Ende der Kette nach oben geschrieben. Rechts- und linksstehende Substituenten zeigen nach vorne zum Betrachter, die Substituenten oben und unten zeigen nach hinten, vom Betrachter weg, die Kohlenstoffkette liegt in der Ebene.

Händigkeit
Chiralität.

Hemiedrische Kristalle
Kristalle, bei denen nur die Hälfte der möglichen Flächen ausgebildet ist.

Homochiralität
Aufbau z.B. eines Dimers, Oligomers usw. aus Monomeren der gleichen Chiralität.

Hormone
Körpereigene Regulatormoleküle, die von innersekretorischen Zellen produziert und in geringen Mengen abgegeben werden, über die Blutbahn und die interstitielle Flüssigkeit zu ihren Zielzellen (Erfolgsorganen) gelangen und dort über Rezeptoren an oder in Zellen bestimmte physiologische Wirkungen auslösen.

hydrophob
Wasserabstoßend, nicht in Wasser löslich. Eine ansteigende Menge unpolarer Moleküle in wässriger Lösung führt dadurch zu einem erheblichen Entropiegewinn, daß sich diese Moleküle aneinanderlagern und ihre geordnete Solvatationshülle aus Wassermolekülen freisetzen. Dieser Vorgang wird gemeinhin als hydrophobe Wechselwirkung bezeichnet.

hydrophil
Wasseranziehend, in Wasser löslich.

Inversion
Konfigurationsumkehr.

Isomere
Verbindungen mit gleicher Summenformel, aber unterschiedlicher Struktur. Sie unterscheiden sich in mindestens einer chemischen oder physikalischen Eigenschaft.

IUB
International **U**nion of **B**iochemistry.

IUPAC
International **U**nion of **P**ure and **A**pplied **C**hemistry.

KIM-Spiel
Der Begriff geht auf einen Roman von R. Kipling zurück. Es geht darum, möglichst viele mit einem Tuch abgedeckte Gegenstände durch Betasten wiederzuerkennen. Man trainiert so den oft unterentwickelten Tastsinn.

komplementär
Sich gegenseitig ergänzend.

Konfiguration
Räumliche Anordnung der Atome und Atomgruppen eines Moleküls, wobei Rotationen um Einfachbindungen außer acht bleiben.

Konfigurationsisomere
Stabile Stereoisomere mit unterschiedlicher räumlicher Anordnung der Atome. Umwandlung ist nur durch Öffnung und Neubildung von Bindungen möglich. Sie sind trennbar aufgrund wesentlich höherer Energiebarrieren im Vergleich zu Konformationsisomeren.

Konformation (Konstellation)
Genaue räumliche Anordnung von Atomen oder Atomgruppen eines Moleküls mit festgelegter Konstitution und Konfiguration.

Konformationsisomere
(= Konformere)
Stereoisomere, die aus der nahezu freien Rotation um Einfachbindungen sowie durch eine Flexibilität von Bindungswinkeln entstehen und Energieminima aufweisen. Es erfolgt in der Regel eine schnelle Umwandlung der Isomere ineinander, ohne daß dabei Bindungen gebrochen und neu geknüpft werden. Konformationsisomere sind meist nicht isolierbar.

Konstitutionsisomere
Isomere, die sich in der Art bzw. Reihenfolge der Verknüpfung der Atome voneinander unterscheiden, unabhängig von der räumlichen Anordnung.

Linear polarisiertes Licht
Wird aus monochromatischem Licht (Licht einer Wellenlänge) durch Filterung mit Hilfe eines Polarisators erhalten; es breitet sich nur noch in einer Richtung aus. Der elektrische Feldvektor des linear polarisierten Lichts schwingt senkrecht zur Ausbreitungsrichtung nur in einer Ebene. Linear polarisiertes Licht ist zusammengesetzt aus einem rechts-circular und einem links-circular polarisierten Lichtstrahl.

„linkage number"
Die Linkage ist definiert als die Anzahl der Windungen, mit der sich ein in der Länge vorgegebener DNA-Strang rechtshändig um einen anderen dreht.

Mesomere
Mesomere Grenzstrukturen einer Verbindung beschreiben die Delokalisation von π-Elektronen in dem Molekül (kein stereochemisches Phänomen).

Mustererkennung
(engl. **pattern recognition**) Bezeichnung für die Identifizierung von Merkmalen durch Vergleich mit einem vorliegenden Muster. Dadurch kann ein Objekt, das die identifizierten Merkmale trägt, einer gewissen Klasse zugeordnet und somit „erkannt" werden.

Mutarotation
Änderung der optischen Drehung einer Verbindung aufgrund einer Epimerisierung; tritt bei Zuckern aufgrund einer Epimerisierung am anomeren C-Atom auf, die auf dem schnellen Öffnen und Schließen der Halbacetal-Struktur beruht.

Newman-Projektion
Zur Darstellung von Konformations-Formeln; der Betrachter blickt in Richtung der C-C-Achse. Das vordere, dem Betrachter zugewandte C-Atom ist der Schnittpunkt von drei ausgezogenen Bindungen (der Substituenten), das dahinterliegende C-Atom wird als Kreis dargestellt.

Nuclear Overhauser Effekt (NOE)
Der NOE entsteht durch Dipol-Dipol-Kopplung zwischen verschiedenen Kernspins, die einen Polarisationstransfer von einem Kern auf einen benachbarten erzeugt. Die Atome müssen nicht miteinander verknüpft sein,

nur eine gewisse räumliche Nähe ist erforderlich. Unter konstanten Bedingungen ist die Größe des Effektes proportional zu r^{-6}, wobei r die Distanz der wechselwirkenden Kerne ist. NOE's liefern also ein Netz von räumlichen Abständen und sind somit unverzichtbar in der Strukturaufklärung besonders von Biomolekülen.

Opioidpeptide
Sie sind die endogenen Liganden der Opiatrezeptoren. Man unterscheidet Enkephaline, Endorphine und Dynorphin. Minimale Sequenz ist das Pentapeptid des Met- oder Leu-Enkephalins. Ausgehend davon werden synthetische Peptide oder partialsynthetische Abwandlungen der Enkephaline beforscht, um möglichst spezifische Liganden mit therapeutisch nutzbarem Profil zu erlangen.

Optische Aktivität
Stoffe mit optischer Aktivität drehen die Ebene von linear polarisiertem Licht um einen für das jeweilige Molekül charakteristischen Betrag. Notwendige und ausreichende Bedingung für das Auftreten optischer Aktivität ist die Chiralität (d. h. keine Symmetrieebenen, Symmetriezentren oder Drehspiegelachsen im Molekül). Falls das optisch aktive Molekül auch keine Symmetrieachsen aufweist, ist es asymmetrisch.

Optische Antipoden, optische Isomere
Enantiomere.

Optische Rotationsdispersion (ORD)
Abhängigkeit der spezifischen Drehung einer chiralen Verbindung von der Wellenlänge.

Palindrom
Sinnvolle Reihe von Buchstaben, Wörtern oder Versen, die rückwärts gelesen denselben oder einen anderen Sinn ergibt. Vers-Palindrome wiederholen beispielsweise nach der Strophenmitte die einzelnen Teile des ersten Teils spiegelverkehrt.

Paradigma
Allgemein: Beispiel, Muster, Modell.
In der Philosophie und Wissenschaftstheorie: Ein von T. S. Kuhn eingeführter Begriff, der die Gesamtheit aller eine Disziplin in einem Zeitabschnitt beherrschenden Grundauffassungen hinsichtlich Gegenstandsbereich und Methode bezeichnet. Das Paradigma ist für eine Disziplin konstitutiv, insofern es festlegt, was als wissenschaftlich befriedigende Lösung angesehen werden kann und welche Fragestellungen wissenschaftlich zulässig sind.

Parität

Eine für die quantenmechanische Beschreibung eines physikalischen Systems wichtige Eigenschaft ohne Analogon in der klassischen Physik. Die Parität bezieht sich meistens auf eine Symmetrieeigenschaft der Wellenfunktion (des Zustandsvektors) für ein System von Elementarteilchen. Durch eine Paritäts-Transformation wird, je nach Standpunkt, entweder das Teilchensystem selbst unter Beibehaltung des ursprünglichen Koordinatensystems durch das am Ursprung gespiegelte ersetzt, oder es wird in der Beschreibung des Teilchensystems, unter dessen Beibehaltung, das Koordinatensystem gespiegelt.

Während bis dahin allgemein davon ausgegangen wurde, daß bei allen Wechselwirkungen von isolierten Elementarteilchensystemen die Parität erhalten bleibe, es also auch in der Elementarteilchenphysik unmöglich sei, zwischen rechts und links zu unterscheiden, wiesen Lee und Yang 1956 darauf hin, daß diese Annahme für die Schwache Wechselwirkung nicht experimentell überprüft sei. 1957 bestätigten dann Wu und Mitarbeiter die Nichterhaltung der Parität bei der Schwachen Wechselwirkung.

Pharmakophor

Träger der Wirkeigenschaften eines Moleküls; die minimale Partialstruktur eines Arzneistoffs, die gerade noch ausreicht, um den entsprechenden pharmakologischen Effekt auszulösen.

Pheromone

Von Tieren ausgeschiedene Stoffe, deren Wahrnehmung bei gleichartigen Tieren ein bestimmtes Verhalten hervorruft; z. B. Sexuallockstoffe.

Pitzer-Spannung

Synonym: Drehspannung, Torsionsspannung; Pitzer-Spannung entsteht durch Abweichung der Torsionswinkel von der energetisch günstigen gestaffelten Konformation.

Polarimetrie

Meßverfahren zur Bestimmung der optischen Aktivität einer Verbindung. Man mißt, in welche Richtung und um welchen Betrag die Ebene von linear polarisiertem Licht beim Durchtritt durch eine chirale Lösung bzw. Flüssigkeit gedreht wird.

Prochiralität

Sie liegt vor, wenn eine achirale Verbindung durch einen einzigen Reaktionsschritt in eine chirale Verbindung überführt werden kann.

Pseudoasymmetrie/pseudoasymmetrisch
Bezeichnung für C-Atome, die zwei konstitutionell unterschiedliche und zwei konstitutionell gleiche asymmetrische, aber entgegengesetzt konfigurierte (enantiomere) Gruppen tragen.

Punktgruppe
Klassifizierung eines Moleküls (bzw. allgemein eines Objekts) aufgrund seiner Symmetrieelemente.

Racemat
Gemisch aus gleichen Anteilen von zwei Enantiomeren.

Racematspaltung
Auftrennung eines Racemats in zwei Enantiomere.

Racemisieren
Überführung eines Enantiomers in ein Racemat, wobei der Drehwert von +n oder −n auf 0 sinkt.

Relative Konfiguration
Räumliche Anordnung der Substituenten an einem Chiralitätszentrum bezogen auf den Glycerinaldehyd (nach Fischer), wobei dem rechtsdrehenden (+)-Glycerinaldehyd willkürlich die D-Konfiguration zugeordnet wurde.

Retention
Konfigurationserhalt.

RGB
RGB-Signalsteuerung. In der Fernsehtechnik: Schaltungsanordnung zur Ansteuerung von Farbbildröhren mit den Farbwertsignalen ROT (R), GRÜN (G) und BLAU (B), aus denen das Bild zusammengesetzt wird.

Sägebock-Formel
Perspektivische Zeichnung zur Darstellung der Konformation einer Verbindung. Die betrachtete Bindung wird diagonal, meist von unten nach oben gezeichnet.

Schönflies-Symbole
Symbole zur Bezeichnung der Punktgruppen (s. dort).

Stereochemie
Teilgebiet der Chemie, das sich mit dem räumlichen Aufbau der Moleküle (**statische Stereochemie**) und dem räumlichen Ablauf chemischer Reaktionen (**dynamische Stereochemie**) befaßt.

Stereoisomere
Isomere gleicher Konstitution mit unterschiedlicher Atomanordnung im dreidimensionalen Raum.

stereoselektiv
Reaktionen, bei denen von zwei (oder mehreren) Stereoisomeren **eines vorwiegend** gebildet oder umgesetzt wird, sind stereoselektiv.

Stereospezifität/stereospezifisch
Reaktionen, bei denen von zwei (oder mehreren) Stereoisomeren eines **ausschließlich** gebildet oder umgesetzt wird, sind stereospezifisch.

Topoisomerasen
Die Umwandlung von DNA-Topoisomeren (s. unten) ineinander wird von Enzymen katalysiert, den Topoisomerasen. Man unterscheidet zwei Klassen. Die Klasse I schneidet nur einen DNA-Strang, während die Klasse II beide Stränge schneidet.

Der Dreistufenprozeß der Umwandlung in ein anderes Topoisomer verläuft über 1. Schneiden eines oder beider DNA-Stränge, 2. Durchschieben einer DNA-Windung durch diese Öffnung, 3. Wiederverschließen der Schnittstelle.

Der Prozeß ändert die „linkage number" (s. dort) der DNA.

Topoisomere (der DNA)
DNA-Moleküle, die sich nur in der „linkage number" (s. dort) unterscheiden, stellen topologische Isomere oder Topoisomere dar.

Tautomere
Konstitutionsisomere, die sich durch Verschiebung eines oder mehrerer Protonen bilden können, z. B. Keto-Enol-Tautomerie.

Transformation
In der Mathematik: Bezeichnung für eine umkehrbar eindeutige Abbildung, die besondere Eigenschaften besitzt. Große Bedeutung haben Transformationen für die mathematische Beschreibung physikalischer Sachverhalte. Koordinaten-Transformationen beschreiben den Übergang von einem physikalischen Bezugssystem in ein anderes.

In der Medizin: Umwandlung von normalen Zellen in Tumorzellen durch Tumorviren oder chemische oder physikalische Noxen.

In der Molekularbiologie: Übertragung von Genen zwischen Zellen mit Hilfe von isolierter DNA, z. B. als Plasmid.

Wirk-Konformation
Aktive Konformation eines Arzneistoffs; diejenige Konformation, die für die Wirkung verantwortlich ist; entspricht nicht unbedingt der energetisch günstigsten Konformation.

14 Stereochemische Bezeichnungen und Symbole

Bezeichnung	Kurze Definition	Referenz: Seite
cis/trans	Bezeichnung geometrischer Isomere: Gleiche oder gleichartige Substituenten stehen auf der gleichen Seite eines starren Molekülteils (*cis*) oder auf entgegengesetzten Seiten (*trans*)	106 f.
c/t	Steht für *cis* und *trans*; wird bei der Nomenklatur von Ringsystemen verwendet zur Angabe der Stellung eines Substituenten bezogen auf einen Referenzsubstituenten (mit r bezeichnet)	
erythro/threo	Bezieht sich auf die Fischer-Projektion: Die Substituenten zweier benachbarter Chiralitätszentren liegen auf der gleichen Seite (*erythro*) bzw. auf gegenüberliegenden Seiten (*threo*) der Hauptkette; abgeleitet von den Tetrosen Erythrose/Threose	50 (199)
s-cis/s-trans (= *cisoid/ transoid*)	*cis/trans*-Isomerie an Einfachbindungen mit partiellem Doppelbindungscharakter; **s** = **S**igma-Bindung bzw. **s**ingle bond	113
meso	Bezeichnung für ein achirales Mitglied einer Gruppe von Diastereomeren, welche mindestens auch **ein** chirales Mitglied aufweist bzw. Moleküle mit mehr als einem Chiralitätszentrum, die eine Symmetrieebene besitzen und daher achiral sind	51
rac	Steht für racemisch bzw. Racemat; equimolare Mischung eines Enantiomerenpaars	21
exo/endo	Bezeichnet die Konfiguration bei verbrückten Systemen	149

Bezeichnung	Kurze Definition	Referenz: Seite
E/Z	Isomerie bei Doppelbindungen. Die Substituenten auf beiden Seiten der Doppelbindung werden nach Prioritäten geordnet (CIP): Höhere Prioritäten auf der gleichen Seite: *Z*, auf entgegengesetzten Seiten: *E*	106 f.
d/l = (+)/(−)	Rechts-/links-drehendes Enantiomer	40
D/L	Bezeichnung der Konfiguration nach der Fischer-Nomenklatur	40
R/S	Bezeichnung der absoluten Konfiguration nach Cahn, Ingold und Prelog (CIP)	42
r/s	Bezeichnung von pseudoasymmetrischen Atomen nach CIP (Zusatzregel: R > S)	60
Re/Si	Von lat. *rectus* (rechts) und *sinister* (links). Bezeichnung für die beiden enantiotopen Halbräume nach CIP, die durch die Symmetrieebene in prochiralen Molekülen gebildet werden	72
α/β	1. Bezeichnung der Konfiguration z. B. bei Zuckern und Steroiden und Alkaloiden: Substituent oberhalb der Ringebene: β, unterhalb: α 2. Zur Kennzeichnung von Sekundärstrukturen bei Proteinen: α-Helix, β-Faltblatt	135 240
P/M	Drehsinn einer Helix: P (Plus, rechtsgängig), M (Minus, linksgängig)	58
syn/anti	1. Bezeichnung der Konformation 2. Bezeichnung von *E/Z*-Isomeren bei Stickstoffverbindung 3. Bezeichnung der Verknüpfung von kondensierten Ringsystemen (z. B. Perhydrophenanthrene, Steroide)	157 115 141

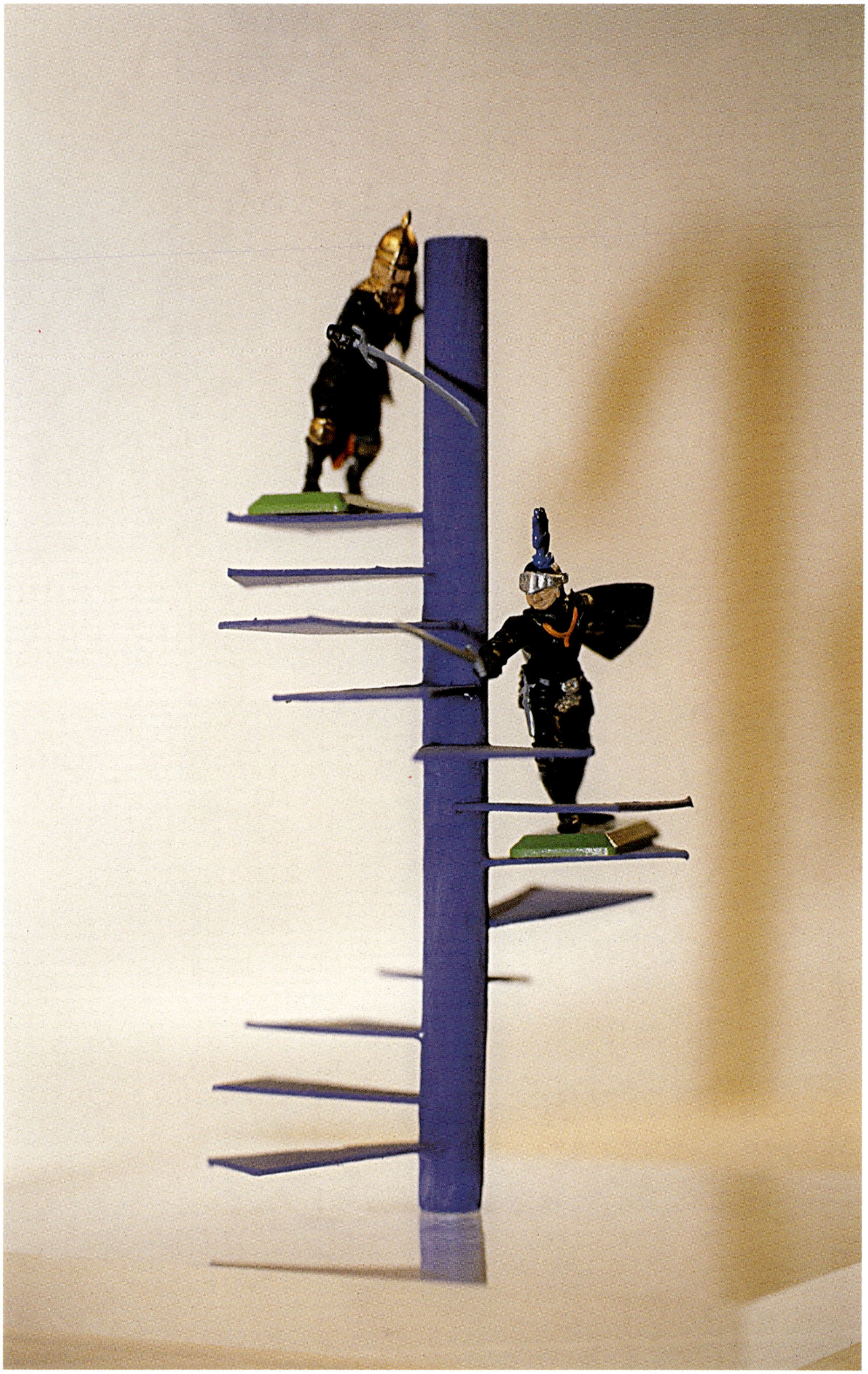

Farb-abbildungen

Farbabb. 3-1: Schwertkämpfer auf einer rechtsdrehenden Wendeltreppe. (Die Definition ist willkürlich dem Schraubendrehsinn entgegengerichtet und entspricht der Definition im Tierreich, beispielsweise bei Schnecken.) Der nach oben steigende, vermutlich rechtshändige Angreifer hat nur einen kleinen Spielraum für seinen Schwertarm. Umgekehrt der Verteidiger von oben: Beim Herabsteigen kann er, Rechtshändigkeit vorausgesetzt, die weite Krümmung der Außenseite der Treppe nutzen. Die Historie berichtet nicht über den Selektionsdruck auf linkshändige Angreifer oder Verteidiger, wohl aber über falsch bauende Architekten (s. Text).

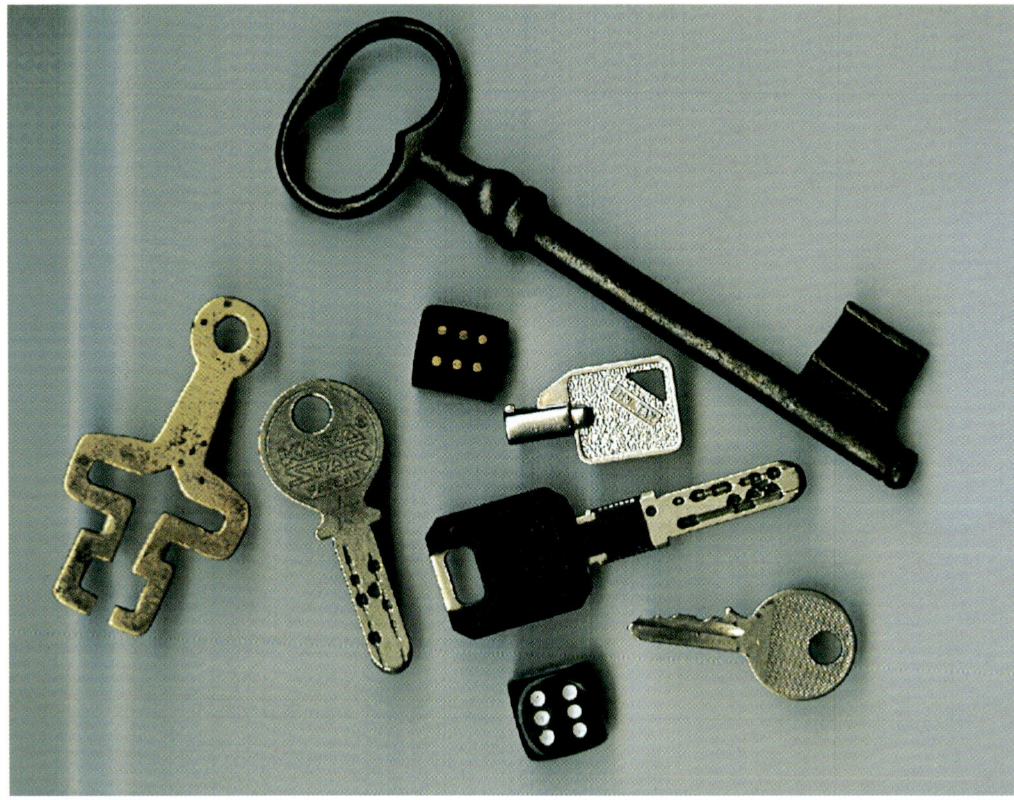

Farbabb. 3-2: Alte oder moderne Schlüssel und Würfel. Bei modernen Schlössern mit zusätzlicher elektronischer Codierung (blauer Schlüssel mit Chip am Ende des Bartes) kann ohne Schloß, bzw. ohne Wechselwirkung, nicht mehr auf die Information geschlossen werden.

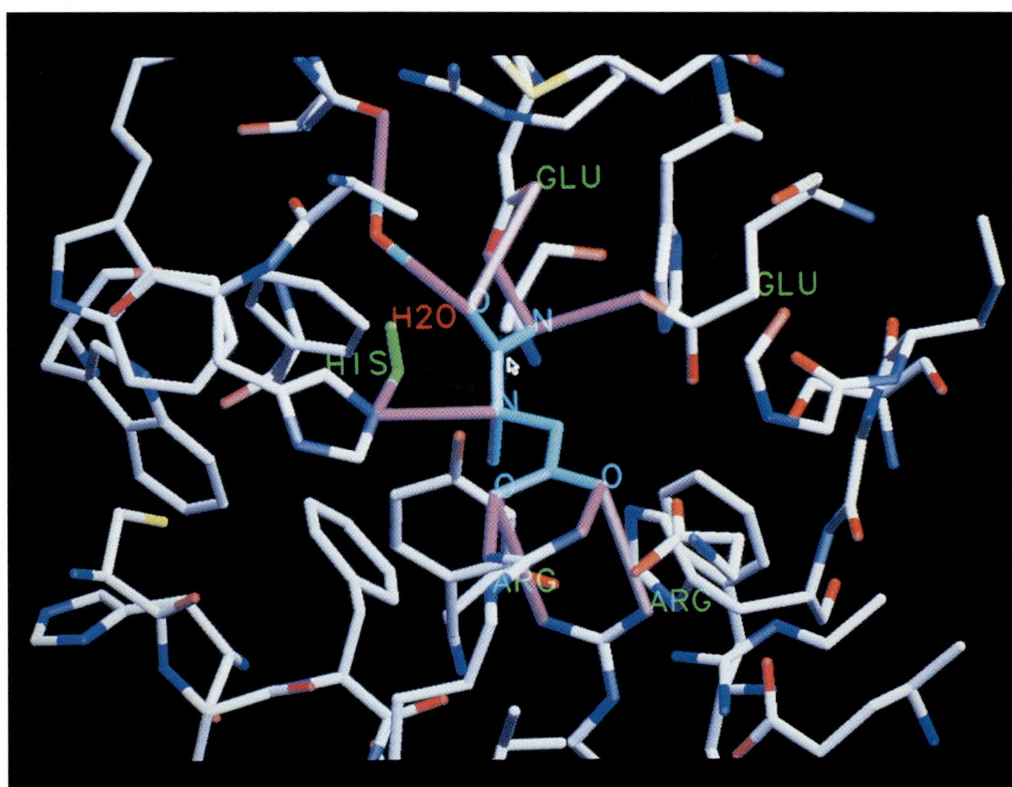

Farbabb. 3-3: Guanidinoessigsäure in der Bindungstasche. Die Symmetrie des mesomeriestabilisierten, coplanaren Guanidingerüstes ist völlig aufgehoben, zugunsten einer tetraedrischen Form, die möglichst viele Wasserstoffbrücken ausbilden kann. (Die Abbildung wurde uns freundlicherweise von Prof. Dr. G.Klebe, Universität Marburg, überlassen.)

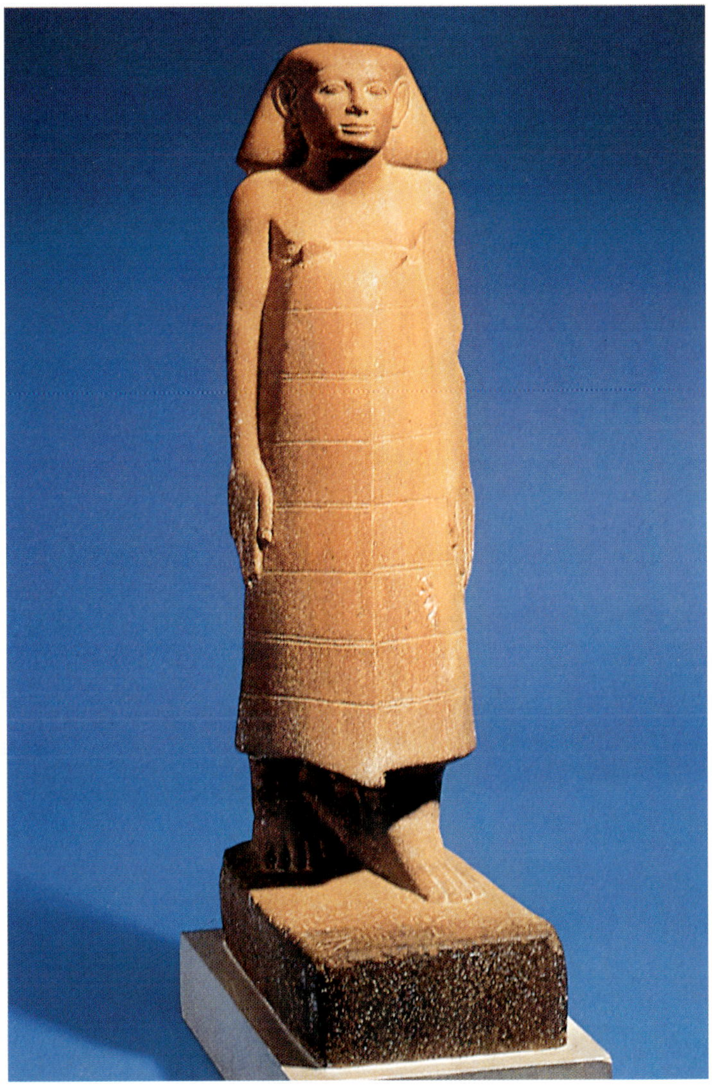

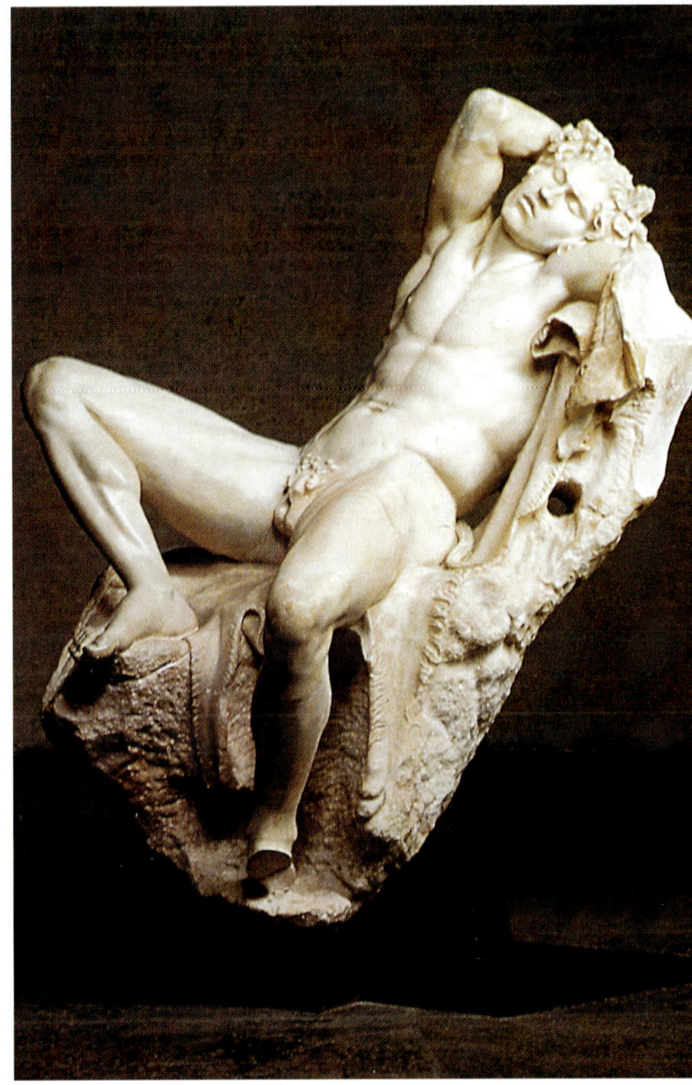

Farbabb. 3-4: Die Statue der Senebtyfy (links) wirkt durch ihre symmetrische Konstruktion seltsam entrückt und fremd (Foto: The British Museum, London). Das Gegenteil, ein möglichst lebendiges Aussehen, versuchten die späteren Bildhauer durch bewußten Symmetriebruch zu erzeugen. Ein Beispiel dafür ist der Barberinische Faun im rechten Bild (Staatliche Antikensammlung und Glyptothek, München; Foto: Studio Koppermann, Gauting). Durch die Abwinkelung seiner Gliedmassen ist die Symmetrie gebrochen und die Figur wirkt sehr lebensnah.

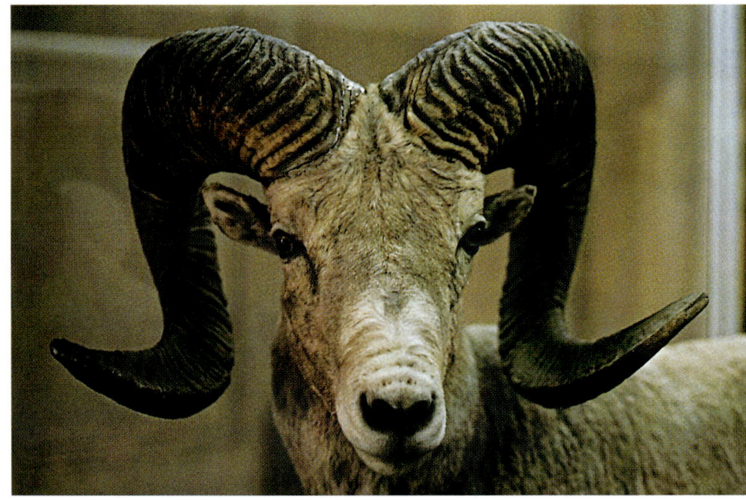

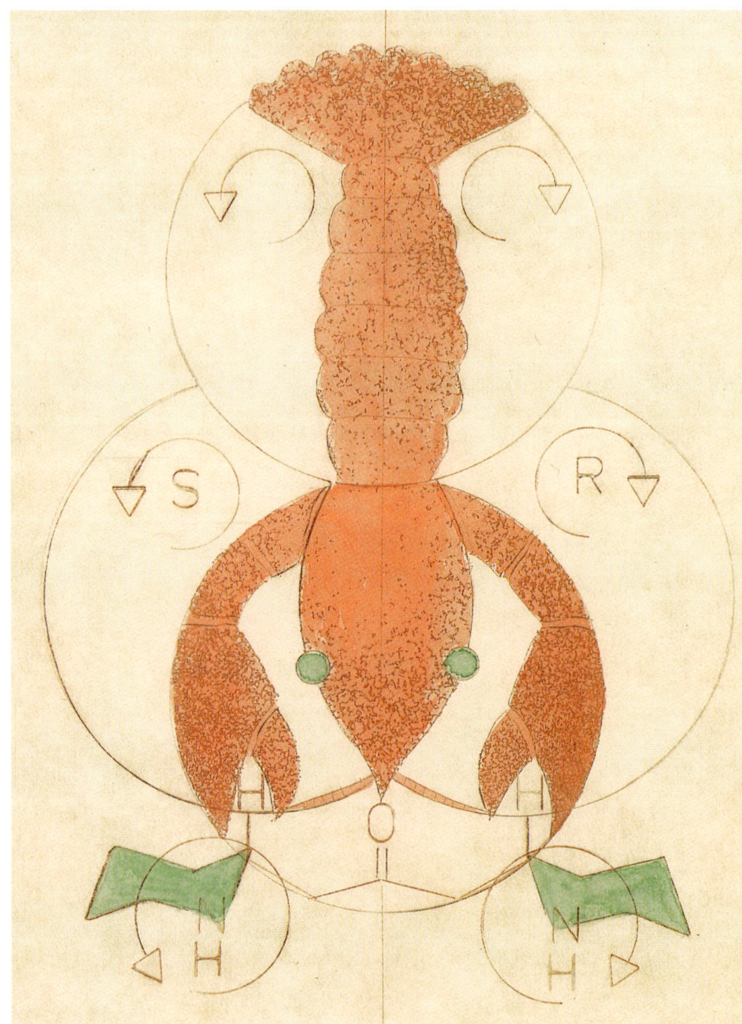

Farbabb. 4-1: Bilateral-symmetrische Formen in Natur und Kunst, die gegenläufige Helices oder entgegengesetzt konfigurierte Asymmetriezentren enthalten und somit Meso-Formen darstellen.
a) Paarzeher mit helikalen Hörnern,
b) Stilisierter Krebs mit dem Alkaloid Anaferin,

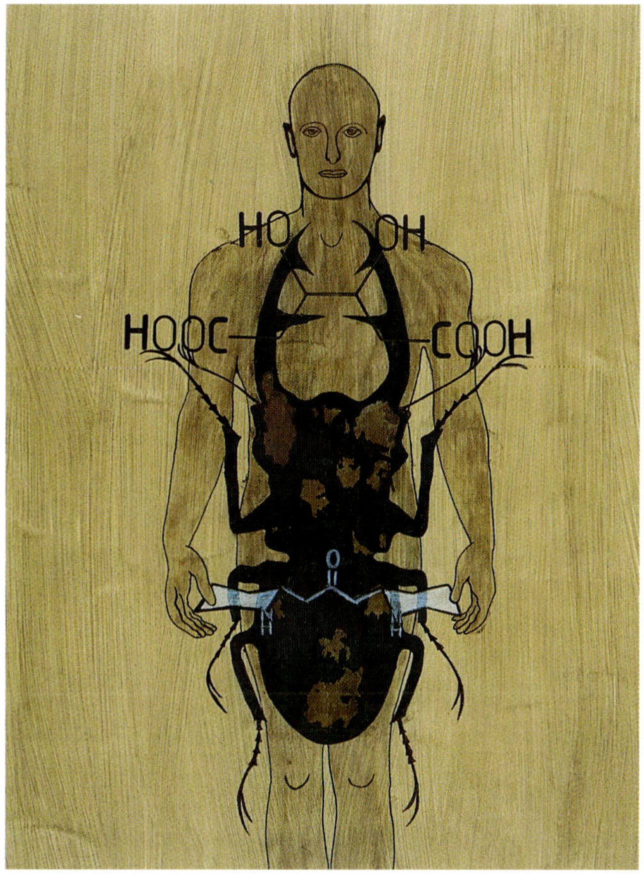

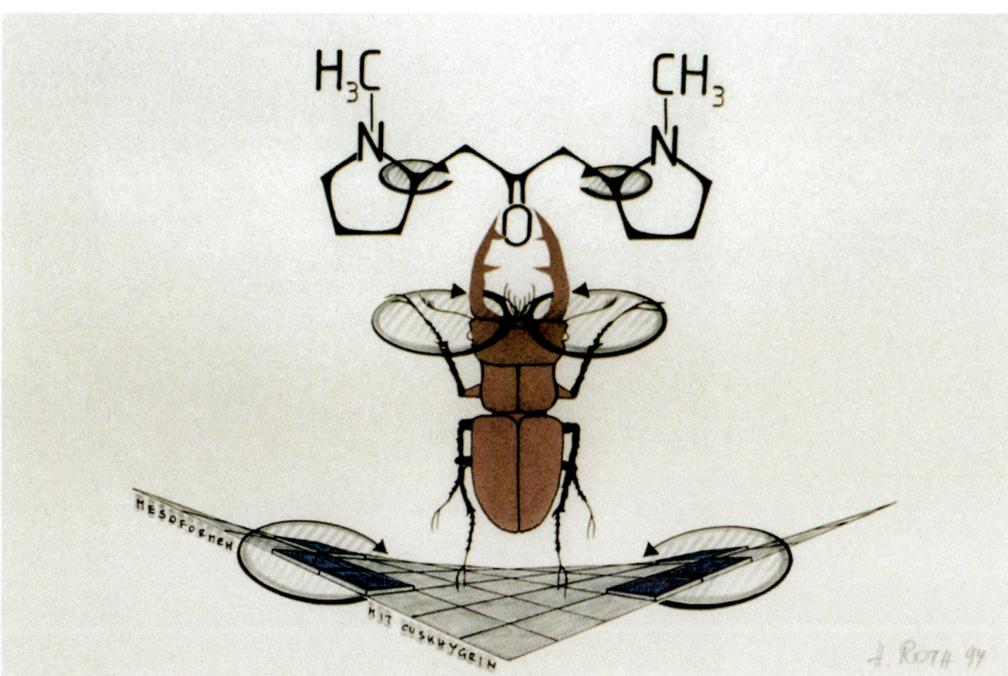

Farbabb. 4-1 (Fortsetz.):

c) Mensch, Hirschkäfer, Weinsäure und Anaferin: 4 Mesoformen.

d) Das Alkaloid Cuscohygrin mit Hirschkäfer auf einer Fläche, die aus zwei enantiomorphen Hälften besteht.

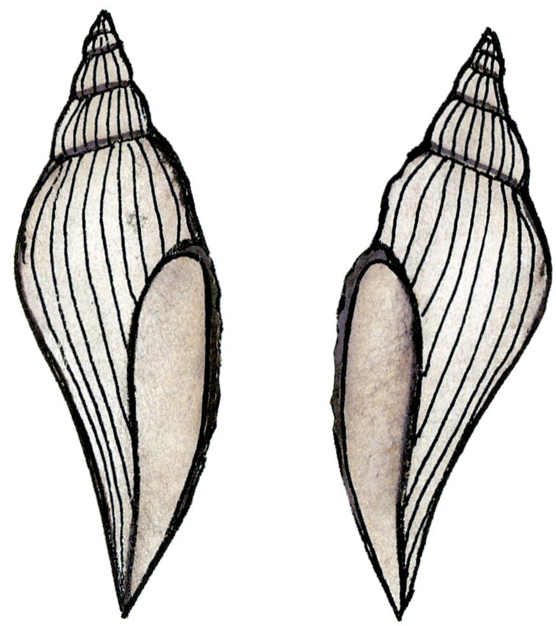

Farbabb. 4-2: Helicität bei Schnecken.

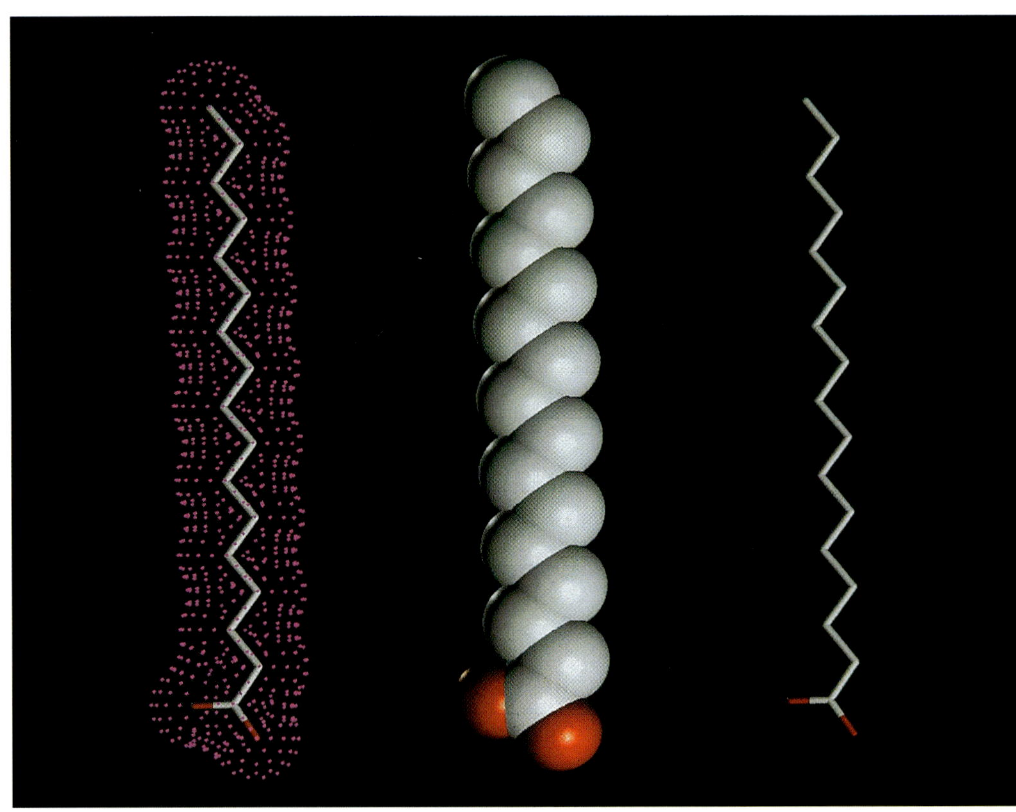

Farbabb. 4-3: Ölsäure: Stick-Form, Kalottenform, van-der-Waals-Volumina, „durchsichtig“.

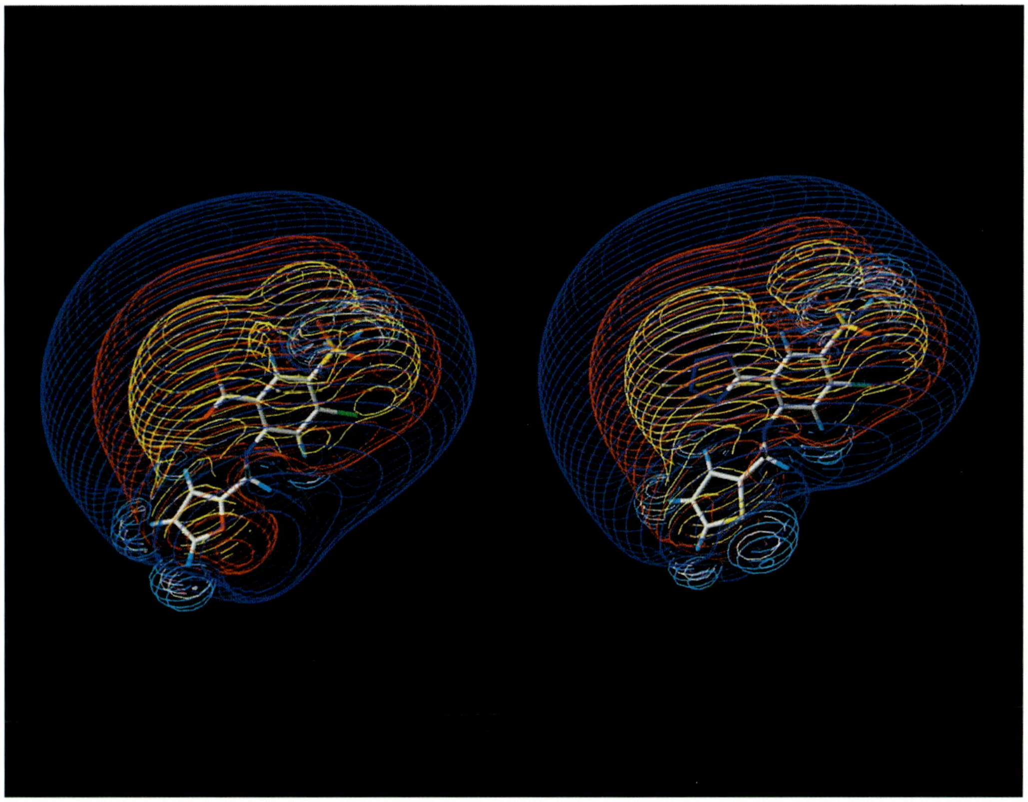

Farbabb. 4-4: Furosemid und Azosemid: Ihre Ähnlichkeit kann besonders gut durch die Beschreibung ihrer elektrostatischen Eigenschaften demonstriert werden. Die isoelektrischen Potentiale (MEPs = molecular electrostatic potentials) enthüllen die nahezu gleiche attraktive Wechselwirkung von Tetrazolat- und Carboxylatfunktion. Dadurch wird anschaulich, warum sich letztere ohne Wirkungseinbuße durch einen heterocyclischen Fünfring mit speziellen Eigenschaften substituieren läßt.

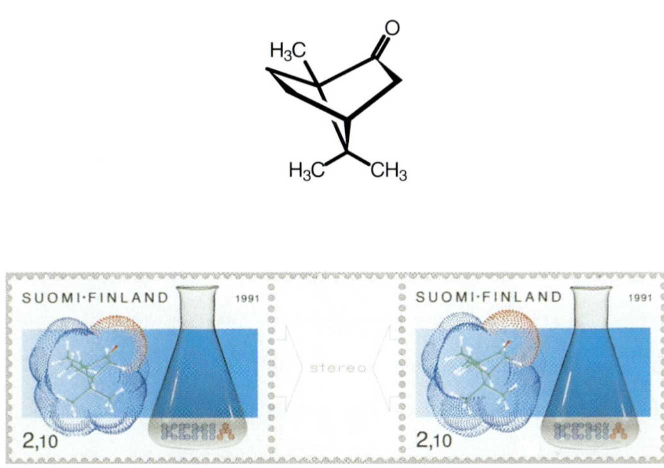

Farbabb. 4-5:

a) Strukturformel von (+)-Campher (1*R*,4*R*)-1,7,7-Trimethylbicyclo[2.2.1] heptanon.
b) Stereoskopische Abbildung von (+)-Campher auf einer finnischen Briefmarke mit Darstellung der MEPs.

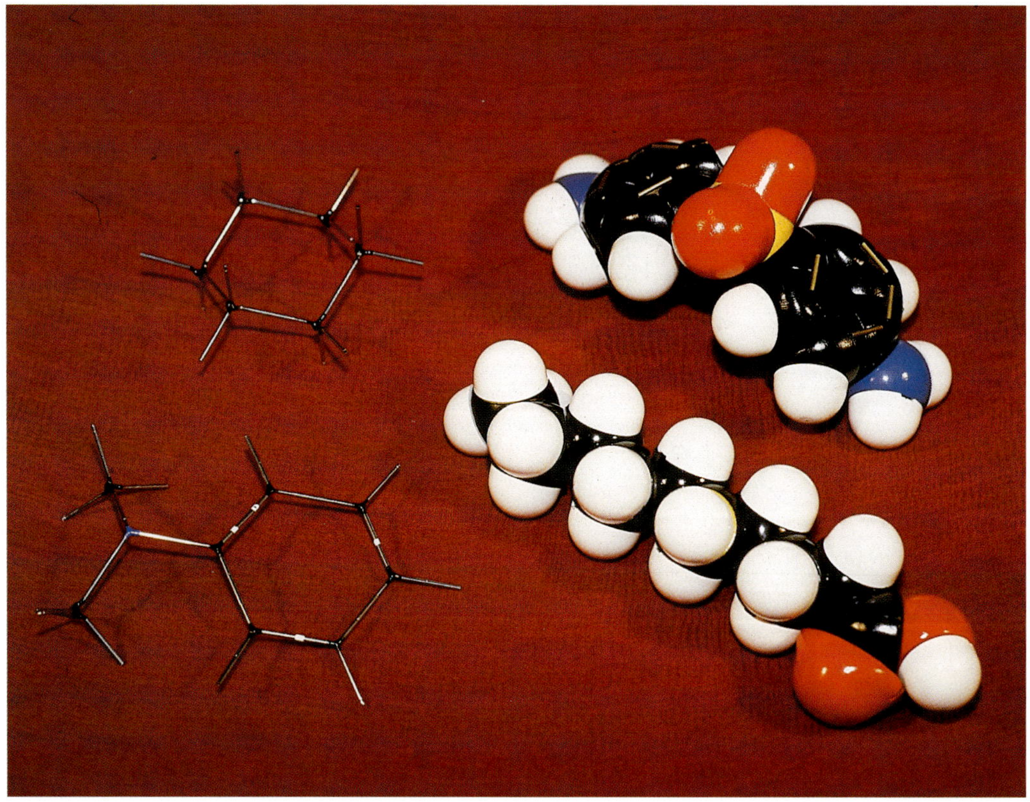

Farbabb. 4-6: Dreiding-Modelle von Cyclohexan und Dimethylanilin (linker Teil der Abbildung) und Stewart-Briegleb-Kalotten von Dapson und Decansäure (rechter Teil der Abbildung).

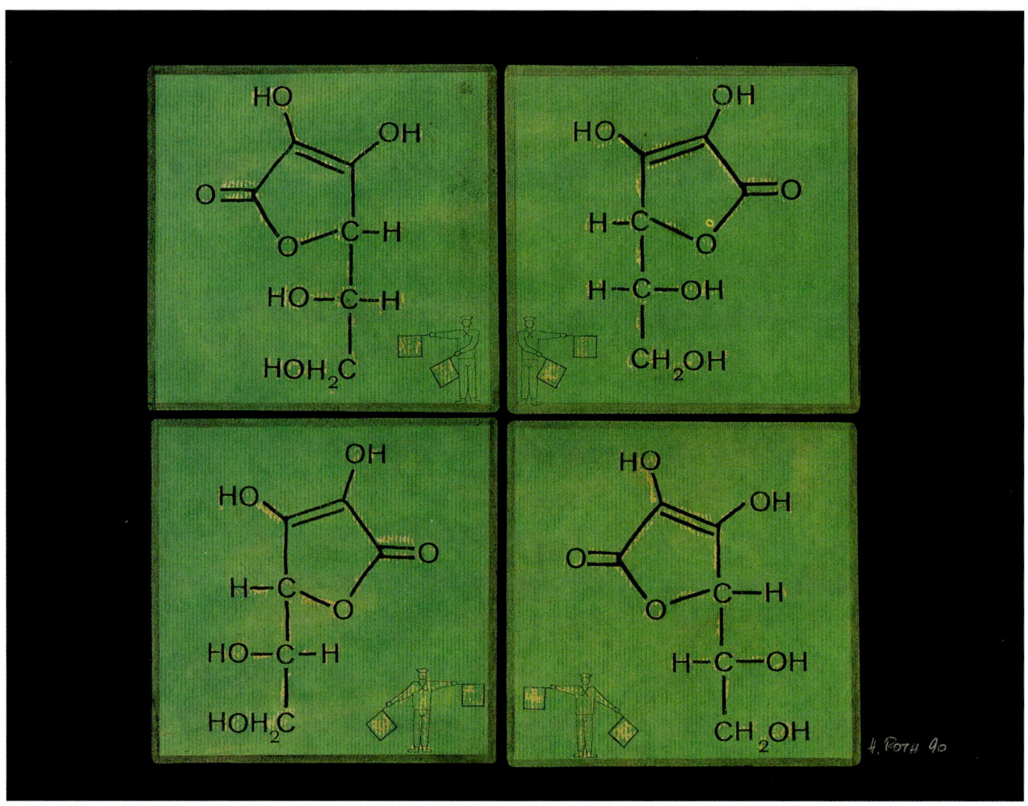

Farbabb. 4-7: Illustrierte Fischer-Projektion der vier stereoisomeren Ascorbinsäuren.

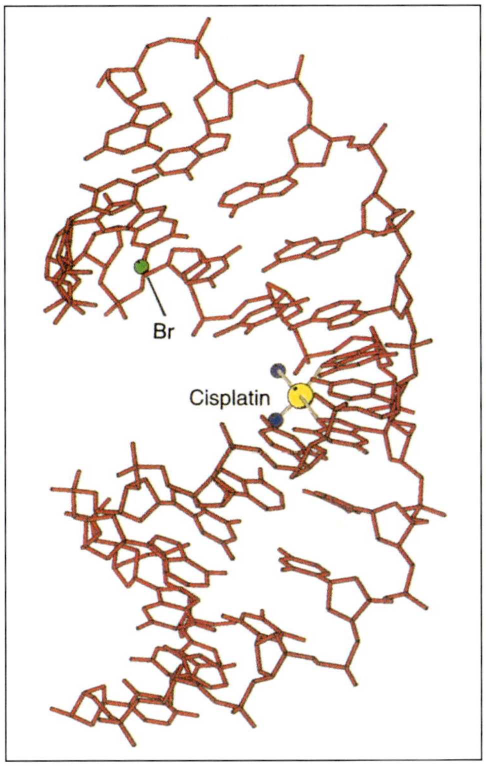

Farbabb. 5-1: Konformationsänderung der DNA durch Bindung von Cisplatin (Lippard et al., Nature 377, 649, 1995).

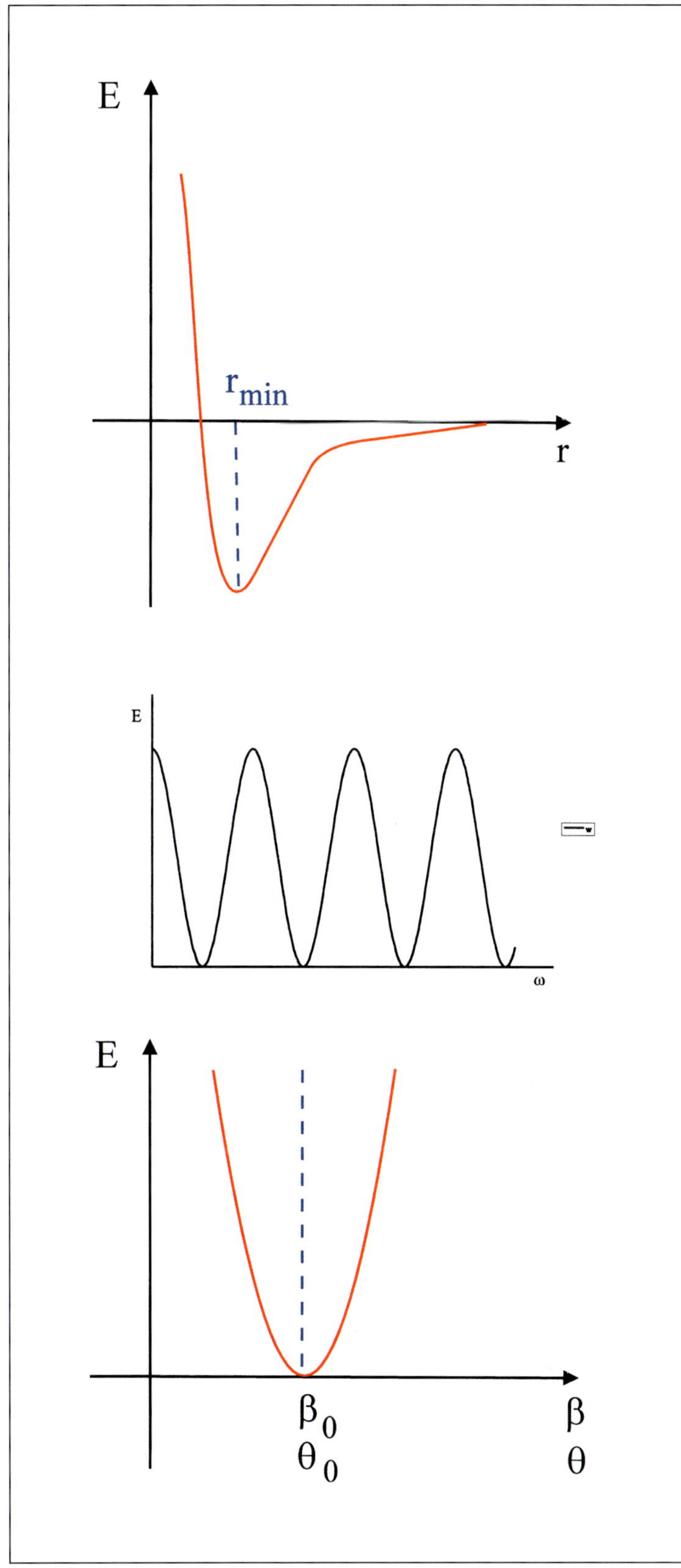

Farbabb. 8-1: Potentiale für Bindung, Bindungswinkel, Torsionswinkel, „non-bonded"-Wechselwirkungen.

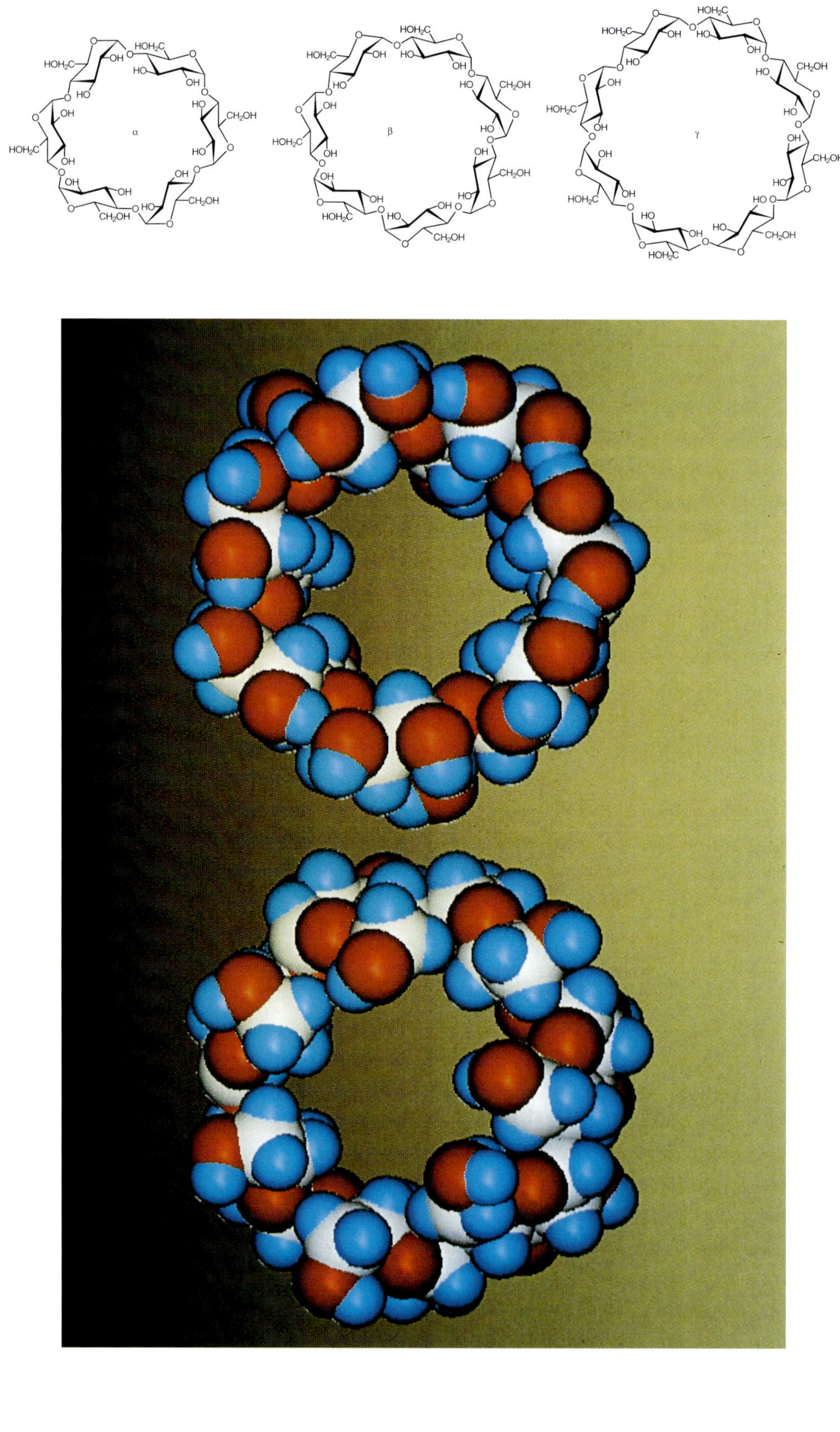

Farbabb. 9-1: α-, β- und γ-Cyclodextrine.
a) Konformationsformeln,
b) Kalottenmodelle von α- und β-Cyclodextrin.

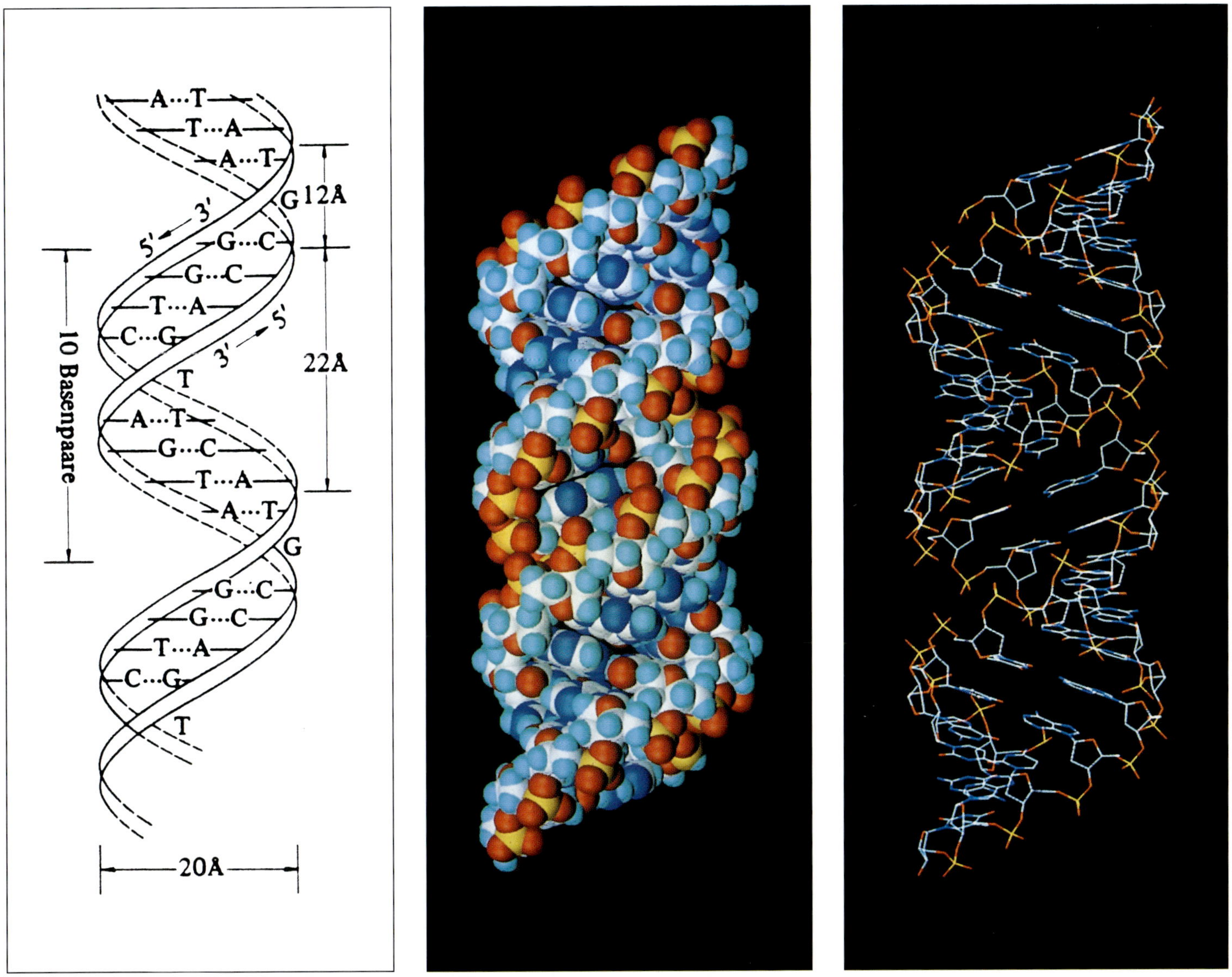

Farbabb. 10-1: DNA-Doppelhelix-Struktur.
a) Schematische Darstellung,
b) Kalottenmodell,
c) stick-form Computermodell.

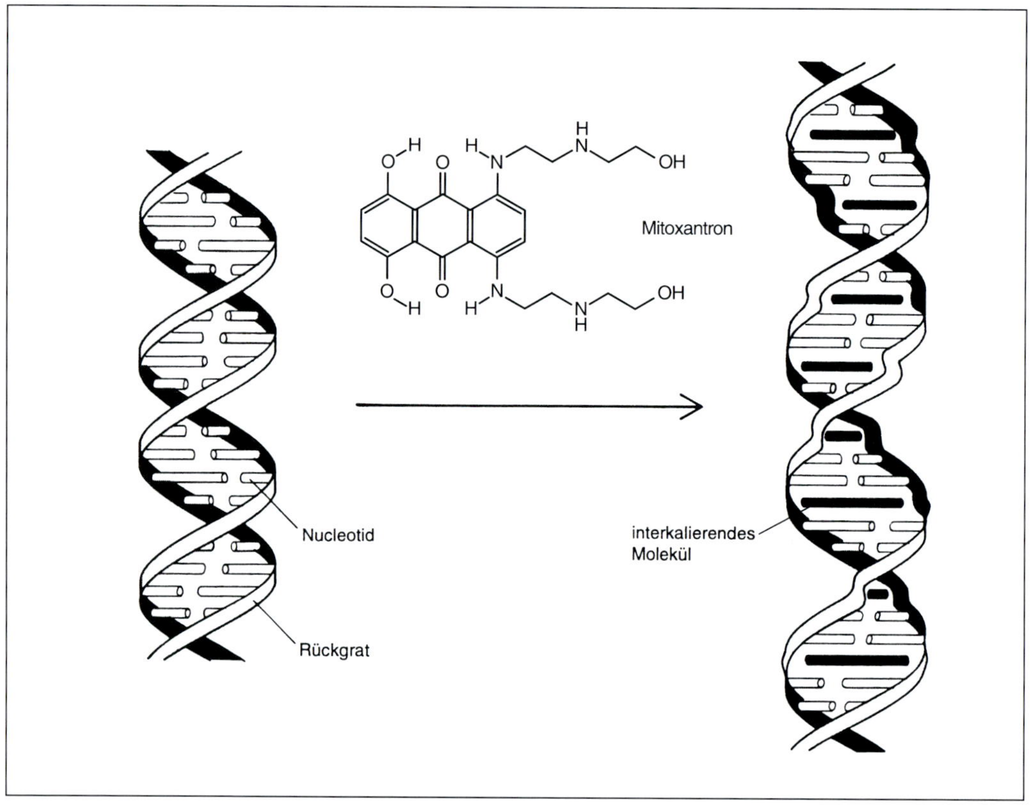

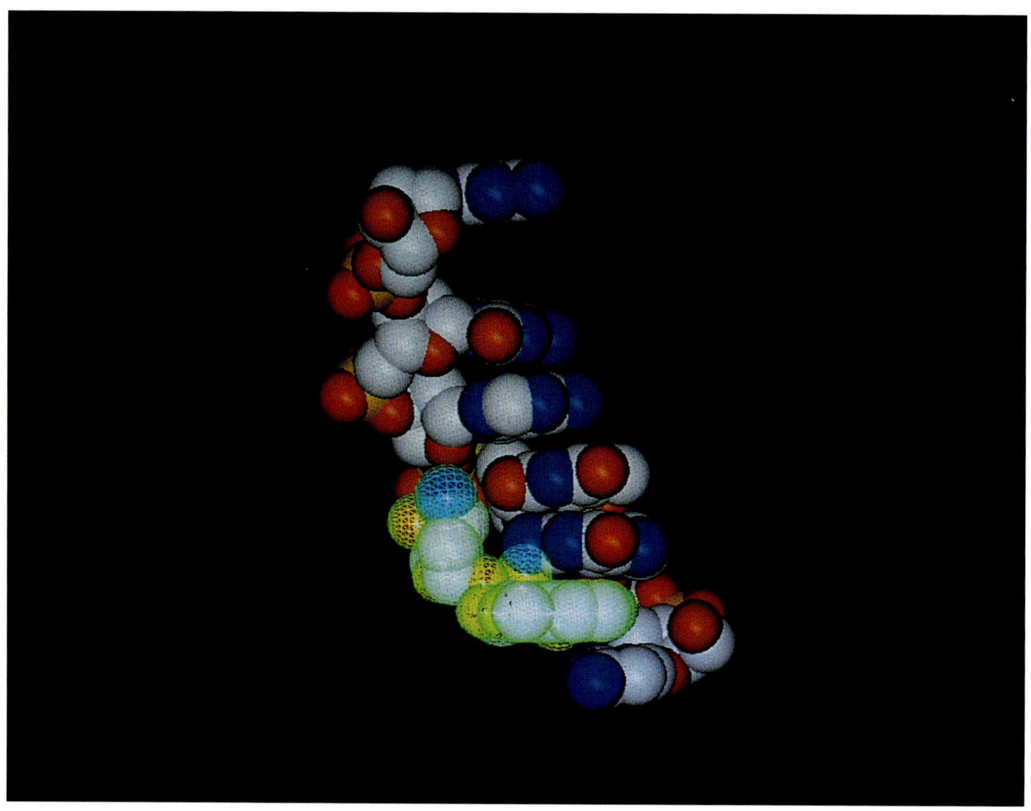

Farbabb. 10-2: Interkalation eines planaren Arzneistoffs in die DNA-Doppelhelix.
a) Schematische Darstellung,
b) Kalottenmodelldarstellung der Interkalation von Daunorubicin (Kalotten mit Netzstruktur) in die DNA.
Der Übersichtlichkeit halber ist nur ein DNS-Einzelstrang gezeigt. Durch die Aufweitung der Helix während des Interkalationsvorgangs kann die Bindungstasche genau der Dicke des aromatischen Ringgerüstes des Daunorubicins angepaßt werden.

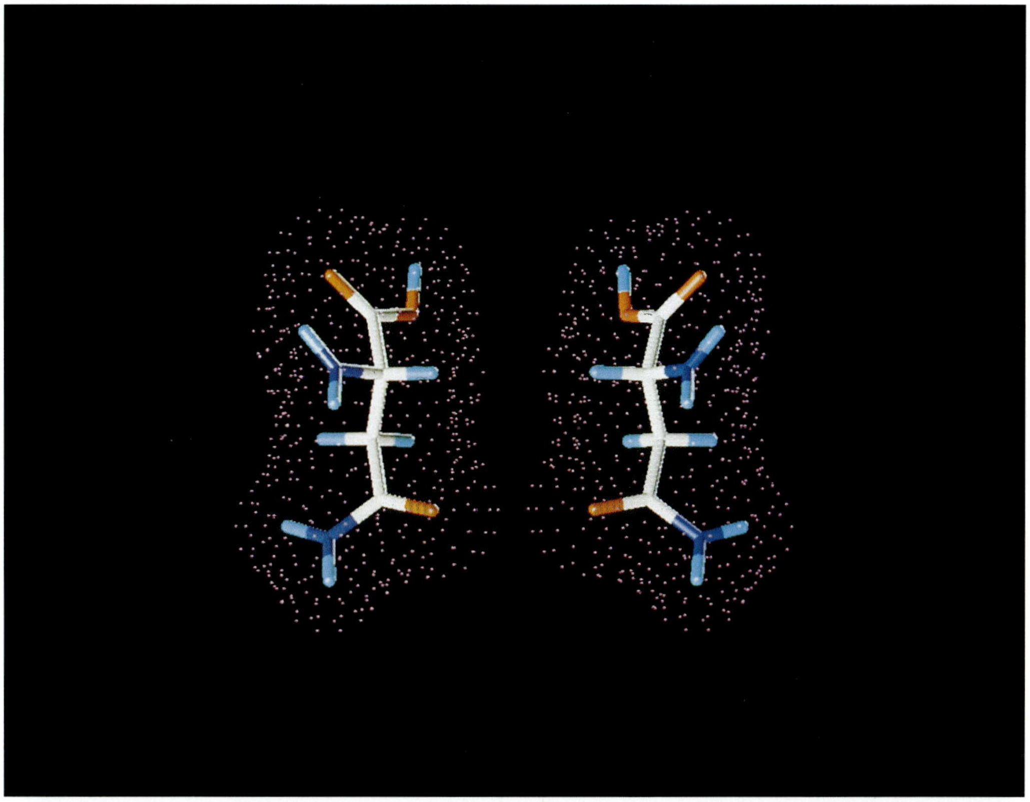

Farbabb. 11-1: Generelle Struktur der Aminosäuren. Die Abbildung zeigt die Enantiomere der Aminosäure Glutamin umgeben von ihren van-der-Waals-Volumina (Punkteoberfläche).

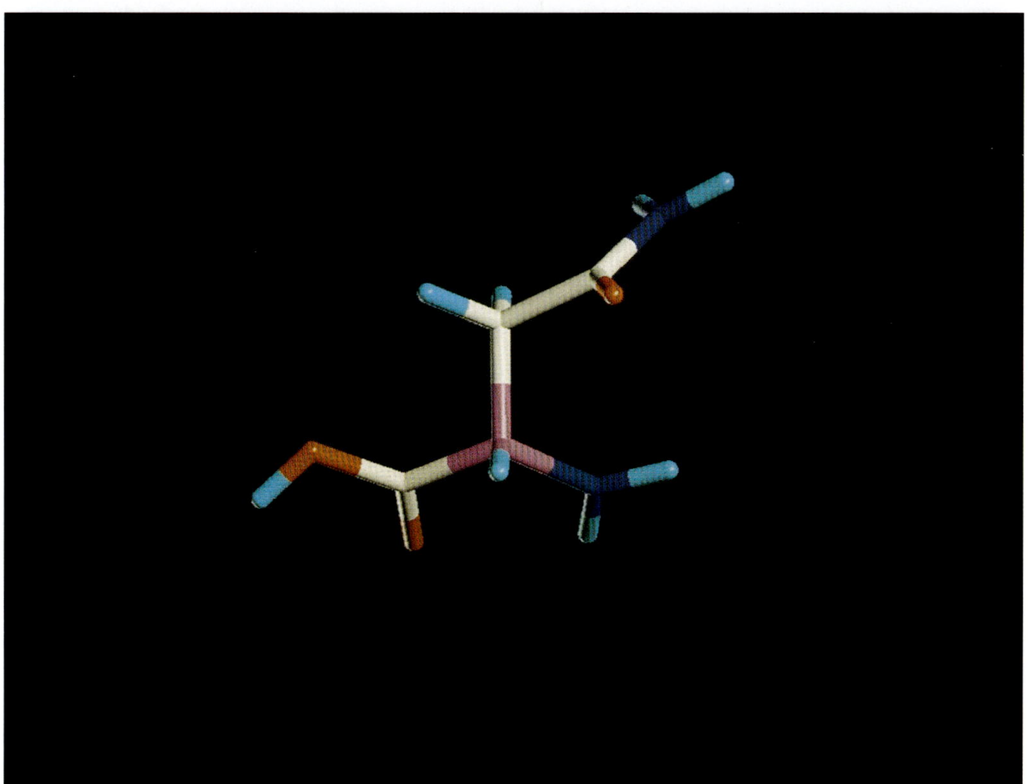

Farbabb. 11-2: Von links nach rechts „gelesen“ zeigt die Struktur C=O, R=Rest und N=Stickstoff, zusammengezogen zu CORN. Die CORNCRIB-Regel ist eine „Eselsbrücke“, um sich die richtige Abfolge der Substituenten am α-Atom der L-Aminosäuren zu merken.

Farbabb. 11-3: Antibiotika mit D-Aminosäuren: Die Gramicidine assoziieren spiegelbildlich zueinander in der Membran und machen sie dadurch porös. Metallionen treten aus und schädigen die Zelle.

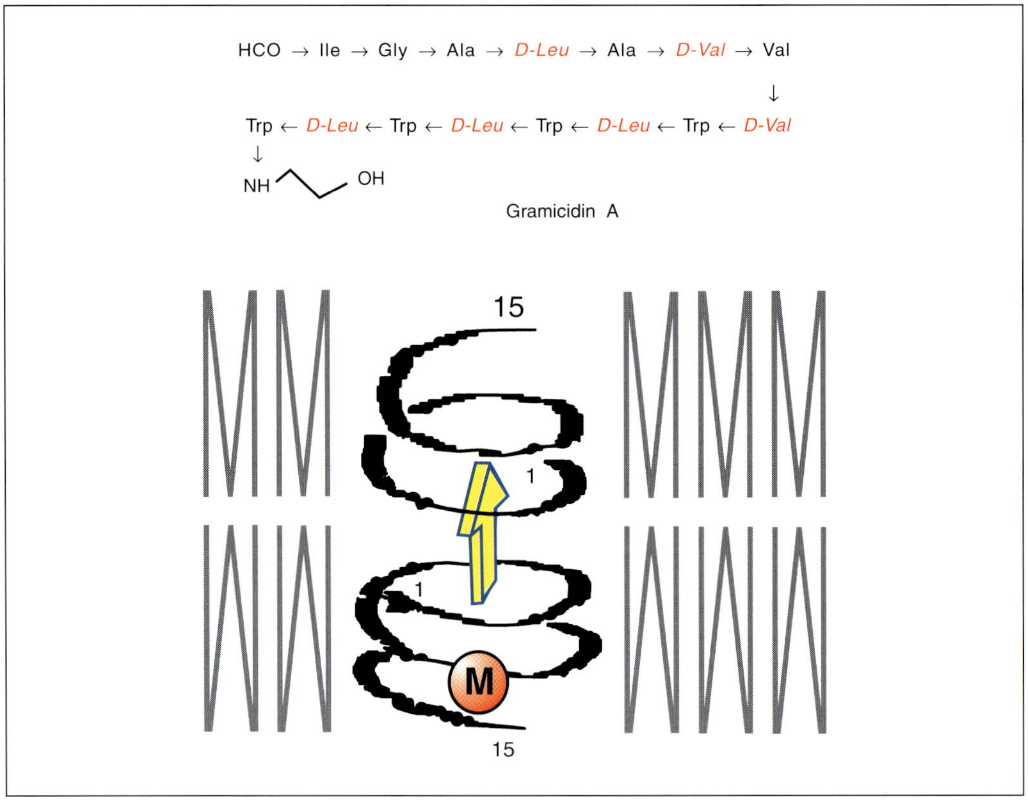

Farbabb. 11-4: Geometrie der Peptidbindung.

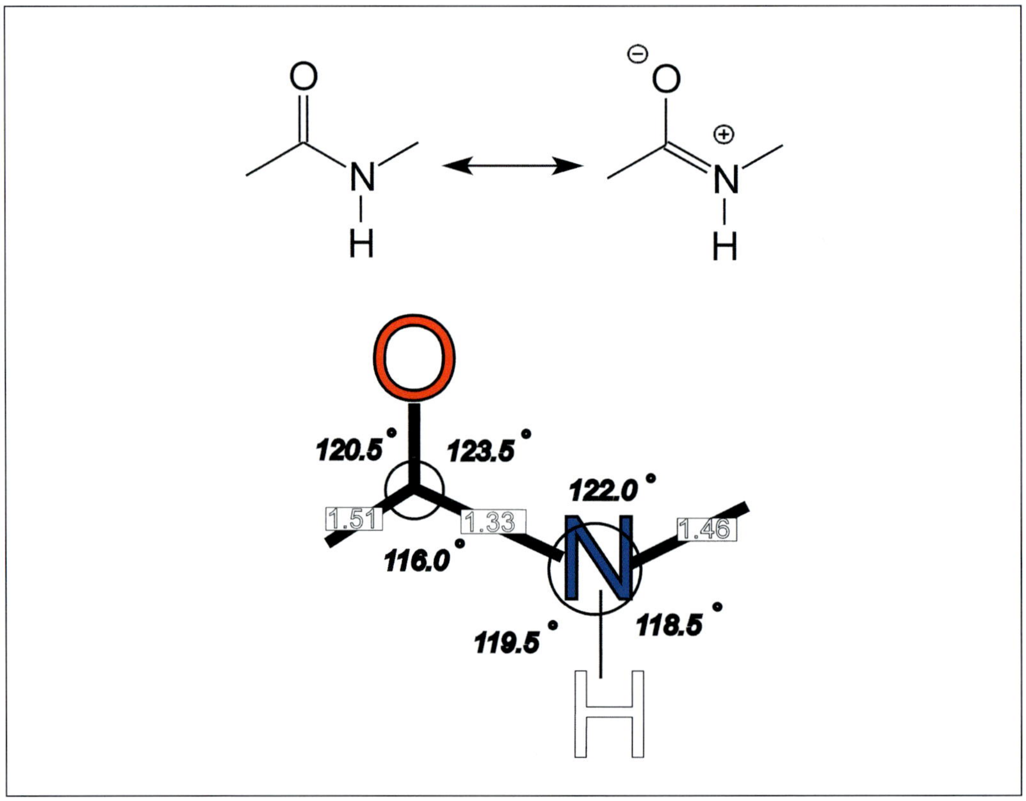

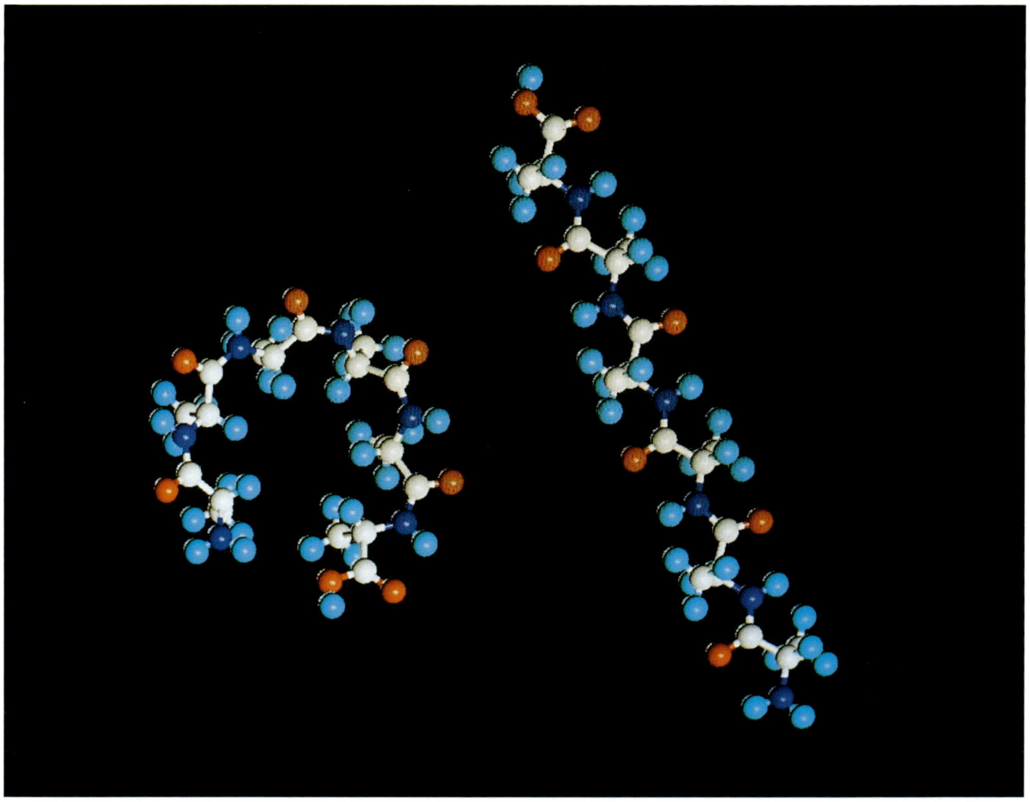

Farbabb. 11-5: Poly-cis-Alaninkette im Vergleich zur Poly-trans-Alaninkette.

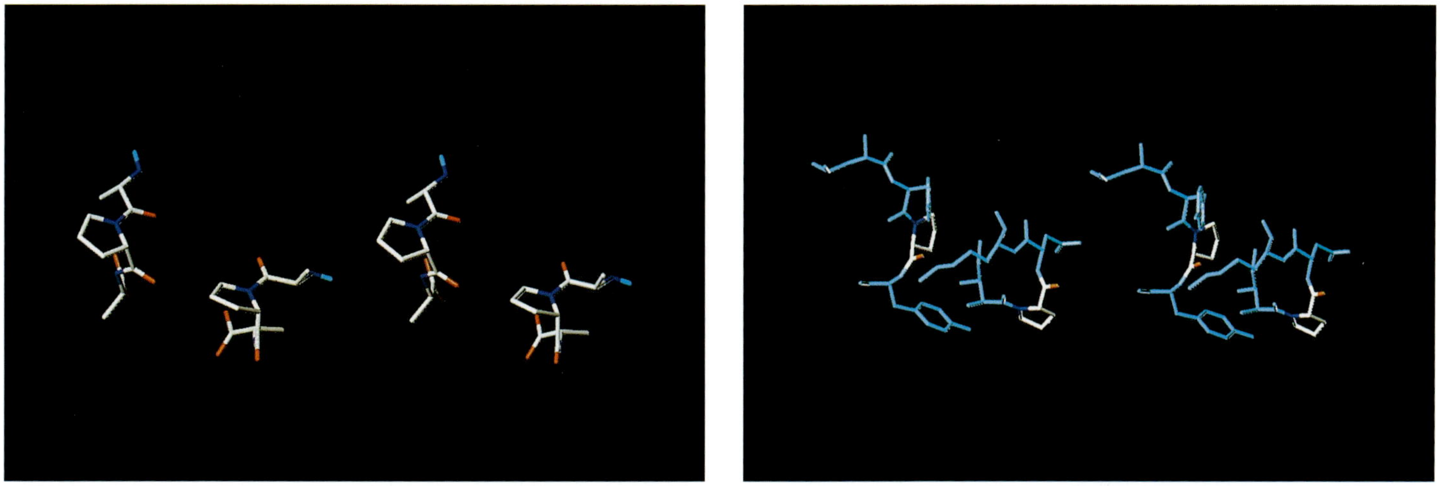

Farbabb. 11-6:
a) Stereoabbildung eines *cis*- (links) und eines *trans*-Prolins (rechts).
b) „Natürliche" *cis*-Proline aus dem Enzym Carboxypeptidase A.
Bei Betrachtung eines Bildes mit „auf Fernblick gestellten Augen" in einem Abstand von etwa zwei Handbreiten erscheinen die Strukturen räumlich.

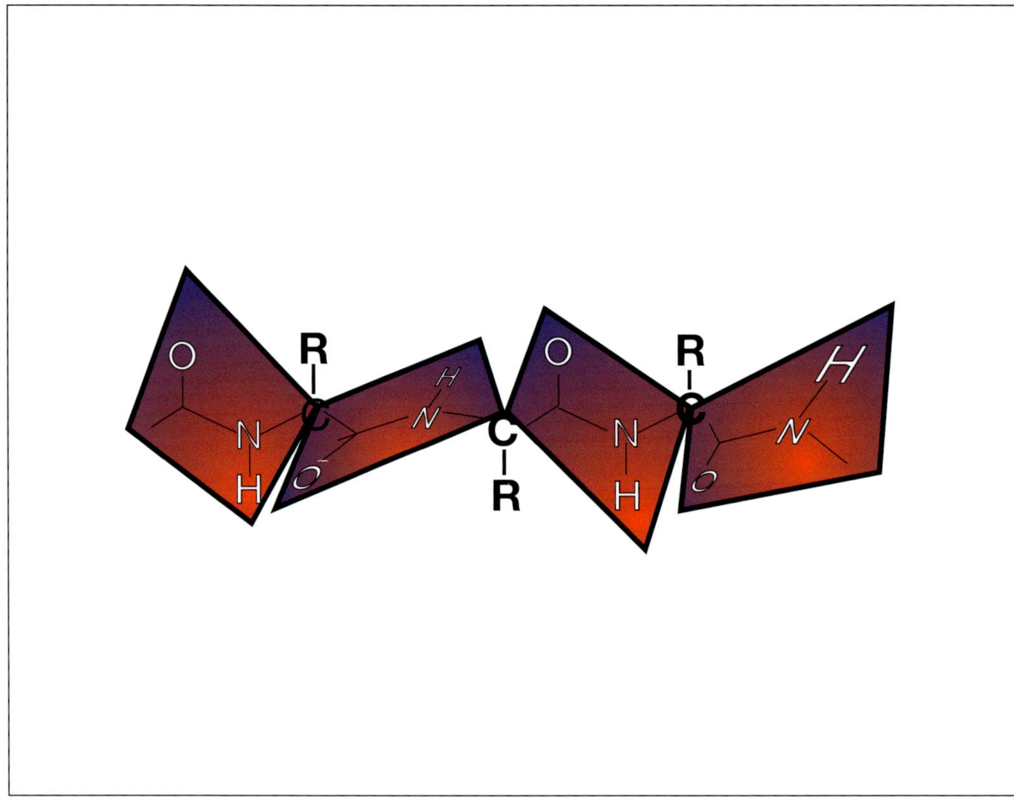

Farbabb. 11-7: Peptidkette mit gegeneinander verdrehten Bindungsebenen der Peptidbindungen. Die Winkelstellung der Ebenen zueinander beschreibt die Dieder- bzw. Torsionswinkel.

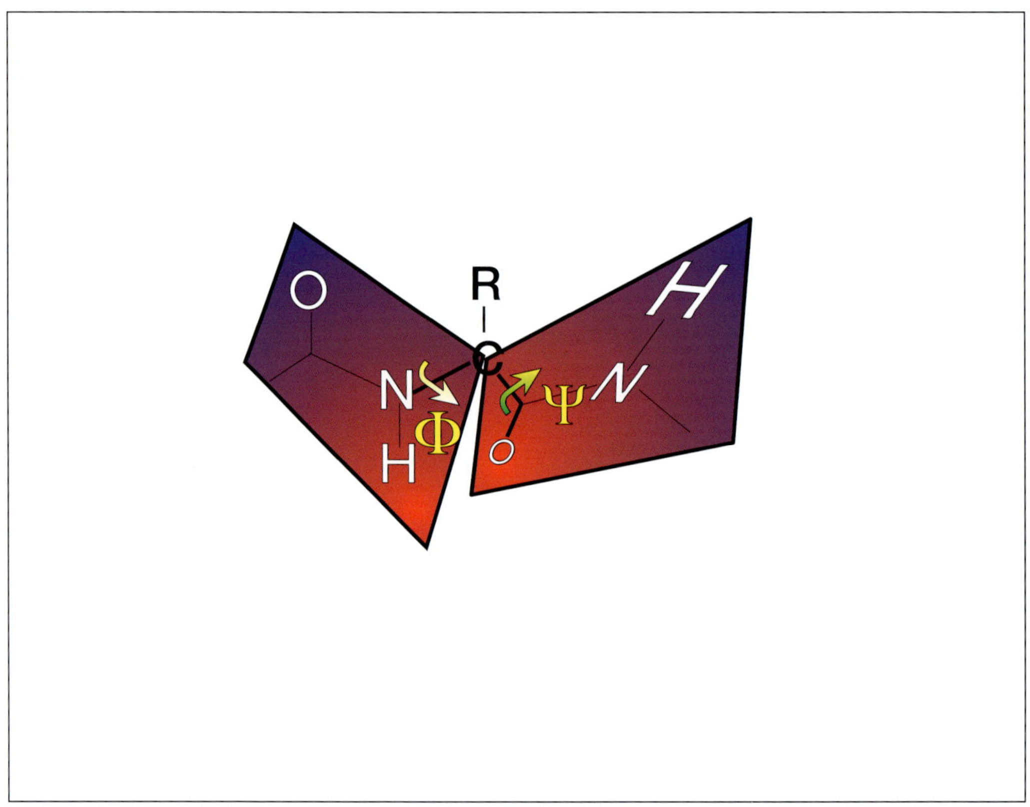

Farbabb. 11-8: Die Freiheitsgrade der Peptidkette entstehen links und rechts des chiralen Zentrums der Aminosäuren und werden vom N-Terminus links beginnend als PHI und PSI bezeichnet.

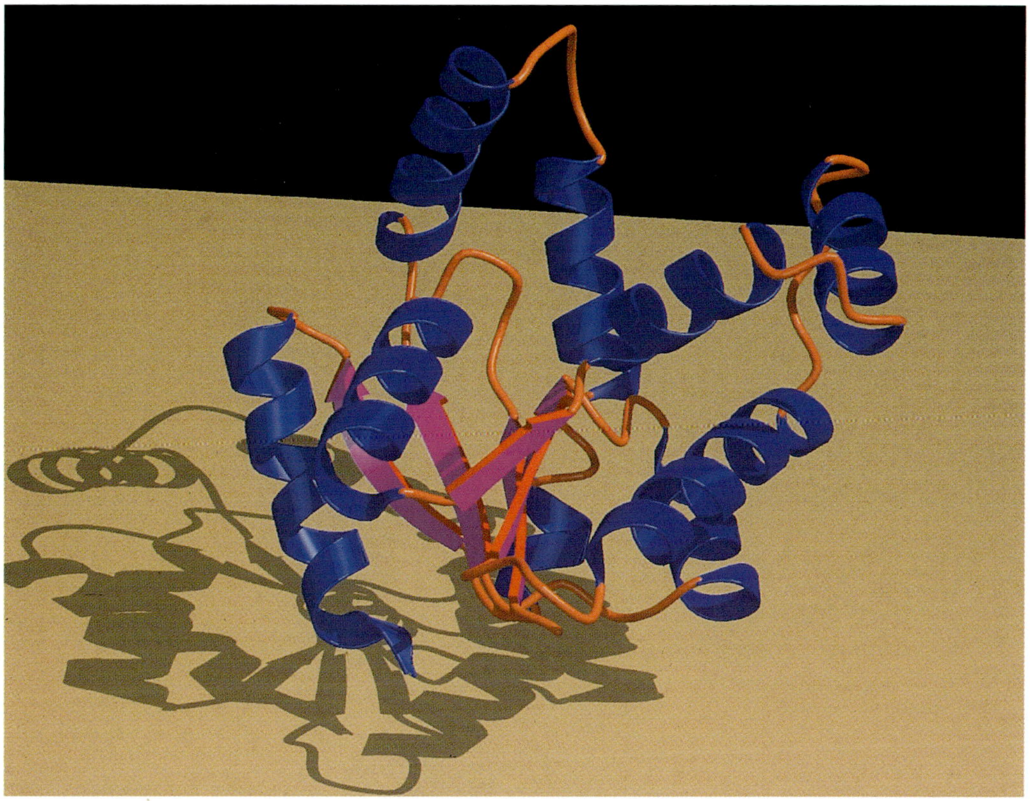

Farbabb. 11-9: Struktur einer Adenylatkinase (verändert nach G.E.Schulz et al., Proteindatenbankeintrag: 3adk) zur Verdeutlichung der am häufigsten auftretenden Sekundärstrukturen. Helices sind als Schraubenbänder dargestellt, Faltblätter als Pfeile. Schleifen (turns) verbinden diese beiden Sekundärstrukturelemente.

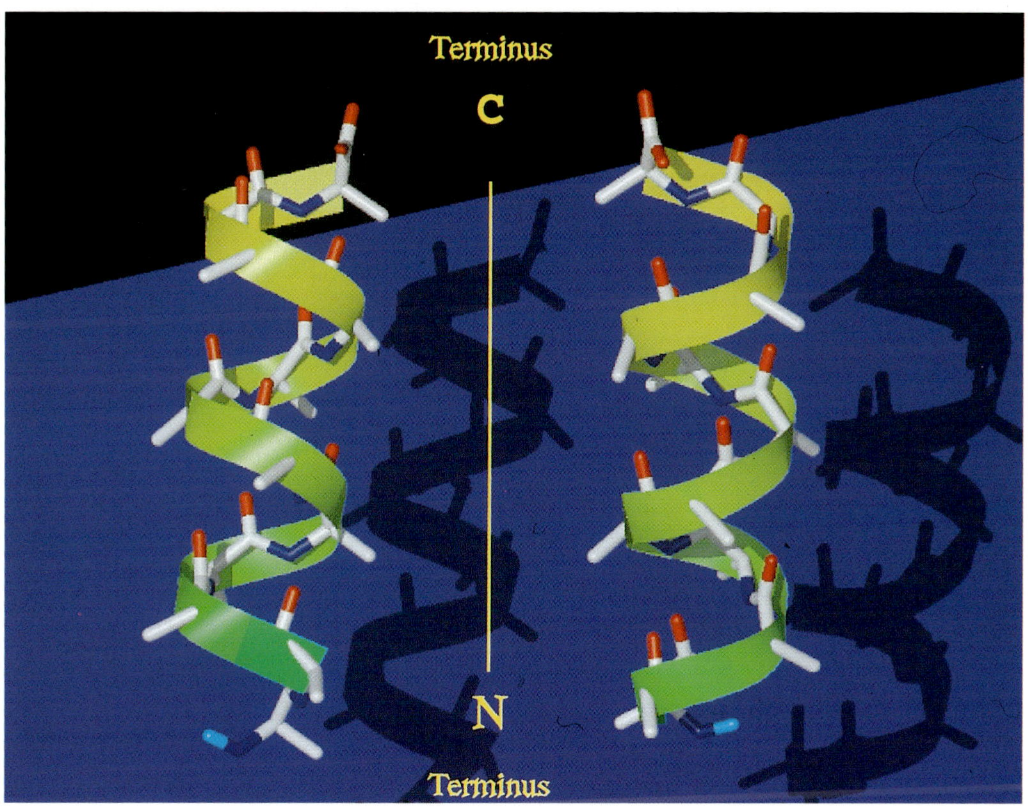

Farbabb. 11-10: Rechts- und Links-Helix in Bänderdarstellung. Der C-Terminus ist oben.

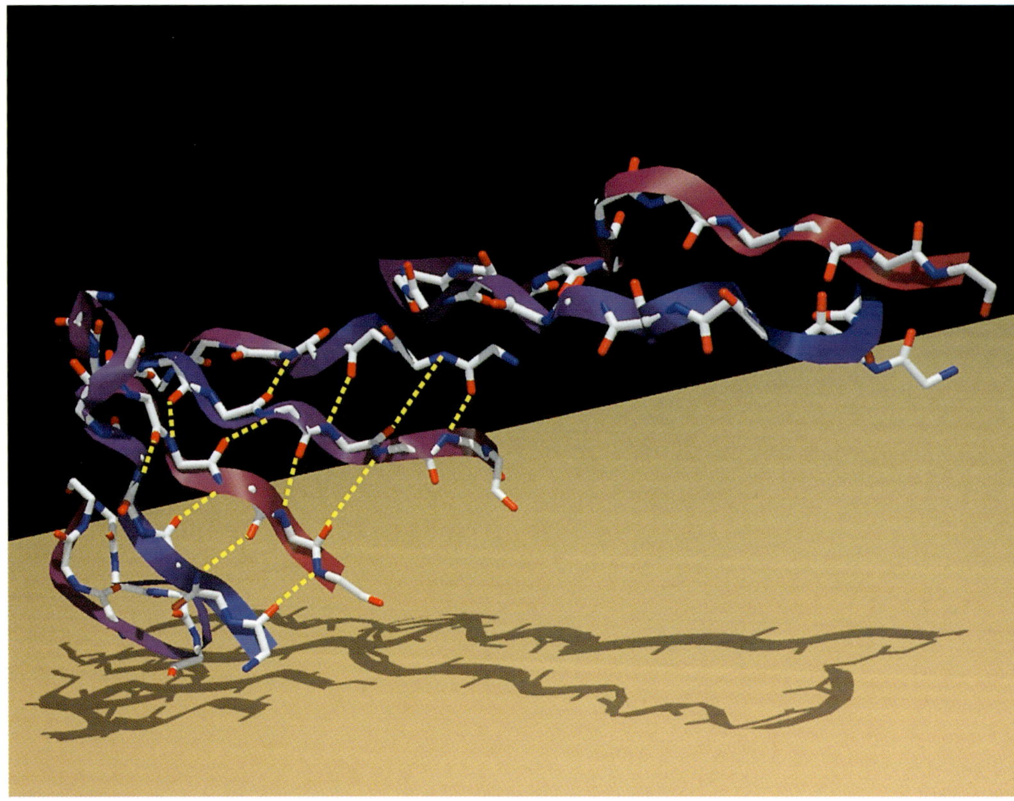

Farbabb. 11-11: Zwei Faltblattbereiche aus dem Cytochrom P 450 Protein. Die Einzelstränge sind über turns verbunden, damit vor- und zurücklaufend, also antiparallel. Wasserstoffbrückennetzwerke halten die Einzelstränge in der Peptidebene zusammen. So entsteht ein „Blatt" aus bis zu acht Einzelsträngen.

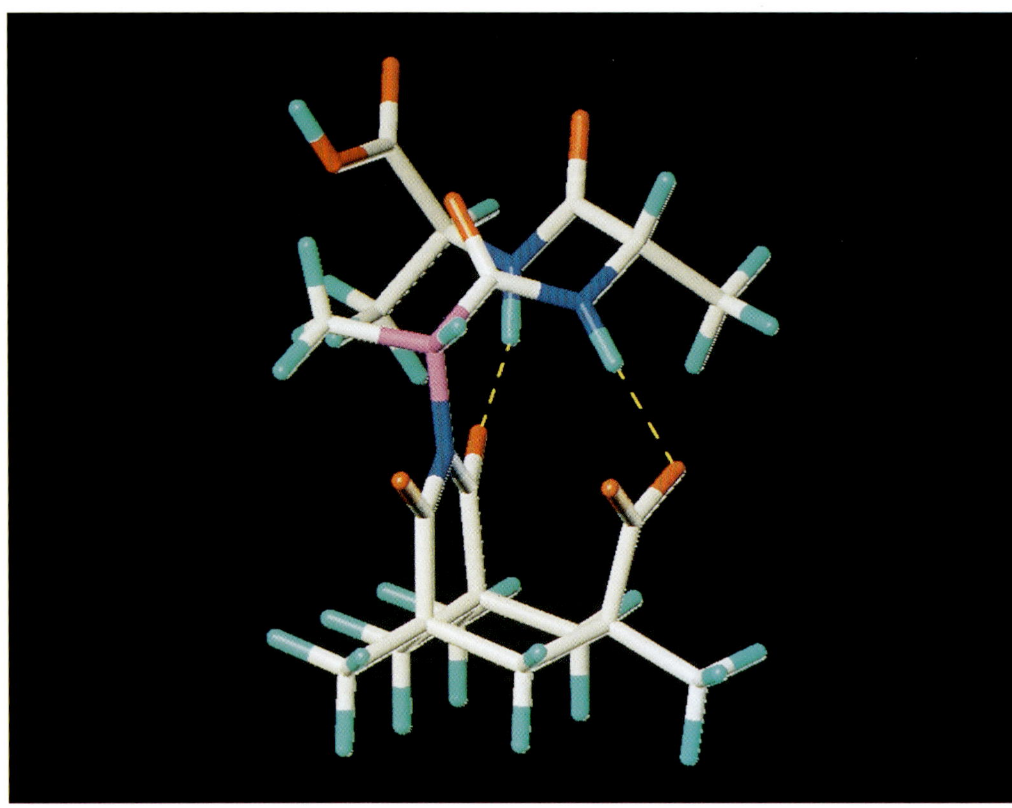

Farbabb. 11-12: Der synthetische Bizyklus des Glutarimid-Derivats induziert durch eine spezielle Anordnung von Wasserstoffbrückenbildnern eine rechtsdrehende Helix. Voraussetzung ist jedoch, daß die erste Aminosäure der Polypeptidkette invertiert ist, also D-Konfiguration hat (K. Müller et al., 1993).

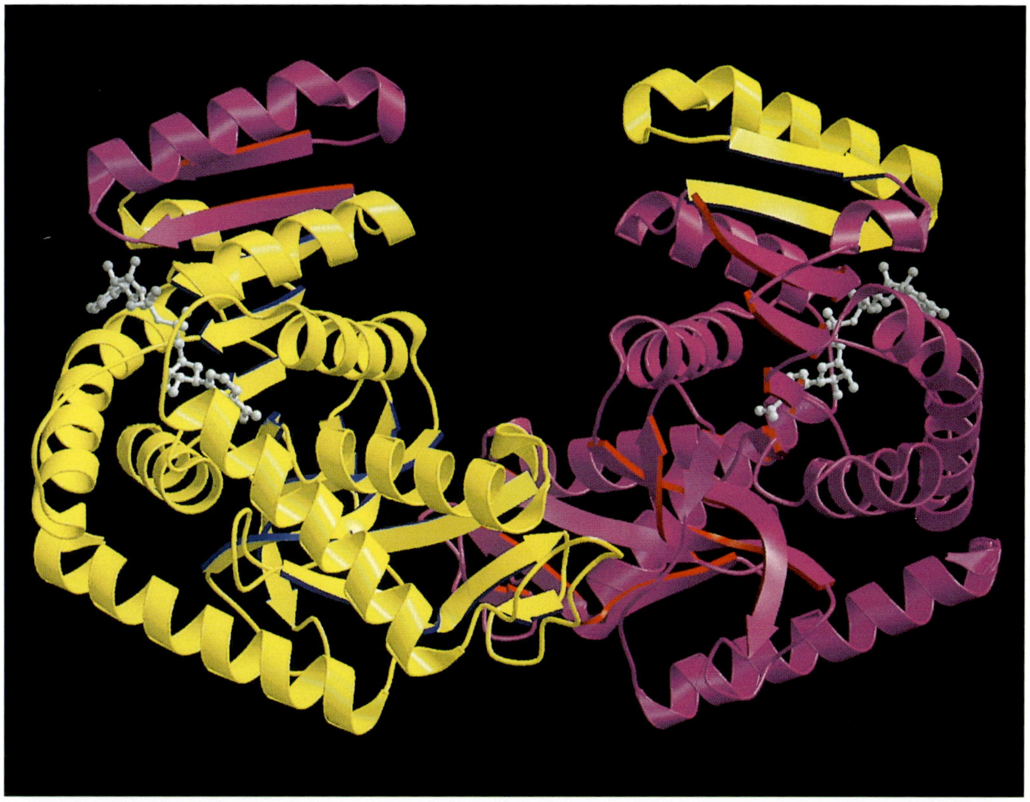

Farbabb. 11-13: Röntgenstruktur des Proteins Lactatdehydrogenase. Die alternierenden Sekundärstrukturelemente Helix und Faltblattstrang sind im Dimer besonders schön für die farblich abgesetzten Rossman Folds zu erkennen.

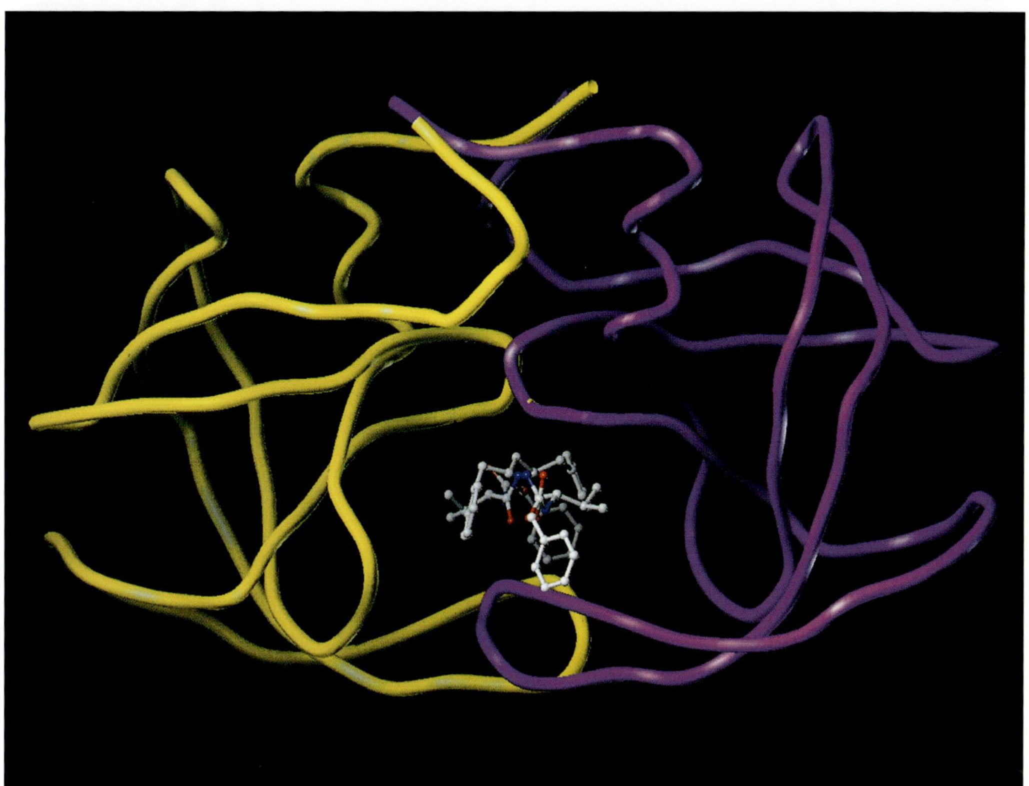

Farbabb. 11-14: Dimer der HIV-Protease mit eingebundenem Inhibitormolekül.

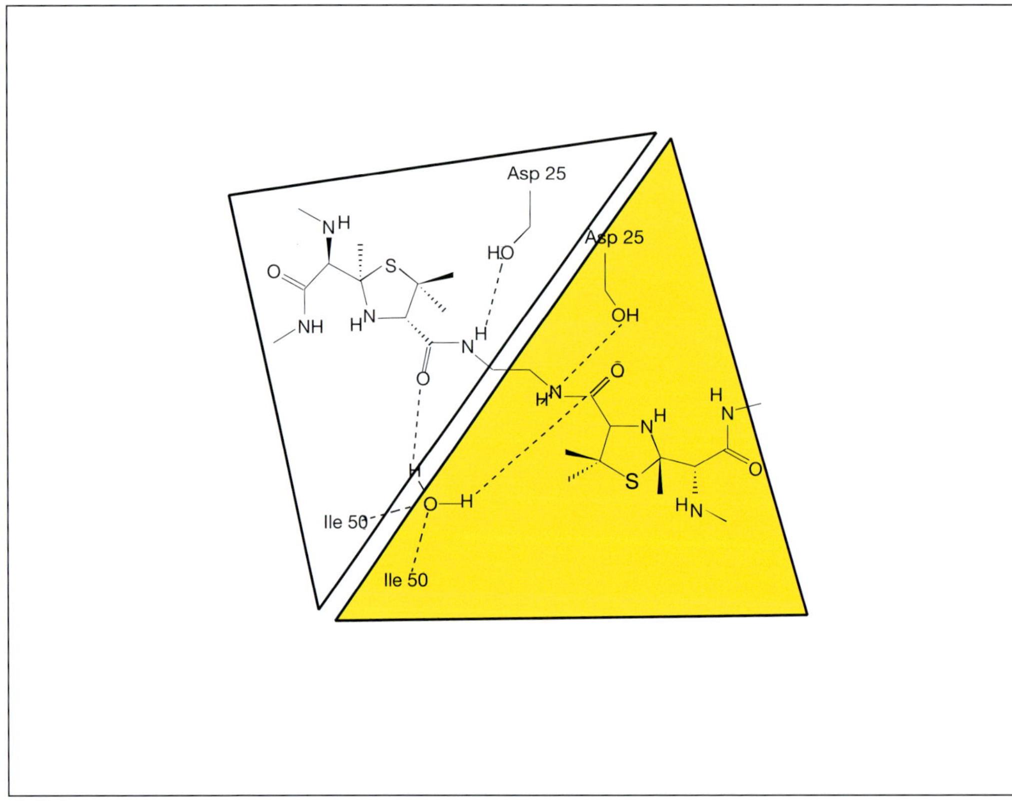

Farbabb. 11-15: Schematische Darstellung des Proteaseinhibitors mit einigen seiner Wechselwirkungen in der Active Site des Enzyms.

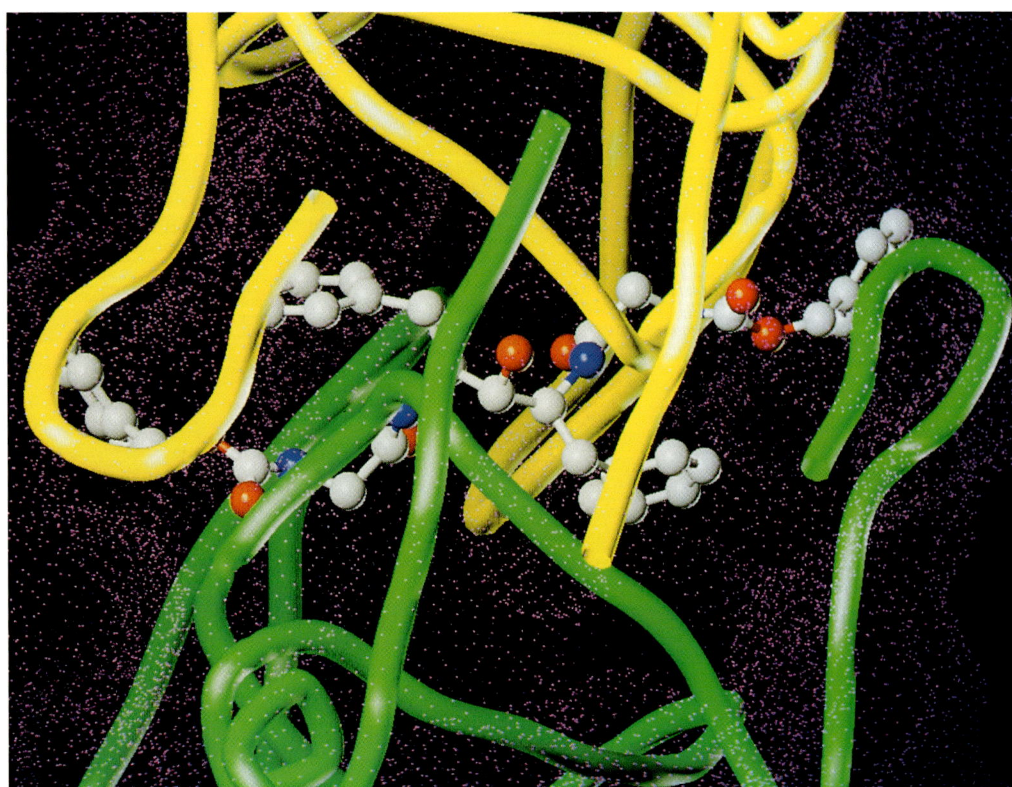

Farbabb. 11-16: Die Active Site des HIV-Protease-Dimers mit gebundenem Inhibitor. Die asymmetrischen Monomeren ergänzen sich zu einer nahezu symmetrischen Bindungstasche, in welche ein Inhibitor gleicher Symmetrie eingepaßt wurde.

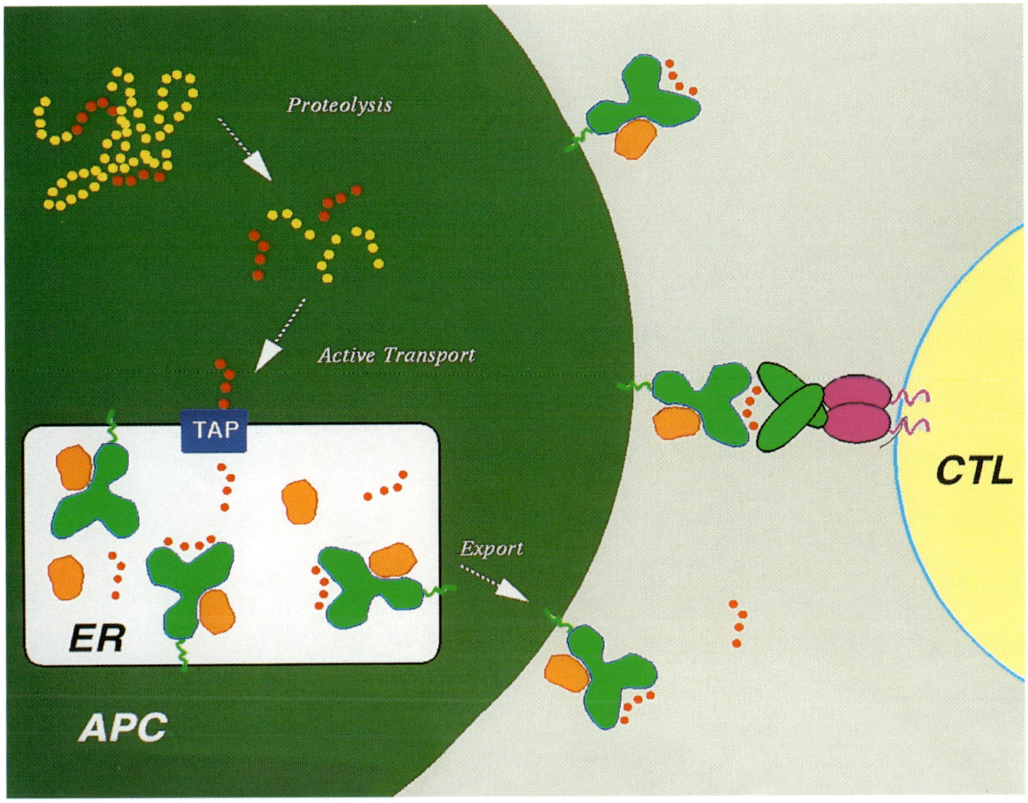

Farbabb. 11-17: Schematische Darstellung der T-Zellantwort unseres Immunsystems (die Abbildung wurde uns freundlicherweise überlassen von Dr. Didier Rognan, Zürich).

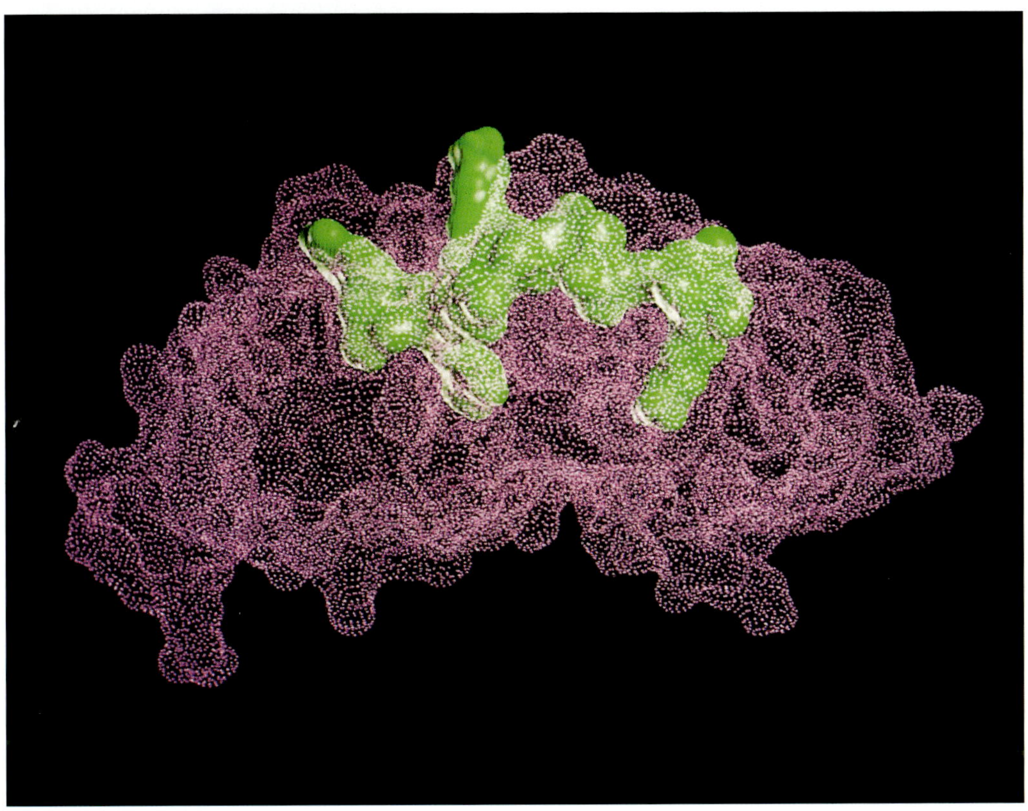

Farbabb. 12-1: Seitenansicht des Wechselwirkungskomplexes eines antigenen Nonapeptids (grün) mit der Bindungsdomäne des präsentierenden MHC-Moleküls (violette Punkteoberfläche).

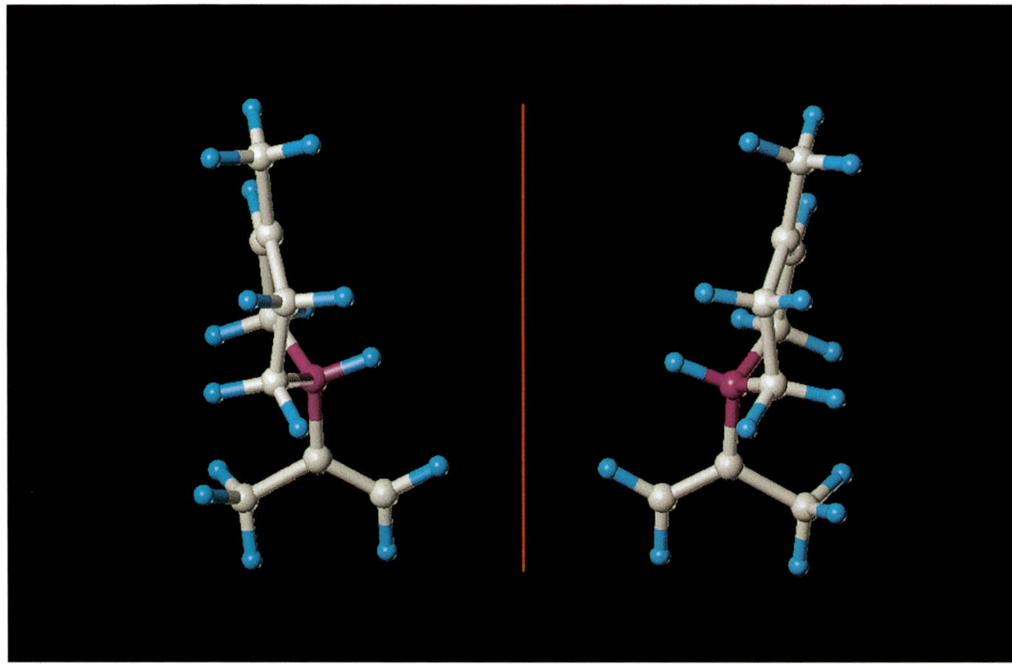

Farbabb. 12-2: Die Enantiomere des Limonens. Die Spiegelebene und das chirale Zentrum sind in Violett bzw. in Rot dargestellt. Die durch die Inversion hervorgerufene Strukturänderung ist nur sehr klein, trotzdem bleibt ein deutlicher Geruchsunterschied feststellbar.

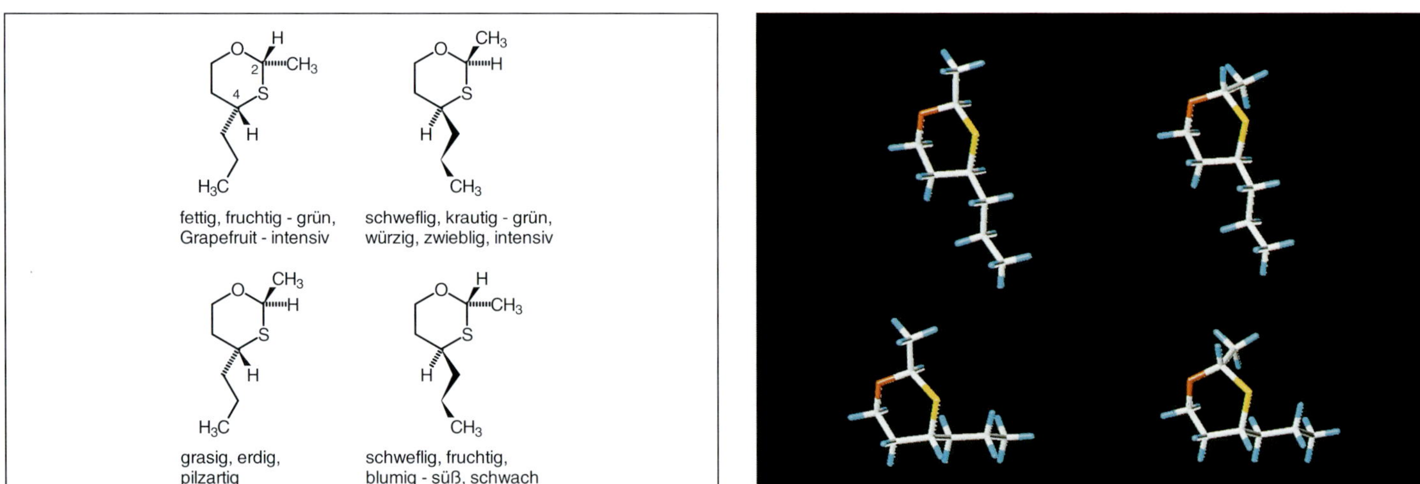

Farbabb. 12-3: Die Stereoisomere des 2-Methyl-4-propyl-1,3-oxathians mit ihren Geruchseindrücken.

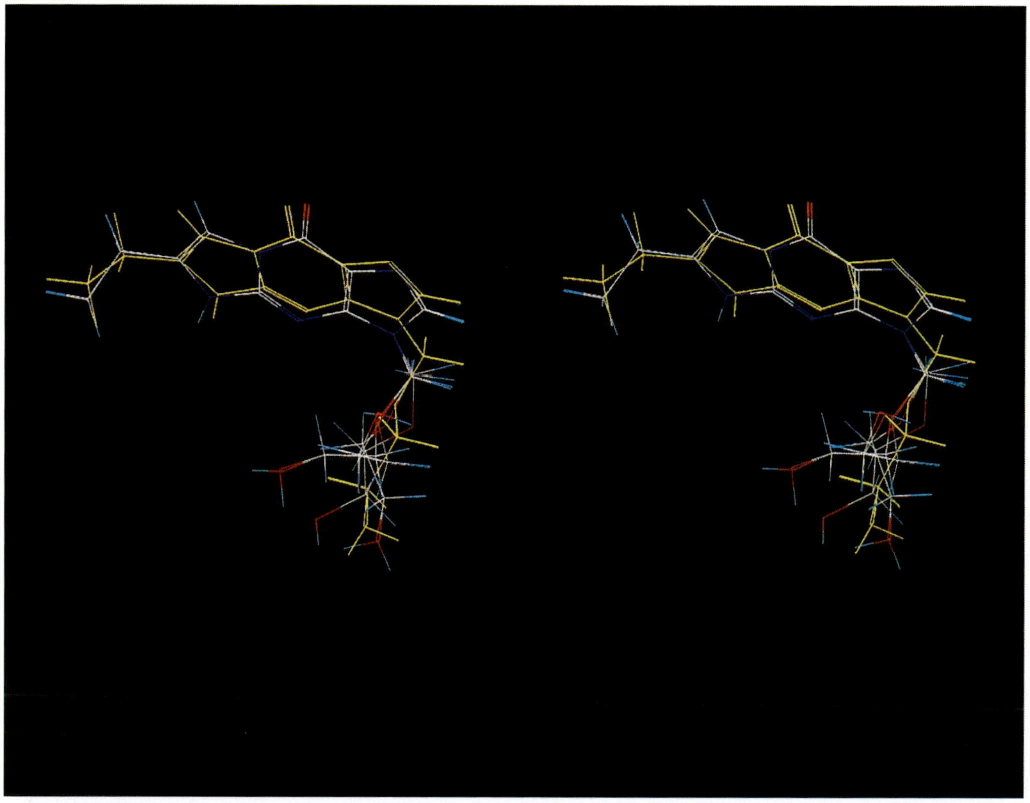

Farbabb. 12-4: Ein trizyklisches Guanosinderivat wurde mit transferred-NOE-Technik auf seine Bindungsgeometrie an ein virales Protein untersucht. In Atomtypen-codierter Farbdarstellung (rot = Sauerstoff, blau = Stickstoff) ist die einzige proteingebundene Konformation gezeigt. Ihr überlagert sind (gelb) die häufigsten Konformationen, die in Lösung für das nichtgebundene Substrat auftreten (J. Czaplicki, M. Michael, G. Folkers and A. Milon, J. Chim. Phys., 92, 1773–1776, 1995).

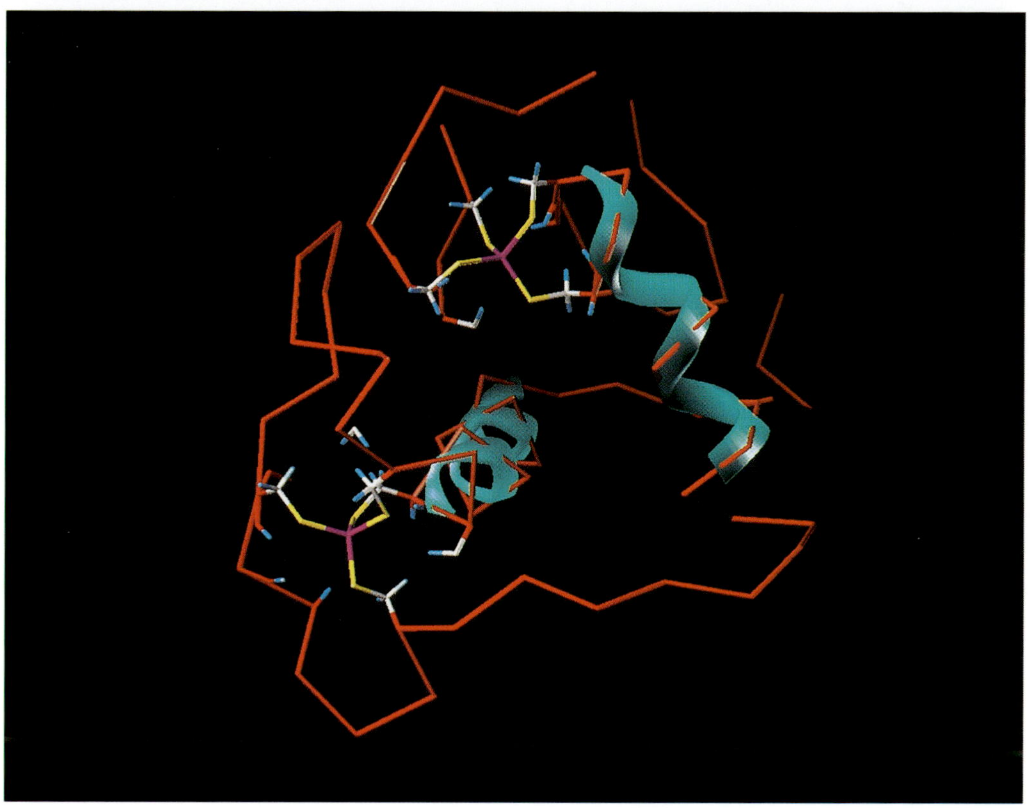

Farbabb. 12-5: Die Struktur der Bindungsdomäne des Glucocorticoidrezeptors wurde von Kaptein und Mitarbeitern mittels Kernresonanzspektroskopie bestimmt. Ein Monomer, das normalerweise mit einem weiteren Monomer spiegelsymmetrisch kooperativ an die DNS bindet, ist hier mit seinen wesentlichen Strukturmerkmalen dargestellt. In rot erscheint das Peptidrückgrat, also der dreidimensionale Verlauf der Aminosäurekette. Als blaugrüne Bänder sind die beiden Helices hervorgehoben, die durch Wechselwirkung ihrer Seitenketten mit bestimmten DNS-Bausteinen gezielt in die Furchen der DNS binden. Ihre Geometrie ist so zueinander angeordnet, daß eine perfekte (asymmetrische) Paßform entsteht. Diese geometrische Stabilisierung wird wesentlich durch die metallischen Komplexzentren (violett) erreicht. Vierfachkoordination von Zink zu basischen bzw. schwefelhaltigen Seitenketten wie Histidin, Lysin und Cystein am Kopf jeder Helix ermöglicht eine exakte Ausrichtung der Sekundärstrukturelemente.

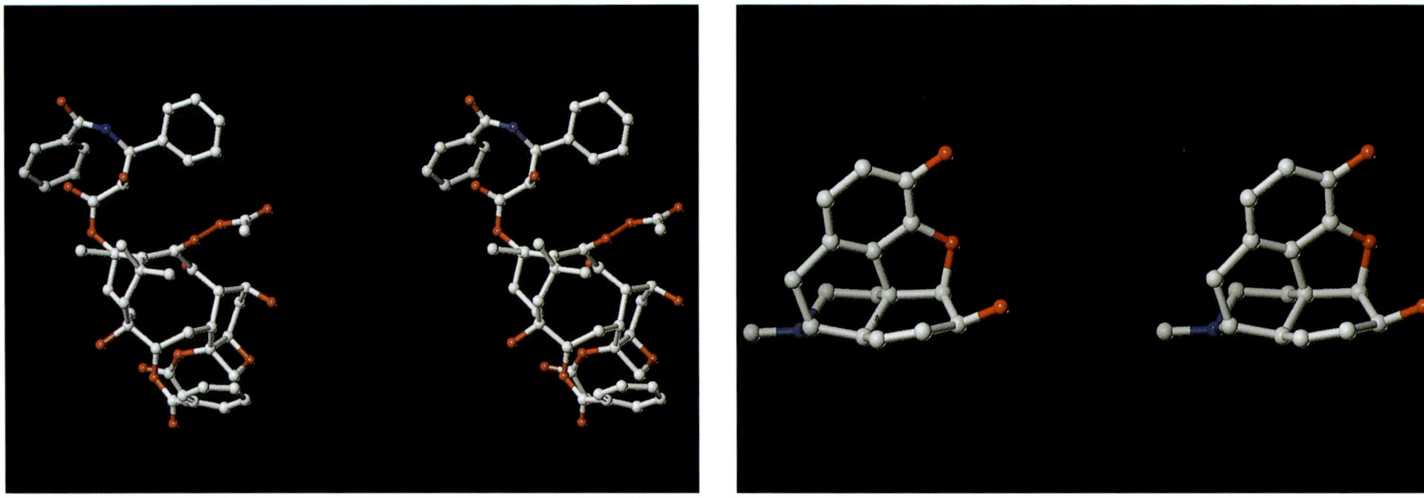

Farbabb. 12-6: Stereoabbildungen der Strukturen von a) Taxol und b) Morphin.

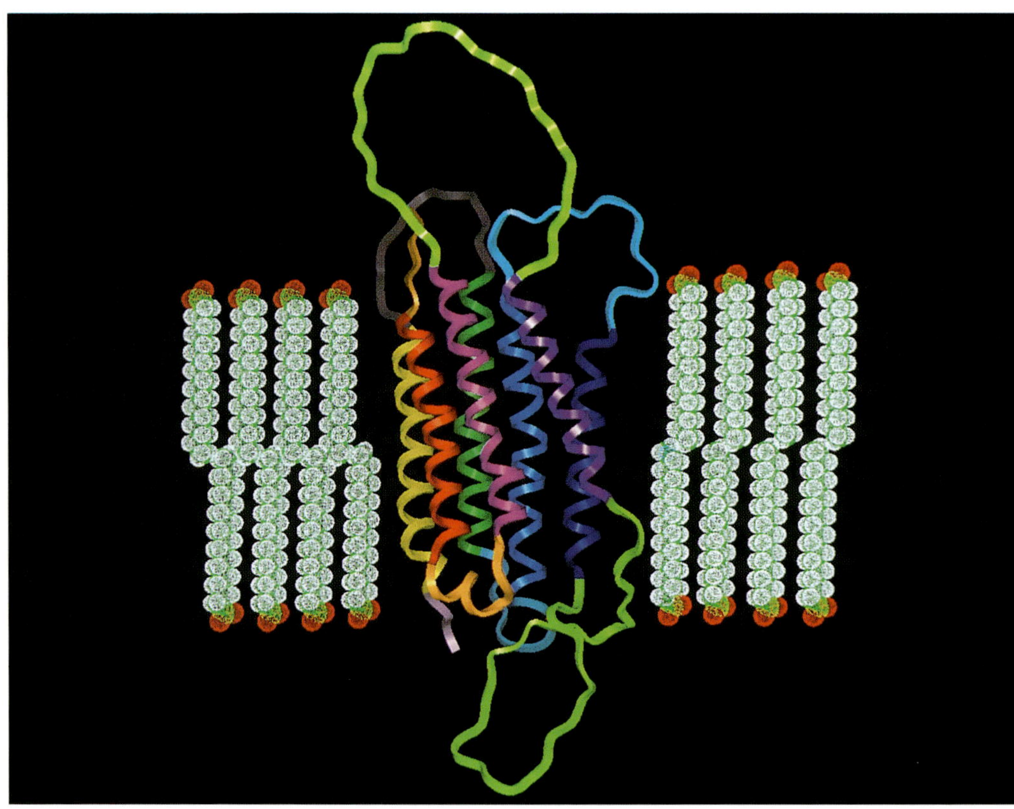

Farbabb. 12-7: Modell eines G-Protein-gekoppelten Rezeptors in der Membran. Amphiphile oder hydrophobe Helices durchspannen die Membran. Sie sind durch Schleifen (loops und turns) miteinander verknüpft. Wie bei Ionenkanälen weiß man heute, daß verschiedene Arzneistoffe an diesen membranständigen Proteinen an ganz unterschiedlichen Orten angreifen, auch wenn sie makroskopisch das gleiche pharmakologische Phänomen bewirken. Neurotransmitter binden beispielsweise wahrscheinlich im Inneren der durch die Helices gebildeten Tasche, während Peptidhormone außen an den extrazellulären loops binden und dadurch eine Konformationsänderung bewirken.

Stichwortverzeichnis

D

S